KRAFT-TRAINING

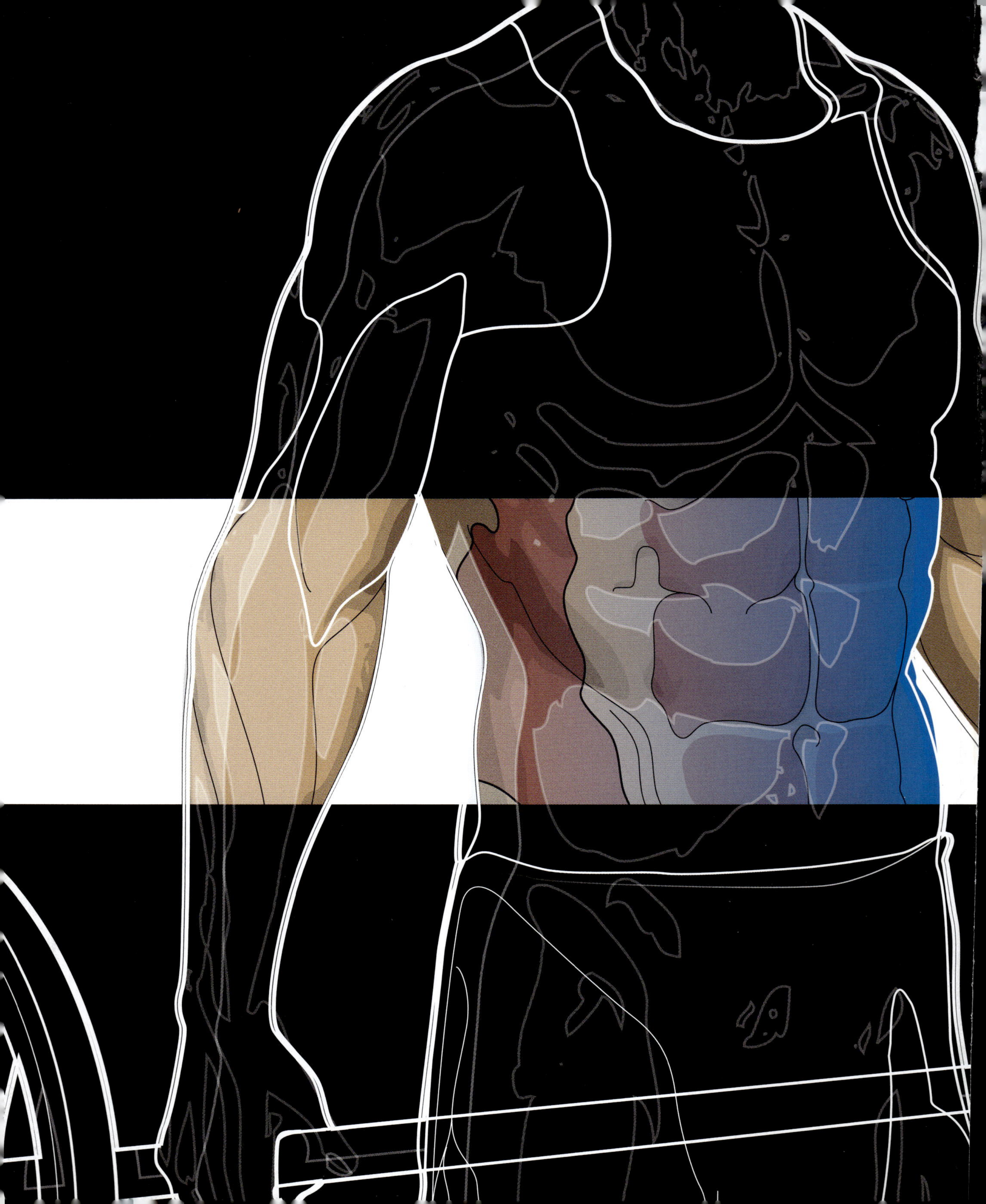

KRAFT-TRAINING

Muskelaufbau – Fitness – Gesundheit

DK

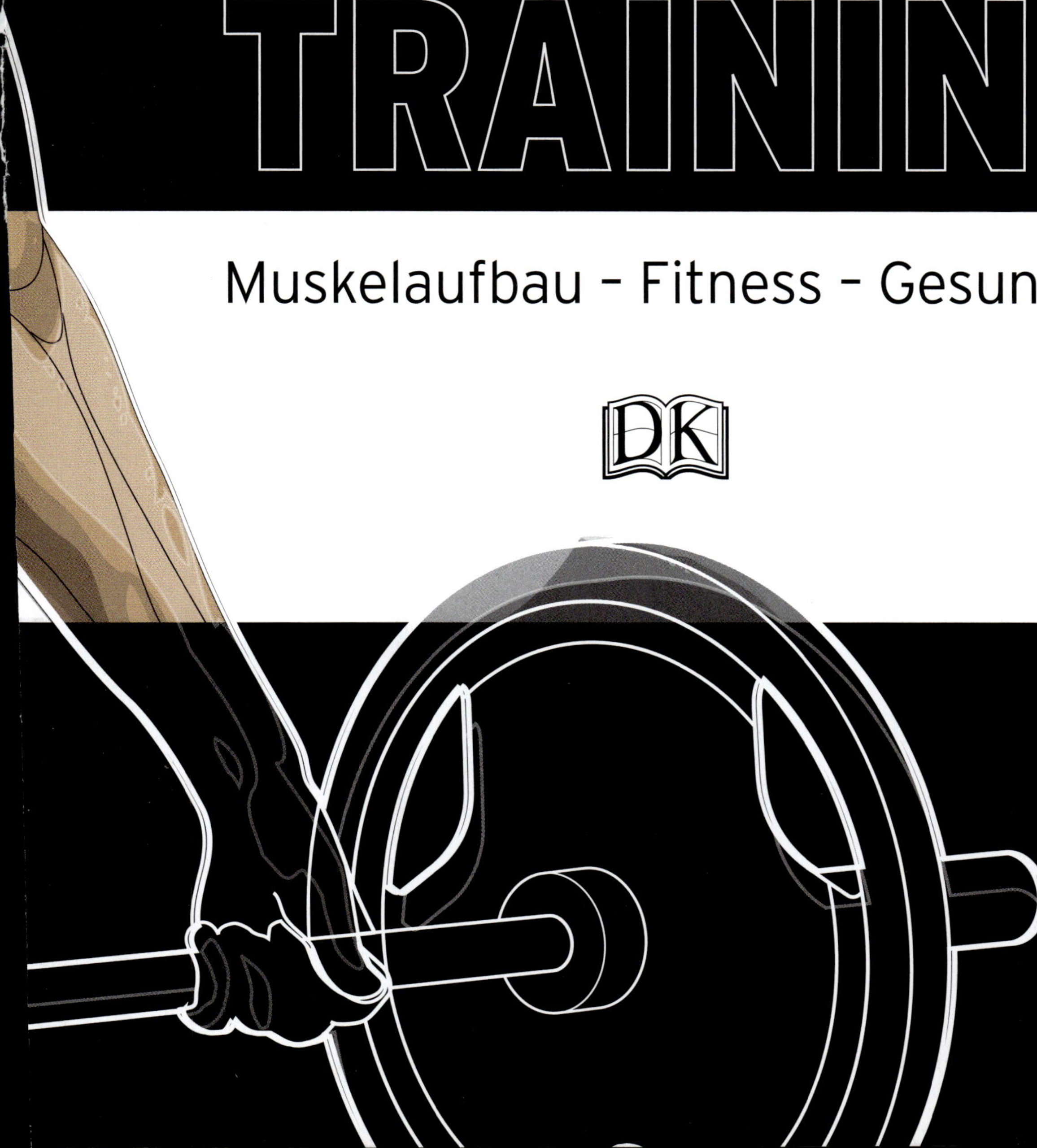

DK | Penguin Random House

Lektorat Gareth Jones
Bildredaktion Gillian Andrews
Cheflektorat Stephanie Farrow
Chefbildlektorat Lee Griffiths
Herstellung Tony Phipps
Umschlaggestaltung Mark Cavanagh
Art Director Bryn Walls
Programmleiter Jonathan Metcalf
Illustrationen Mike Garland, Mark Walker, Darren R. Awuah, Debajyoti Dutta, Richard Tibbitts, Jon Rogers, Phil Gamble

Produziert für Dorling Kindersley von

cobaltid

The Stables, Wood Farm, Deopham Road, Attleborough, Norfolk NR17 1AJ
www.cobaltid.co.uk

Lektorat
Marek Walisiewicz, Kati Dye, Louise Abbott, Robin Sampson, Sarah Tomley

Bildredaktion
Paul Reid, Darren Bland, Claire Dale, Lloyd Tilbury, Rebecca Johns

Für die deutsche Ausgabe:
Programmleitung Monika Schlitzer
Projektbetreuung Andrea Göppner
Herstellungsleitung Dorothee Whittaker
Herstellung Beate Fellner

Titel der englischen Originalausgabe: Strength Training

Übersetzung Christiane Burkhardt
Redaktion Anke Wellner-Kempf
Satz Beate Fellner

ISBN 978-3-8310-1816-1

Druck und Bindung Leo Paper Products, China

www.dorlingkindersley.de

Hinweis
Die Informationen und Ratschläge in diesem Buch sind von den Autoren und vom Verlag sorgfältig erwogen und geprüft, dennoch kann eine Garantie nicht übernommen werden. Eine Haftung der Autoren bzw. des Verlags und seiner Beauftragten für Personen-, Sach- und Vermögensschäden ist ausgeschlossen. Bitte beachten Sie den Sicherheitshinweis auf S. 256.

INHALT

EINLEITUNG

Krafttraining wird bei Männern und Frauen jeden Alters immer beliebter. Wer Krafttraining betreibt, tut seiner Gesundheit gleich in mehrfacher Hinsicht Gutes – man kräftigt seine Muskeln, sorgt für stabilere Knochen und stärkt außerdem sein Selbstbewusstsein. Doch für welche der vielen, zum Teil widersprüchlichen Trainingsmethoden soll man sich entscheiden?

Dieser fundierte, leicht verständliche und ausführlich illustrierte Ratgeber entstand in Zusammenarbeit mit dem Britischen Gewichtheberverband und wurde von Experten verfasst, die auf über 30 Jahre Trainingserfahrung zurückblicken können. Mit seiner Hilfe erfahren Sie, wie Sie das Beste aus Ihrem Training herausholen können – und zwar unabhängig davon, ob Sie Kraft aufbauen, Muskeln modellieren oder andere Fitnessziele erreichen wollen.

Das erste Kapitel erläutert die Trainingsprinzipien und erklärt Ihnen, wie Sie Ihre Ziele erreichen können. Dabei spielt es keine Rolle, ob Sie schon regelmäßig ins Fitnessstudio gehen oder ein Neuling auf diesem Gebiet sind.

Der Hauptteil des Buches beschreibt mehr als 125 Übungen, mit denen der ganze Körper systematisch trainiert wird. Für Fortgeschrittene gibt es im Anschluss daran ein Kapitel mit Gewichthebe-Übungen. Jede Übung wird von anatomischen Schaubildern begleitet. Diesen können Sie ent-

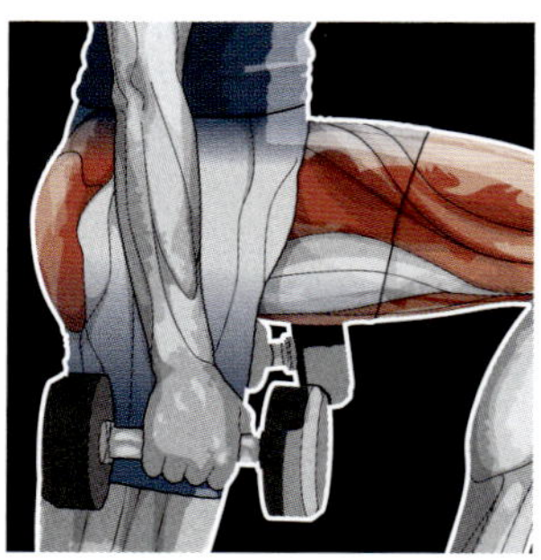
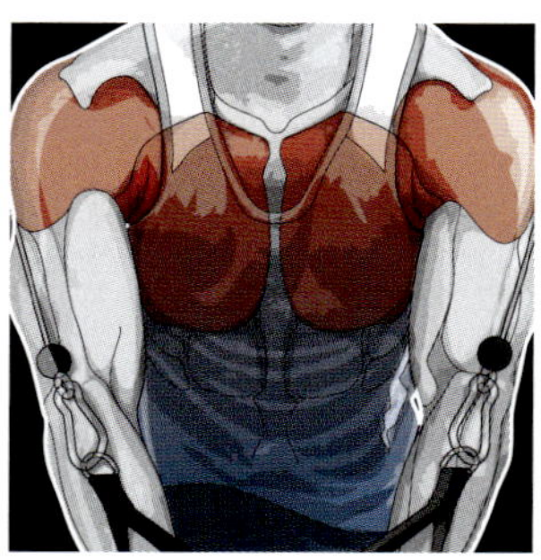
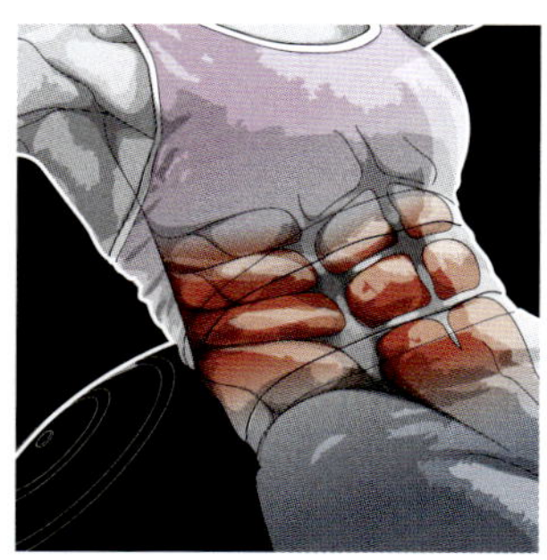
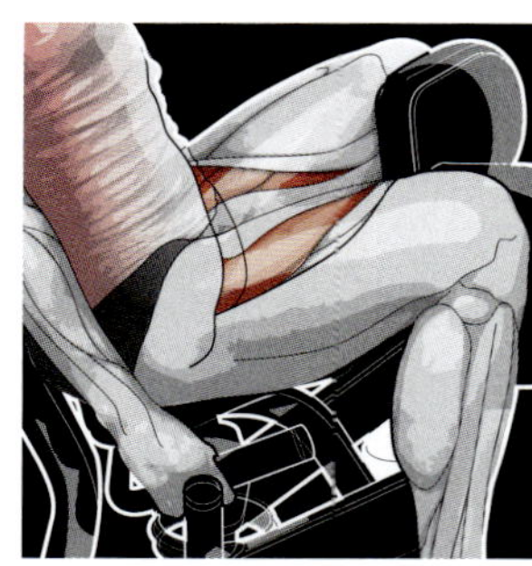
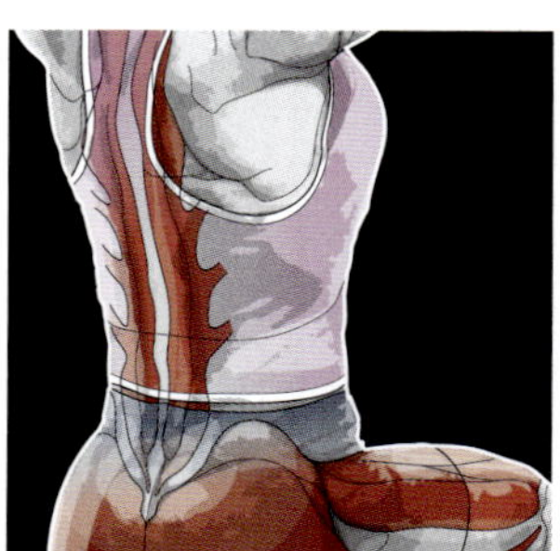
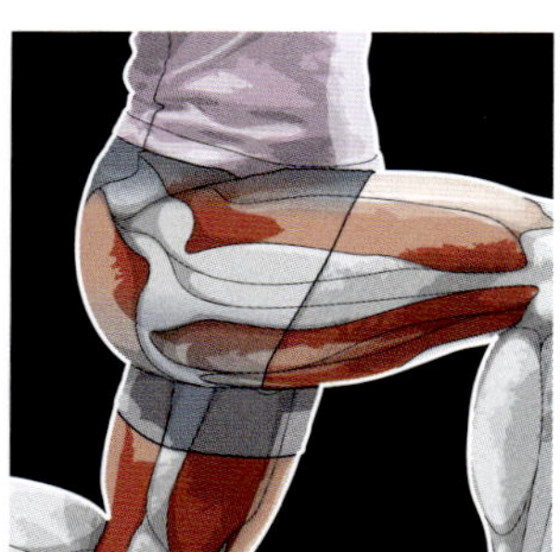
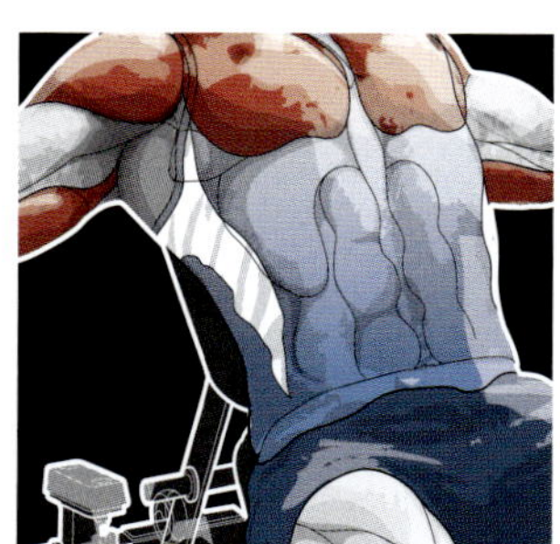
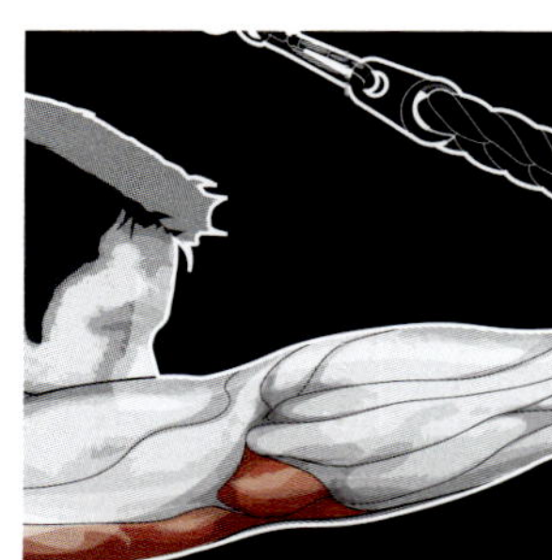

nehmen, welche Muskeln bei der jeweiligen Übung beansprucht werden. Schritt-für-Schritt-Illustrationen erklären den gesamten Bewegungsablauf. So lernen Sie, die einzelnen Übungen optimal auszuführen. Ein fünfteiliger roter Balken zeigt bei jeder Übung ihre Schwierigkeit an – von 1 (einfach) bis 5 (schwer) – in Bezug auf Technik und Kraft. Für die meisten Anfänger sind Übungen mit einem Schwierigkeitsgrad von 1 bis 3 geeignet. Sie sollten jedoch mehr Muskulatur aufbauen bzw. Ihre Technik verbessern, bevor Sie Übungen der Kategorie 4 bis 5 ausprobieren.

Falls Sie wissen, wie eine bestimmte Übung aussieht, aber ihren Namen nicht kennen, hilft Ihnen der Übungsüberblick auf den Seiten 8–11 weiter.

Der Schlussteil enthält erprobte Trainingsprogramme und Pläne für Ihre konkreten Bedürfnisse, ferner Tipps, welche Übungen für welche Sportarten am besten geeignet sind. So können Sie sich Ihren ganz persönlichen Trainingsplan zusammenstellen.

Krafttraining ist das Handbuch für alle, die etwas für ihre Muskeln tun wollen!

ACHTUNG

Jeder Sport birgt Verletzungsgefahren. Bitte lesen Sie sich zuerst den Sicherheitshinweis auf S. 256 durch, bevor Sie mit den Übungen und Trainingsprogrammen in diesem Buch beginnen.

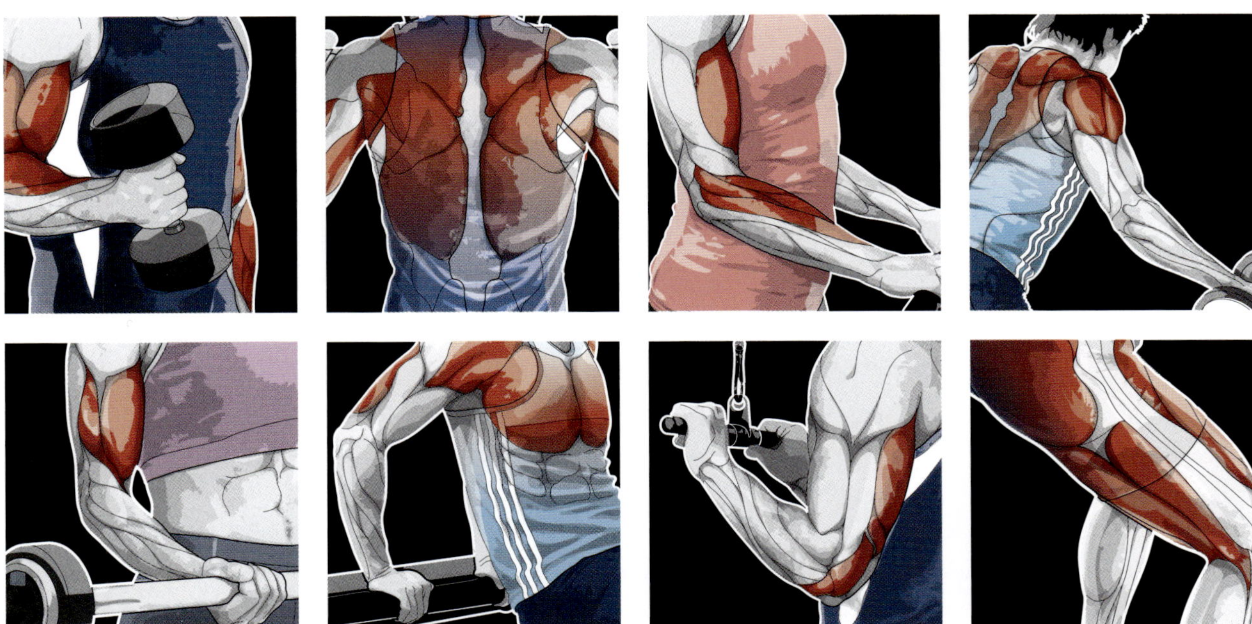

ÜBUNGSÜBERSICHT

BEINE

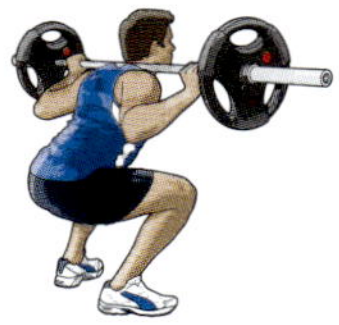

Kniebeuge mit Langhantel hinter dem Kopf S. 64

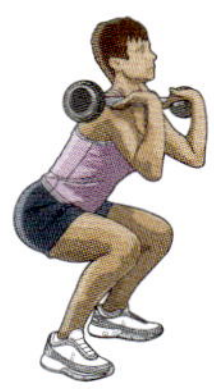

Frontkniebeuge S. 66

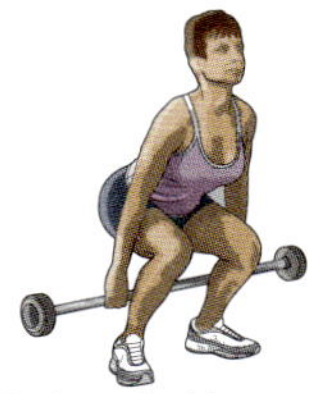

Hackenschmidt-Kniebeuge S. 67

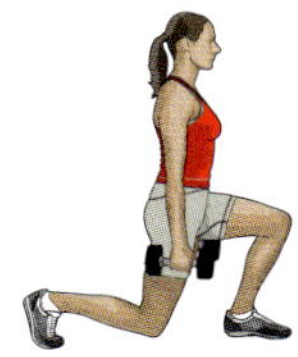

Einbeinige Kniebeuge mit Kurzhanteln S. 68

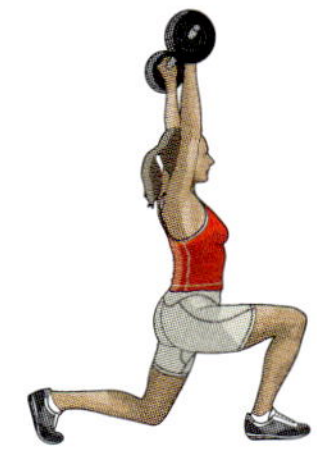

Einbeinige Kniebeuge mit Langhantel S. 69

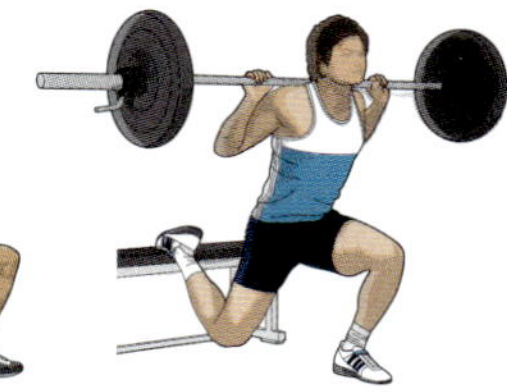

Bulgarische Kniebeuge mit Langhantel S. 70

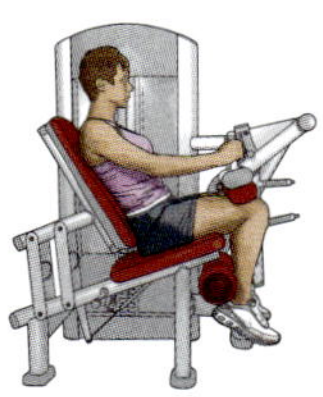

Beinbeugen an der Maschine S. 80

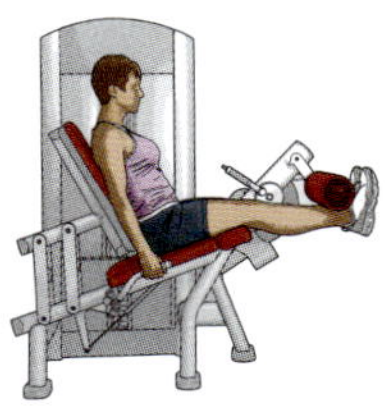

Beinstrecken an der Maschine S. 80

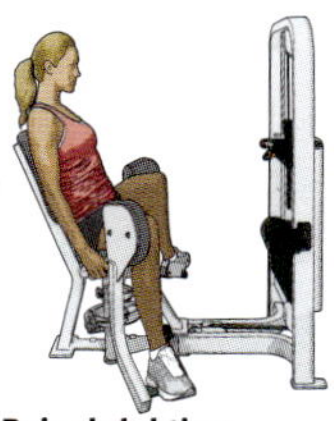

Beinabduktion S. 82

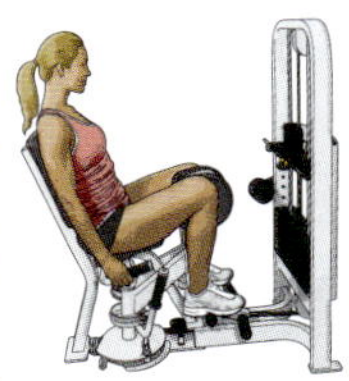

Beinadduktion S. 82

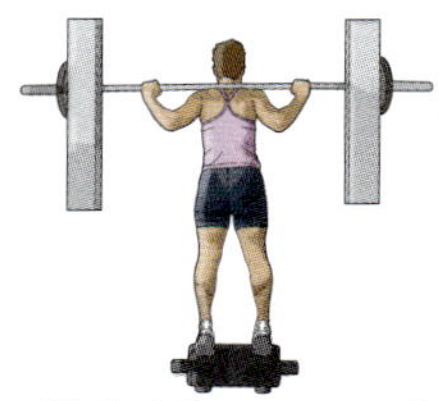

Wadenheben S. 84

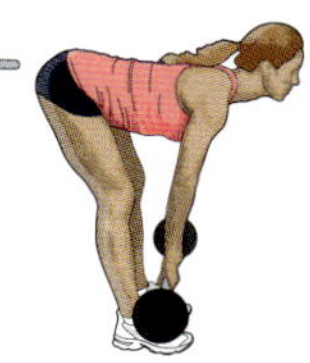

Kreuzheben mit gestreckten Beinen S. 85

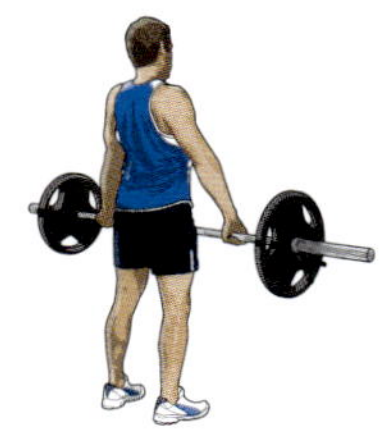

Kreuzheben mit Langhantel S. 86

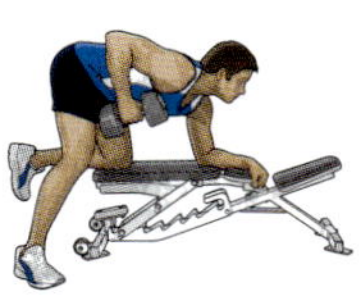

Rudern mit einem Arm S. 98

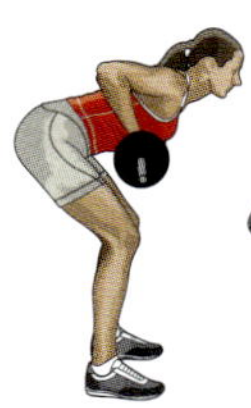

Rudern vorgebeugt S. 100

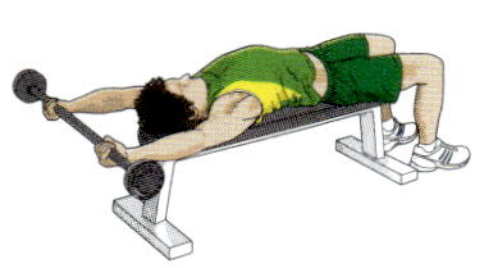

Überzug mit Langhantel S. 102

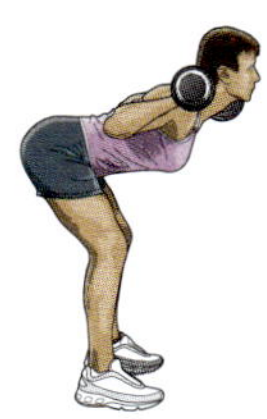

Rumpfbeuge mit Langhantel S. 104

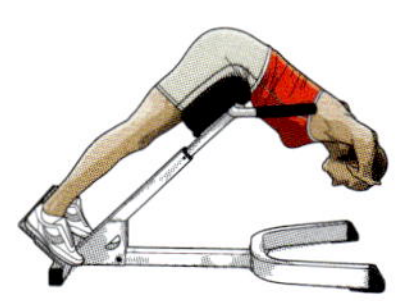

Rückenstrecken S. 104

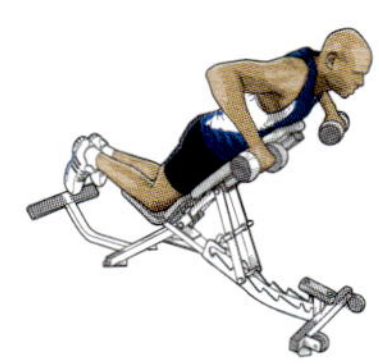

Rudern in Bauchlage S. 106

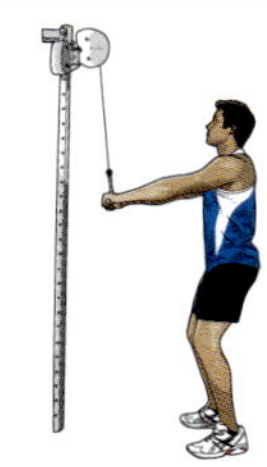

Rückenzug mit gestreckten Armen S. 106

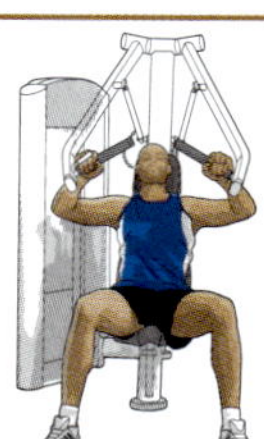

Bankdrücken an der Maschine S. 118

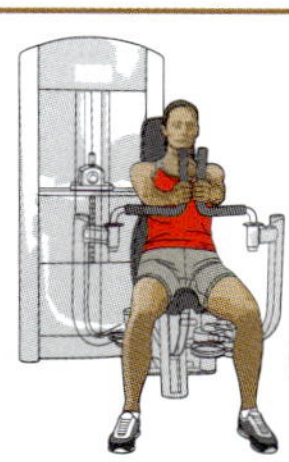

Fliegende Bewegung an der Maschine S. 118

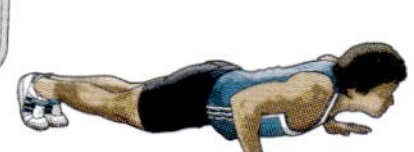

Liegestütze S. 120

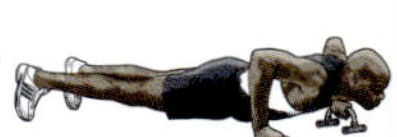

Liegestütze auf Ständern S. 121

SCHULTERN

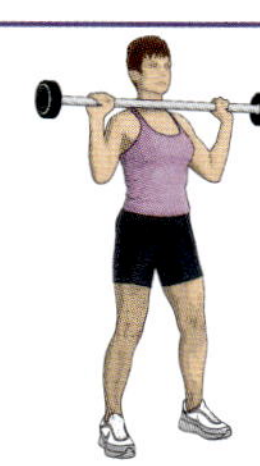

Frontdrücken S. 124

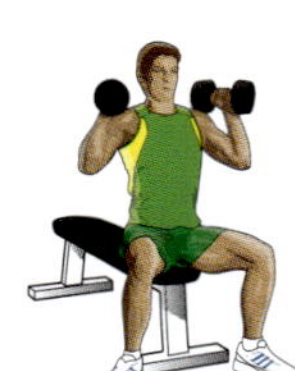

Schulterpressen mit Kurzhanteln S. 125

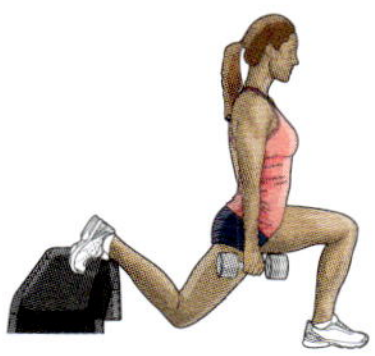

Bulgarische Kniebeuge mit Kurzhanteln S. 71

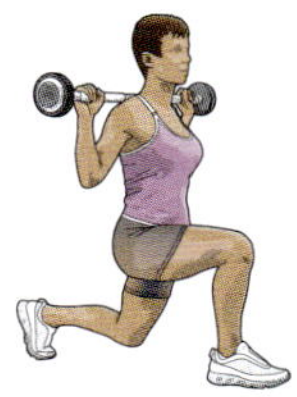

Ausfallschritt mit Langhantel S. 72

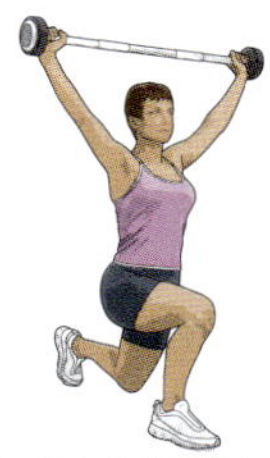

Ausfallschritt mit Langhantel über Kopf S. 73

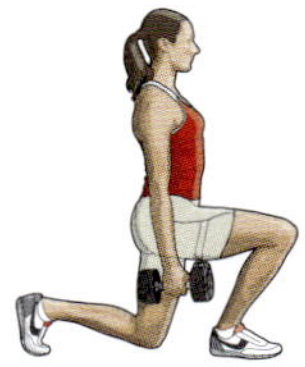

Ausfallschritt nach vorn S. 74

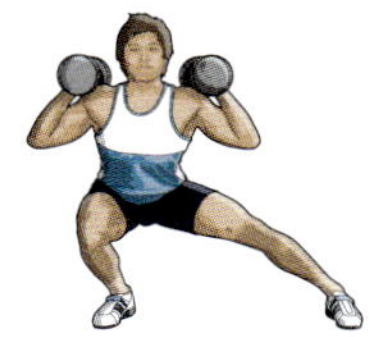

Ausfallschritt zur Seite S. 75

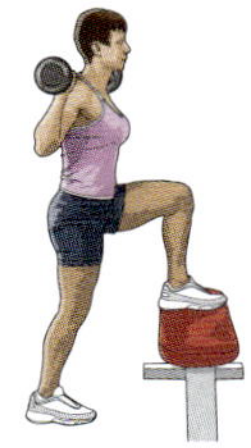

Treppensteigen mit Langhantel S. 76

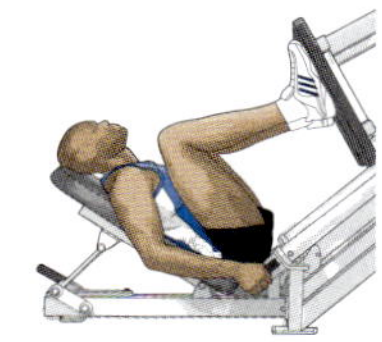

Beinpressen (45°) S. 78

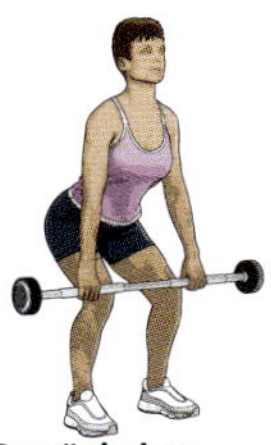

Rumänisches Kreuzheben S. 88

RÜCKEN

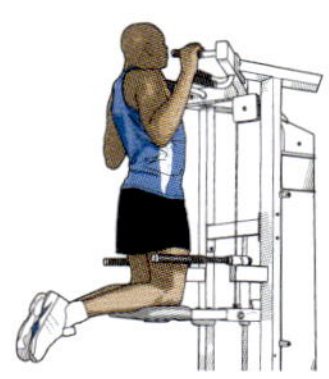

Klimmzug mit Hilfestellung S. 92

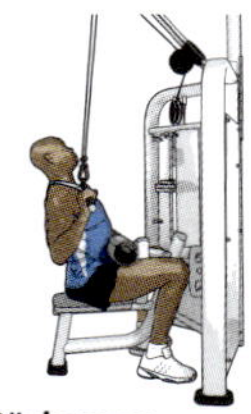

Rückenzug S. 93

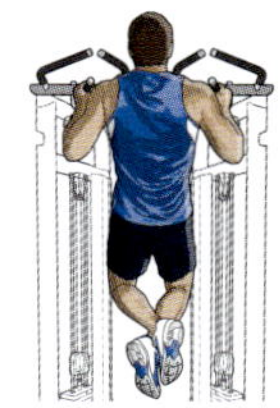

Klimmzug S. 94

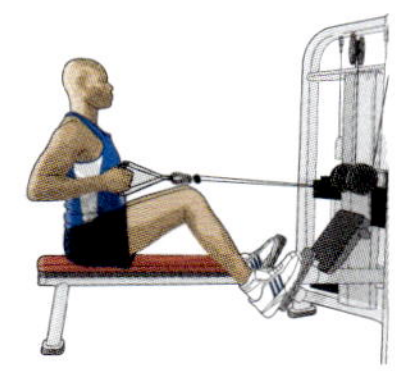

Rudern im Sitzen am Kabelzug S. 96

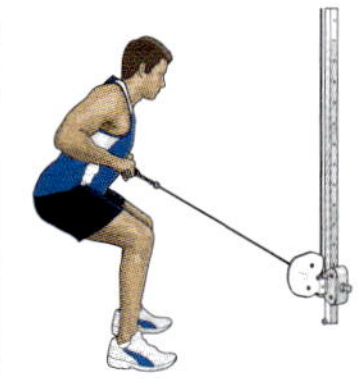

Rudern im Stehen am Kabelzug S. 98

BRUST

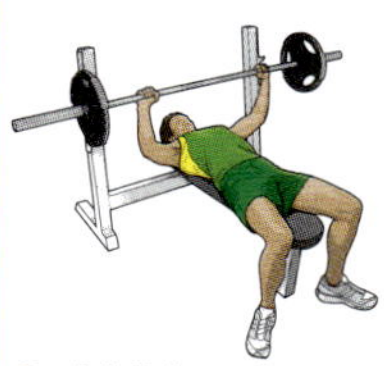

Bankdrücken mit Langhantel S. 110

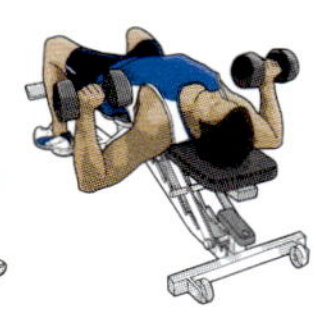

Bankdrücken mit Kurzhanteln S. 110

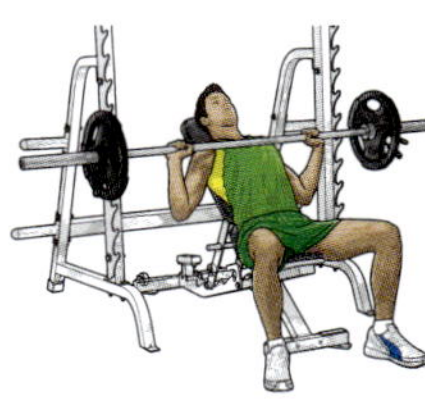

Schrägbankdrücken mit Langhantel S. 112

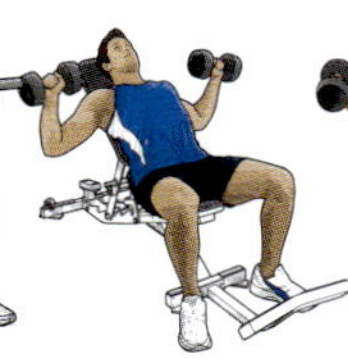

Schrägbankdrücken mit Kurzhanteln S. 113

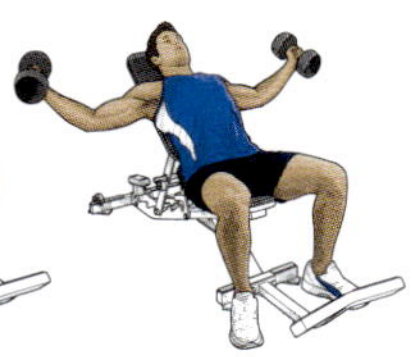

Fliegende Bewegung S. 114

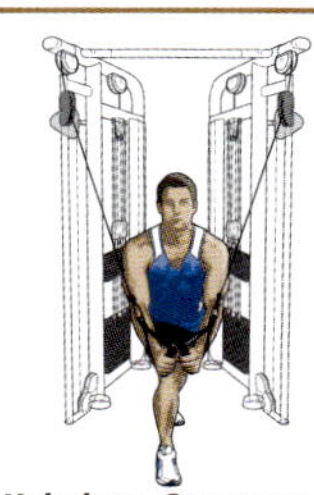

Kabelzug-Crossover S. 116

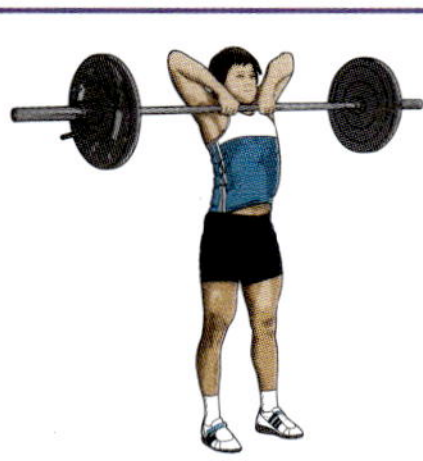

Rudern aufrecht S. 126

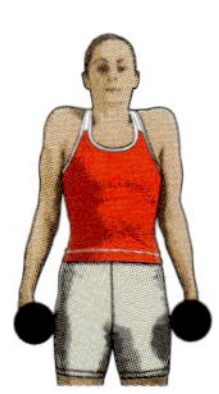

Schulterheben mit Kurzhanteln S. 128

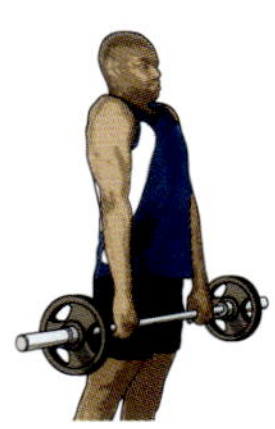

Schulterheben aus dem Hang S. 129

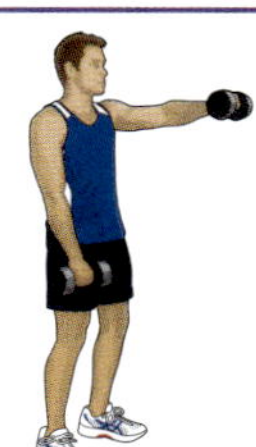

Frontheben mit Kurzhanteln S. 130

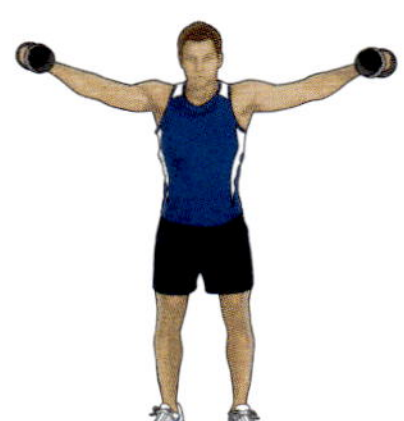

Seitheben mit Kurzhanteln S. 131

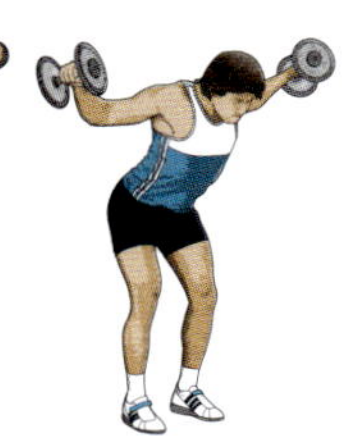

Seitheben nach hinten S. 132

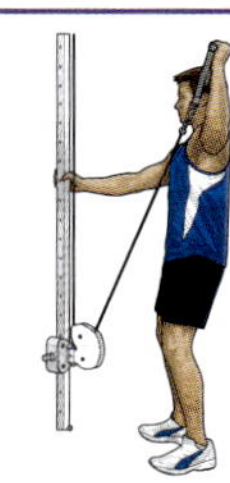

Außenrotatorentraining vertikal S. 134

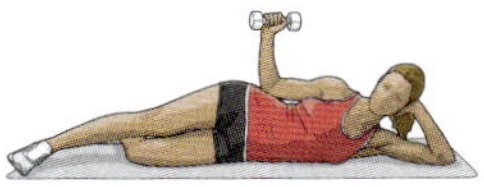

Außenrotatorentraining mit Kurzhantel S. 134

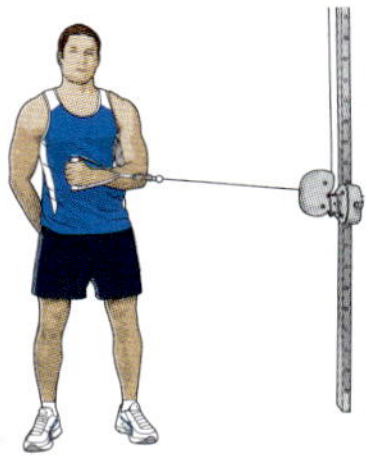

Innenrotatorentraining S. 136

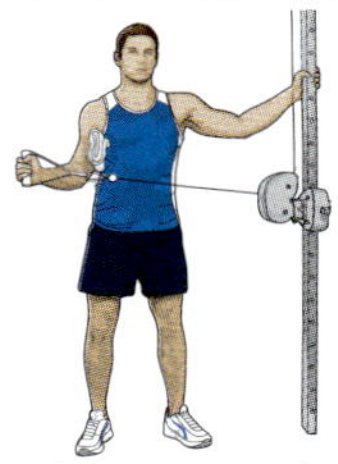

Außenrotatorentraining horizontal S. 136

ARME

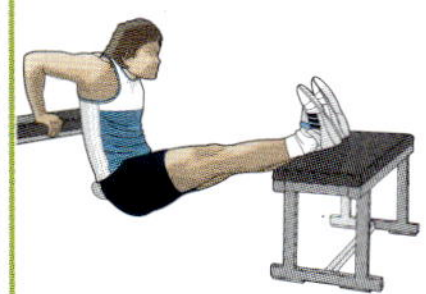

Bankdip S. 140

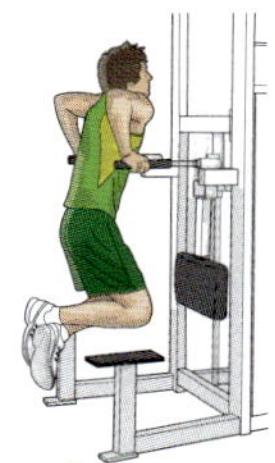

Barrendip S. 141

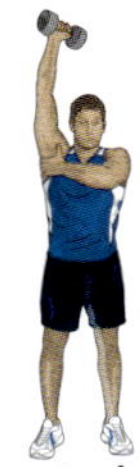

Trizepsstrecken mit Kurzhantel S. 142

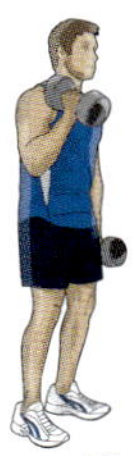

Hammergriff-Armbeuge S. 150

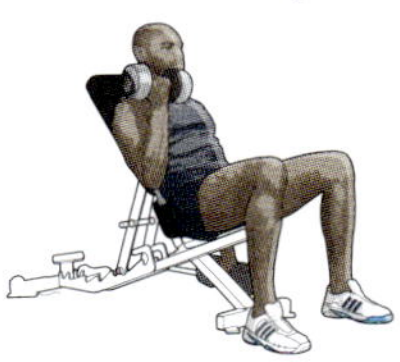

Armbeuge mit Kurzhantel auf der Schrägbank S. 152

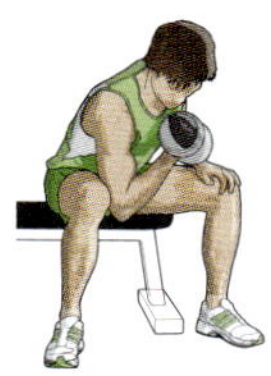

Konzentrations-Armbeuge S. 152

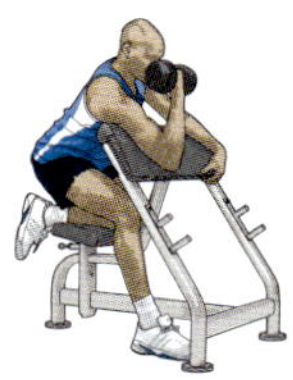

Armbeuge am Bizeps-Curlpult S. 154

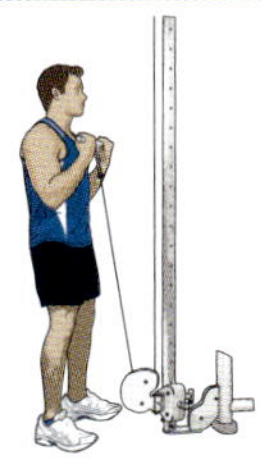

Armbeuge am Kabelzug S. 154

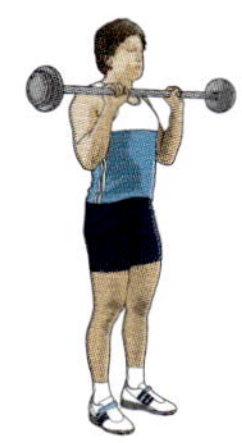

Armbeuge im Obergriff mit Langhantel S. 156

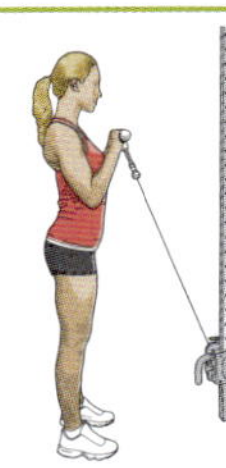

Armbeuge im Obergriff am Kabelzug S. 156

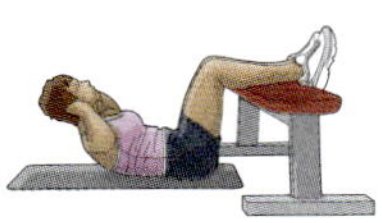

Bauchpressen mit erhöhten Beinen S. 166

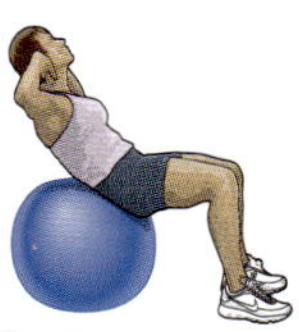

Bauchpressen mit Ball S. 166

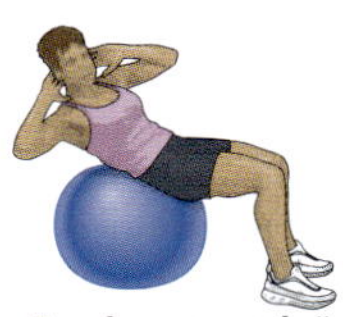

Bauchpressen schräg mit Ball S. 168

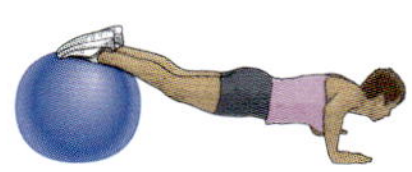

Liegestütze mit Ball S. 169

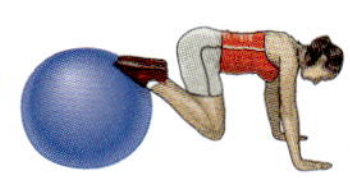

Klappmesser mit Ball S. 170

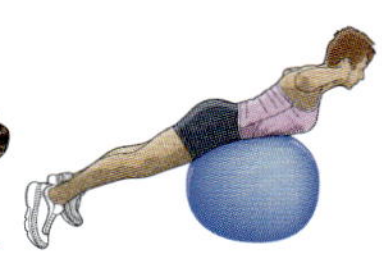

Rückenstrecken mit Ball S. 171

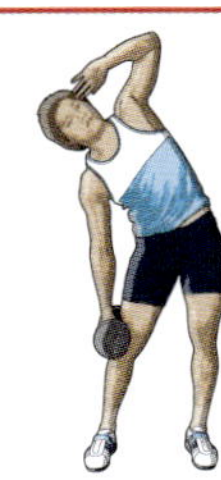

Seitbeuge S. 172

GEWICHT-HEBEN

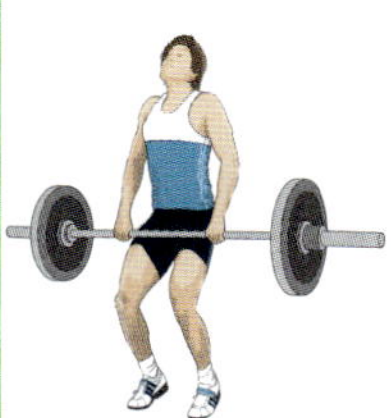

Standumsetzen S. 182

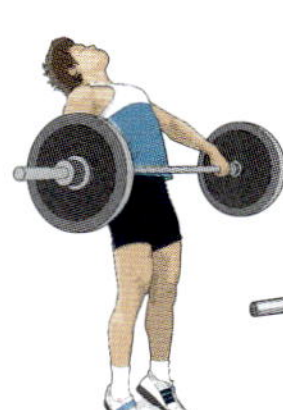

Standreißen S. 184

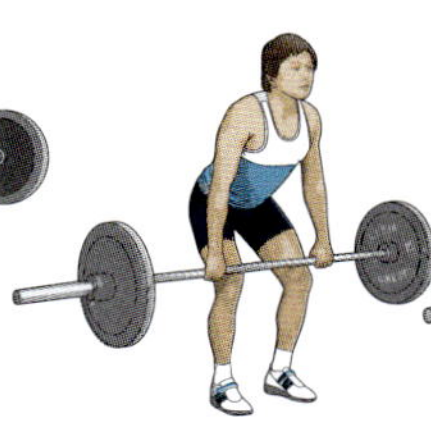

Standumsetzen aus dem Hang S. 186

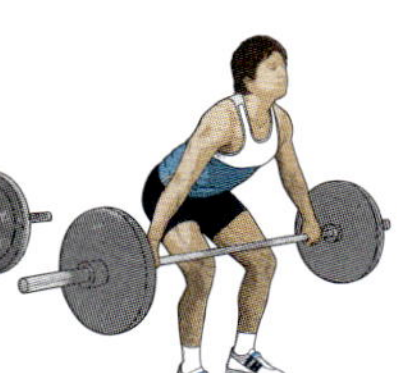

Standreißen aus dem Hang S. 188

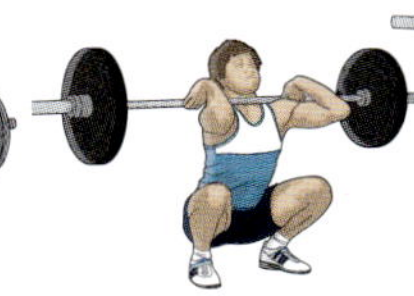

Kniebeuge mit Umsetzen S. 190

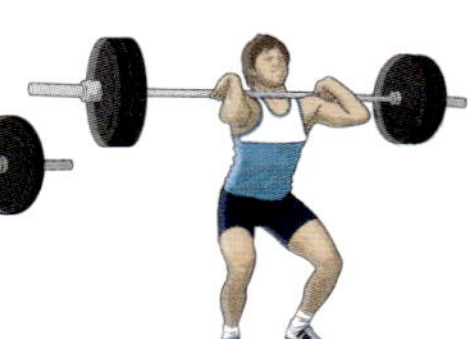

Schwere Frontkniebeuge S. 192

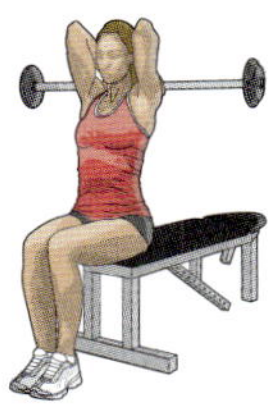
Trizepsstrecken mit Langhantel S. 143

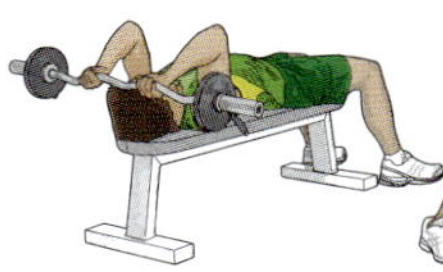
Trizepsstrecken im Liegen S. 144

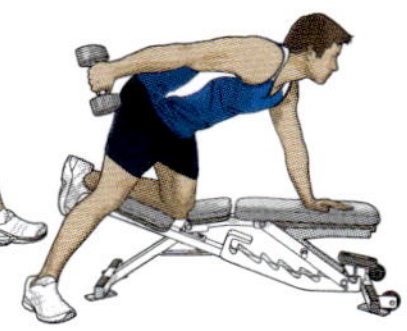
Trizeps-Kickback S. 144

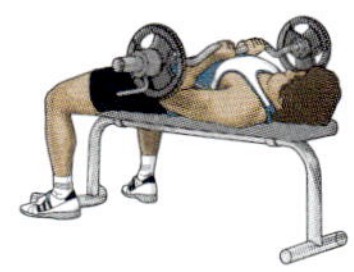
Bankdrücken im engen Griff S. 146

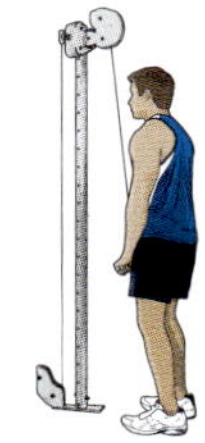
Trizepsdrücken S. 148

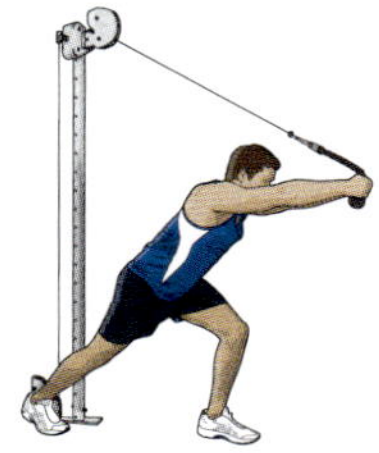
Trizepsstrecken über Kopf S. 148

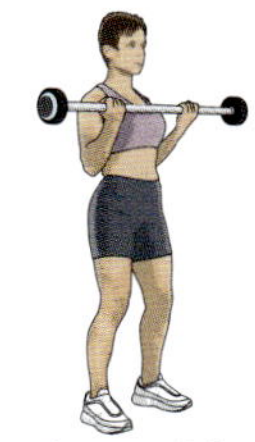
Armbeuge mit Langhantel S. 150

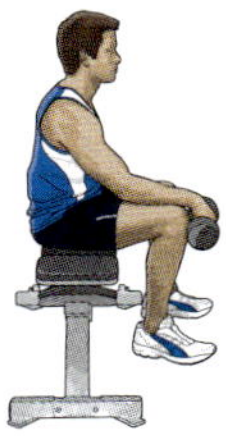
Handgelenkstrecken S. 158

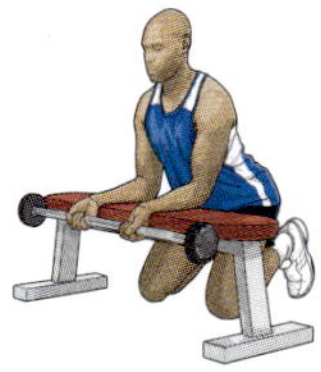
Handgelenkbeugen S. 158

RUMPF- UND BAUCHMUSKELN

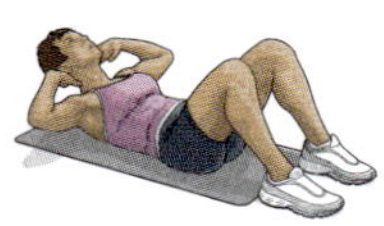
Bauchpressen S. 162

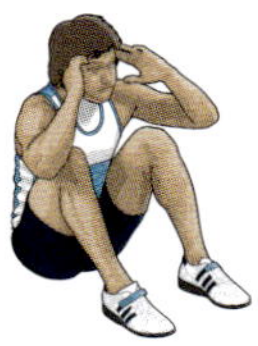
Rumpfbeuge S. 163

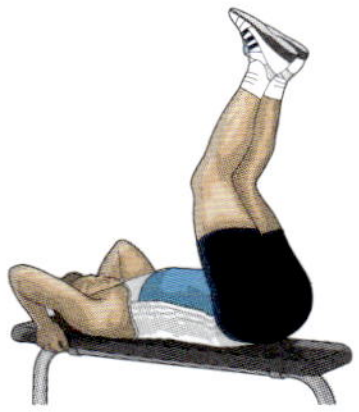
Verkehrtes Bauchpressen S. 164

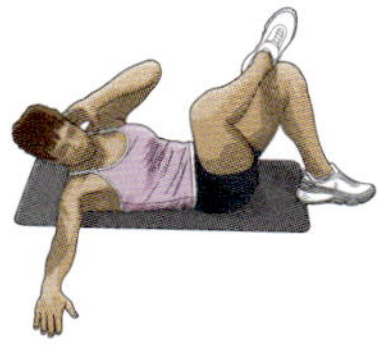
Bauchpressen schräg S. 165

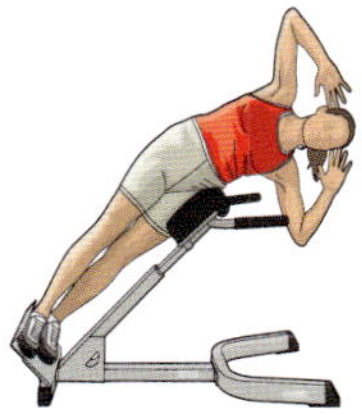
Seitbeuge auf der römischen Liege S. 172

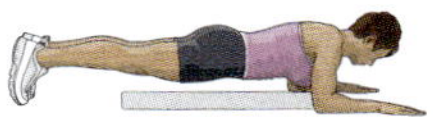
Unterarmstütz vorwärts S. 174

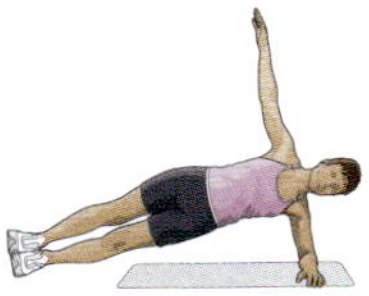
Unterarmstütz seitwärts S. 175

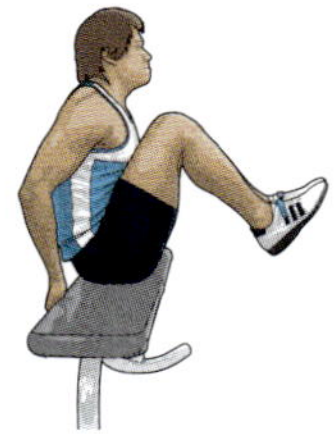
Beinstrecken auf der Bank S. 176

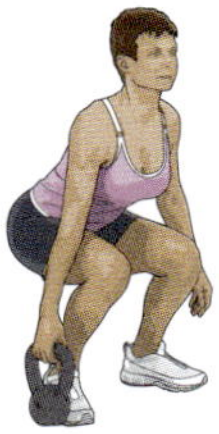
Einarmiges Kreuzheben S. 176

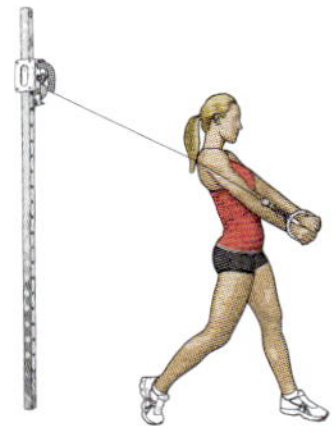
Holzhacken S. 178

Kniebeuge mit Langhantel über Kopf

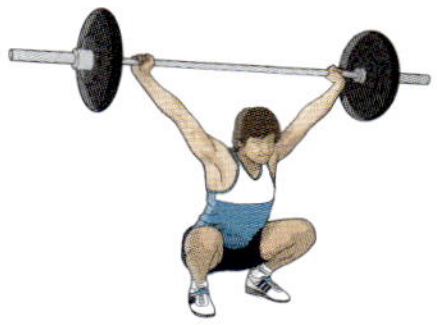
S. 194

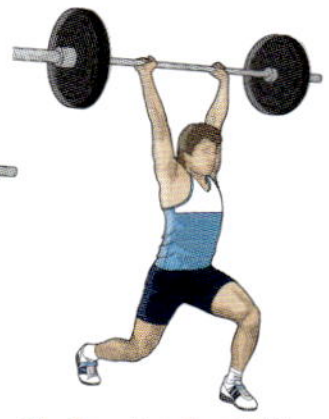
Stoßen im Ausfallschritt S. 196

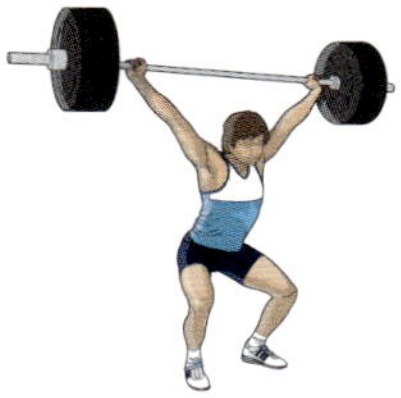
Klassisches Reißen S. 198

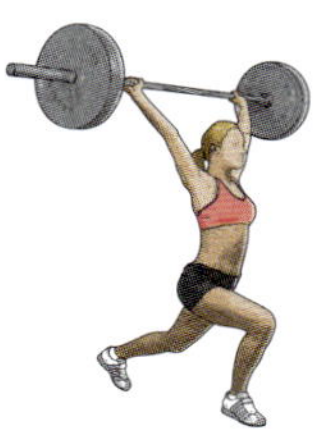
Reißen im Ausfallschritt S. 200

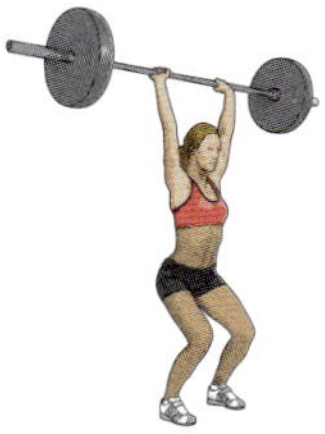
Frontdrücken mit Beinunterstützung

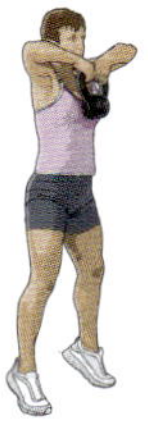
Frontheben mit Kugelhantel S. 204

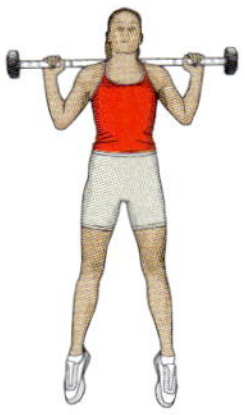
Strecksprung mit Langhantel S. 205

ANATOMIESCHAUBILD

MUSKELN VORDERSEITE

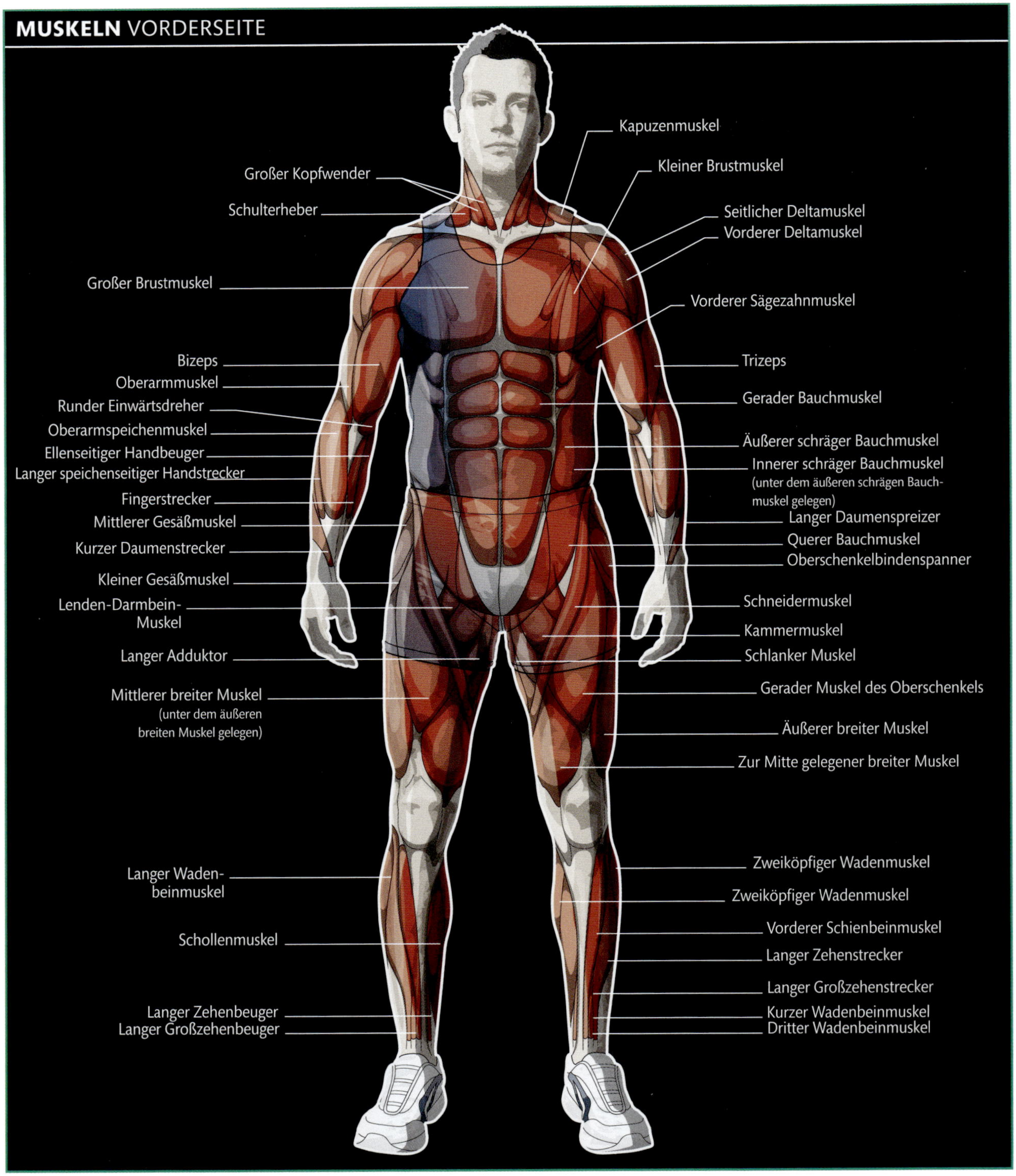

MUSKELN RÜCKSEITE

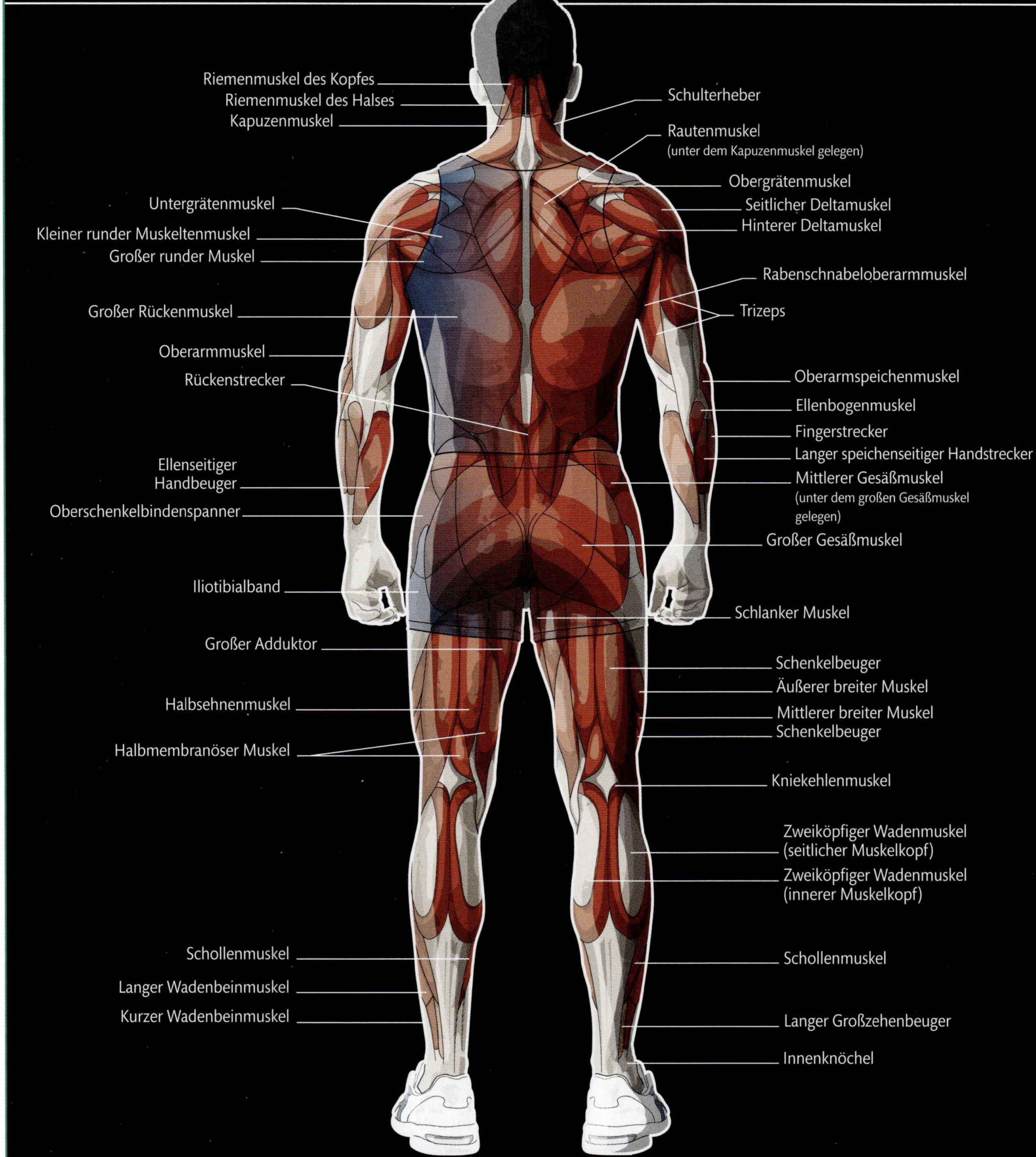

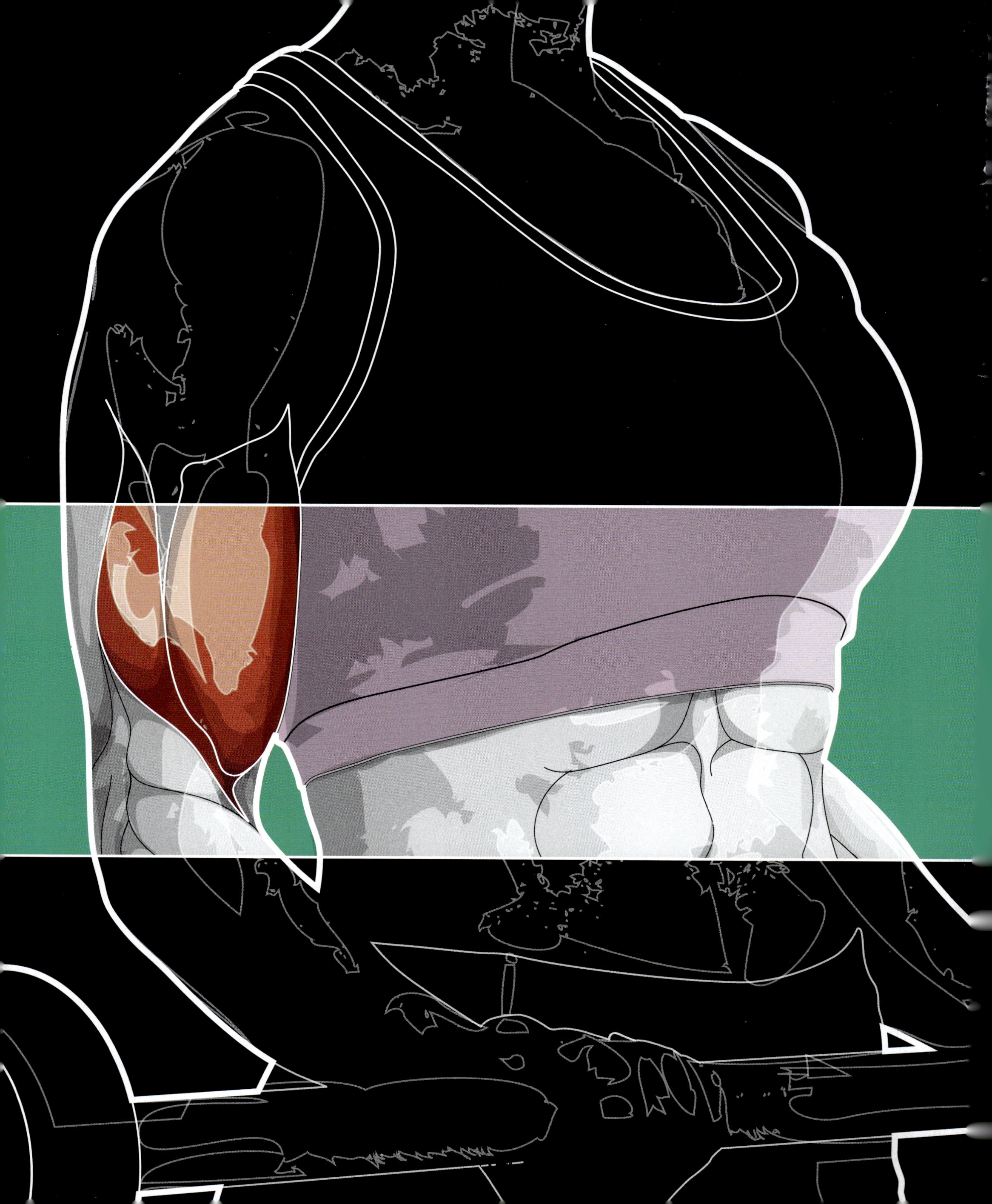

1

TRAININGS-PRINZIPIEN

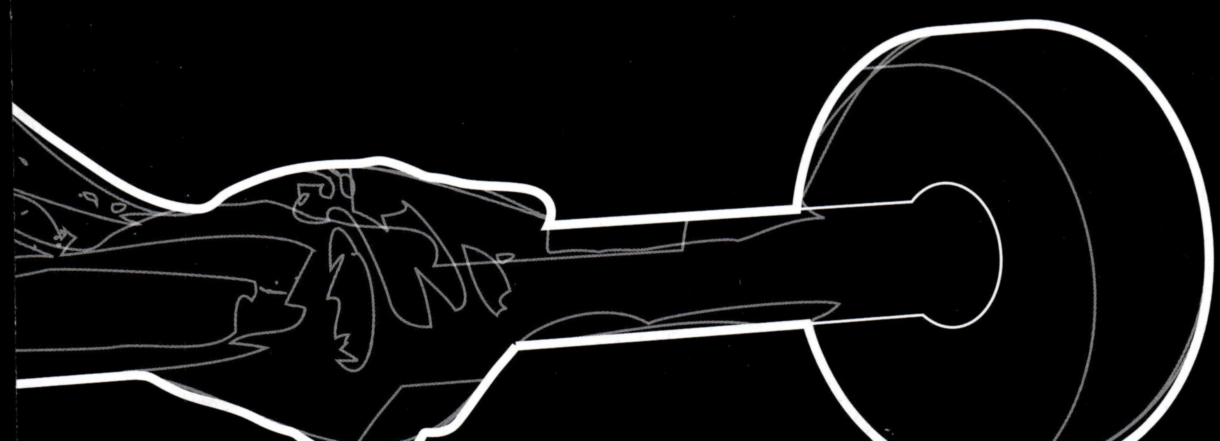

ZIELE SETZEN

Manche von Ihnen haben vielleicht nach diesem Buch gegriffen, weil sie kräftiger, selbstbewusster oder einfach fitter werden möchten. Andere haben sich möglicherweise vorgenommen, ihre Verletzungsanfälligkeit zu verringern oder ihre Haltung zu verbessern. Vielleicht soll auch das äußere Erscheinungsbild auf Vordermann gebracht und der Körper muskulöser, modellierter wirken. Oder aber die Leistungen in einer bestimmten Sportart sollen gesteigert werden. Und so manch einer ist sicher auch vom Kraftsport an sich, von Gewichtheben und Kraftdreikampf fasziniert.

Alle diese Ziele lassen sich mithilfe von Krafttraining leichter erreichen. Und dieses bietet noch mehr Vorteile: Die Knochendichte wird erhöht und damit der Osteoporose vorgebeugt. Der Grundumsatz (die Energiemenge, die der Körper in Ruhestellung verbraucht) und die Fettverbrennung werden angeregt, was hilft, das Körpergewicht zu kontrollieren. Und Muskelmasse wird aufgebaut statt, wie es ab Dreißig in der Regel der Fall ist, abgebaut.

WAS IST KRAFTTRAINING?

Der Begriff Krafttraining wird häufig synonym mit Widerstandstraining oder Gewichttraining verwendet, doch sollte man Folgendes unterscheiden:

Widerstandstraining ist eine Trainingsform, bei der sich die Muskeln gegen einen äußeren Widerstand zusammenziehen. Gewichte sind ein mögliches Hilfsmittel neben Gummibändern, dem eigenen Körpergewicht, Seilzügen, Hydraulik, Wasser, einem Partner oder auch einer vibrierenden Plattform.

Krafttraining ist jede Form von Widerstandstraining, das die Muskelkraft erhöht.

Gewichttraining ist jede Form von Widerstandstraining, bei der Gewichte für den nötigen Widerstand sorgen und Kraft aufbauen.

Bodybuilding und Krafttraining

Im Gegensatz zum Krafttraining soll beim Bodybuilding hauptsächlich Muskelmasse aufgebaut und der Körperfettanteil reduziert werden – mit anderen Worten: Der Körper wird modelliert. Das ist ein eher kosmetisches Ziel, bei dem der Muskel- und Kraftzuwachs ein bloßer Nebeneffekt sind.

Andererseits hat das Bodybuilding viele dazu gebracht, ihre Muskulatur und damit auch ihre Fitness zu trainieren. Die Sportart führt tatsächlich zu spektakulären Ergebnissen, vor allem im Profisport. Doch nicht jedermann begeistert sich für riesige Bizepsberge und knallharte Waschbrettbäuche.

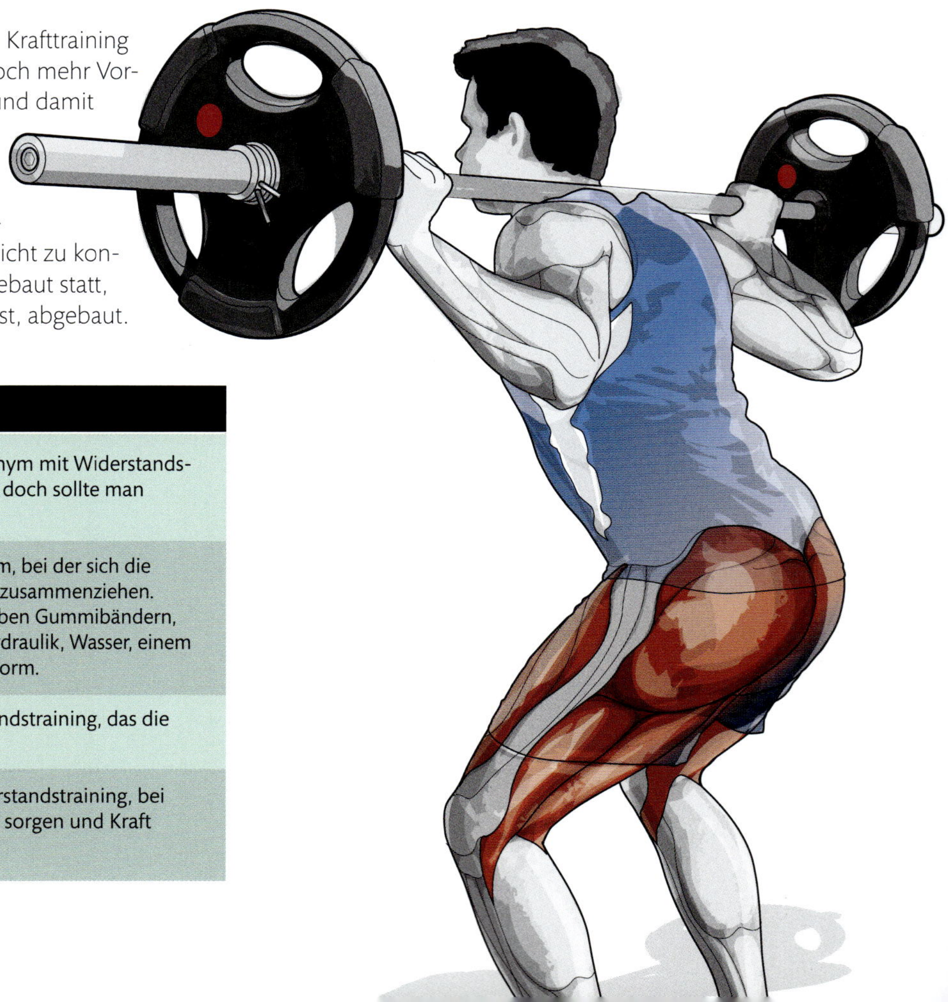

Manch einer findet einen derartigen Anblick wenig ansprechend und möchte lieber etwas für seine Gesundheit tun und fit für die Herausforderungen des Alltags sein.

Trainieren für den Alltag

Vielleicht gehören auch Sie zu denen, die Krafttraining betreiben wollen, um besser auszusehen, etwas muskulöser zu werden und Fett abzubauen. Vielleicht wünschen Sie sich, den Anforderungen des Alltags besser gewachsen zu sein, und dies möglichst bis ins hohe Alter. Widerstandstraining kann Ihnen helfen, jedes dieser Ziele zu erreichen.

Trainieren für den Sport

Heute absolvieren alle Sportler irgendeine Form von Muskel- und Krafttraining, um ihre Leistungen zu steigern. Je nach Sportart steht dabei entweder, ähnlich wie bei einer Physiotherapie, die Kräftigung des gesamten Körpers im Vordergrund, oder man konzentriert sich gezielt auf Gewichtheben und Bodybuilding. Letzteres ist besonders für jene Sportarten vorteilhaft, die von einer Zunahme von Körpergewicht und Muskelmasse profitieren. Mehr über ein gezieltes Training für bestimmte Sportarten erfahren Sie auf den Seiten 40–45.

Kraftsport

Andere betreiben Krafttraining, weil sie Kraftsportarten wie Gewichtheben oder Kraftdreikampf ausüben wollen. In beiden Disziplinen versucht man, mit speziellen Strategien einmalig ein möglichst schweres Gewicht zu heben und dabei bis an die Grenzen des physisch Möglichen zu gehen.

Beim **Gewichtheben** unterscheidet man zwei Techniken: das Reißen einerseits sowie das Umsetzen und Stoßen andererseits. Für beide Techniken ist ein sehr großer Krafteinsatz in sehr kurzer Zeit typisch. Beim Reißen wird ein möglichst schweres Gewicht möglichst schnell in einer einzigen Bewegung über den Kopf gehoben. Beim Umsetzen und Stoßen ist diese Bewegung zweigeteilt.

Gewichtheben ist eine olympische Disziplin, und die Gewichtheber gehören zweifellos zu den kräftigsten Sportlern der Olympischen Spiele. Ein guter Gewichtheber braucht Schnelligkeit, Kraft, Koordination, Beweglichkeit und Mut. Doch jenseits des Gewichthebens als eigene Sportart sind das Reißen sowie das Umsetzen und Stoßen auch Teil des Krafttrainings für viele weitere Sportarten.

Der **Kraftdreikampf**, auch Powerlifting genannt, vereint Kniebeugen, Bankdrücken und Kreuzheben. Interessanterweise benötigt man für den Kraftdreikampf eine vergleichsweise geringe Abdruckgeschwindigkeit, dafür aber sehr viel Kraft, da man die extrem schweren Gewichte nur ganz langsam bewegen kann. Profikraftdreikämpfer gehören zu den stärksten Schwerathleten der Welt.

ES GIBT KEIN STANDARDREZEPT

Wer mit einem Trainingsprogramm beginnt, sollte sich über seine Ziele von Anfang an im Klaren sein und sich realistisch einschätzen können. Wenn zwei Menschen ein- und dasselbe Programm absolvieren, werden sich ihre Ergebnisse deutlich voneinander unterscheiden. Das hängt von folgenden Faktoren ab:

Chronologisches Alter: Das Lebensalter in Jahren.

Biologisches Alter: Das Alter im Verhältnis zur körperlichen Reife. Das spielt besonders bei Kindern und Jugendlichen eine Rolle.

Trainingsalter: Das Alter im Verhältnis zu den Jahren, in denen bereits mit Gewichten trainiert oder Sport getrieben wird.

Emotionale Reife: Die Fähigkeit, sich während des Trainings zu konzentrieren, aber auch Rückschläge wegzustecken.

Geschlecht: Männer und Frauen reagieren körperlich und emotional unterschiedlich auf Krafttraining.

Körperliche Voraussetzungen: Diese betreffen Veranlagung (s. unten) und Trainingshistorie (Können und Fitness).

Veranlagung: Ob man von Natur aus kräftig ist oder schnell Knochendichte und Muskelmasse aufbaut und wie schnell sich die Muskelfasern zusammenziehen (s. S. 19), ist genetisch bedingt, ebenso wie bestimmte Charaktereigenschaften.

Lebensstil: Das Ausmaß, in dem das Training in den Alltag integriert werden kann.

Wenn das Trainingsprogramm wirklich effektiv sein soll, müssen Sie Ihre Ziele stets fest im Blick behalten. Nur dann werden Sie langfristig zufriedenstellende Erfolge erzielen.

TRAININGSPHYSIOLOGIE

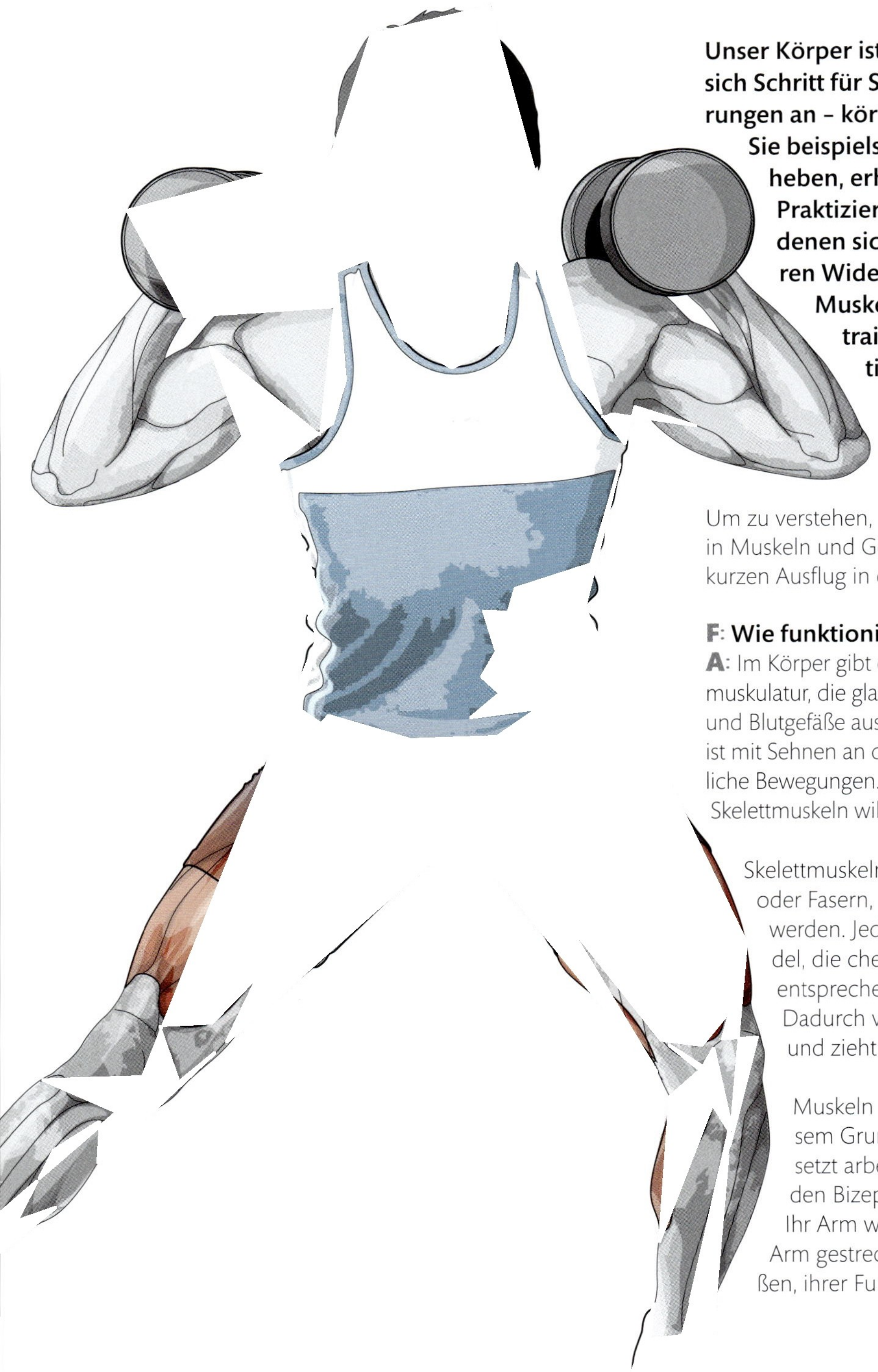

Unser Körper ist eine erstaunliche Maschine. Er passt sich Schritt für Schritt an die ihm gestellten Anforderungen an – körperlich ebenso wie seelisch. Wenn Sie beispielsweise regelmäßig schwere Gewichte heben, erhöht Ihr Körper die Knochendichte. Praktizieren Sie regelmäßig Übungen, bei denen sich Ihre Muskeln gegen einen äußeren Widerstand zusammenziehen, bauen Sie Muskelkraft auf. Im Grunde besteht Krafttraining darin, solche Anpassungsreaktionen mithilfe von Wiederholungen und bestimmten, aufeinander aufbauenden Übungen zu verstärken.

Um zu verstehen, wie das Krafttraining diese Veränderungen in Muskeln und Gewebe verursacht, unternehmen wir einen kurzen Ausflug in die Humanbiologie.

F: Wie funktionieren Muskeln?

A: Im Körper gibt es drei verschiedene Muskeltypen: die Herzmuskulatur, die glatte Muskulatur, die Organe wie Magen, Blase und Blutgefäße auskleidet, und die Skelettmuskulatur. Letztere ist mit Sehnen an den Knochen befestigt und ermöglicht sämtliche Bewegungen. Von diesen drei Typen können wir nur die Skelettmuskeln willkürlich beeinflussen und somit trainieren.

Skelettmuskeln bestehen aus einzelnen Muskelzellen oder Fasern, die von Bindegewebe zusammengehalten werden. Jede Muskelfaser enthält viele Proteinbündel, die chemisch »aneinander ziehen«, wenn sie ein entsprechendes Signal vom Nervensystem erhalten. Dadurch verkürzt sich der entsprechende Muskel und zieht sich zusammen.

Muskeln können nur ziehen, nicht drücken. Aus diesem Grund wirken in der Regel zwei entgegengesetzt arbeitende Muskeln zusammen: Wenn Sie z.B. den Bizeps anspannen, erschlafft der Trizeps, und Ihr Arm wird gebeugt. Im umgekehrten Fall wird der Arm gestreckt. Die entgegengesetzten Muskeln heißen, ihrer Funktion entsprechend, Strecker und Beuger.

» Krafttraining überlastet die Muskeln, die sich entsprechend anpassen. Anschließend werden sie erneut überlastet. «

F: Wie funktioniert Krafttraining?

A: Beim Krafttraining werden Muskeln oder Muskelgruppen überlastet. Entsprechend passt sich das Muskelgewebe an, und anschließend wird es erneut überlastet. Auf der Zellebene führt dies zu winzigen Rissen in den Muskelzellen. Diese Schäden werden vom Körper schnell repariert, die betroffenen Muskeln regenerieren sich und werden kräftiger: Nach dem Training werden Testosteron, ein insulinartiger Wachstumsfaktor, Wachstumshormone, Proteine und andere Nährstoffe in die Muskeln gepumpt, um sie wiederherzustellen und gleichzeitig zu kräftigen.

F: Wie reagiert der Körper auf das Training?

A: Der Körper reagiert vielfältig auf das Training. Zunächst findet eine Anpassung des zentralen Nervensystems statt, die sogenannte neuronale Anpassung. Vereinfacht gesagt, werden Sie effizienter und koordinierter. Der damit verbundene Kraftzuwachs kann sehr schnell vonstatten gehen und beträchtlich sein, lässt aber ebenso schnell wieder nach.

Je mehr Sie trainieren, desto größer werden Ihre Muskeln, weil sich die einzelnen Muskelfasern vergrößern und/oder der sie umgebende Flüssigkeitssack größer wird. Neue Muskelfasern entstehen nicht. Es finden aber auch Veränderungen hinsichtlich der Muskelfasertypen statt (s. Kasten rechts). Die meisten Muskeln enthalten Typ-1- und Typ-2-Muskelfasertypen – in welchem Verhältnis sie zueinander stehen, ist auch genetisch bestimmt. Das Training kann dazu führen, dass sich ein Typ in den anderen umwandelt oder dass sich zumindest die Funktionsweise mancher Muskelfasern ändert. Die Muskelveränderungen beeinflussen auch die Enzym- und Hormonspiegel. Auch die Art, wie Ihr Körper die bei der Muskelbeanspruchung benötigte Energie speichert, ändert sich.

Nicht nur die Skelettmuskeln reagieren auf das Training. Auch Ihr Herz vergrößert sich, schlägt langsamer und pumpt mit jedem Herzschlag mehr Blut durch den Körper. Nach jedem Training beruhigt sich der Puls schneller, und das Blutplasmavolumen sowie die Fähigkeit der Blutgefäße, sauerstoffhaltiges Blut an das Gewebe abzugeben, steigen.

Aber auch die Auswirkungen des Trainings auf die Psyche sind nicht zu vernachlässigen. Mit der Zeit lernen Sie, auf Ihren Körper zu hören und ihn dementsprechend zu fordern (s. nächste Seite). Dies kommt mit der Erfahrung, und ein guter Coach wird Sie dabei unterstützen.

MUSKELFASERN

Bei den Fasern der Skelettmuskeln unterscheidet man zwei Typen: Typ I sind langsam kontrahierende Fasern und Typ II sind schnell kontrahierende Fasern.

Typ-I-Fasern

- Sie sind verantwortlich für langsame Dauerleistung. Sie sind sehr effizient im Sauerstoffverbrauch und verbrennen die Energiereserven des Körpers bei wiederholten Kontraktionen über einen längeren Zeitraum hinweg (aerobes Training). Sie ermüden langsam und kommen zum Einsatz, wenn Ausdauer gefragt ist.

Typ-II-Fasern

- Sie sorgen für ein rasches, starkes Zusammenziehen der Muskeln.
- Sie kommen zum Einsatz bei kurzen, intensiven Belastungen, wie sie beim Krafttraining oder Kraftdreikampf auftreten.
- Sie arbeiten ohne Sauerstoff (anaerob) und ermüden schnell.
- Sie werden in II A-, II B- und II X-Fasern unterteilt.
- Die II A-Faser ist eine schnell kontrahierende Muskelfaser mit größerer Ausdauer. Sie kann so trainiert werden, dass sie wie eine Typ-I- oder II B-Faser funktioniert.
- Die II B-Faser ist eine schnell kontrahierende, explosive und kräftige Muskelfaser.
- Die II X-Faser ist neutral und kann sich in eine Typ-I- oder II A-Faser umwandeln.

Die meisten Muskeln enthalten beide Muskelfasertypen. Menschen, bei denen genetisch die Typ-II-Fasern überwiegen, sind besonders begabt für intensive Sportarten mit schnellen, kräftigen Bewegungen wie Gewichtheben oder Sprinten. Bei Marathonläufern und Radfahrern überwiegen häufig die langsam kontrahierenden Typ-I-Fasern.

TRAININGSPSYCHOLOGIE

Damit sich die Zeit, die Sie in das Training investieren, auch wirklich auszahlt, müssen Sie die einzelnen Lernphasen kennen (s. Kasten) und wissen, wie Ihr Körper, aber auch Ihre Psyche auf die Anforderungen reagiert. Wenn Sie richtig trainieren, erzielen Sie nicht nur Höchstleistungen, sondern sind auch mit Spaß dabei. Hier kommt die Trainingspsychologie ins Spiel.

BEWEGUNGSABLÄUFE LERNEN

Die Forschung hat gezeigt, dass Anfänger beim Erlernen neuer Bewegungsabläufe folgende Phasen durchmachen:

Unbewusst inkompetent	Noch weiß man nicht, was man alles nicht weiß, und kennt seine Defizite nicht. Vielleicht glaubt man sogar, man bräuchte bestimmte Fähigkeiten gar nicht und wüsste alles besser. Man muss begreifen, wie wichtig die neu zu erlernenden Fähigkeiten sind.
Bewusst inkompetent	Man weiß nun, welche Fähigkeiten man erlernen muss, und ist sich bewusst, dass man sie noch nicht beherrscht. Diese Lernphase ist gefährlich, weil man sich aus Frust oft ohne gründlich zu überlegen für ungeeignete Strategien entscheidet.
Bewusst kompetent	Man kennt und beherrscht die für ein effektives Training erforderlichen Körperhaltungen und Bewegungsabläufe, muss aber noch zu viel nachdenken, um sie korrekt auszuführen. Beim Freizeitsport ist das kein Problem, aber wenn man unter Druck trainiert oder an Wettbewerben teilnimmt, kann das problematisch werden.
Unbewusst kompetent	Man ist gut trainiert und beherrscht eine Vielzahl von Techniken, die man je nach Bedarf korrekt einsetzen kann. Man hört auf seinen Körper, weiß jederzeit, wie man ihn angemessen trainiert, und wählt die jeweils geeigneten Übungen und Bewegungsmuster für sein Training aus.

Bis man sämtliche Phasen durchlaufen hat, muss man viele Stunden trainieren, viel Geduld aufbringen, hoch motiviert sein und mit Techniken wie der Visualisierung arbeiten.

Positive Motivation

Damit Sie Ihre Trainingsziele erreichen, müssen Sie wirklich trainieren WOLLEN und bei Wettkampfsportarten auch Lust auf den Wettbewerb haben. Ohne die richtige Motivation werden Sie höchstwahrscheinlich nicht die nötige Zeit und Trainingsintensität (s. S. 32) aufbringen, um ehrgeizigere Ziele zu erreichen. Der regelmäßige Besuch des Fitnessstudios kann zur lästigen Pflicht werden, und die anfängliche Motivation, die Sie dazu gebracht hat, mit einem Trainingsprogramm zu beginnen, reicht unter Umständen nicht aus, um durchzuhalten, wenn Schwierigkeiten auftreten.

Psychologen sprechen von zwei verschiedenen Arten von Motivation. Bei der Fremdmotivation kommt die Motivation von außen – beispielsweise von einem Trainer, von Freunden oder einem Trainingspartner. Auch die Aussicht auf Trophäen oder Urkunden kann motivieren. Bei der Selbstmotivation dagegen kommt die Motivation von innen, zum Beispiel, weil es Sie befriedigt, eine bestimmte Fähigkeit wie das Gewichtheben zu beherrschen. Oder weil Sie Ihren Alltag besser bewältigen und ein größeres Selbstbewusstsein haben. Fremdmotivation bringt Sie nur bis an einen gewissen Punkt. Erst die Selbstmotivation lässt Sie auch Widerstände überwinden und trotz Verletzungen oder Zeiten ohne sichtbare Trainingsfortschritte dabeibleiben.

Ihre Motivation muss positiv sein. Sie müssen Erfolg haben wollen, statt sich von Versagensängsten antreiben zu lassen. Deshalb müssen Sie sich realistische Ziele setzen und aufrichtig überlegen, welches Potenzial Sie mitbringen.

Vergessen Sie nicht, dass das Training auch Spaß machen und zu Ihrem Charakter passen sollte. Auf diesem Gebiet kann ein guter Trainer oder Coach einiges bewirken.

Zu hoch motiviert?

Motivation kann sich auch negativ auswirken: Man kann auch zu viel wollen. Psychologen konnten nachweisen, dass es Motivationsschübe gibt, die Spitzenleistungen hervorbringen. Aber wenn der Wunsch nach Erfolg zu groß wird und man sich überanstrengt, verlassen einen die hart antrainierten Fähigkeiten, und man ist nicht mehr in der Lage, die richtige Taktik anzuwenden.

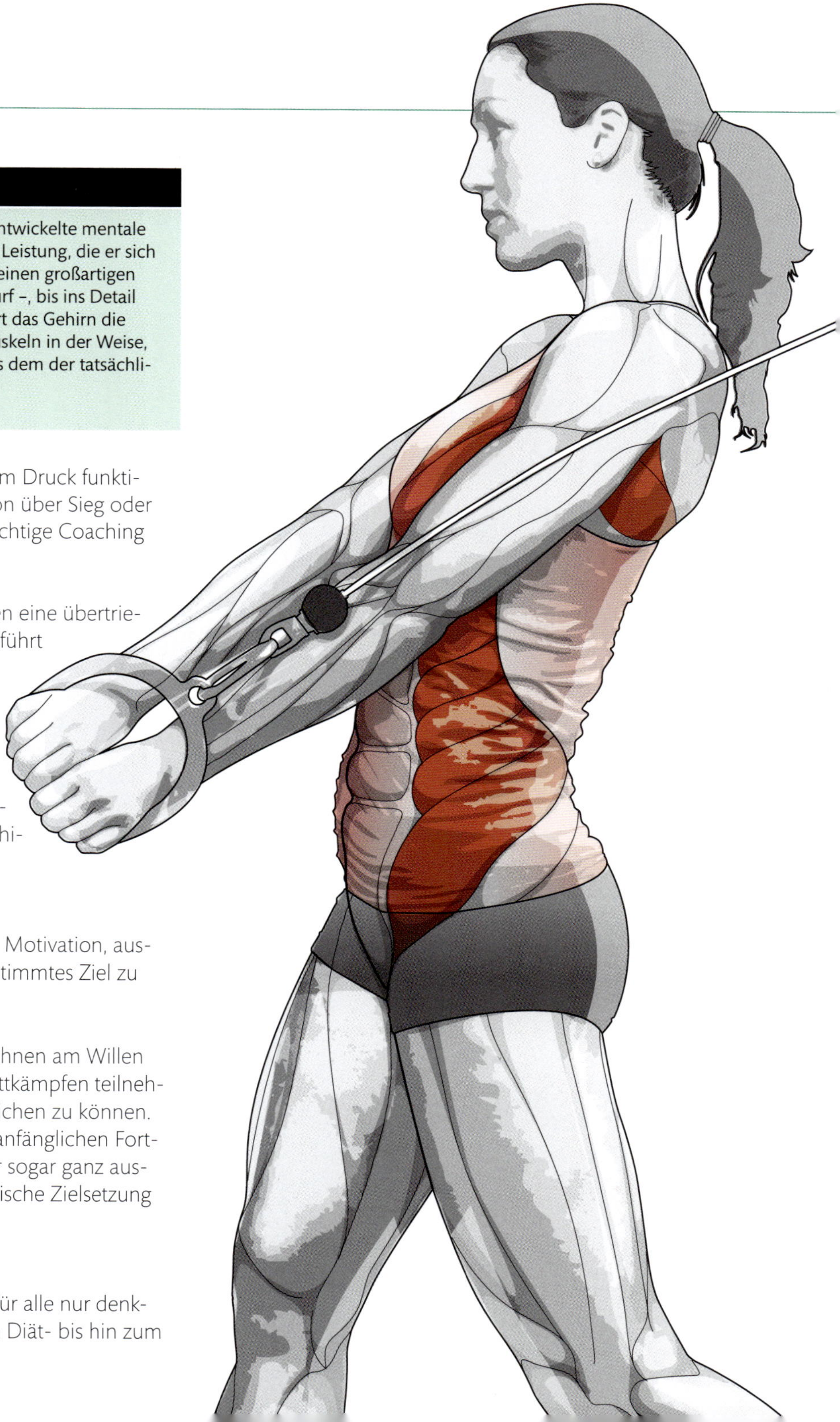

VISUALISIEREN

Das Visualisieren ist eine von Psychologen entwickelte mentale Übungstechnik, bei der sich der Sportler die Leistung, die er sich zum Ziel gesetzt hat – einen perfekten Lauf, einen großartigen Weitsprung oder einen gelungenen Speerwurf –, bis ins Detail vorstellt. Während dieses Prozesses stimuliert das Gehirn die an der imaginären Bewegung beteiligten Muskeln in der Weise, dass ein neuronales Muster erzeugt wird, das dem der tatsächlichen Bewegung 1:1 entspricht.

Im Profisport, wo man auch unter größtem Druck funktionieren muss, kann die richtige Motivation über Sieg oder Niederlage entscheiden. Hier spielt das richtige Coaching eine große Rolle.

Selbst wenn Sie kein Profi sind, kann Ihnen eine übertriebene Motivation im Wege stehen. Sie verführt dazu, Ruhe- und Erholungszeiten zu vernachlässigen und überzutrainieren (s. S. 34). Denken Sie daran: Mehr Training führt nicht unbedingt zu mehr Erfolg. Ein schlechtes Training wirkt sich negativ auf die Leistung aus, und übertriebenes Training kann körperliche wie psychische Schäden hervorrufen.

Zu wenig motiviert?

Viel häufiger ist hingegen eine zu geringe Motivation, ausreichend Zeit und Anstrengung in ein bestimmtes Ziel zu investieren.

Viele geben das Krafttraining auf, weil es ihnen am Willen fehlt, hart genug zu trainieren, um an Wettkämpfen teilnehmen oder die selbst gesteckten Ziele erreichen zu können. Das geschieht vor allem dann, wenn die anfänglichen Fortschritte mit der Zeit weniger werden oder sogar ganz ausbleiben. Selbstmotivation und eine realistische Zielsetzung helfen, dieser Falle zu entgehen.

Konstruktive Ziele

Es gibt jede Menge Motivationsratgeber für alle nur denkbaren Lebensbereiche – angefangen vom Diät- bis hin zum

SINNVOLLE ZIELE SIND:

PRÄZISE	MESSBAR	ANPASSBAR	REALISTISCH	ZEITLICH DEFINIERT	ATTRAKTIV	NACHWEISBAR
Überlegen Sie, was Sie genau erreichen wollen. Mehr Kraft, mehr Muskeln oder mehr Fettverbrennung?	Wie wollen Sie Ihre Fortschritte messen? Anhand der verlorenen Kilos pro Woche? Anhand von Veränderungen beim Körpermasseindex (BMI)? Oder anhand der Fähigkeit, immer mehr Wiederholungen mit immer schwereren Gewichten zu schaffen?	Können Sie die Ziele an veränderte Umstände anpassen? Was, wenn Sie doch nicht so viel Trainingszeit aufbringen können wie ursprünglich geplant?	Sind Ihre Ziele wirklich erreichbar? Nach einem Monat Training kann man nicht aussehen wie ein Bodybuilder!	Versuchen Sie, sich kurzfristige Ziele zu setzen, und verwenden Sie diese als Meilensteine für das Erreichen langfristigerer Ziele.	Die Wahrscheinlichkeit, dass Sie dabeibleiben, ist umso höher, je attraktiver Ihr Ziel ist. Das Trainieren sollte Spaß machen, aber trotzdem anspruchsvoll sein.	Führen Sie ein Tagebuch. Notieren Sie, welche Gewichte Sie gehoben und wie viel Zeit Sie im Fitnessstudio verbracht haben. Das kann sich sehr positiv auf die Motivation auswirken.

Managementratgeber. Das Krafttraining ist da keine Ausnahme. Das Geheimnis des Erfolgs besteht darin, sich die richtigen – nämlich sinnvolle – Ziele zu setzen (s. oben).

Ein guter Trainer

Viele Anfänger gehen ins Fitnessstudio, sehen, wie andere zweistündige Marathon-Workouts bewältigen, und kommen zu der Schlussfolgerung, die Länge der im Studio verbrachten Zeit und die Anzahl der Wiederholungen stünden in einem direkten Zusammenhang mit bestimmten Trainingsfortschritten. Dabei sind die meisten, die man in einem Fitnessstudio beobachten kann, keine geeigneten Vorbilder. Konzentrieren Sie sich lieber auf die korrekte Ausführung Ihrer Übungen. Welche Gewichte Sie verwenden und in welcher Intensität Sie trainieren, ist zunächst zweitrangig. Fragen Sie sich stets, ob Ihr Training wirklich Ihren persönlichen Zielen dient. Die Programmbeispiele in diesem Buch (s. Kapitel 10) zeigen Ihnen, an welchen Punkten Sie Ihr Training variieren können, um eine Vielzahl von Zielen zu verwirklichen.

RAT ANNEHMEN

Viele Neulinge lassen sich von Fitness- und Bodybuilding-Zeitschriften verunsichern. Die darin vorgestellten Programme können sehr anspruchsvoll sein und sind für Anfänger in der Regel ungeeignet. Wenn Sie versuchen, sie zu bewältigen, sind Enttäuschungen und schlimmstenfalls sogar Verletzungen vorprogrammiert. Seien Sie realistisch, was Ihre Ziele und Ihren Fitnesslevel angeht, und suchen Sie am besten den Rat eines qualifizierten, unvoreingenommenen Trainers.

» Sie müssen sich im richtigen, nicht allein im höchsten Maß motivieren, um Ihre Ziele zu erreichen. «

Motivation durch Coaching

Auch Ihr Trainer oder Coach muss motiviert sein – und zwar unabhängig davon, ob er für seine Arbeit bezahlt wird oder nicht. Er sollte sich in Sie hineinversetzen können und Ihre Lebensumstände sowie Ihre Motivation kennen. Er sollte gemeinsam mit Ihnen realistische, von beiden Seiten akzeptierte Ziele definieren. Wenn Sie nur trainieren, um Ihrem Coach zu gefallen (oder schlimmer noch, um ihn nicht zu enttäuschen) oder weil Sie den Mitgliedsbeitrag ausnutzen wollen, werden Sie Ihr Potenzial bestimmt nicht ausschöpfen.

Power durch Partner

Wenn man mit anderen, insbesondere einem festen Partner, trainiert, kann das die Motivation beträchtlich erhöhen. Dann entsteht ein gewisser Wettbewerb, und ein gesunder Ehrgeiz stellt sich ein. Ihr Trainingspartner kann bessere körperliche Voraussetzungen mitbringen als Sie, aber vielleicht sind Sie ihm ja mental überlegen. Am besten, Sie finden einen Partner, dessen Stärken Ihre eigenen ergänzen.

MIT PARTNER TRAINIEREN

Wählen Sie Ihren Partner sorgfältig aus, und fragen Sie sich nach jeder Trainingseinheit, ob Sie wirklich zusammenpassen. Wenn ein Partner das Training schleifen lässt oder falsch trainiert, zieht das auch Sie in Mitleidenschaft. Auch zu unterschiedliche körperliche Voraussetzungen können eine Trainingspartnerschaft belasten, selbst wenn die Trainingsziele übereinstimmen. Übungen, die für jemanden mit einer schlanken Figur und langen Knochen geeignet sind, taugen unter Umständen nicht für einen kurzen, gedrungenen Typ und umgekehrt.

Persönlichkeitsfaktoren

Der Charakter hat großen Einfluss auf die Trainingsmotivation. Manchmal kommt es beim gemeinsamen Training zu Konflikten, wenn Personen mit unterschiedlichen Neigungen und Veranlagungen aufeinandertreffen. Es lassen sich zwei Typen unterscheiden, die unterschiedlich mit den Anforderungen des Trainings umgehen:

Extrovertierte

- Sie sind offen, gesellig und selbstbewusst.
- Sie planen ihr Übungsprogramm nicht lange im Voraus.
- Sie haben eine eher kurze Aufmerksamkeitsspanne und lassen sich leicht ablenken, wenn sich nicht gleich Erfolg einstellt.

Wenn Sie sich in dieser Beschreibung wiedererkennen, sprechen Sie wahrscheinlich besser auf Fremdmotivation und genaue Traineranweisungen an.

Introvertierte

- Sie sind eher ruhig und nachdenklich.
- Sie stehen ungern im Mittelpunkt.
- Sie können beim Training und bei Wettkämpfen große mentale Stärke beweisen, denken eher langfristig und setzen sich entsprechende Ziele.

Wenn Sie sich in dieser Beschreibung wiedererkennen, sprechen Sie wahrscheinlich besser auf Selbstmotivation an und lassen sich nur ungern von einem Trainer anleiten.

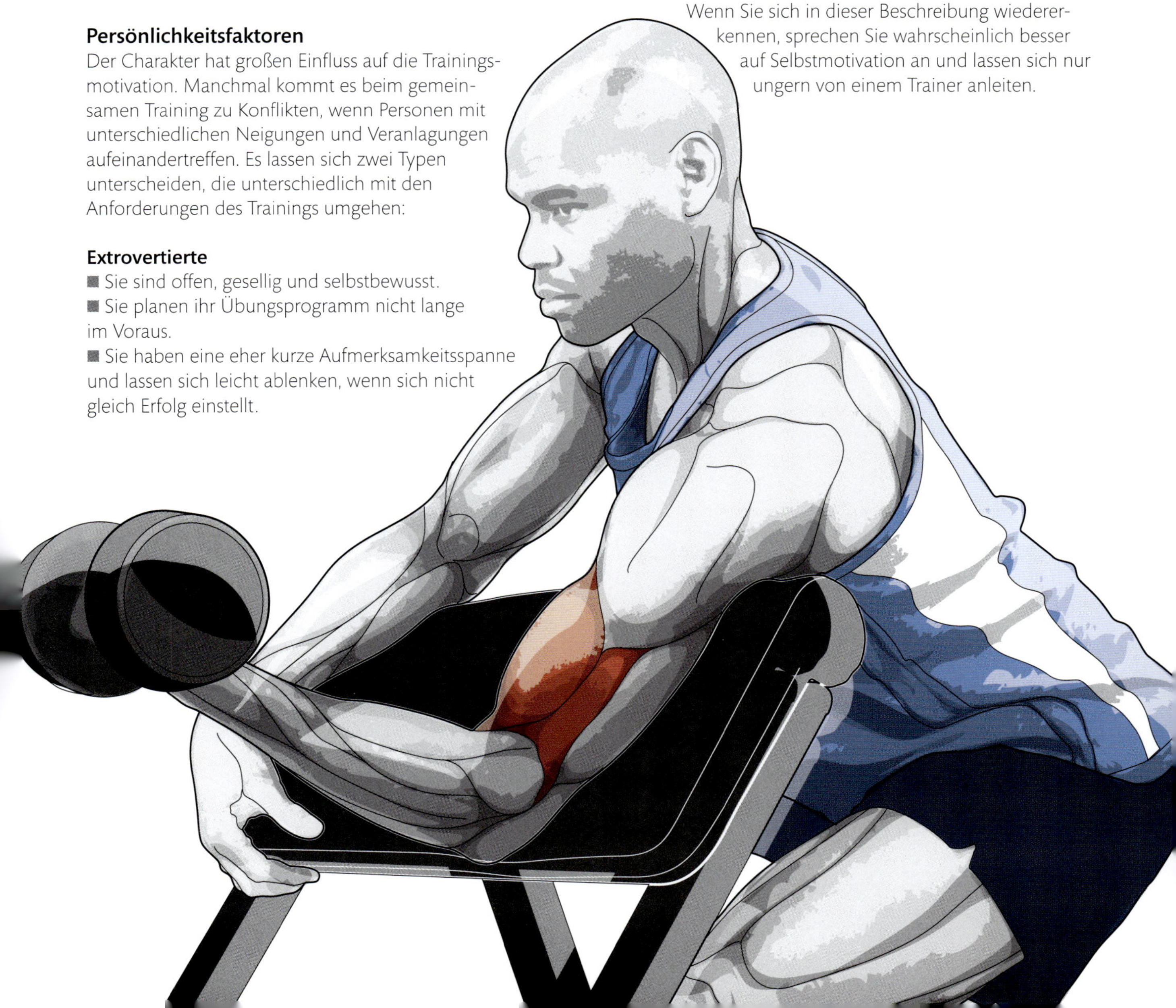

GRUNDLAGEN DER ERNÄHRUNG

Eine gesunde Ernährung und eine ausreichende Flüssigkeitsaufnahme sind genauso wichtig für Ihr Training wie die richtige Übungsintensität und -frequenz. Ein auf das Krafttraining abgestimmtes Ernährungsprogramm soll die Entstehung und die Erhaltung schlanker Muskelfasern fördern und für genügend Kraft und Ausdauer sorgen, damit der Alltag, das Training und Wettkämpfe bewältigt werden können. Der menschliche Körper ist eine komplexe Maschine, und die Forschung hat gezeigt, wie wichtig die Ernährung ist, wenn man gesund bleiben, fit werden oder zu- bzw. abnehmen will.

Essen, Kalorien und Körpergewicht

Das Körpergewicht setzt sich aus dem Gewicht von Knochen, Organen, Muskeln, Fett- und Wasservorräten zusammen. Die Muskelentwicklung (aber nicht die Anzahl der Muskelfasern), der Körperfettanteil, die Knochendichte und die Flüssigkeitsmenge lassen sich durch Training und Ernährung beeinflussen.

Für das Zu- oder Abnehmen gibt es ganz einfache Regeln: Wer mehr Kalorien zu sich nimmt, als er verbraucht, nimmt zu. Und wer weniger Kalorien zu sich nimmt, als er für die Aufrechterhaltung der Körperfunktionen braucht, nimmt ab.

Manche Nahrungsmittel sind besonders kalorienreich und verfügen damit über eine hohe Energiedichte (s. unten). Andere enthalten viele Ballast-, Mineralstoffe oder Vitamine und haben nur wenige oder gar keine Kalorien. Trotzdem sind sie ein wichtiger Bestandteil der Ernährung.

ENERGIEDICHTE

Kohlenhydrate	4 Kalorien pro Gramm
Proteine	4 Kalorien pro Gramm
Fett	9 Kalorien pro Gramm
Wasser, Vitamine und Mineralstoffe	keine Kalorien

ANTEILE DER WICHTIGSTEN NÄHRSTOFFE

Kohlenhydrate
Kohlenhydrate sind unsere Hauptenergiequelle. Ernährungswissenschaftler unterschieden früher zwischen einfachen Kohlenhydraten, wie sie in Zucker, Keksen, Obst und Fruchtsäften vorkommen, und komplexen Kohlenhydraten, wie sie in Brot, Nudeln, Kartoffeln, Reis und Vollkornprodukten enthalten sind. Es hieß, man solle mehr komplexe und weniger einfache Kohlenhydrate essen, weil komplexe Kohlenhydrate langsamer vom Körper aufgenommen werden und den Blutzuckerspiegel weniger stark schwanken lassen.

Doch wie sich herausstellte, sind die Kohlenhydratzufuhr und ihre Auswirkungen auf den Blutzuckerspiegel etwas komplexer. Heute spricht man eher von Nahrungsmitteln mit einem hohen oder niedrigen glykämischen Index (GI). Der GI besagt, wie stark sich ein bestimmtes Kohlenhydrat auf den Blutzuckerspiegel auswirkt. Nahrungsmittel mit einem niedrigen GI geben ihre Energie langsamer an den Körper ab, verhindern, dass der Körper von Zucker überschwemmt wird, und sollen noch viele andere gesundheitliche Vorteile besitzen (s. S. 30–31).

Fett
Fett ist eine gute Energiequelle und ein wichtiger Nährstoff. Es befähigt den Körper, Vitamine aufzunehmen, und spielt eine wichtige Rolle bei Wachstum, Entwicklung und Gesundheit. Fett verleiht der Nahrung Geschmack und sorgt dafür, dass wir uns satt fühlen.

Nicht alle Fette sind gleich, und die meisten Nahrungsmittel enthalten verschiedene Fette. Ungesättigte Fette, wie sie in fettem Fisch, in einigen Gemüsesorten und Pflanzenölen vorkommen, sind gesünder als gesättigte Fette aus Fleisch und tierischen Produkten wie Butter und Speck. Wer gesättigte Fette in hohen Mengen zu sich nimmt, fördert die Entstehung von Herzerkrankungen. Deshalb empfiehlt es sich, die Zufuhr gesättigter Fettsäuren auf ein Minimum zu begrenzen. Generell gilt: Wer zu viel Fett isst, nimmt zu.

Proteine
Als Bausteine des menschlichen Körpers sind Proteine für das Wachstum und die Reparatur von Muskeln und anderem Gewebe unerlässlich. Jeder braucht Proteine – Profisportler eventuell etwas mehr als Menschen, die einer sitzenden Tätigkeit nachgehen. Intensives sportliches Training erfordert, dass sich der Körper öfter reparieren muss. Proteine bestehen aus sogenannten Aminosäuren. Nahrungsmittel wie Fisch, Fleisch und Eier versorgen den Körper mit essenziellen Aminosäuren. Obst, Gemüse und Nüsse enthalten ebenfalls Proteine, doch diese reichen in der Regel nicht aus, um den Sportler während des Trainings mit genügend Aminosäuren zu versorgen. Daher sollten vegetarische und vegane Sportler eine Ernährungsberatung machen, bevor sie sich an ein anspruchsvolles Trainingsprogramm wagen.

Proteine müssen regelmäßig zugeführt werden, weil sie vom Körper nicht gespeichert werden. Selbst der Proteinbedarf eines Wettkampfathleten kann in der Regel durch eine normale gesunde Ernährung abgedeckt werden.

Vitamine
Vitamine sind biologisch aktive Bestandteile chemischer Prozesse, die die Körperfunktionen gewährleisten. Vitamine werden nur in geringen Mengen benötigt und müssen regelmäßig zugeführt werden. Man unterscheidet fettlösliche und wasserlösliche Vitamine.

Mineralstoffe
Mineralien wie Kalium, Natrium, Kalzium, Zink und Eisen sind an vielen biochemischen Prozessen beteiligt, die uns am Leben erhalten und das Wachstum fördern. Bei einer ausgewogenen Ernährung kommt es jedoch nur sehr selten zu einem Mineralstoffmangel.

Wasser
Wasser ist wichtig für die Gesundheit. Der menschliche Körper besteht größtenteils aus Wasser, und es ist das Medium, in dem sich die meisten chemischen Prozesse abspielen. Bei Austrocknung besteht ernsthafte Lebensgefahr, und im Extremfall kann sie sogar zum Tod führen.

ANTEILE DER WICHTIGSTEN NÄHRSTOFFE AN DER ERNÄHRUNG

Es gibt keine allgemeingültige Ernährungsformel. Welche Nährstoffe in welchen Mengen zugeführt werden sollen, hängt von individuellen Faktoren und dem jeweiligen Lebensstil ab. Folgende Zahlen geben aber einen ungefähren Anhaltspunkt;

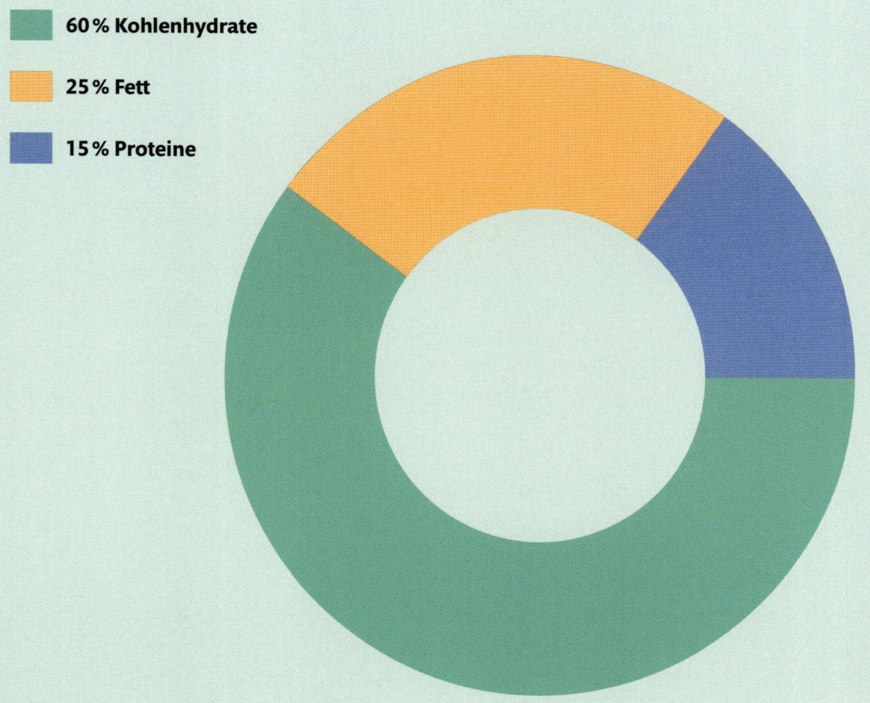

Ihr Energiebedarf

Ihr Grundenergiebedarf ist die Energiemenge, die Sie für die Aufrechterhaltung der Körperfunktionen benötigen. Dazu zählen beispielsweise die Atmung und der Kreislauf im Ruhezustand. Mit eingerechnet wird die Energie, die für die Muskelarbeit im Alltag aufgebracht werden muss. Wie viel das ist, hängt von Ihrem Beruf ab. Wer körperlich arbeitet, braucht mehr Energie als jemand, der den ganzen Tag am Schreibtisch sitzt. Anhand der Tabelle unten können Sie Ihren persönlichen Energiebedarf annäherungsweise ermitteln.

ERMITTELN SIE IHREN ENERGIEBEDARF!

Nehmen Sie die Formel, die Ihrer Altersgruppe entspricht, und setzen Sie Ihr Körpergewicht ein. Dann multiplizieren Sie das Ergebnis mit dem Faktor, der Ihrem Lebensstil entspricht, sei er nun sitzend, mäßig aktiv oder sehr aktiv. Den so ermittelten Energiebedarf benötigen Sie, um Ihr aktuelles Körpergewicht aufrechtzuerhalten.

Geschlecht			
Männlich	10–17 Jahre	(17,5 x kg Körpergewicht)	+ 651
	18–29 Jahre	(15,3 x kg Körpergewicht)	+ 679
	30–59 Jahre	(11,6 x kg Körpergewicht)	+ 879
Weiblich	10–17 Jahre	(12,2 x kg Körpergewicht)	+ 746
	18–29 Jahre	(14,7 x kg Körpergewicht)	+ 496
	30–59 Jahre	(8,7 x kg Körpergewicht)	+ 829
Sitzender Lebensstil		multiplizieren mit 1,5	
Mäßig aktiv		multiplizieren mit 1,6	
Sehr aktiv		multiplizieren mit 1,7	

Wenn Ihre Kalorienzufuhr Ihren täglichen Energiebedarf (einschließlich Training) übersteigt, nehmen Sie zu. Wenn Sie weniger Kalorien zu sich nehmen, als Ihr täglicher Energiebedarf (einschließlich Training) vorsieht, nehmen Sie ab.

F: Kann ich abnehmen und Muskelmasse aufbauen?

A: Die meisten Krafttrainingsprogramme sehen eine Reduktion des Körperfettanteils (= Gewichtsverlust) einerseits sowie den Aufbau von Muskelmasse (= Gewichtszunahme) andererseits vor. Einzeln werden weder ein Gewichttraining noch eine Diät zum Erfolg führen, beides in Kombination jedoch schon. Wer trainiert, ohne auf seine Ernährung zu achten, wird nur geringe bis gar keine Fortschritte machen, ja kann sogar seine Gesundheit ruinieren.

F: Wie kann ich mehr Muskelmasse aufbauen?

A: Wenn Sie magere Muskelmasse aufbauen wollen, müssen Sie trainieren und etwa 300 zusätzliche Kalorien pro Tag zu sich nehmen. Doch egal, wie viel Sie essen und trainieren – kurzfristig können Sie nicht nennenswert an Muskeln zulegen, weil das Muskelwachstum genetisch begrenzt ist. Pro Jahr sind maximal 3,5 bis 8 kg mehr Muskelmasse möglich.

Um Muskeln aufzubauen, ist es wenig sinnvoll, Unmengen von Proteinen über die Nahrung oder über Nahrungsergänzungsmittel zu sich zu nehmen. Ihr Körper kann nämlich, abhängig von Ihrem Körpergewicht und Ihrer Konstitution, höchstens 25 bis 35 g Protein auf einmal aufnehmen. Wenn Sie also einen Proteinshake trinken, der 40 g Protein enthält, wird das überflüssige Protein einfach über den Urin ausgeschieden, die zusätzlichen Kalorien werden aber als Fett gespeichert. Ernähren Sie sich lieber ausgewogen, nehmen Sie über den Tag verteilt mehrere kleine Mahlzeiten zu sich (etwa alle drei bis vier Stunden) und nutzen Sie gute Proteinquellen wie Vollkornprodukte, Bohnen, Hülsenfrüchte, mageres Fleisch, Fisch, Eier und fettarme Milchprodukte. Diese Ernährung liefert Ihnen alle Proteine, die Sie für den Muskelaufbau brauchen.

F: Wie kontrolliere ich Fett?

A: Der Körper produziert Fett, wenn Sie mehr Kalorien zuführen, als für die Aufrechterhaltung der Organfunktionen und den aktuellen Aktivitätslevel benötigt werden. Wissenschaftliche Erkenntnisse belegen, dass wir genetisch darauf programmiert sind, unser optimales Körpergewicht höchstens um 12 kg zu über- oder unterschreiten. Haben wir, ausgehend von unserem optimalen Körpergewicht, mehr als 12 kg abgenommen, verstärkt sich das Bedürfnis zu essen. Wiegen wir dagegen 12 kg über dem optimalen Körpergewicht, wird das Essen zunehmend unattraktiv.

Der Körper mag keine Veränderungen. Er ist auf die sogenannte Homöostase oder Erhaltung des Gleichgewichts programmiert. Dies geschieht durch einen Mechanismus der Selbstregulation: Sinkt z. B. seine Körpertemperatur, zittert er, um mehr Wärme zu erzeugen. Ist es zu heiß, schwitzt er, um sich abzukühlen. Das geschieht alles unbewusst und wird automatisch vom Nervensystem gesteuert.

Diese Selbstregulation gilt auch für das Körpergewicht. Je drastischere Veränderungen man seinem Körper aufzwingt, desto mehr wehrt er sich dagegen. Wenn man in kurzer Zeit viel abnehmen will, drosselt der Körper den Grundumsatz, also die Energie, die er in Ruhestellung verbraucht.

»Wer trainiert, ohne auf seine Ernährung zu achten, wird keine Fortschritte machen, ja kann sogar seine Gesundheit ruinieren.«

DER RICHTIGE KÖRPERFETTANTEIL

Durchschnitt
Bei Männern sollte der Körperfettanteil weniger als 18 % betragen, bei Frauen maximal 23 %. Ein gewisser Körperfettanteil ist wichtig für die Gesundheit. Unterschreitet der Körperfettanteil 5 %, wird das Immunsystem beeinträchtigt, und man wird anfällig für Krankheiten und Infektionen.

Weniger als 23 % Fett
Weniger als 18 % Fett

Sportler
Aktive Sportler, vor allem Profisportler, haben einen deutlich geringeren Körperfettanteil. Bei Männern beträgt er 8–10 %, bei Frauen 10–12 %. Ein hoher Körperfettanteil ist bei Sportlern ungünstig, vor allem bei Sportarten, bei denen man in eine bestimmte Gewichtsklasse kommen muss.

10–12 % Fett
8–10 % Fett

Risikogruppe
Wenn der Körperfettanteil über dem Durchschnitt liegt, ist das nicht gleich gesundheitsgefährdend. Dazu kommt es erst bei 35 % (Männer) bzw. 40 % Fett (Frauen). Solche Werte gehen mit einem beträchtlichen Übergewicht einher und sind schädlich für die Gesundheit. Aber auch ein zu geringer Körperfettanteil birgt Risiken, denn Fett ist ein wichtiger Energiespeicher für aerobe Aktivitäten.

40 % Fett
35 % Fett

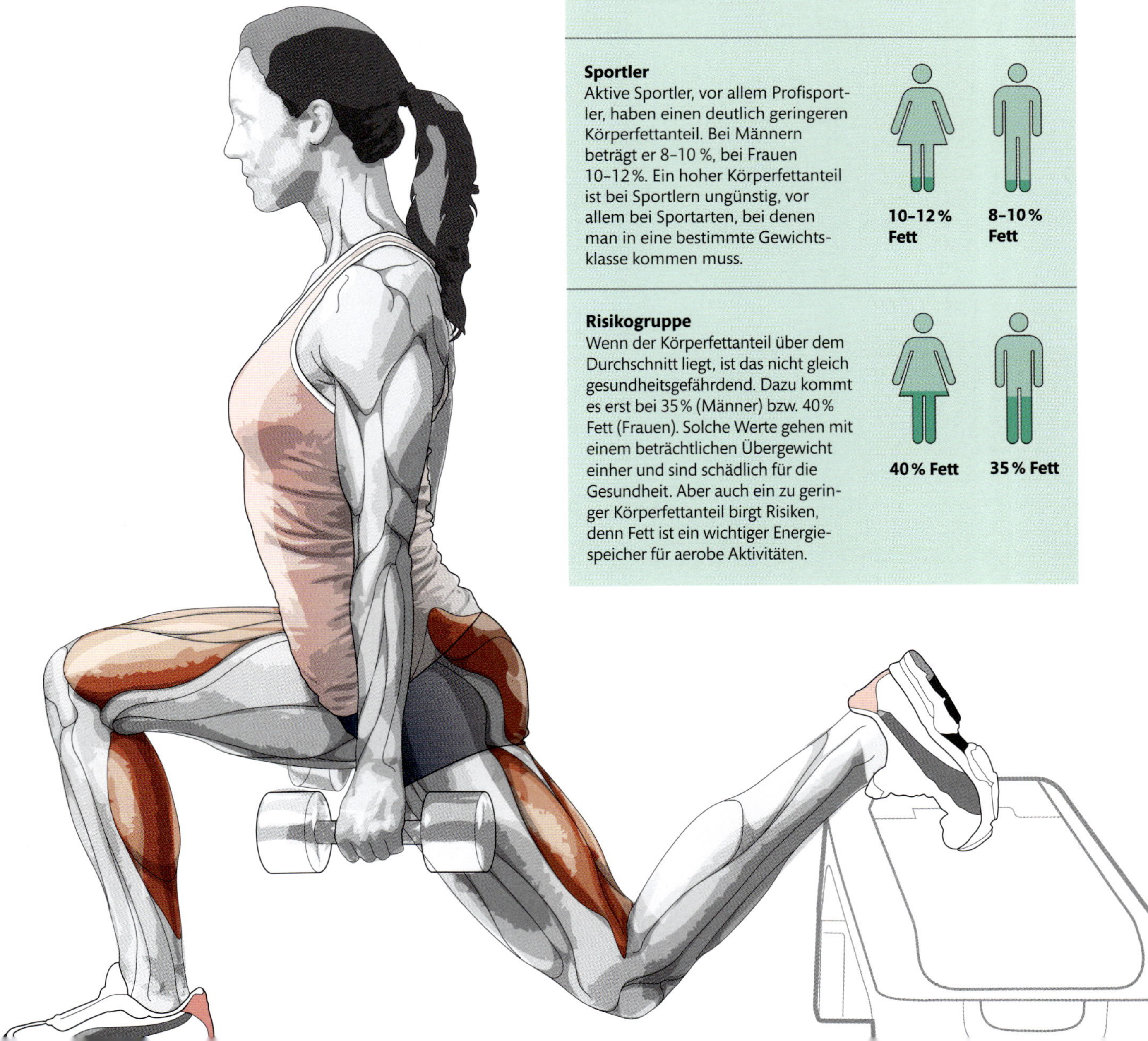

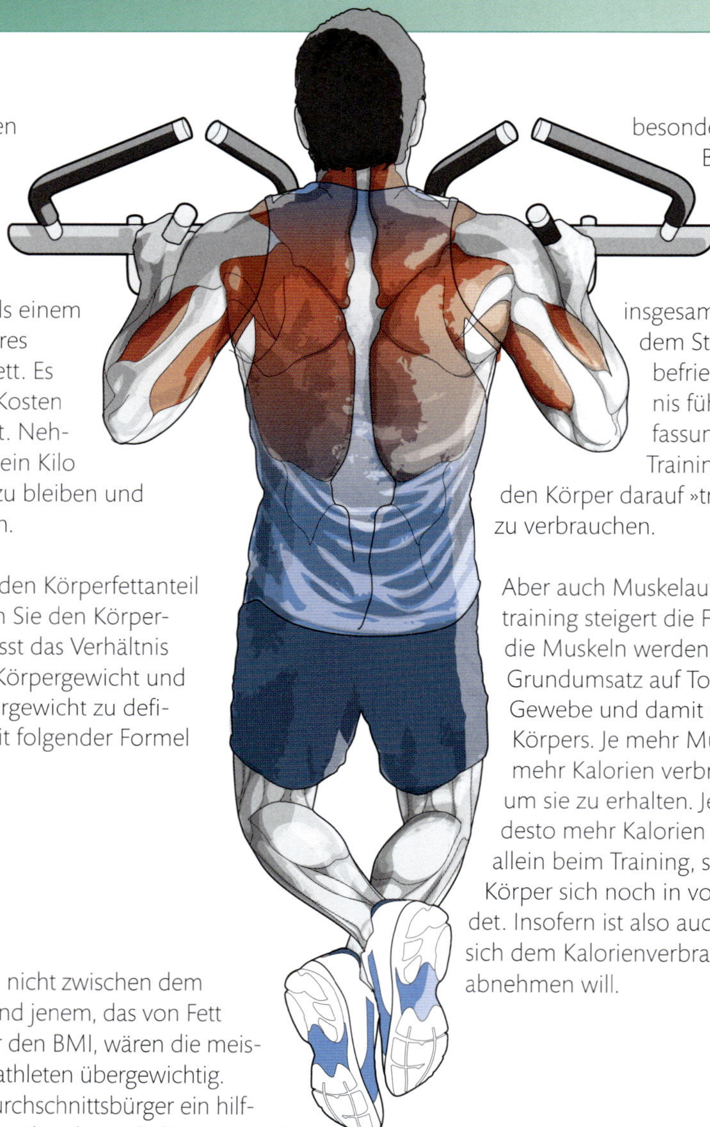

Das schmälert die sportlichen Leistungen und erschwert langfristig das Abnehmen. Wissenschaftliche Erkenntnisse belegen auch, dass man bei einem Gewichtsverlust von mehr als einem Kilo pro Woche mehr mageres Muskelgewebe verliert als Fett. Es wird also nutzloses Fett auf Kosten von Muskelmasse gebunkert. Nehmen Sie also nicht mehr als ein Kilo pro Woche ab, um gesund zu bleiben und intensiv trainieren zu können.

Es gibt mehrere Methoden, den Körperfettanteil zu messen. Vielleicht kennen Sie den Körpermasseindex oder BMI. Er misst das Verhältnis zwischen Körpergröße und Körpergewicht und wird oft verwendet, um Übergewicht zu definieren. Der BMI lässt sich mit folgender Formel berechnen:

$$\text{BMI} = \frac{\text{Gewicht (in kg)}}{\text{Größe}^2 \text{ (in m}^2\text{)}}$$

Leider unterscheidet der BMI nicht zwischen dem Gewicht, das von Muskeln, und jenem, das von Fett stammt. Betrachtete man nur den BMI, wären die meisten Bodybuilder und Schwerathleten übergewichtig. Während der BMI für den Durchschnittsbürger ein hilfreicher Richtwert ist, muss man ihn als muskulöser Mensch mit Vorsicht betrachten.

In diesem Fall ist es sinnvoller, den konkreten Körperfettanteil zu messen. Das geht unter anderem mit bioelektrischem Widerstand, einer Hautfaltenzange oder hydrostatischem Wiegen. Viele Fitnessstudios bieten eine Körperfettanalyse an.

F: Welche Übungen fördern die Fettverbrennung?
A: Regelmäßiges Training verbrennt Kalorien. Je mehr Sie trainieren, desto mehr Kalorien verbrennen Sie. Wie viel Fett Sie verlieren, hängt von der Quantität und der Qualität der Übungen ab. Um ein Kilo Fett zu verlieren, müssen Sie etwa 8000 Kalorien verbrauchen. Welche Übungen dafür am besten geeignet sind, ist umstritten. Herz-Kreislauf-Training bei 68–79 Prozent der maximalen Herzfrequenz gewinnt besonders viel Energie aus Fett. Bei anstrengenderem anaerobem Training wird zwar weniger Fett verstoffwechselt, aber dafür ist der Kalorienverbrauch insgesamt höher. Das kann unter dem Strich durchaus zu einem befriedigenderen Gesamtergebnis führen. Es gibt auch die Auffassung, dass weniger intensives Training vorteilhafter ist, weil es den Körper darauf »trimmt«, das Fett effizienter zu verbrauchen.

Aber auch Muskelaufbau mit Widerstandstraining steigert die Fettverbrennung. Je größer die Muskeln werden, desto mehr kommt der Grundumsatz auf Touren: Muskeln sind aktives Gewebe und damit der Verbrennungsofen des Körpers. Je mehr Muskeln Sie haben, desto mehr Kalorien verbrauchen Sie schon allein, um sie zu erhalten. Je muskulöser man ist, desto mehr Kalorien verbrennt man also nicht allein beim Training, sondern bereits, wenn der Körper sich noch in vollkommener Ruhe befindet. Insofern ist also auch das Krafttraining an sich dem Kalorienverbrauch förderlich, wenn man abnehmen will.

ABNEHMEN – SO GEHT'S!

Ihr Diät- und Trainingsplan muss auf Ihre persönlichen Bedürfnisse, Ihr Alter, Ihren Körperbau und Ihren Lebensstil zugeschnitten sein. Jeder Mensch ist anders und hat einen anderen Grundumsatz. Es gibt also keinen Standardplan.

- Egal, welche Strategie Sie verfolgen – wiegen Sie sich und messen Sie Ihren Körperfettanteil regelmäßig.
- Gleichen Sie Gewicht und Körperfettanteil mit Ihrer Kalorienzufuhr und Ihrem Trainingsplan ab.
- Übertreiben Sie es nicht – einmal Wiegen pro Woche ist vollkommen ausreichend.
- Machen Sie sich keine Gedanken, wenn Ihr Gewicht um ein, zwei Kilogramm schwankt.

DIE ENERGIESYSTEME DES KÖRPERS

Je nach Aktivität stellt der Körper die benötigte Energie über drei verschiedene, einander ergänzende Energiesysteme bereit: das aerobe, das anaerobe und das Kreatinphosphatsystem. In der Regel arbeiten diese drei Systeme zusammen, doch je nach Intensität und Dauer der Belastung dominiert eines dieser Systeme.	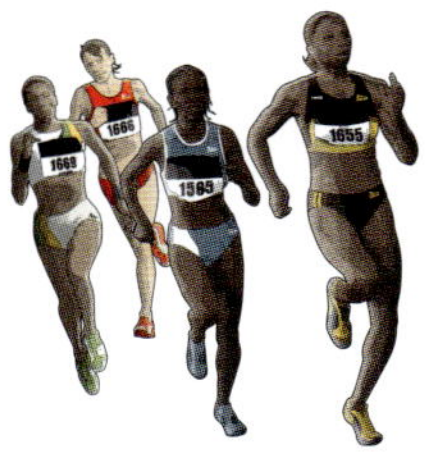 **Aerobe Belastungen** Das aerobe System ist gefragt, wenn Sie mindestens eine halbe Stunde lang bei 60–80 Prozent der maximalen Herzfrequenz trainieren. Aerobe Belastungen sind lang anhaltend, aber nicht sehr intensiv. Dazu zählen beispielsweise Joggen, Radfahren, Trainieren am Crosstrainer und Schwimmen.	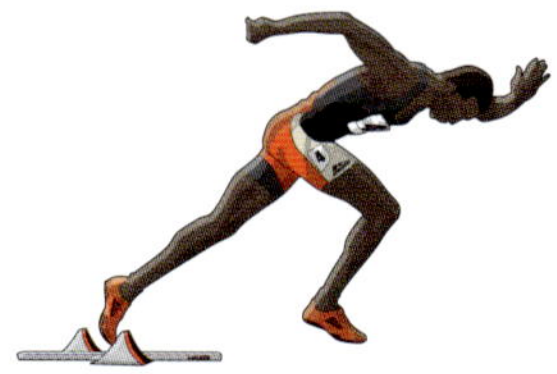 **Anaerobe Belastungen** Das anaerobe System kommt bei kurzzeitigen, sehr intensiven Belastungen zum Einsatz, also dann, wenn der Sauerstoffbedarf des Körpers die vorhandenen Reserven übersteigt. Das anaerobe Training zapft Energiereserven an, die in Form von Glykogen in den Muskeln gespeichert sind. Anders als aerobes Training ist es nicht vom Sauerstoff aus der Luft (also von der Atmung) abhängig. Zu anaeroben Belastungen zählen Sprints und Intervalltraining.	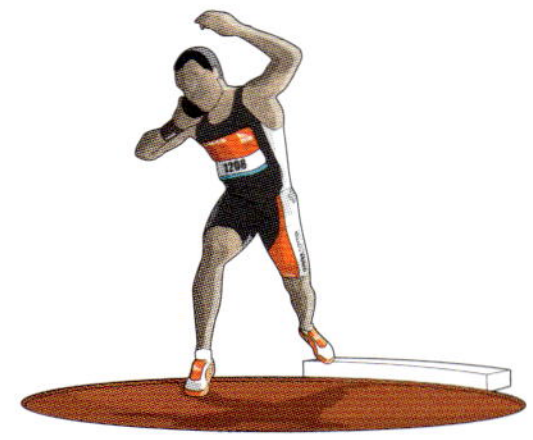 **Explosive Belastungen** Explosiven anaeroben Belastungen, wie sie beim Gewichtheben, Kugelstoßen und bei Sprints unter zehn Sekunden auftreten, wird die erforderliche Energie vom Kreatinphosphatsystem zur Verfügung gestellt. Kreatinphosphat ist eine Substanz, die in der Muskulatur gespeichert ist. Bei plötzlichen intensiven Belastungen wird sie chemisch freigesetzt.

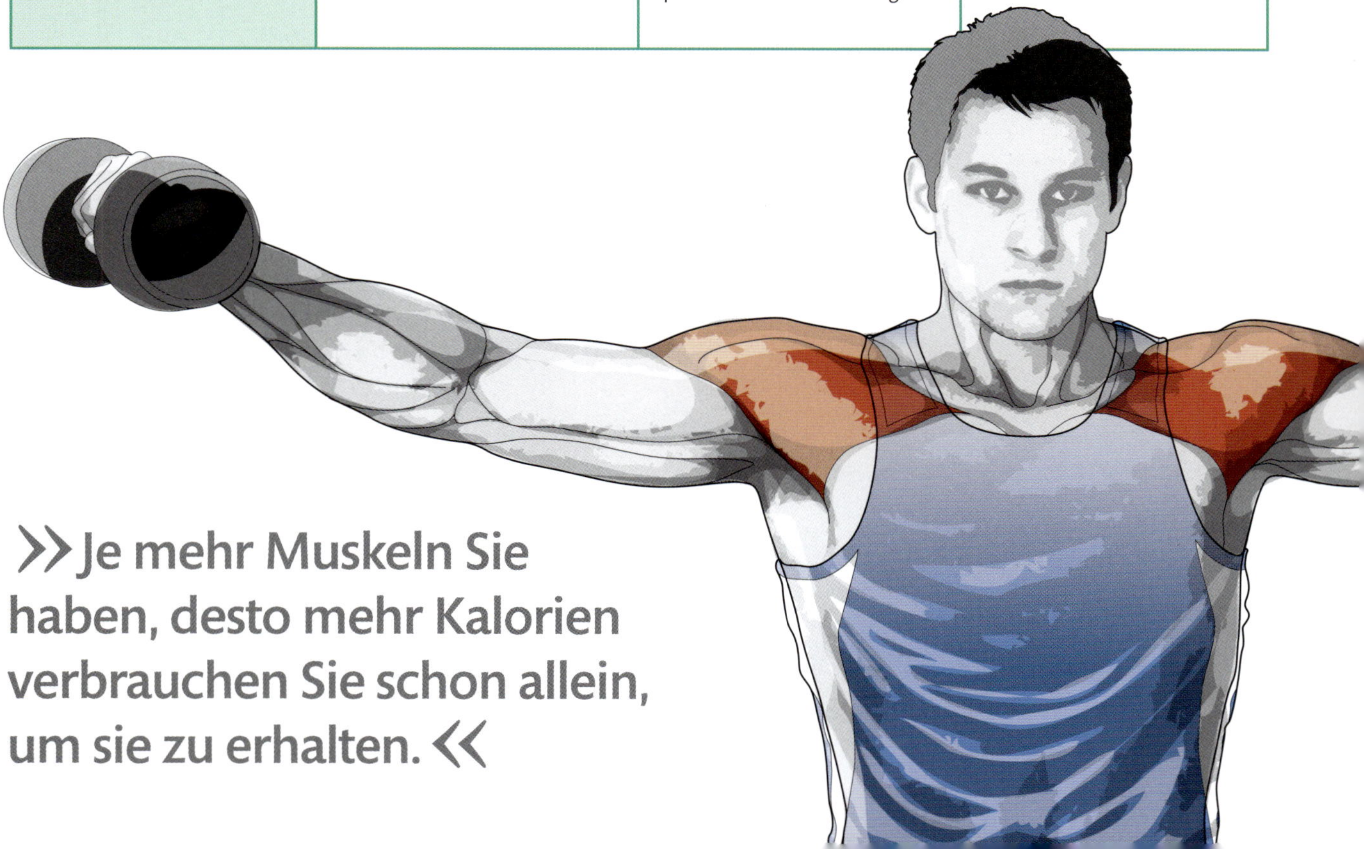

»Je mehr Muskeln Sie haben, desto mehr Kalorien verbrauchen Sie schon allein, um sie zu erhalten.«

FRAGEN ZU ERNÄHRUNG UND FETT

F: Kann ich gezielt Fett an bestimmten Körperpartien abnehmen?
A: Nein, ein solches Abnehmen an Problemzonen ist nicht möglich. Wenn Sie eine bestimmte Körperpartie trainieren, wird das Muskelgewebe unter dem Fett fester, und die Partie wirkt modellierter. Das Fett in diesem Bereich verschwindet trotzdem nicht. Wenn Sie sich entsprechend ernähren und ausreichend trainieren, werden die Fettdepots generell angegriffen. Wer also 300 Bauchpressen am Tag macht, sich aber trotzdem fettreich ernährt, bekommt zwar kräftigere Bauchmuskeln, doch die sind unter einer Fettschicht verborgen.

F: Wird aus Muskeln Fett, wenn das Training aufhört?
A: Muskeln verwandeln sich nicht in Fett, und auch umgekehrt kann noch so viel Sport Fett nicht in Muskeln umwandeln. Beide sind vollkommen unterschiedliche Gewebetypen. Wenn Sie mit einem intensiven Training aufhören, aber so viel essen wie während des Trainings, nehmen Sie mehr Kalorien zu sich, als Sie verbrennen. Insofern werden Sie zwangsläufig Fett ansetzen. Und wenn Sie außerdem aufhören, gesund zu essen, und Junkfood in sich hineinstopfen, werden die Fettpolster noch dicker.

F: Kann ich Fett in der Sauna ausschwitzen?
A: Leider nicht. Der geringfügige Gewichtsverlust nach einem Saunabesuch beruht auf einem Wasser-, nicht auf einem Fettverlust. Trinkt man, nimmt man das verlorene Gewicht sofort wieder zu.

F: Was sind Ballaststoffe?
A: Ballaststoffe sind essbare Pflanzenteile, die der Mensch nicht verdauen kann. Jeder Erwachsene sollte täglich im Schnitt 18 g Ballaststoffe zu sich nehmen, um Verstopfung und Darmerkrankungen vorzubeugen. Außerdem senkt eine ausreichende Ballaststoffzufuhr den Cholesterin- und Blutzuckerspiegel. Ballaststoffe sind vor allem in Obst, Gemüse, Bohnen und Vollkorngetreide enthalten.

F: Ich habe von »essenziellen Fetten« und »Speicherfetten« gehört. Was ist der Unterschied?
A: Es handelt sich hierbei um zwei Arten von Körperfett. Essenzielle Fette werden für die normalen Körperfunktionen benötigt, vor allem für das Hormon- und das Immunsystem. Sie sind in Herz, Lunge, Milz, Nieren und anderen Organen vorhanden. Frauen besitzen mehr essenzielle Fette als Männer, weil sie sie während der Schwangerschaft und für andere hormonabhängige Funktionen benötigen. Speicherfett ist das Fett, das man verbraucht oder ansetzt. Es wird vom Körper vor allem an Hüften, Oberschenkeln und Bauch gespeichert – sozusagen als Notreserve für schlechte Zeiten.

F: Ist Fett gleich Fett?
A: Nein. Fette, die z. B. in fettem Fisch vorkommen (Omega-3-Fettsäuren), sind wichtig für eine gesunde Ernährung. Gesättigte Fette, die z.B. in Vollmilch oder gegrillter Hähnchenkruste enthalten sind, sollte man möglichst meiden.

F: Was ist der glykämische Index?
A: Nahrungsmittel mit einem niedrigen glykämischen Index (GI) sind solche, die ihre Energie langsam abgeben. Sie gelten als ausgezeichnete Energiespender für den Sport – aber auch für den Alltag –, weil sie den Blutzuckerspiegel langsam erhöhen. Lebensmittel mit einem hohen glykämischen Index lassen den Blutzuckerspiegel abrupt ansteigen, aber danach auch schlagartig wieder abfallen. Die Folge sind Apathie und Müdigkeit – beides ist nicht wünschenswert, wenn man trainieren will. Nach dem Sport füllt man seine Energiespeicher am besten wieder auf, indem man kleine Mengen Nahrung mit einem hohen glykämischen Index sowie etwas Protein zu sich nimmt. Auf der gegenüberliegenden Seite finden Sie den GI verschiedener Nahrungsmittel (s. Kasten rechts).

GI-WERTE

Der GI von Nahrungsmitteln bewegt sich auf einer Skala von 0–100, 100 ist reiner Zucker. Hier ein paar Beispiele:

Energy-Drink	95 GI
Orangensaft	52 GI
Weißbrot	78 GI
Vollkornbrot	51 GI
Cornflakes	80 GI
Vollkornflocken	30 GI
Spaghetti	61 GI
Vollkornspaghetti	32 GI
Eiskrem	61 GI

Ein GI von 55 oder darunter gilt als niedrig, alles über 70 als hoch.

F: Wie viele Mahlzeiten soll ich zu mir nehmen?

A: Zum Frühstück essen Sie Nahrungsmittel mit einem niedrigen GI. Dann nehmen Sie alle drei Stunden etwas zu sich. Lassen Sie möglichst keine Mahlzeiten aus, entscheiden Sie sich lieber für kalorienärmere Varianten. Obst- und Joghurtsnacks sind magere Proteinquellen. Wer auf Mahlzeiten verzichtet und hungrig wird, aktiviert das Notprogramm des Körpers, der sofort beginnt, Fett zu speichern.

F: Was ist Glykogen?

A: Glykogen ist eine der wichtigsten Energiequellen. Es ist die Form, in der der Körper langfristig Kohlenhydrate speichert. Der überwiegende Teil steckt in den Muskeln und der Leber.

F: Sind Vitamine und Mineralstoffe wichtig für den Körper?

A: Ja. Ein Mineralstoffmangel kann ernsthafte Probleme verursachen. Wer viel schwitzt, neigt zu Muskelkrämpfen. Im Ernstfall kann ein Mineralstoffmangel in Verbindung mit Austrocknung sogar zu Herzproblemen und schließlich zum Tod führen. Vitamine sind für die chemischen Prozesse, die in einem gesunden Körper ablaufen, unverzichtbar. Manche sind fettlöslich, sodass sie mit Fett verzehrt werden sollten. Nur so kann sie der Körper aufnehmen.

F: Soll ich nach dem Workout etwas Bestimmtes essen?

A: Wenn Sie nur zum Freizeitvergnügen trainieren, müssen Sie nichts Besonderes beachten. In diesem Fall ist eine gesunde, ausgewogene Ernährung völlig ausreichend, auch bei intensiven Übungen. Trainieren Sie jedoch intensiv mit schweren Gewichten, sollten Sie innerhalb der ersten halben Stunde danach etwa 50 g Nahrungsmittel mit einem hohen GI zu sich nehmen, um die Glykogenspeicher wieder aufzufüllen. Kombinieren Sie sie mit Proteinen, damit das in Mitleidenschaft gezogene Gewebe repariert werden kann.

F: Wie groß sollte eine »Portion« sein?

A: Dazu gibt es in Diätratgebern unterschiedliche Angaben. In der Regel versteht man darunter Nahrung in der Größe eines Snacks, der, in der Hand gehalten, auf einer durchschnittlich großen Handfläche Platz findet.

Zu guter Letzt

Dieses Buch kann nur eine sehr grundlegende Einführung in Ernährungsfragen geben. Zusammengefasst lässt sich sagen, dass eine ausgewogene Ernährung, bestehend aus natürlichen Nahrungsmitteln (keinen Fertigprodukten) in maßvollen Mengen, für die meisten Menschen ausreichend ist – und zwar unabhängig von Lebensstil und Trainingsprogramm. Wer kein Profisportler ist, braucht keinerlei Nahrungsergänzungsmittel einzunehmen.

IHR TRAININGSPLAN

Profisportler entwickeln mit ihrem Coach komplexe Trainingsprogramme, die über Monate oder sogar Jahre befolgt werden. Dabei wechseln Intensität und Belastungsmuster, damit der Athlet genau zum richtigen Zeitpunkt Spitzenleistungen bringen kann. Aber selbst wenn Sie nur zum Spaß Sport treiben, kann ein Trainingsplan nicht schaden. Ihr Körper wird nur dann optimal auf das Training ansprechen, wenn er Schritt für Schritt im richtigen Maß überlastet wird und zwischen den Trainingseinheiten genügend Erholungsphasen eingeplant werden.

Im Krafttraining herrscht eine ganz eigene Terminologie. Machen Sie sich mit ein paar Grundbegriffen vertraut, bevor Sie beginnen, Ihr Trainingsprogramm zu planen:

TERMINOLOGIE

Gewicht/Masse: Das zu hebende Gewicht.

Wiederholung (Wh.): Jedes Mal, wenn ein Gewicht gehoben wird, zählt als Wiederholung.

Satz: Eine Gruppe von Wiederholungen. Man kann beispielsweise drei Sätze à zehn Wiederholungen absolvieren.

1 RM (»Repetition maximum« / maximale Wh.): Das maximale Gewicht, das man bei einer einmaligen Wiederholung heben kann.

% 1 RM: Der Prozentsatz Ihrer 1 RM, den ein Gewicht repräsentiert: Wenn Ihre 1 RM 100 kg beträgt – Sie also einmalig maximal 100 kg heben können –, entsprechen 80 kg 80 % von 1 RM.

Pause zwischen den Sätzen/Intervall: Die Sekunden oder Minuten, in denen Sie sich zwischen zwei Sätzen erholen.

Pause zwischen den Trainingseinheiten/Intervall: Die Stunden oder Tage, in denen Sie sich zwischen zwei Workouts erholen.

Belastungsdichte: Das Verhältnis des aktiven Trainings während eines Satzes zur Pause zwischen den Sätzen: Wenn ein Satz 20 Sekunden dauert und man anschließend eine Pause von drei Minuten einlegt, beträgt die Belastungsdichte 1:9. Je niedriger der %1 RM, desto kürzer ist die Pause zwischen den Sätzen.

» Am besten lernt man die Bewegungsabläufe bei einem hohen Trainingsvolumen mit vielen Wiederholungen und Sätzen. «

Trainingsintensität

Je höher das zu hebende Gewicht, desto höher die Trainingsintensität. Die Intensität wird meist als Prozentsatz Ihrer 1 RM (s. Kasten) ausgedrückt. Man nimmt an, dass eine Intensität von über 70–80 % der 1 RM nötig ist, um Kraft aufzubauen.

In vielen Programmen ist von %1 RM die Rede (s. Kasten), aber es fallen auch Begriffe wie 3 RM und 10 RM. Unter 3 RM versteht man das maximale Gewicht, das man drei Mal heben kann. Bei 10 RM ist es das maximale Gewicht, das man zehn Mal heben kann, bis die Muskeln erschöpft sind: Das sind oft nützlichere Angaben als die 1 RM.

Um Ihre 1 RM für eine bestimmte Übung zu ermitteln, wärmen Sie sich zunächst auf und heben dann ein gut zu bewältigendes Gewicht. Nach einer mehrminütigen Pause erhöhen Sie das Gewicht und versuchen es erneut. Das tun Sie so lange, bis Sie das Maximalgewicht ermittelt haben, das Sie noch heben können. Das ist Ihre 1 RM. Achten Sie darauf, sich zu dem maximalen Gewicht vorzuarbeiten, ohne die Muskeln bereits auf dem Weg dorthin zu erschöpfen.

Trainingsvolumen und Erholung

Das Trainingsvolumen ist das Gesamtgewicht, das Sie bei einem Workout heben – also das Gewicht, multipliziert mit der Anzahl der absolvierten Wiederholungen und Sätze. Die Trainingsintensität verläuft nicht parallel zum Trainingsvolumen. Im Gegenteil: Oft ist das Trainingsvolumen umso geringer, je mehr man die Intensität erhöht, und umgekehrt. Am besten lernt man die Bewegungsabläufe bei einem hohen Trainingsvolumen mit vielen Wiederholungen und Sätzen.

TRAININGSPRINZIPIEN

Ihr Trainingsprogramm sollte an Ihre Ziele angepasst und so effektiv sein, dass sich diese auch erreichen lassen. Es berücksichtigt auch Ihre individuellen Bedürfnisse und persönlichen Lebensumstände (s. Sicherheitshinweis auf S. 256). Bevor Sie Ihr Programm erstellen, lesen Sie hier einige Schlüsselprinzipien des Krafttrainings:

Spezifität

Um Muskelmasse aufzubauen, müssen Sie keine langen aeroben Trainingseinheiten auf dem Laufband oder dem Fitnessrad ausführen. Ebenso unpassend ist es, mit sehr schweren Gewichten zu üben, die Sie nur sehr langsam bewegen können, wenn Sie eigentlich die Schnellkraft trainieren wollen. Spezifität bedeutet, das Training genau an seine Ziele anzupassen. Das klingt einfacher, als es ist, und vor allem Anfänger berücksichtigen diesen Aspekt oft nicht.

Wenn Sie für eine bestimmte Sportart trainieren, müssen Sie noch spezifischer vorgehen: Ihr Training sollte Bewegungsabläufe beinhalten, die denen Ihrer Sportart gleichen, sowie eine ähnliche Belastung und Geschwindigkeit erfordern. Achten Sie darauf, dass Sie beim Krafttraining dieselben Muskeln und Gelenke beanspruchen und auch die Körperhaltungen einnehmen, die für Ihren Sport typisch sind.

Überlastung

Dies bedeutet, dass Sie beim Trainieren höhere Ansprüche an sich stellen als im Alltag. Eine Trainingseinheit sollte Sie also körperlich herausfordern und richtig erschöpfen. Wie weit diese Überlastung gehen soll, ist umstritten, aber man nimmt an, dass eine Trainingsintensität von 70–80 % der 1 RM (s. Kasten gegenüber) nötig ist, um Kraft hinzuzugewinnen.

Trainingssteigerung

Das Training soll Ihren Körper überlasten und dafür sorgen, dass er sich an die neuen Anforderungen anpasst. Wenn Sie heute eine 40 kg schwere Hantel heben und das anspruchsvollfinden, wird sich Ihr Körper anpassen. Das nächste Heben wird Ihnen schon leichterfallen. Nach einigen Trainingseinheiten hat sich Ihr Körper mehr oder weniger an das Gewicht gewöhnt. Wenn Sie mit derselben Anzahl Sätze und Wiederholungen fortfahren, wird Ihr Körper kaum noch darauf reagieren, und Ihre Leistungen werden stagnieren. Das Gewicht oder die Anzahl der Wiederholungen müssen also erhöht werden. Eine solche Trainingssteigerung ist allerdings nicht nach jedem Workout nötig. Manchmal hilft es auch, das Training bei einer Trainingseinheit zurückzuschrauben, um langfristig größere Fortschritte zu machen.

Erholung

Ein besonders wichtiger Bestandteil jedes Trainingsprogramms sind die oft vernachlässigten Erholungsphasen. Es ist die Zeit, in der sich Ihr Körper an die Herausforderung der Trainingseinheit anpasst und kräftiger wird. Wenn Sie nicht für genügend Erholungsphasen sorgen, werden Ihre Leistungen bestenfalls stagnieren oder sich aufgrund von Übertraining sogar verschlechtern (s. S. 34). Ständiges Trainieren ist also nicht zu empfehlen. Viele Freizeitsportler trainieren zu oft und zu intensiv. Sie übersehen den wirkungsvollsten Trainingsfaktor überhaupt – genügend Schlaf!

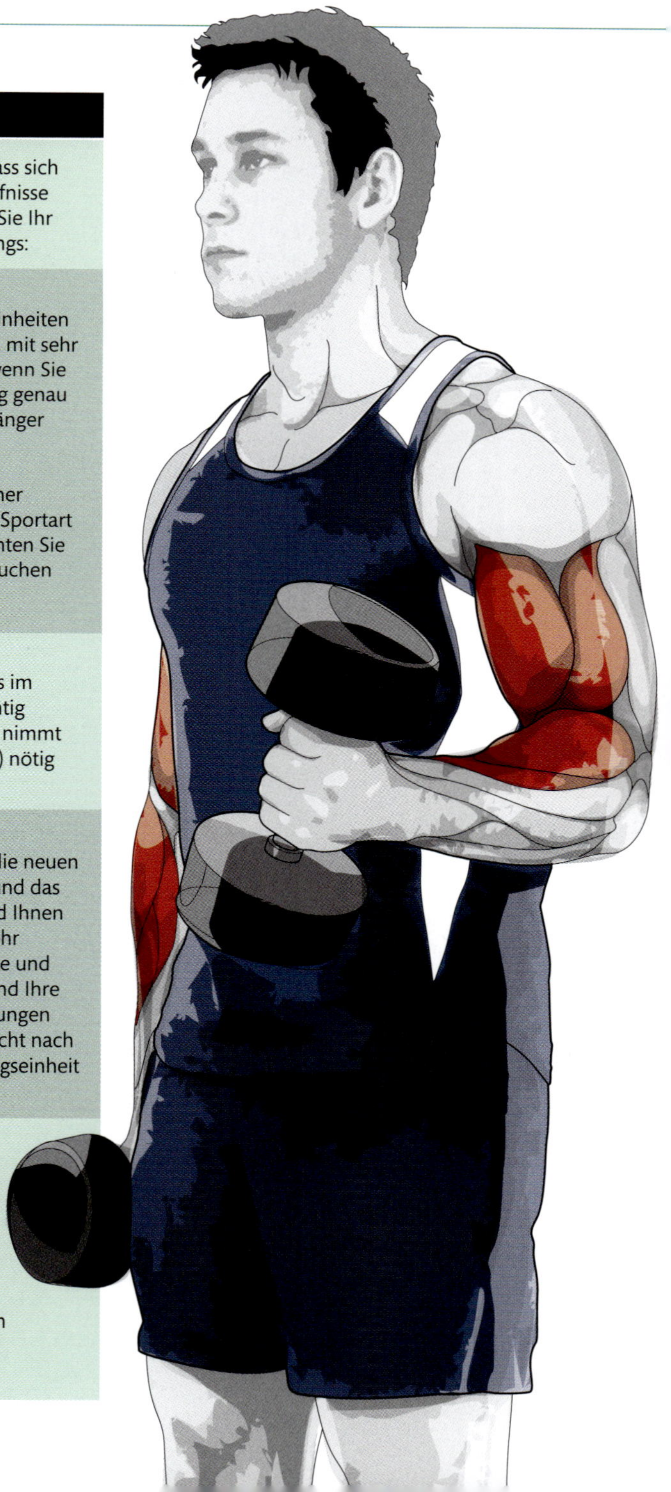

Aber wenn Sie sich nicht an anspruchsvollere Gewichte heranwagen, werden Sie kaum Muskeln und Kraft entwickeln. Trainieren Sie dagegen zu lange zu intensiv, kann das gesundheitsschädlich sein.

Die Erholungsphasen sind genauso wichtig wie das Training. Sind sie zu kurz oder zu lang, werden Sie sich nicht weiterentwickeln. Es heißt oft, dass ein Muskel 48 Stunden braucht, um sich von einer Trainingseinheit zu erholen. Demnach wäre eine Trainingsfrequenz von zwei- bis dreimal pro Woche optimal. Trotzdem kann die Erholungskapazität von Mensch zu Mensch höchst unterschiedlich sein. Manche Leute können täglich trainieren, und es findet dennoch eine Erholung und Anpassung statt, andere sollten nicht öfter als einmal wöchentlich ins Fitnessstudio gehen. Die optimale Trainingsfrequenz lässt sich nur durch Ausprobieren ermitteln. Am besten beginnt man mit einem niedrigen Trainingsvolumen und vielen Erholungsphasen.

Ihr Körper braucht Pausen, um das Gewebe zu reparieren und die Energiespeicher wiederaufzufüllen. Wenn Frequenz, Volumen und Intensität Ihres Trainings zu hoch und die Erholungsphasen zu kurz sind, leidet Ihr Körper, und Ihre Leistung lässt nach. Dieses »Übertrainingssyndrom« kann mit Schlaflosigkeit, einem erhöhten Ruhepuls, Anfälligkeit für Erkältungen und anderen Virusinfektionen einhergehen. Gliederschmerzen, wenig Ausdauer und geringe Schnelligkeit sind ebenfalls typische Folgeerscheinungen. Die Erholungsphasen sind auch für Ihre Psyche wichtig. Sie müssen von Zeit zu Zeit abschalten können – vor allem nach einem anstrengenden Training oder nach intensiven Wettkämpfen. Nur so bleibt Ihre Begeisterung für den Sport erhalten. Gute Trainingsgewohnheiten mit Übungen zum Abkühlen (s. S. 47) sind unerlässlich, denn schon dann beginnt der Körper, sich von den Belastungen zu erholen.

»Die Muskeln wachsen in den Erholungsphasen – die Zeit im Fitnessstudio regt sie nur dazu an.«

Warum kompliziert, wenn es auch einfach geht?

Für Anfänger oder Fortgeschrittene auf mittlerem Niveau ist das einfachste Programm oft das beste. Sie können keinen größeren Fehler machen, als sich ein Trainingsprogramm für Profi-Bodybuilder vorzunehmen.

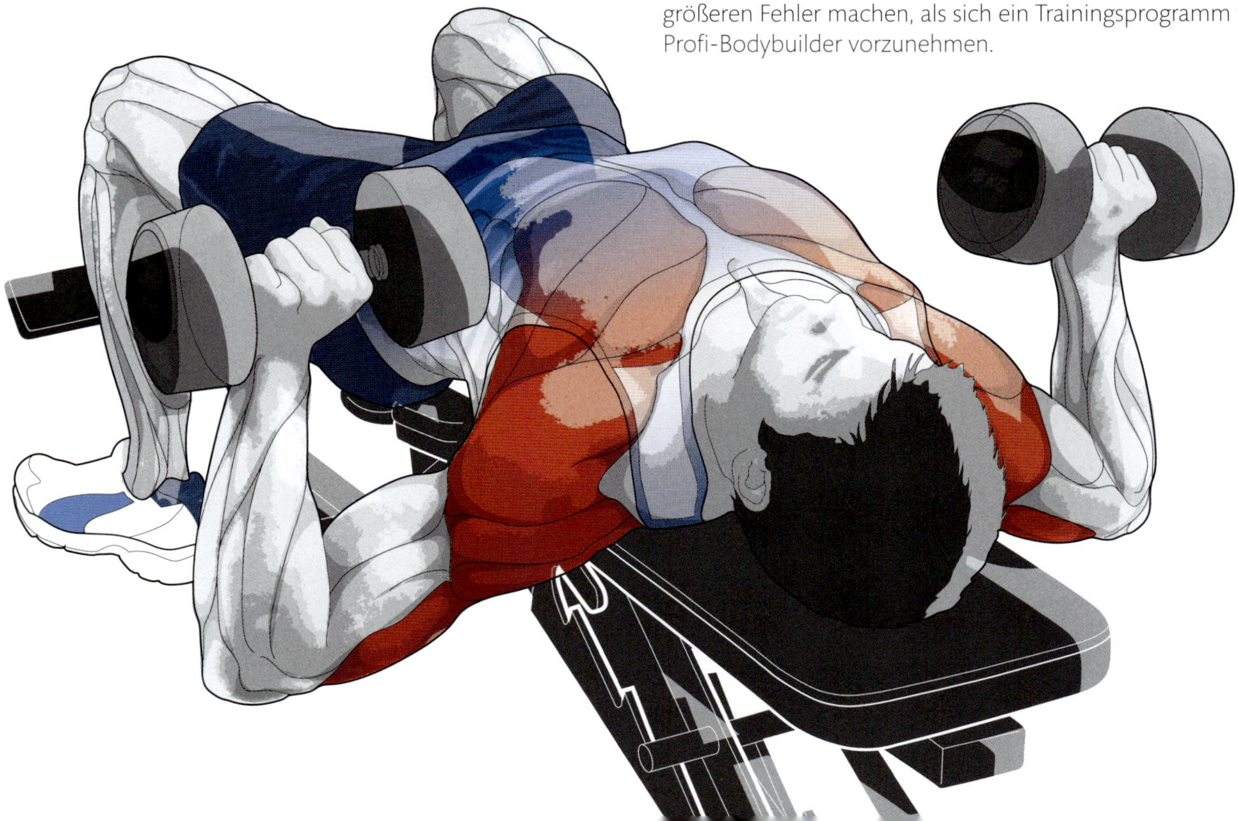

Vergessen Sie nicht, dass es sich bei Profis um Ausnahmetalente handelt, die eine natürliche Veranlagung für derartige Höchstleistungen mitbringen. Seien Sie also nicht unrealistisch, und gestehen Sie sich ein, dass Sie für den Kraftsport wahrscheinlich nur durchschnittlich begabt sind – und das ist ja auch vollkommen in Ordnung.

Viele beginnen mit einem Programm, das ein relativ niedriges Trainingsvolumen, wenige Übungen und einfache Belastungsmuster vorsieht. Sie erzielen großartige Ergebnisse und möchten sich dann an komplexere Programme heranwagen. Aber »komplex« ist nicht unbedingt gleichbedeutend mit »besser«. Oft wird aus dem angestrebten Fortschritt Stagnation oder sogar ein Rückschritt. Doch anstatt einzusehen, dass das Anfängerprogramm gut funktioniert hat, erhöhen sie die Anzahl der Sätze und Übungen, verbringen zunehmend mehr Zeit im Fitnessstudio und vernachlässigen die Erholungsphasen. Und wundern sich, warum sie keine Fortschritte mehr verzeichnen können oder sich im schlimmsten Fall sogar verletzen.

Dieses Missverständnis wird von der Fitnessindustrie oft noch befördert, indem sie empfiehlt, die Übungen möglichst oft zu wechseln. Es kann durchaus Vorteile haben, das Übungsprogramm abzuändern, aber dann muss es einen guten Grund dafür geben. Andere Übungen führen schließlich nicht automatisch zum Erfolg. Langfristig ist Abwechslung durchaus wichtig, aber das betrifft eher die Wiederholungen, Sätze und verwendeten Gewichte als die Übungen selbst.

Grundlegende Planungsprinzipien

Die folgenden fünf Tipps sollten Sie bei der Zusammenstellung Ihres Programms berücksichtigen:

Wenige, aber hocheffektive Übungen:
Der Hauptbestandteil Ihres Workouts sollte aus Multigelenk- und Kompaktübungen bestehen. Kniebeugen, Kreuzheben,

DIE WICHTIGSTEN ÜBUNGEN

Brust und Trizeps	Bankdrücken
Rücken und Bizeps	Klimmzüge, Rudern vorgebeugt
Beine und unterer Rücken	Kniebeugen, Kreuzheben
Schultern	Schulterpressen im Stehen
Bizeps	Armbeugen im Stehen
Trizeps	Bankdrücken im engen Griff

Bankdrücken, Klimmzüge, Rudern vorgebeugt und Schulterpressen im Stehen trainieren die meisten Muskeln und stimulieren eine Hormonreaktion, die für das Muskelwachstum unverzichtbar ist. Vermeiden Sie es, drei, vier oder fünf unterschiedliche Übungen für ein- und dieselbe Körperpartie auszuführen – da werden die Muskeln schlapp, statt zu wachsen.

Mehr Erholungs- als Trainingsphasen:
Machen Sie das Fitnessstudio nicht zu Ihrem Wohnzimmer. Wenn Sie die oben genannten wichtigsten Übungen mehrmals pro Woche absolvieren (s. Kasten), werden Sie tolle Ergebnisse erzielen. Das zahlt sich

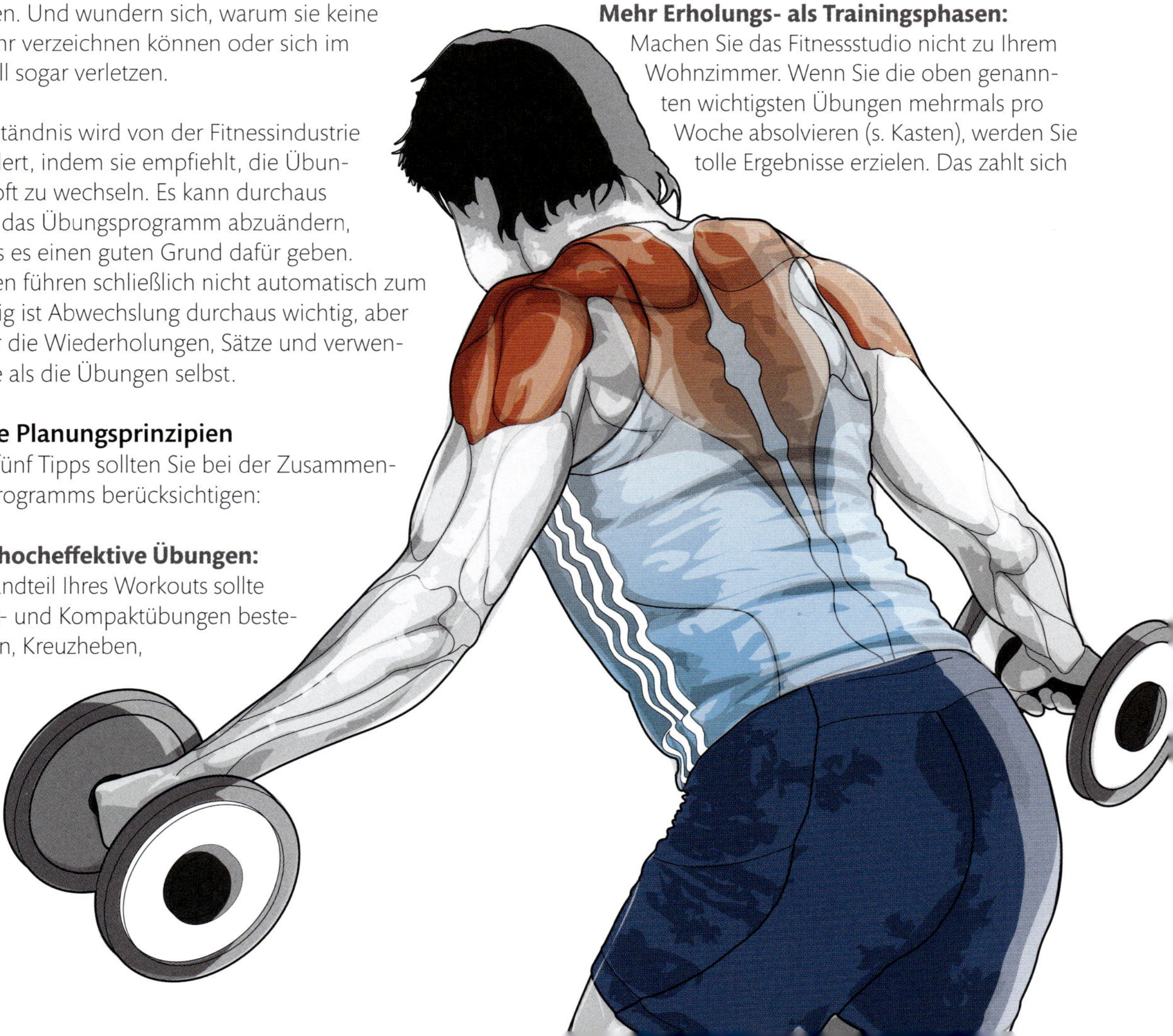

mehr aus, als vier- bis siebenmal pro Woche verschiedene Übungen für ein und dieselbe Körperpartie zu absolvieren. Denken Sie daran, dass die Muskeln nur in Erholungsphasen wachsen – die Zeit im Fitnessstudio regt sie nur dazu an!

Nicht zu viele Sätze: Für die Durchschnittsfrau oder den Durchschnittsmann sind zu viele Sätze pro Körperpartie kontraproduktiv. Hat das Training das Muskelwachstum angeregt, gilt es, die Langhantel wegzulegen. Absolvieren Sie ein paar Sätze zum Aufwärmen, gefolgt von zwei oder höchstens drei Trainingssätzen.

Periodisches Training: Wechseln Sie Trainingsperioden, die die Muskeln erschöpfen, und solche, in denen man die Übungen bequem schafft, miteinander ab. Der Erschöpfungszustand ist dann erreicht, wenn Sie mit dem Gewicht, das Sie gerade heben, keine weiteren Wiederholungen schaffen. Ein solches Training bis zur Erschöpfung soll die Muskelmasse vergrößern, ist aber weniger optimal, wenn man Kraft gewinnen will. Beim Krafttraining sollte man nicht bis an den Punkt gehen, wo die Bewegungen zittrig und unregelmäßig werden.

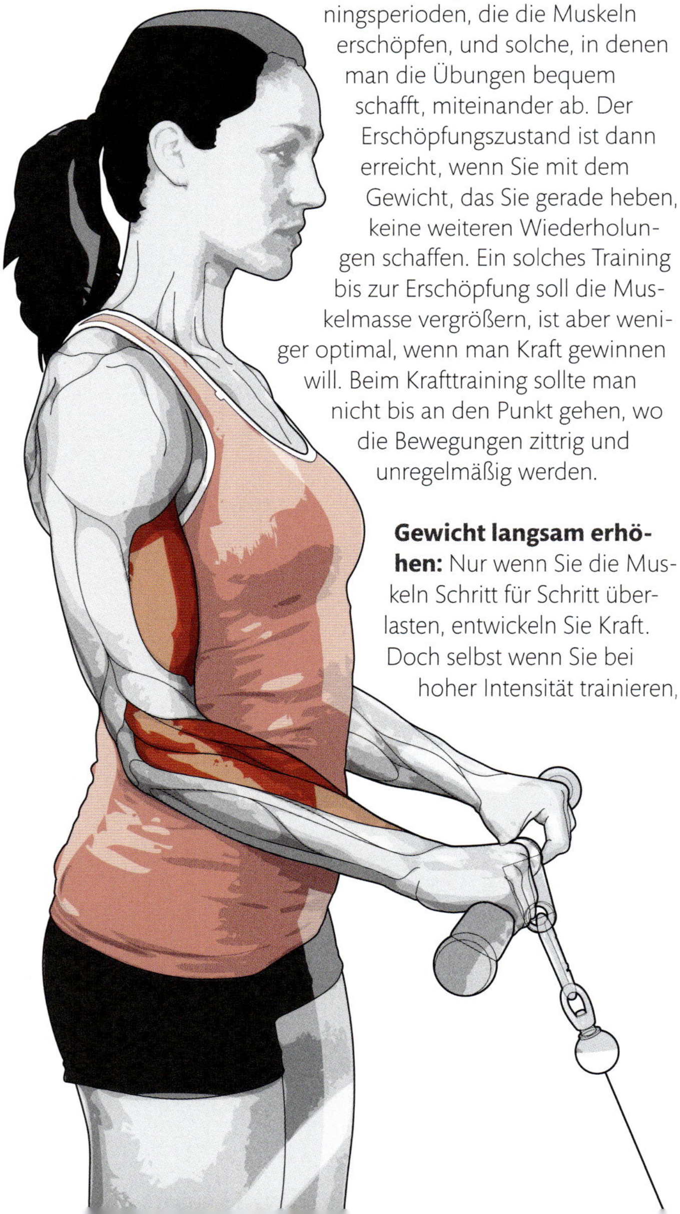

Gewicht langsam erhöhen: Nur wenn Sie die Muskeln Schritt für Schritt überlasten, entwickeln Sie Kraft. Doch selbst wenn Sie bei hoher Intensität trainieren, können Sie das Gewicht nicht bei jedem Workout erhöhen. Das kleinste Gewicht wiegt in den meisten Fitnessstudios 1,25 kg. Bei einer Langhantel müssen Sie also mindestens um 2,5 kg aufstocken. Wenn Sie beim Bankdrücken mit 75 kg zehn Wiederholungen schaffen, sind zusätzliche 2,5 kg bereits eine Steigerung um drei Prozent. Würden Sie das bei einem zweiwöchentlichen Training ein Jahr lang so steigern, müssten sie anschließend zehnmal 335 kg drücken können – und gehörten also zu den stärksten Menschen der Welt! Kleinere Fortschritte sind sinnvoller. Investieren Sie in mehrere kleine Gewichte. Für eine normale Langhantel gibt es 0,5-kg-Gewichte – diese sind aber auch für Olympia-Langhanteln erhältlich. Selbst wenn Sie das Gewicht nach und nach nur um 0,5–1 kg pro Woche erhöhen, werden Sie nach einem Jahr zwischen 26 und 52 kg mehr stemmen können. Und das ist enorm!

»Der Hauptbestandteil Ihres Workouts sollte aus Multigelenk- und Kompaktübungen bestehen«

Wenn Sie keine kleinen Gewichte finden, gibt es noch eine andere Technik: Angenommen, Sie machen mit 16-kg-Hanteln zehn Wiederholungen beim Schulterpressen und wollen auf 18 kg erhöhen. Das wären gleich 4 kg, also 12,5 Prozent mehr! Damit werden Sie kaum auf Anhieb zehn Wiederholungen schaffen. Erhöhen Sie das Gewicht lieber langsam (s. Kasten). Wenn sich Ihr Körper schneller an die wöchentliche Gewichtserhöhung anpasst, erhöhen Sie das Pensum jede Woche einfach um zwei Wiederholungen statt nur um eine. Überstürzen Sie nichts. Wir sind Marathonläufer, keine Sprinter!

GEWICHTE LANGSAM ERHÖHEN	
Woche 1	1 Wh. mit 18 kg, gefolgt von 9 Wh. mit 16 kg
Woche 2	2 Wh. mit 18 kg, gefolgt von 8 Wh. mit 16 kg
	Wöchentlich so fortfahren bis
Woche 10	10 Wh. mit 18 kg

Jetzt geht's los

Unter Berücksichtigung all dieser Faktoren sollten Sie jetzt in der Lage sein, Ihr persönliches Trainingsprogramm zu erstellen. Wenn Sie zweimal wöchentlich trainieren, könnte es so ähnlich aussehen wie das im Kasten rechts unten. Hinten im Buch finden Sie noch weitere hervorragende Programme (s. S. 214). Wichtig ist, dass Ihr Programm auf Ihre persönlichen Ziele und Grenzen abgestimmt ist.

Belastung und Progression

Um den Trainingseffekt zu maximieren, versuchen Sie es mit folgendem Belastungsmuster:

In den ersten 6–8 Wochen:

- Wählen Sie für jede Übung ein Gewicht, das Ihnen 12–14 Wiederholungen erlaubt, machen aber nur zehn.
- Erhöhen Sie das Gewicht bei jedem Workout um 1,5–2 kg.
- Pausieren Sie 3–5 Minuten zwischen den Sätzen. Versuchen Sie, pro Übung drei Sätze zu schaffen. In diesen Wochen werden Sie durch die 12–14 Wiederholungen Kraft aufbauen. Mit dem gut zu bewältigenden Gewicht sollten Sie sich auf die perfekte Technik konzentrieren. So können Sie die neuronale Anpassung steigern (s. S. 19).

In den 4–8 Wochen darauf:

- Widmen Sie mindestens ein Workout pro Woche dem Gewichtheben bis zur lokalen Erschöpfung. Dieser Zeitpunkt sollte beim ersten Satz bei der elften Wiederholung eintreten, beim zweiten Satz wird das schon vorher der Fall sein.
- Erhöhen Sie die Gewichte langsam von Woche zu Woche, etwa um 1 kg bei Übungen für große Muskeln und um 0,5 kg bei isolierten Muskelpartien.
- Legen Sie zwischen den Sätzen ein- bis zweiminütige Pausen ein. Zwei Sätze stimulieren das Muskelwachstum hinreichend. In diesen Wochen profitieren Sie deutlich von der Kraft, die Sie in den ersten 6–8 Wochen aufgebaut haben. Also können Sie das Training bis zur lokalen Erschöpfung mit schwereren Gewichten bewältigen als vorher.

ÜBUNGEN, WIEDERHOLUNGEN UND SÄTZE

Brust und Trizeps	Bankdrücken: 2–3 Sätze à 10 Wh.
Rücken und Bizeps	Rudern vorgebeugt: 2–3 Sätze à 10 Wh.
Beine und unterer Rücken	Kniebeuge mit Langhantel hinter dem Kopf: 2–3 Sätze à 10 Wh.
Schultern	Schulterpressen im Stehen: 2–3 Sätze à 10 Wh.
Bizeps	Armbeugen im Stehen: 2–3 Sätze à 10 Wh.
Trizeps	Bankdrücken im engen Griff: 2–3 Sätze à 10 Wh.

Das Training bis zur Erschöpfung baut Kraft auf, ist aber auch sehr anstrengend. Wenn Sie ständig bis an Ihre Grenzen gehen, besteht die Gefahr des Übertrainings.

Nach diesen letzten 4–8 Wochen, in denen sie deutlich an Muskelmasse zugelegt haben, beginnen Sie von vorn und trainieren im Bereich von 12–14 Wiederholungen – aber mit schwereren Gewichten, und setzen dann diesen Rhythmus fort.

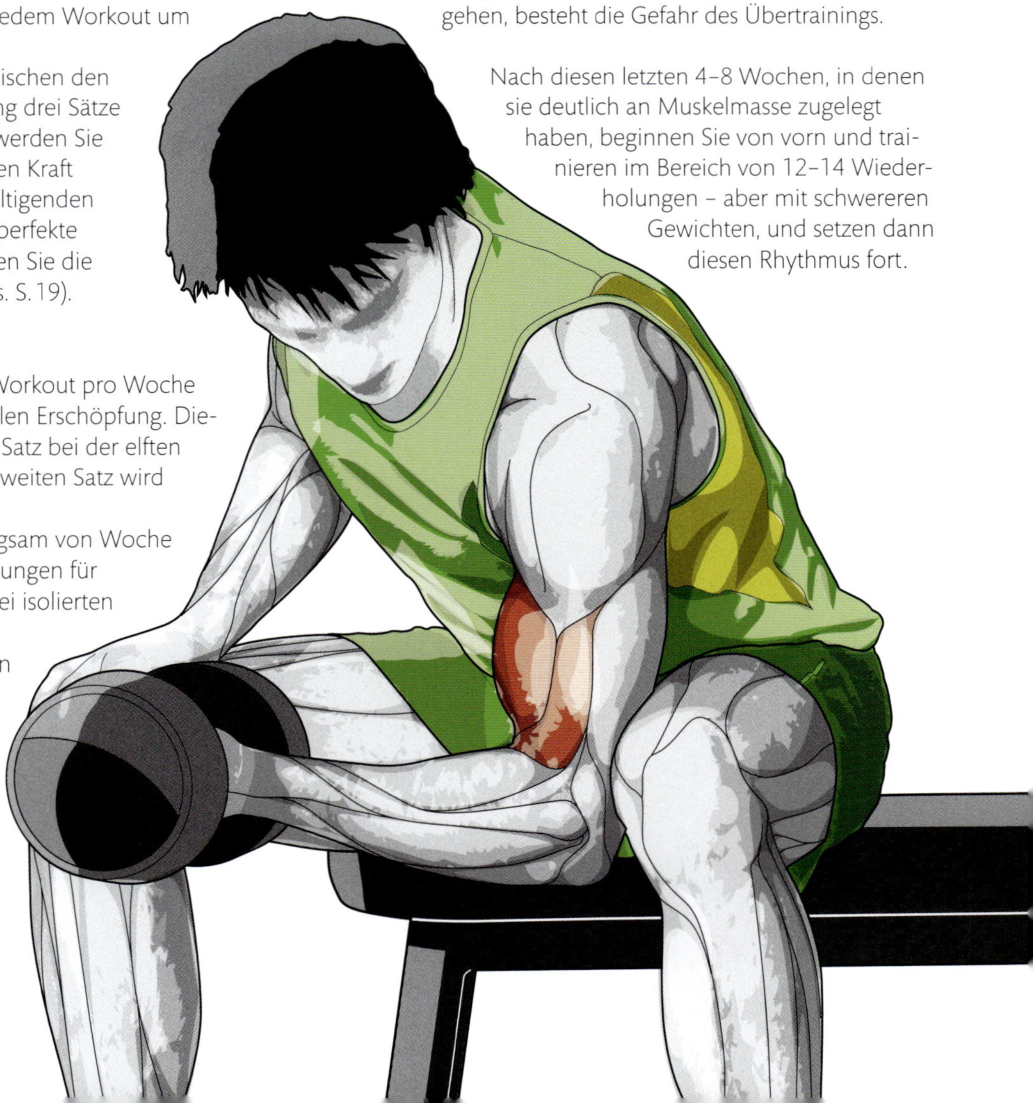

MASCHINEN ODER FREIE GEWICHTE?

Die meisten Fitnessstudios bieten verschiedene Möglichkeiten des Widerstandstrainings an. Diese lassen sich grob in zwei Kategorien einteilen – in Maschinen und freie Gewichte. Die freien Gewichte sind meist in einem eigenen Bereich untergebracht, wo eher massige Menschen trainieren. Die Maschinen nehmen mehr Platz in Anspruch, wirken machbarer und in gewisser Weise auch ansprechender. Womit sollten Sie also trainieren, um die Zeit im Fitnessstudio optimal zu nutzen?

MASCHINEN	FREIE GEWICHTE
Maschinen sind einfacher zu handhaben als freie Gewichte. Man setzt sich an die Maschine, wählt das gewünschte Gewicht mit einem Stift und absolviert eine leicht zu erlernende Bewegung. Das Gewicht lässt sich einfach ändern, sodass sich Maschinen gut für Reduktionstraining (s. Seite gegenüber) eignen. Außerdem ist der Bewegungsablauf genau erklärt.	**Freie Gewichte** erfordern etwas Übung. Kleinste Änderungen im Bewegungsablauf können zur Aktivierung ganz anderer Zielmuskeln führen. Sie müssen sich Zeit nehmen, die korrekte Ausführung der einzelnen Übungen zu erlernen.
An Maschinen trainiert man meist im Sitzen, doch nur sehr wenige Sportarten werden tatsächlich im Sitzen ausgeübt. Maschinen trainieren weder das Gleichgewicht noch einen guten Stand – doch beides braucht man beim Sport.	**Bei den meisten Sportarten** und alltäglichen Bewegungsabläufen wirken die Kräfte im Stehen auf den ganzen Körper. Diese natürlichen Bewegungen finden sich eher beim Training mit freien Gewichten wieder.
Maschinen geben die genaue Bewegungsrichtung und Bewegungsspanne vor. Es reicht, zu Beginn der Bewegung ein wenig Druck auszuüben, und die Maschine bewegt sich auf ihren vorprogrammierten Bahnen.	**Wer mit freien Gewichten trainiert,** weicht oft vom vorgesehenen Bewegungsablauf ab und muss diesen unbedingt korrigieren. Wer eine Bewegung falsch ausführt, belastet falsch und kann das Gewicht nicht wirklich heben.
Maschinen trainieren nur die Muskeln, die für eine bestimmte Bewegung benötigt werden. Das birgt jedoch Verletzungsrisiken. Wer zu oft dieselben eingeschränkten Bewegungen ausführt, wird langfristig unbeweglicher.	**Freie Gewichte** trainieren nicht nur große Muskeln, sondern auch Muskelgruppen, die ein Gelenk stabilisieren. Es gibt nichts Gefährlicheres als ein Gelenk mit gut trainierten Hauptmuskeln, während die es umgebenden, stabilisierenden Muskelgruppen kraftlos sind.
Maschinen wurden für den Durchschnittsmenschen entwickelt – doch tatsächlich entspricht kaum ein Mensch genau diesem Durchschnitt. Maschinen, die nicht zu Ihrem Körper passen, können Ihre Gelenke stark abnutzen.	**Freie Gewichte** ermöglichen natürliche Bewegungen, die durch keine Maschine eingeschränkt werden. Korrekt ausgeführt, ist das Training mit freien Gewichten nicht nur effektiver, sondern auch sicherer als das an der Maschine.
Maschinengewichte trainieren Kraft für das Stemmen von Maschinengewichten.	**Freie Gewichte** trainieren Kraft für das wirkliche Leben.

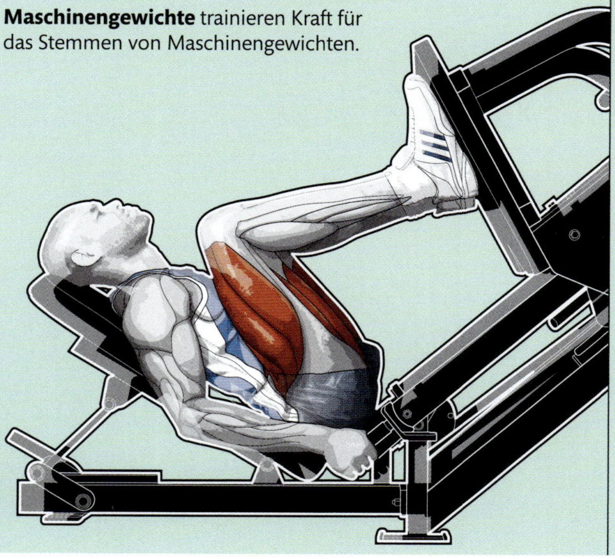

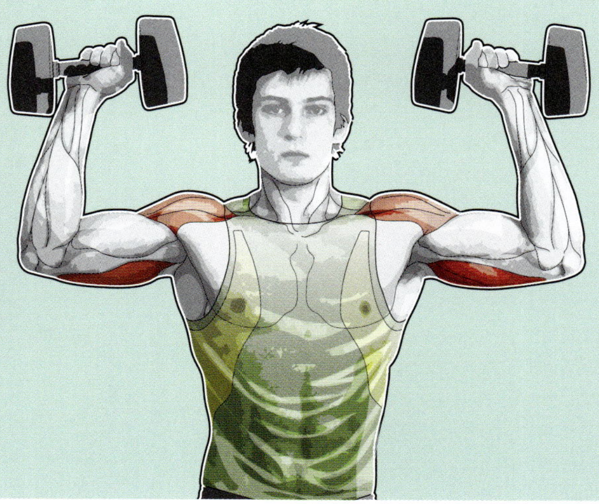

Das einfache, unkomplizierte Programm von Seite 37 ist hocheffektiv, wenn Kraft aufgebaut werden soll. Es gibt jedoch noch viele weitere komplexe Trainingsmethoden, die angeblich schnellere Fortschritte bringen. Bestimmt begegnen Sie der einen oder anderen im Fitnessstudio. Deswegen stellen wir hier einige davon mit ihren Stärken und Schwächen vor:

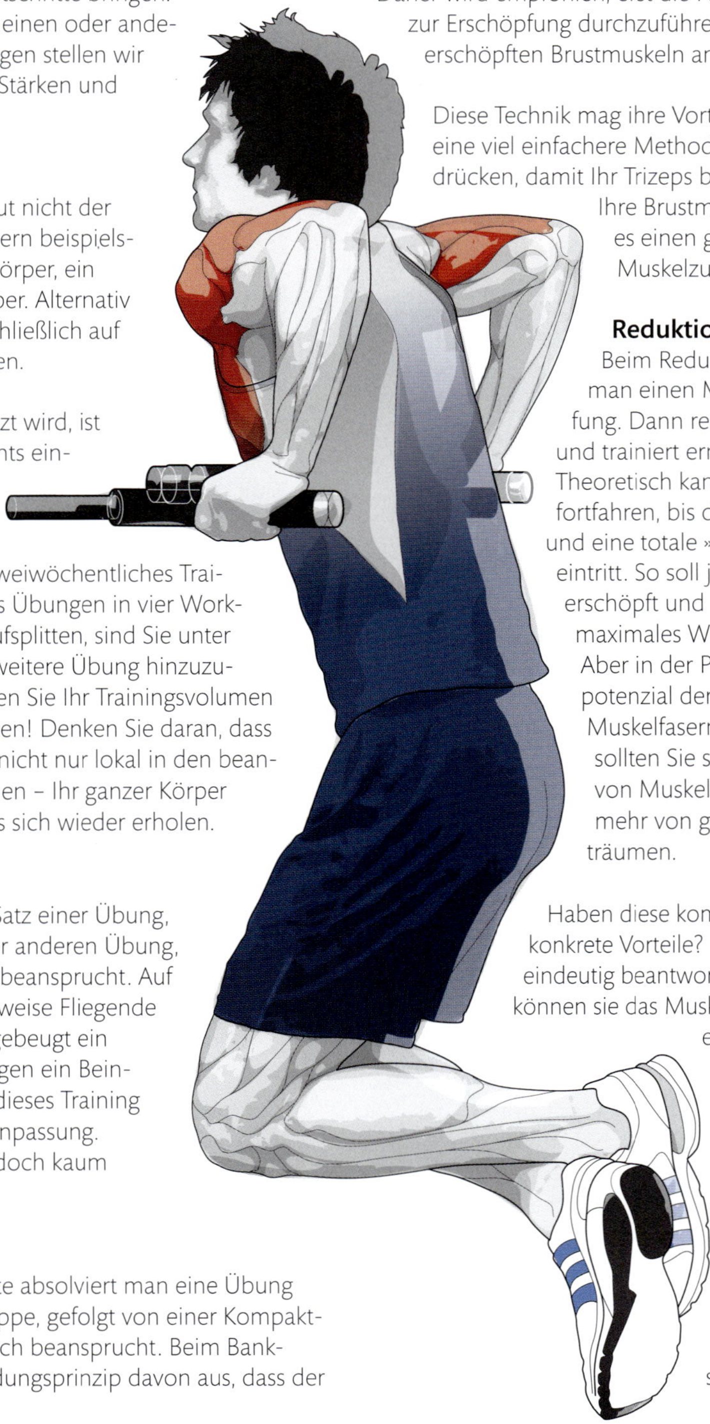

Split-Training

Hier wird bei einem Workout nicht der ganze Körper trainiert, sondern beispielsweise einmal nur der Oberkörper, ein andermal nur der Unterkörper. Alternativ konzentriert man sich ausschließlich auf Zug- oder Druckbewegungen.

Wenn es vorsichtig eingesetzt wird, ist gegen das Split-Training nichts einzuwenden. Es verleitet allerdings dazu, das Trainingsvolumen zu stark zu erhöhen. Wenn Sie Ihr zweiwöchentliches Trainingsprogramm mit je sechs Übungen in vier Workouts mit je drei Übungen aufsplitten, sind Sie unter Umständen versucht, eine weitere Übung hinzuzunehmen. Doch damit würden Sie Ihr Trainingsvolumen um stolze 33 Prozent erhöhen! Denken Sie daran, dass Erschöpfung und Erholung nicht nur lokal in den beanspruchten Muskeln stattfinden – Ihr ganzer Körper wird ausgepowert und muss sich wieder erholen.

Supersatztraining

Hier absolvieren Sie einen Satz einer Übung, gefolgt von einem Satz einer anderen Übung, die dieselbe Muskelgruppe beansprucht. Auf Bankdrücken folgt beispielsweise Fliegende Bewegung, auf Rudern vorgebeugt ein Klimmzug und auf Kniebeugen ein Beinstrecken. In der Theorie ist dieses Training intensiver und fördert die Anpassung. In der Praxis hat sich das jedoch kaum bewahrheitet.

Vorermüdungstraining

Bei dieser Supersatz-Variante absolviert man eine Übung für eine isolierte Muskelgruppe, gefolgt von einer Kompaktübung, die denselben Bereich beansprucht. Beim Bankdrücken geht das Vorermüdungsprinzip davon aus, dass der Trizeps schneller erschöpft ist als die Brustmuskeln. Deshalb können Sie die Brustmuskeln nicht maximal trainieren, was zu einem »Untertraining« dieser Muskeln führen würde. Daher wird empfohlen, erst die Fliegende Bewegung bis zur Erschöpfung durchzuführen, bevor Sie mit bereits erschöpften Brustmuskeln ans Bankdrücken gehen.

Diese Technik mag ihre Vorteile haben, aber es gibt eine viel einfachere Methode: Bleiben Sie beim Bankdrücken, damit Ihr Trizeps bald genauso stark ist wie Ihre Brustmuskeln. Von da an gibt es einen gemeinsamen Kraft- und Muskelzuwachs.

Reduktionstraining

Beim Reduktionstraining beansprucht man einen Muskel bis zur Erschöpfung. Dann reduziert man das Gewicht und trainiert erneut bis zur Erschöpfung. Theoretisch kann man damit so lange fortfahren, bis das Gewicht bei null liegt und eine totale »Muskelerschöpfung« eintritt. So soll jede Muskelfaser trainiert, erschöpft und stimuliert werden, was maximales Wachstum bringen soll. Aber in der Praxis ist das Wachstumspotenzial der für Ausdauer zuständigen Muskelfasern begrenzt. Außerdem sollten Sie sich fragen, ob Sie wirklich von Muskelausdauer und nicht vielmehr von großen, kräftigen Muskeln träumen.

Haben diese komplexeren Programme konkrete Vorteile? Diese Frage lässt sich nicht eindeutig beantworten. Sporadisch eingesetzt, können sie das Muskelwachstum eventuell etwas stärker anregen, aber viele Beweise gibt es dafür nicht. Wer jedoch ständig so trainiert, überanstrengt sich auf lange Sicht. Wie im richtigen Leben empfiehlt es sich, mithilfe von Versuch und Irrtum und einem Trainingstagebuch die Methode zu entwickeln, die für einen selbst optimal ist.

TRAINING FÜR BESTIMMTE SPORTARTEN

Heute wird fast allen Sportlern irgendeine Form von Krafttraining empfohlen, um ihre Leistung zu steigern. Aber ein Rugbyspieler braucht natürlich andere Übungen als ein Schwimmer, und ein Radfahrer profitiert nicht von einem Programm, das für Baseballspieler entwickelt wurde. Um effektiv zu sein, muss das Krafttraining genau an die Erfordernisse der verschiedenen Sportarten angepasst sein.

KRAFTTRAINING FÖRDERT ...

... folgende Eigenschaften, die Athleten bei der Ausübung ihres Sports nützen:

Schnellkraft: Sprinter oder Tennisspieler benötigen hauptsächlich Schnellkraft und weniger reine, langsame Kraftausdauer.

Muskelausdauer: Sportler wie Ruderer und Radfahrer müssen über einen langen Zeitraum hinweg durchhalten können. Das ist bei solchen Sportarten wichtiger, als kurzfristig enorme Kräfte mobilisieren zu können.

Maximalkraft: Ein Gewichtheber muss unglaubliche Kraft aufbringen, um auch nur eine Wiederholung zu bewältigen. Hier führt nur reine Kraft zum Erfolg. Dasselbe gilt für Rugbyspieler, die sich kraftvoll gegen die Gegenmannschaft wehren müssen.

- Unterschätzen Sie nicht die Bedeutung der Schnellkraft für die Leistung. Leistung (P) ist die angewendete Kraft (F), multipliziert mit der Geschwindigkeit (v), mit der sie angewendet wird: $P = F \times v$. Wird nur wenig Kraft aufgewendet, ist die Leistung niedrig, und zwar unabhängig davon, wie schnell man ist. Daher trainieren Gewichtheber, die ihre Leistung verbessern wollen, immer auch ihre Schnellkraft.

- Die Maximalkraft spielt auch für die Muskelausdauer eine große Rolle. Je schwerer das Gewicht, das Sie bei einer einmaligen Wiederholung heben können, desto geringer die Herausforderung durch eine beliebige Kraft. Wenn Ihre 1RM beim Bankdrücken bei 300 kg liegt, können Sie mit 100 kg deutlich mehr Wiederholungen bewältigen als jemand mit 1RM von 120 kg.

Hypertrophie: Dies bezeichnet eine extrem muskulöse Figur, wie sie z.B. Football- oder Rugbyspieler besitzen, um beim aggressiven Körperkontakt im Spiel Widerstand leisten zu können. Für andere Sportler kann zu viel Muskelmasse eher hinderlich sein.

Bewegungsabläufe, nicht Muskeln trainieren

Wenn Sie im Fitnessstudio trainieren, haben Sie vielleicht schon Aussagen gehört wie: »Montags sind Brust und Bizeps an der Reihe, mittwochs Rücken und Trizeps und freitags die Beine«. Beim Bodybuilding oder bei gezieltem Muskeltraining mag so etwas sinnvoll sein. Aber wenn man seine sportlichen Leistungen verbessern will, ist es wirklich egal, wie groß der Bizeps ist oder wie viel Gewicht man beim Beinstrecken bewältigt. Denn wann wird ein Sportler schon genau diese Bewegungen machen müssen? Nie.

Beim Sport dreht sich alles um Bewegung, und Ihr Training sollte dafür sorgen, dass Ihre Bewegungen effektiver, effizienter und kräftiger werden. Wenn Sie einfach nur isoliert die für eine bestimmte Bewegung erforderlichen Muskeln kräftigen, wird der gesamte Bewegungsablauf noch lange nicht kräftiger. Wer kraftvollere Kniebeugen machen will, muss kraftvoll Kniebeugen trainieren. Wer kraftvollere Drehungen ausführen will, muss sich kraftvoll drehen – das sagt schon der gesunde Menschenverstand.

Das liegt daran, dass die Entwicklung der Koordination (innerhalb und zwischen den einzelnen Muskeln), das Erlernen bestimmter Techniken sowie die Anpassung des Nervensystems an die trainierten Bewegungsabläufe eine wichtige Rolle beim Kräftigungsprozess spielen. Wenn Sie Ihrem Körper nur wenige Gelegenheiten geben, eine Bewegung auszuführen, wird er sie auch nicht merklich verbessern. Aus diesem Grund müssen Sie ganze Bewegungen trainieren und nicht nur einzelne Muskeln.

Häufige Bewegungsabläufe beim Sport

Jede Sportart hat zwar ihre eigenen, typischen Bewegungsabläufe, es gibt aber auch viele sportartenübergreifende Gemeinsamkeiten. Die meisten Mannschaftssportarten erfordern Streckungsbewegungen in Hüften, Knien und Knöcheln (z. B. beim Springen oder beim Beschleunigen auf einer geraden Strecke), ebenso kraftvolle Bewegungen mit nur einem Bein (z. B. beim Rennen, bei Richtungswechseln usw.), einen kräftigen, stabilen Rumpf, Rumpfdrehungen usw. Insofern lassen sich den verschiedenen Sportarten bestimmte allgemeine Bewegungen zuordnen, die gezielt trainiert werden können (s. Kasten gegenüber).

TYPISCHE BEWEGUNGSABLÄUFE IM SPORT

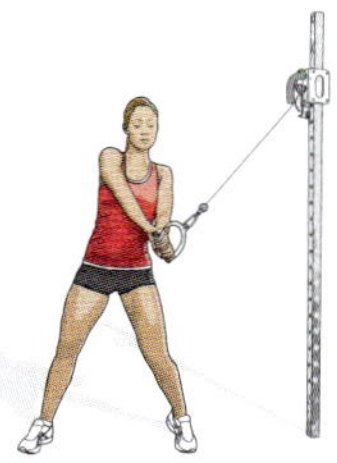

Drehungen
Dieser Bewegungsablauf wird beim Training oft vernachlässigt. Er kommt beim Kugelstoßen, Hammer- und Diskuswerfen, Boxen und Golfen vor – im Grunde wird er nur bei ganz wenigen Sportarten gar nicht benötigt. Es gibt zwei Typen von Drehungen, die trainiert werden müssen. Bei der Rumpfdrehung dreht man Schultern und Rumpf, ohne die Hüften mitzunehmen, wie zum Beispiel beim Golfen. Bei der Ganzkörperdrehung dagegen dreht sich der Körper auf dem Fuß, wie beim Tennis.

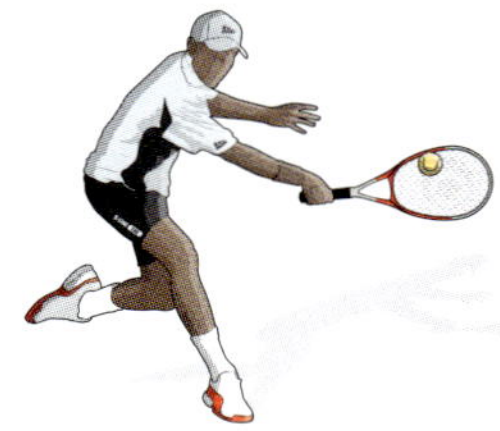

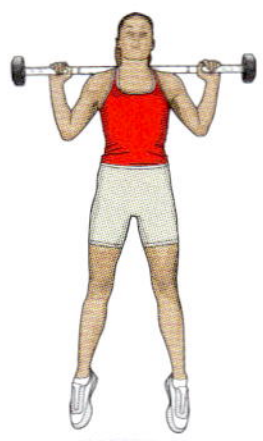

Dreifachstreckung
Beim Springen, Laufen und Gewichtheben, aber auch bei manchen Wurfsportarten kommt es zu einer sogenannten »Triple Extension« oder Dreifachstreckung in Knöcheln, Knien und Hüften. Manchmal sind beide Beine, manchmal nur eines betroffen. Im Allgemeinen wird diese Bewegung schnell und explosiv ausgeführt. Dasselbe geschieht auch bei jedem Richtungswechsel. Dann führt nur ein Bein die Bewegung aus, wenn auch weniger kraftvoll.

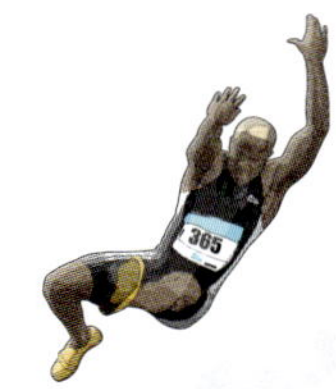

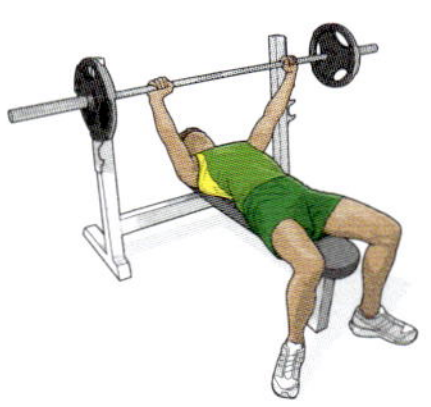

Drückbewegungen
Bei vielen Sportarten wie Football oder Rugby wird kräftig gedrückt, meist mit nur einem Arm, manchmal auch mit beiden. Im Fitnessstudio sehen diese Bewegungen jedoch anders aus als beim eigentlichen Sport: Das Bankdrücken bildet nicht unbedingt die realen Drückbewegungen ab, die vielleicht noch durch eine Drehbewegung ergänzt werden. Am besten trainiert man beide Bewegungen in Kombination, um die Muskeln, die die Drehung ausführen, nicht zu vernachlässigen.

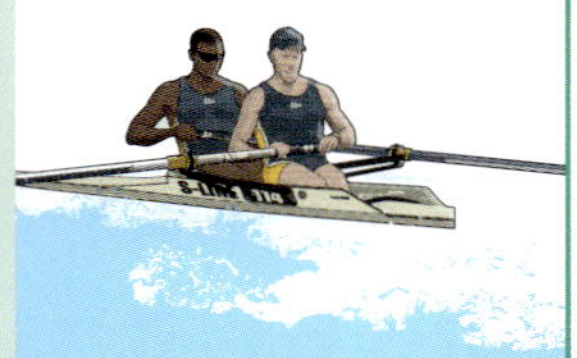

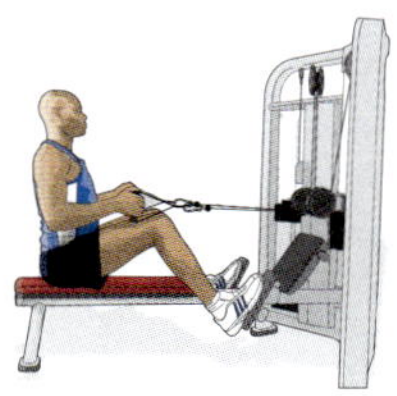

Zugbewegungen
Viele Sportarten wie Kampfsportarten und Kajaken beinhalten zahlreiche Zugbewegungen. Bei den meisten Krafttrainingsübungen ist die Bewegung einfach nur gerade nach hinten oder vorn gerichtet. Während des Sports geht der Zug jedoch oft in alle Richtungen. Deshalb sollten Übungen hinzugenommen werden, die das Gleichgewicht trainieren, damit der Körper beim Ziehen stabil bleibt.

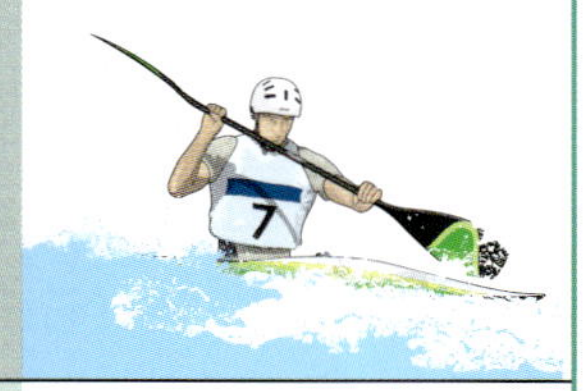

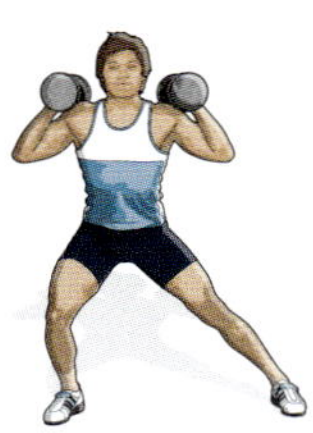

Gewichtsverlagerung, Beschleunigung und Abbremsung
Bei Sportarten wie Boxen, Golfen und Fechten sind Gewichtsverlagerungen unverzichtbar. Beschleunigung und Abbremsung, die dem Körper ermöglichen, sich in Bewegung zu setzen und schnelle Richtungswechsel vorzunehmen, sind Bestandteil beim Sprinten, Weitspringen, Werfen und Gewichtheben. Viele Sportler trainieren gezielt die Beschleunigung, vernachlässigen aber nicht selten die Abbremsung. Das birgt zahlreiche Verletzungsrisiken.

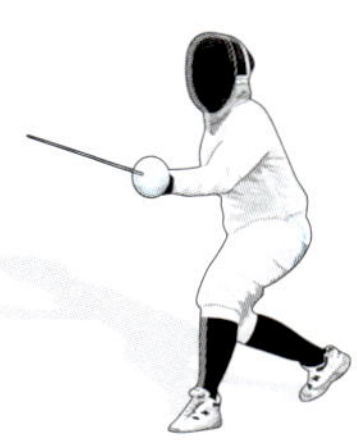

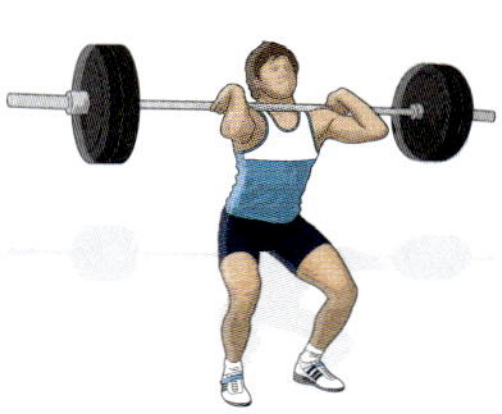

Kniebeugen
Dieser Bewegungsablauf kommt mehr oder weniger stark ausgeprägt bei den meisten Sportarten vor, zum Beispiel beim Radfahren, Laufen und Rudern – mal mit einem oder beiden Beinen, mal um den Körper zu beschleunigen, mal um ihn abzubremsen oder einen Richtungswechsel vorzunehmen. Kniebeugen sind auch ein wichtiger Bestandteil des Streckens von Knöchel, Knie und Hüfte (Dreifachstreckung, s. oben). Wer Höchstleistungen vollbringen will, kommt an Kniebeugen nicht vorbei.

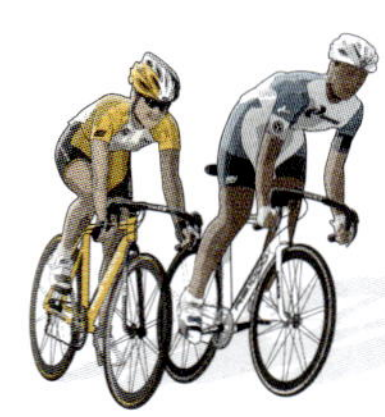

»Das Krafttraining muss auf die Sportart abgestimmt sein: Trainieren Sie Bewegungsabläufe, nicht einzelne Muskeln!«

Bewegungsabläufe beim Sport und körperliche Anforderungen
Um zu entscheiden, welches Trainingsprogramm sich am besten für die von Ihnen ausgeübte Sportart eignet, müssen Sie sich über die dabei stattfindenden Bewegungsabläufe klar werden (s. S. 41) und analysieren, wie Sie sie ausführen.

Bewegungsrate: Viele achten nicht auf die Bewegungsrate oder Bewegungsgeschwindigkeit ihrer Sportart und trainieren dementsprechend falsch. Boxer orientieren sich häufig zu sehr an Programmen für Gewichtheber oder Kraftdreikämpfer und heben langsam Gewichte. Der Erfolg eines Boxers beruht jedoch auf schnellen, explosiven Bewegungen. Oft heißt es, Boxer müssten reine Kraft trainieren. Dabei ist es viel wichtiger, dass sie sich beim Krafttraining auf schnelle Bewegungen konzentrieren und entsprechende Übungen machen wie zum Beispiel Kugelstoßen oder auf Hilfsmittel wie Kugelhanteln zurückgreifen.

Auf den ersten Blick ist es also naheliegend, zwischen schnell und langsam, Schnellkraft und Kraftausdauer zu unterscheiden. Aber so einfach ist es nicht. In manchen früheren Lehrbüchern des Ostblocks zum Thema Krafttraining gab es diese Begriffe gar nicht. Stattdessen war von »Kraftgeschwindigkeit« und »Geschwindigkeitskraft« die Rede. Kraftgeschwindigkeit kommt bei Bewegungen zum Einsatz, bei denen schwere Gewichte moderat beschleunigt werden müssen. Geschwindigkeitskraft dagegen bedeutet, dass leichtere Gewichte sehr schnell beschleunigt werden müssen. Was beim Gewichtheben während des Umsetzens und Stoßens passiert, ist etwas ganz anderes als das, was beim Wurf eines Baseballs geschieht. Und das sollte natürlich auch beim Trainieren für eine bestimmte Sportart berücksichtigt werden.

Bewegungsfrequenz: Gewichtheben, Kraftdreikampf, Wurfsportarten und Golf erfordern eine einzige, isolierte Anstrengung. Schlagsportarten, Boxen und Rudern verlangen jedoch, dass wiederholt Kraft eingesetzt wird. Sobald mehr als einmal Kraft aufgewendet werden muss, kommt eine Ausdauerkomponente hinzu, die es ebenfalls beim Krafttraining zu berücksichtigen gilt.

Man kann zwischen reiner Kraft und Kraftausdauer sowie zwischen Schnellkraft und Schnellkraftausdauer unterscheiden. Der Boxer benötigt zum Beispiel Schnellkraft, muss diese aber während des Kampfes wiederholt einsetzen, ohne nachzulassen: Das ist Schnellkraftausdauer. Der Ruderer dagegen muss während des gesamten Rennens kontinuierlich Kraft aufwenden: Das ist Kraftausdauer.

Heute gibt es einen Trend, dass der Sportler die Schnellkraftausdauer im Fitnessstudio, die Muskelausdauer aber eher durch Sportarten wie Laufen, Radfahren, Rudern usw. trainiert. Welche Vorteile das bietet, können Sie dem Kasten unten entnehmen. Für den Ausdauerradsportler ist jede Kraft, die auf das Pedal angewendet wird, eine Art kleine Kniebeuge. Wenn jede einzelne dieser Minikniebeugen nur einen kleinen Prozentsatz der maximalen Kniebeuge des Radfahrers ausmacht, wird diese Bewegung weniger ermüdend und steigert sowohl die Effizienz beim Radfahren als auch die Muskelausdauer.

KRAFT UND AUSDAUER

Sportler A	schafft eine Kniebeuge mit 250 kg bei einer Wh.
Sportler B	schafft eine Kniebeuge mit 150 kg bei einer Wh.
Beide Sportler	werden gebeten, möglichst viele Kniebeugen mit 120 kg zu machen
Bei Sportler A	beträgt das Gewicht nur 48 % einer maximalen Wh. (1RM)
Bei Sportler B	beträgt das Gewicht 80 % von 1RM. Das ist eine beträchtliche Herausforderung, die der Anzahl seiner Wiederholungen und damit seiner Muskelausdauer klare Grenzen setzt.

Die Kraftrichtung und die Richtung der Schwerkraft: Wenn ein Golfer seine Schlagkraft verbessern will – sollte er dann mit einem besonders schweren Schläger üben? Und wenn ein Boxer mehr Kraft in seine Punches legen will – sollte er dann mit Hanteln punchen? Beides sind Formen des Widerstandstrainings, aber für keine der genannten Sportarten geeignet. Warum? Stellen Sie sich vor, in welche Richtung die Schwerkraft auf das Gewicht einwirkt, und fragen Sie sich dann: »Ist das dieselbe Richtung, in der die Kraft während des Sports angewendet wird?«

Beim Golfen wird die Kraft durch das Schwingen des Schlägers angewendet. Beim Ballkontakt verläuft die Kraftrichtung parallel zum Boden. Wenn man mit einem schweren Schläger trainiert, wirkt die Schwerkraft senkrecht auf den Schläger ein. Das erschwert es, den Schläger zu heben, erleichtert aber das Schwingen. Es wird also keine waagrechte Kraft trainiert. Im besten Fall bleibt solch ein Training wirkungslos. Im schlimmsten Fall ruiniert es den Schwung.

Funktionstraining

Jeder, der zum Wohle von Gesundheit, Fitness oder zur Unterstützung anderer Sportarten trainiert, weiß, welchen Boom gerade das sogenannte Funktionstraining erlebt. Dieses Training soll den Körper befähigen, selektive Bewegungen, die bei bestimmten Sportarten oder im alltäglichen Leben vorkommen, besser auszuführen. Auch für Profisportler ist Funktionstraining aktuell bei Wettkampfvorbereitungen der allerneueste Trend.

Man könnte einwenden, dass Bodybuilding etwas völlig anderes ist als Sportlertraining, da Ersteres funktional, Letzteres nicht funktional ist, aber das ist zu kurz gegriffen. Die meisten Bodybuilder praktizieren zwar Übungen, die einen Muskel isolieren, was im normalen Sport nie vorkommt. Aber viele üben auch Kniebeugen und Rudern vorgebeugt, was wiederum gut zur »Bewegungen-statt-Muskeln«-Theorie passt. Funktionstraining im Sinne von Krafttraining bedeutet, dass man genau überlegt, ob eine bestimmte Übung in puncto Bewegungsrate, Bewegungsfrequenz und Bewegungsrichtung überhaupt für die bevorzugte Sportart geeignet ist. Das kann bedeuten, dass man sein Übungsprogramm anschließend hinterfragt.

Bauchpressen gehörten beispielsweise jahrelang zum Trainingsprogramm jedes Sportlers. Trotzdem: Jeder weiß, wie sehr die Schwerkraft den Oberkörper beim Aufrichten belastet. Erfolgt dieselbe Bewegung im Stehen, ist das völlig anders. Das Beugen von Hüfte und Wirbelsäule erfordert keinerlei Anstrengung mehr. Wenn Sie also nicht gerade eine Sportart betreiben, die hauptsächlich im Liegen praktiziert wird wie Ringen, Jiu-jitsu und Gymnastik, ist die Bauchpresse für Sie nur bedingt nützlich. Sie ist zwar keine schlechte Übung, stärkt den Rumpf aber vielleicht nicht in der Weise, wie es Ihnen nützt.

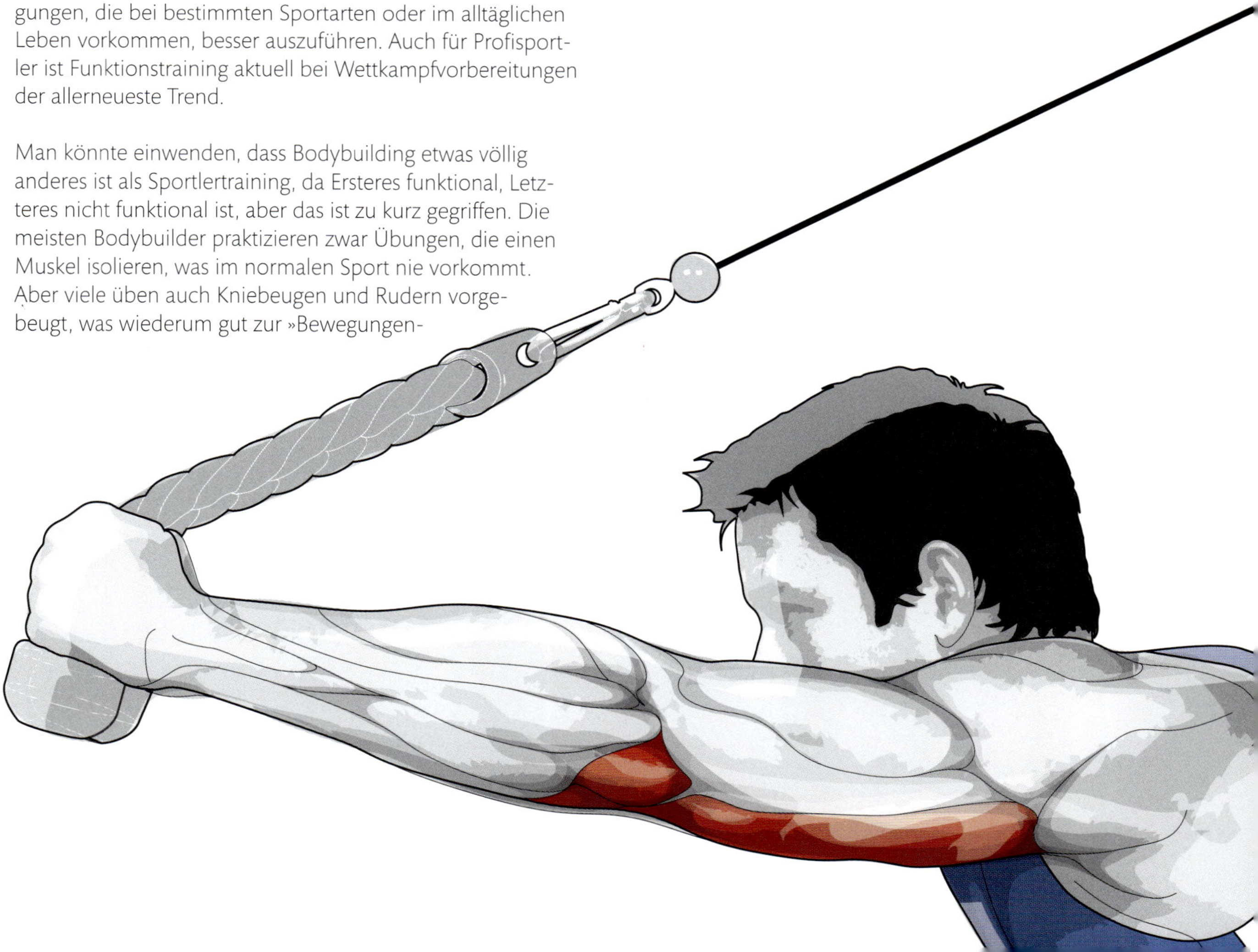

Der Trainingsplan für bestimmte Sportarten

Es kann komplizierter sein, einen Trainingsplan für eine bestimmte Sportart zu erstellen, als ein Trainingsprogramm für allgemeines Krafttraining zu entwickeln. Selbst wenn der Plan noch so gut ausgetüftelt wurde, muss man ihn anhand von Versuch und Irrtum weiterentwickeln. Wichtig ist vor allem, ihn auf das sportliche Trainingsjahr abzustimmen und die Trainingsintensität sowie die Belastungsmuster saisonabhängig zu verändern. Wann muss man sich mehr auf Schnellkraft als auf Kraft konzentrieren? Wann sollte Beweglichkeit, wann Ausdauer auf dem Programm stehen? Natürlich müssen auch ausreichend Erholungsphasen eingeplant werden – und zwar zum richtigen Zeitpunkt, nämlich dann, wenn der Körper Zeit braucht, um sich zu regenerieren.

Trotzdem sollte man sich klarmachen, dass es unmöglich ist, jede Woche Schnellkraft, Kraft, Kraftausdauer, Schnellkraftausdauer, Geschwindigkeit, Geschwindigkeitsausdauer, aerobe und anaerobe Ausdauer, Wendigkeit und Beweglichkeit maximal zu trainieren. Gleichzeitig sollte im Trainingsplan auch berücksichtigt werden, dass Sportler meist zu einer ganz bestimmten Jahreszeit oder Saison Spitzenleistungen bringen können müssen.

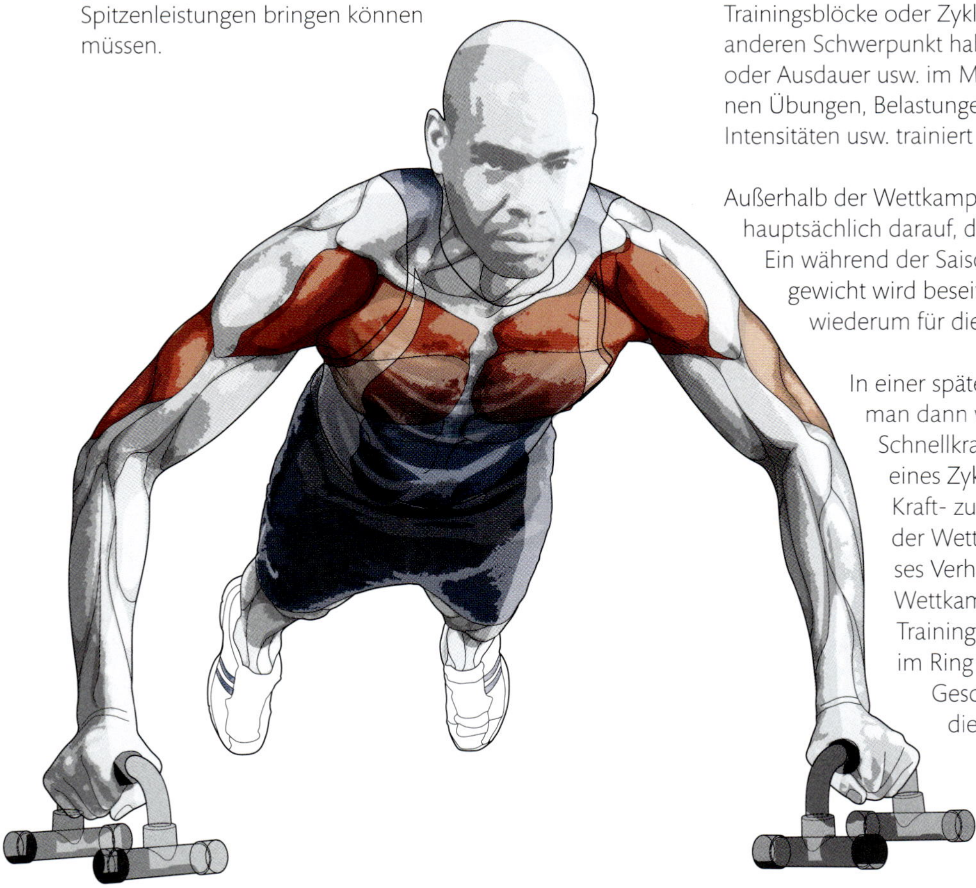

Lineare/klassische Periodisierung

Manche verwenden den Begriff Periodisierung als Synonym für Trainingsplanung, aber das stimmt so nicht: Unter Periodisierung versteht man die Einteilung des Trainings in verschiedene Phasen. Somit ist die Periodisierung nur ein Bestandteil der gesamten Trainingsplanung.

Die lineare Periodisierung kam in den 1950er-Jahren in den Ostblockländern auf. Noch heute greifen Spitzensportler in der einen oder anderen Weise darauf zurück: Ein Boxer trainiert beispielsweise intensiv in den drei Monaten vor einem Kampf. Nach dem Kampf folgt eine Übergangsphase, in der nur wenig oder gar nicht trainiert wird. Danach nimmt er wieder ein leichtes allgemeines Training auf, bevor er sich erneut mit intensivem Training auf den nächsten Kampf vorbereitet. Ein Baseballspieler hingegen wird sein Konditionstraining hauptsächlich dann durchführen, wenn gerade keine Wettkampfsaison ist.

So funktioniert die lineare bzw. klassische Periodisierung: Im Wesentlichen bedeutet diese Form der Periodisierung, dass das Trainingsjahr in unterschiedliche Trainingsblöcke oder Zyklen aufgeteilt wird, die jeweils einen anderen Schwerpunkt haben. Mal steht Schnellkraft, mal Kraft oder Ausdauer usw. im Mittelpunkt, indem mit verschiedenen Übungen, Belastungen, Kontraktionsgeschwindigkeiten, Intensitäten usw. trainiert wird.

Außerhalb der Wettkampfsaison konzentriert man sich hauptsächlich darauf, den Körper generell zu trainieren. Ein während der Saison entstandenes Muskelungleichgewicht wird beseitigt und reine Kraft aufgebaut, was wiederum für die Maximalkraft wichtig ist.

In einer späteren Phase des Zyklus trainiert man dann weniger die reine Kraft als die Schnellkraft (s. Kasten gegenüber). Zu Anfang eines Zyklus beträgt das Verhältnis von Kraft- zu Schnellkrafttraining 2:1. Wenn der Wettkampf näher rückt, kehrt sich dieses Verhältnis um. Kurz vor Saison- oder Wettkampfbeginn folgen sportspezifische Trainingseinheiten – im Boot, auf dem Rad, im Ring –, um die Muskelausdauer und Geschwindigkeit zu trainieren, die für die jeweilige Sportart erforderlich sind. Es ist leicht zu ersehen, dass eine ungenügende Trainingsplanung zwangsläufig zu ungenügenden

LINEARE PERIODISIERUNG

Das untere Schaubild illustriert das Konzept einer linearen Periodisierung. Beachten Sie, wie die Intensität bei der Vorbereitung auf den Wettkampf alle vier Wochen zunimmt und sich der Schwerpunkt zunehmend von der Kraft in Richtung Schnellkraft verschiebt:

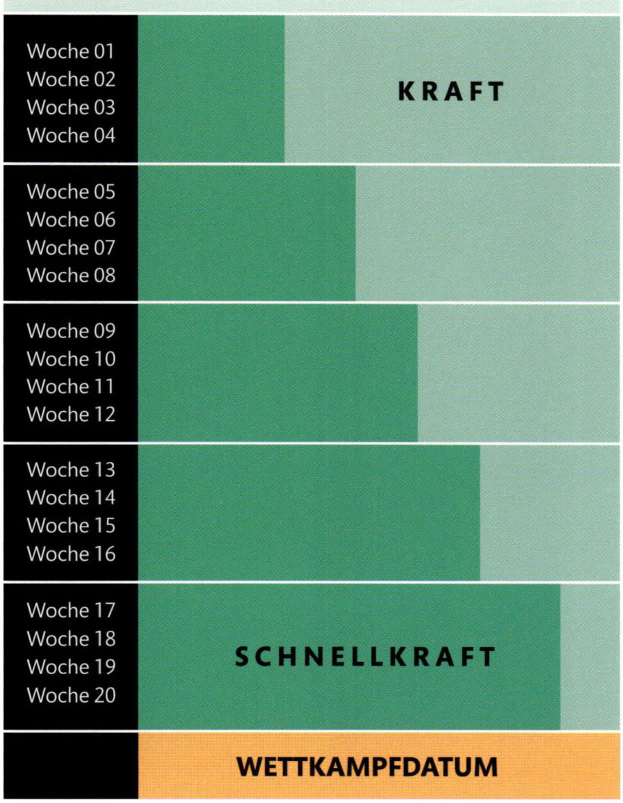

WELLENFÖRMIGE PERIODISIERUNG

Dieses einfache Beispiel zeigt, wie die Workoutbelastung innerhalb einer Trainingswoche variiert. Beim ersten Workout trainiert man mit Gewichten, die 12–15 Wiederholungen erlauben, bevor der Muskel erschöpft ist, usw. Wenn ein Workout entfällt, holt man es einfach am nächsten Tag nach und nimmt den Trainingszyklus wieder auf.

WORKOUT	INTENSITÄT
Trainingseinheit 1	12–15 RM
Trainingseinheit 2	8–10 RM
Trainingseinheit 3	4–6 RM

Ergebnissen führt. Aus diesem Grund wird ein solches Programm stets von erfahrenen Trainern ausgearbeitet.

Wellenförmige Periodisierung

Die klassische oder lineare Herangehensweise eignet sich besonders für Sportarten, bei denen sich der Athlet auf einen wichtigen Wettkampf vorbereitet – zum Beispiel auf die Olympischen Spiele. Doch bei vielen Sportarten gibt es keine solchen singulären Events. Eine Fußballsaison kann aus über 40 Spielen bestehen, die alle gleich wichtig sind. In diesem Fall benötigt man einen Trainingsplan, der dafür sorgt, dass man langfristig Kraft, Schnellkraft, Kraftausdauer, Schnellkraftausdauer, Geschwindigkeit, Wendigkeit usw. besitzt. Genau das leistet die wellenförmige Periodisierung: Dabei werden alle diese Fitnesskomponenten gleichzeitig und in ähnlicher Gewichtung trainiert. Das Einzige, was hier variiert, sind die maximalen Wiederholungen und Intensitäten innerhalb einer Trainingswoche (s. Kasten oben).

Spontane bzw. instinktive Planung

Wer spontan plant, kann trotzdem einen festen Trainingsplan haben. Aber manchmal ist ein Sportler einfach nicht fit genug, um das vorgesehene Training zu absolvieren. Wenn er nach einem kurzen Aufwärmtraining merkt, dass er unter 90 Prozent seiner Bestleistung bleibt, wird er die Trainingsintensität zugunsten des Trainingsvolumens verringern.

Wer instinktiv plant, verlässt sich beim Trainieren auf sein Gefühl. Doch Gefühle können täuschen und spiegeln unter Umständen nicht die tatsächliche Fitness wider. Es kommt durchaus vor, dass Bestleistungen erbracht werden, obwohl sich der Sportler subjektiv lethargisch oder nicht in Form fühlt – und umgekehrt.

Kombinierte Planungsmethoden

Oft kombinieren Sportler verschiedene Arten der Planung. Bei Mannschaftssportarten empfiehlt sich außerhalb und vor der Saison eine lineare Periodisierung, damit die Sportler zu Saisonbeginn topfit sind. Mit Saisonbeginn sorgt die wellenförmige Periodisierung dafür, dass bei den wöchentlichen Spielen gute Leistungen vollbracht werden. Darüber hinaus können auch spontane und intuitive Planungen eine wichtige Rolle spielen.

Aus dem oben Gesagten ist deutlich geworden, dass sich das Training für eine bestimmte Sportart deutlich von einem allgemeinen Fitnesstraining unterscheidet.

AUFWÄRMEN, ABKÜHLEN

Viele Trainingsprogramme vernachlässigen das Aufwärmen und Abkühlen. Wenn die Zeit knapp ist, scheint es verlockend, auf das Aufwärmen zu verzichten, doch das ist gefährlich. Das Aufwärmen bereitet den Körper auf das intensive Training vor, verringert das Verletzungsrisiko und maximiert das Potenzial, sich zu verbessern.

Das Aufwärmen muss nicht mehr als 20 Minuten dauern. Beginnen Sie mit zehn Minuten Seilspringen, Joggen oder Training am Crosstrainer. Schließen Sie daran weitere zehn Minuten Beweglichkeitsübungen an (s. Seite gegenüber). Regelmäßiges Aufwärmen steigert die Leistung.

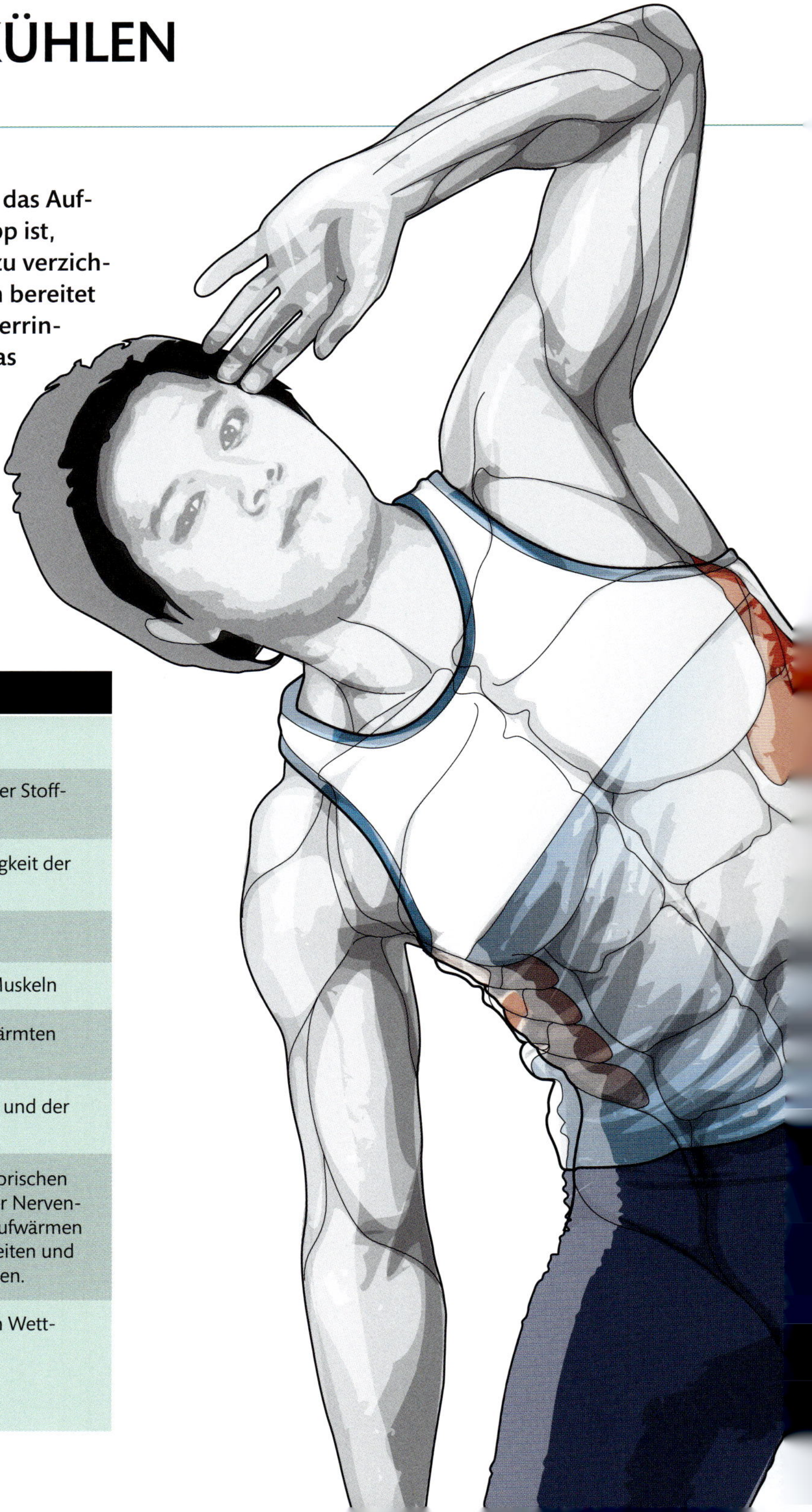

VORTEILE DES AUFWÄRMENS

- Höherer Puls als Vorbereitung auf das Workout
- Verbesserte Durchblutung des Gewebes, wodurch der Stoffwechsel angeregt wird
- Erhöhte Kontraktions- und Erschlaffungsgeschwindigkeit der aufgewärmten Muskeln
- Abbau der Muskelsteifheit vor dem Training
- Bessere Sauerstoffverwertung durch aufgewärmte Muskeln
- Genauere und fließendere Bewegungen der aufgewärmten Muskeln
- Höhere Temperatur, wodurch die Nervenreizleitung und der Muskelstoffwechsel unterstützt werden
- Aufwärmübungen aktivieren die sogenannten »motorischen Einheiten«. Eine motorische Einheit besteht aus einer Nervenfaser und den sie umgebenden Muskelfasern. Das Aufwärmen erhöht die Anzahl der beteiligten motorischen Einheiten und die Geschwindigkeit, mit der sie sich zusammenziehen.
- Verbesserte Konzentration auf das Training oder den Wettkampf

Übungen für mehr Beweglichkeit

Solche Übungen, die auch als dynamische Dehnübungen oder Bewegungsvorbereitung bezeichnet werden, bestehen aus kontrollierten Bewegungen, bei denen der gesamte Bewegungsradius ausgeschöpft wird (s. S. 50–61).

Sie sind die ideale Workout-Vorbereitung, weil sie die Muskelsteifheit und damit die Verletzungsgefahr verringern. Wenn Sie schon etwas trainierter und beweglicher sind, können Sie ein Körperteil auch kontrolliert schwingen, um seinen Bewegungsradius zu erhöhen. Dieser Schwung kann nach und nach bis zu einem gewissen Grad vergrößert werden, sollte aber nicht zu extrem ausfallen.

Statische Dehnübungen (s. S. 208–213) sind zum Aufwärmen ungeeignet. Dabei werden Haltungen eingenommen, die bestimmte Muskeln gezielt unter Spannung setzen. Wer vor dem Workout statische Dehnübungen macht, kann später weniger Kraft aufbauen. Außerdem tragen sie nicht dazu bei, das Verletzungsrisiko zu senken.

Abkühlen und andere Entspannungstechniken

Wenn Sie mit dem Workout fertig sind, sollten Sie Ihren Körper kontrolliert in den Zustand vor dem Training zurückbringen. Während des Workouts steht Ihr Körper unter Stress: Muskeln werden verletzt und Abfallprodukte produziert. Wer sich richtig abkühlt, unterstützt seinen Körper dabei, sich zu reparieren.

Das Abkühlen muss nicht lange dauern: Beginnen Sie mit 5–10-minütigem langsamem Joggen oder Laufen, um die Körpertemperatur zu senken und die Abfallprodukte aus den trainierten Muskeln zu schleusen. Daran schließen Sie 5–10 Minuten statische Dehnübungen an. Das hilft Ihren Muskelfasern, sich zu entspannen und wieder an ihren alltäglichen Bewegungsradius zu gewöhnen. Bei den statischen Dehnübungen (s. S. 208–213) strecken Sie den oder die Zielmuskeln, gehen so weit in die Dehnung, wie es sich noch angenehm anfühlt, und halten diese Position etwa zehn Sekunden lang.

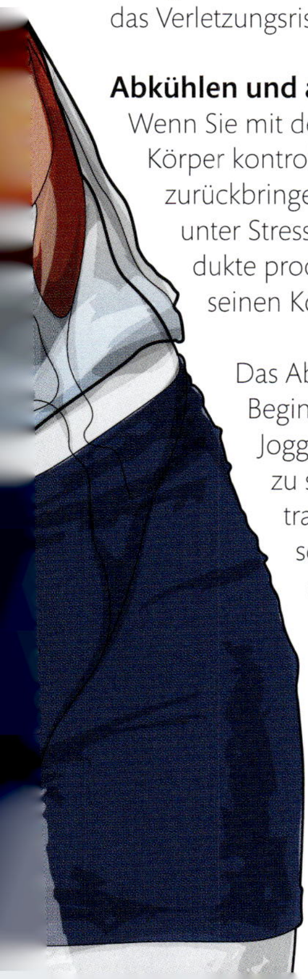

» Das Aufwärmen bereitet den Körper auf das Training vor und senkt das Verletzungsrisiko. «

Statische Dehnübungen nach dem Training sind nicht unumstritten. Manche fordern intensive Dehnübungen, sie sollen die Beweglichkeit des Muskels und seinen Bewegungsradius erhöhen. Intensive Dehnübungen funktionieren genauso wie statische Dehnübungen: Man bleibt etwa zehn Sekunden in der statischen Dehnung und dehnt dann noch 1–2 cm weiter. Diese Position wird 20–30 Sekunden gehalten.

Andere argumentieren, Dehnübungen nach dem Training würden die Muskeln noch stärker beschädigen und den Regenerationsprozess verlangsamen. Stellen wir uns den Muskel wie eine Strumpfhose vor. Nach dem intensiven Training hat der Muskel lauter winzige Risse bekommen und ähnelt einer Strumpfhose mit Laufmaschen. Dehnt man diesen Muskel, ist das, als würde man die Strumpfhose dehnen – man würde die Laufmaschen vergrößern. Am besten geht man den goldenen Mittelweg und dehnt stark angespannte Muskeln sehr vorsichtig. Orientieren Sie sich nicht an anderen – manche Menschen sind sehr beweglich, und Sie riskieren Verletzungen, wenn Sie sie nachahmen.

VORTEILE DES ABKÜHLENS

- Der Puls kehrt zum Ruhepuls zurück.
- Der Adrenalinspiegel sinkt.
- Muskelkater, der nach dem Training bis zu drei Tage anhalten kann, wird abgemildert.
- Abfallprodukte im Blut wie Milchsäure werden schneller abgebaut.

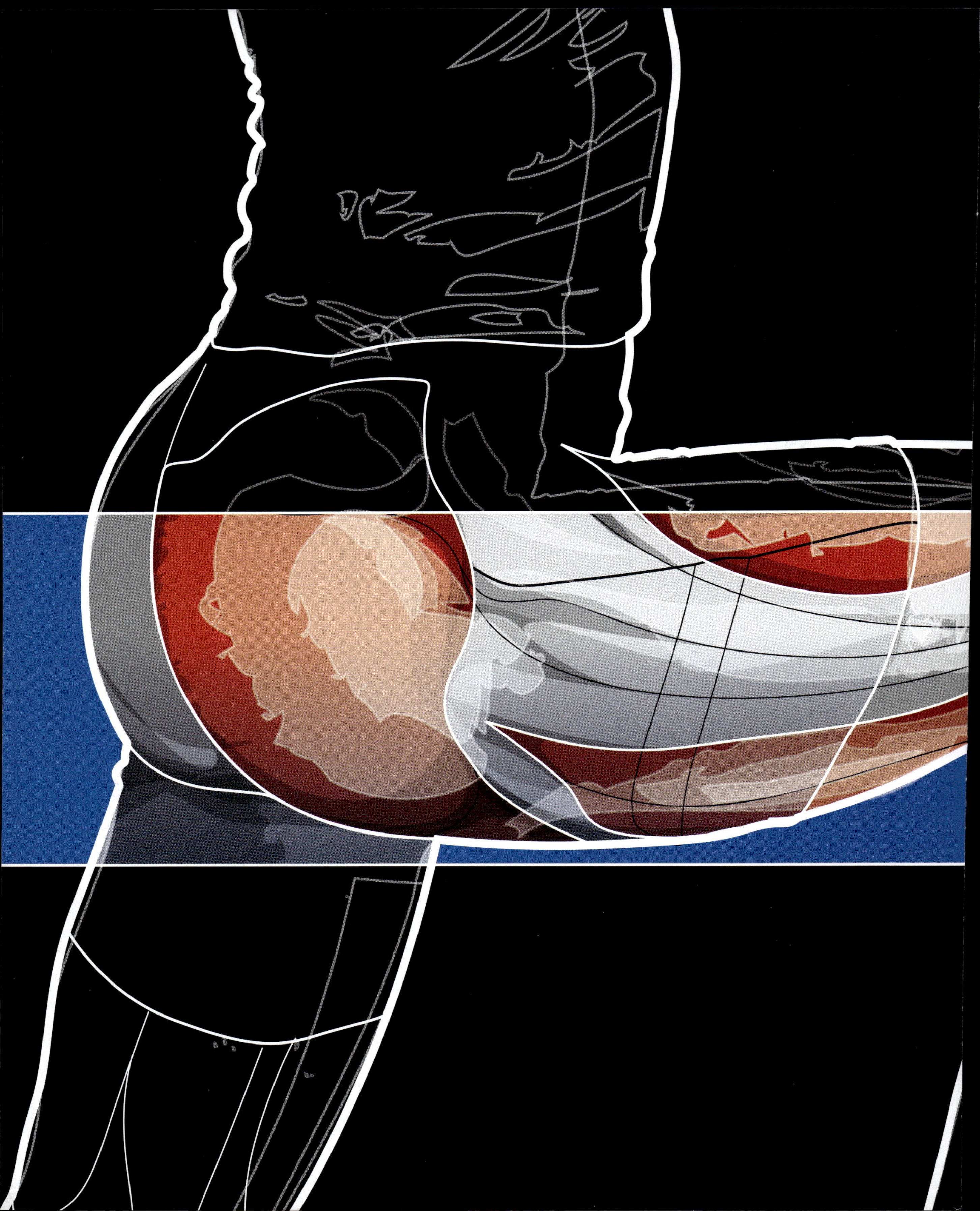

2

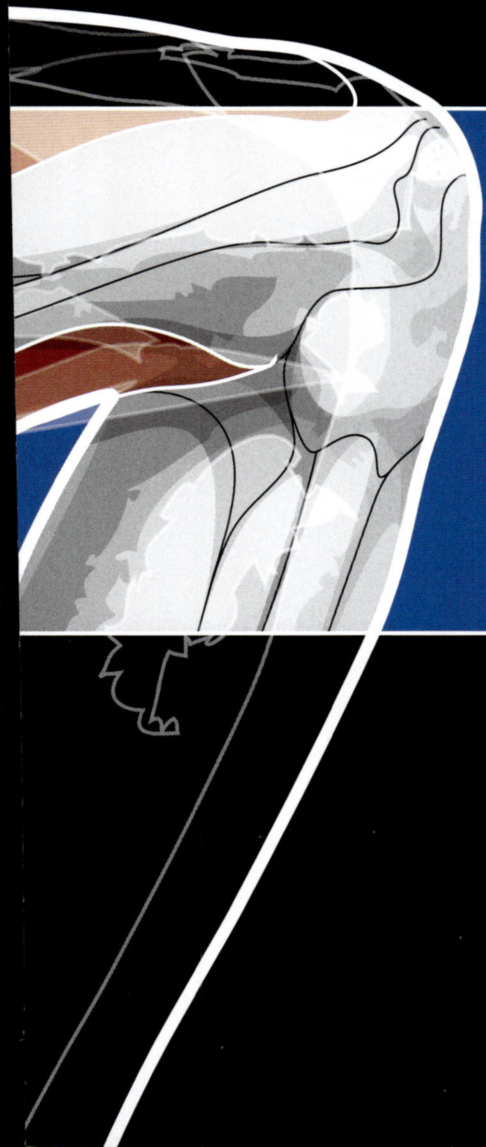

BEWEG-
LICHKEIT

NACKEN BEUGEN UND STRECKEN

Diese einfache Bewegung kann stehend oder sitzend ausgeführt werden, lockert einen steifen Nacken und kann unterstützend wirken für alle Sportarten, bei denen Kopfbewegungen eine Rolle spielen – weil man z.B. einem Ball oder einem anderen schnellen Objekt mit den Augen folgt.

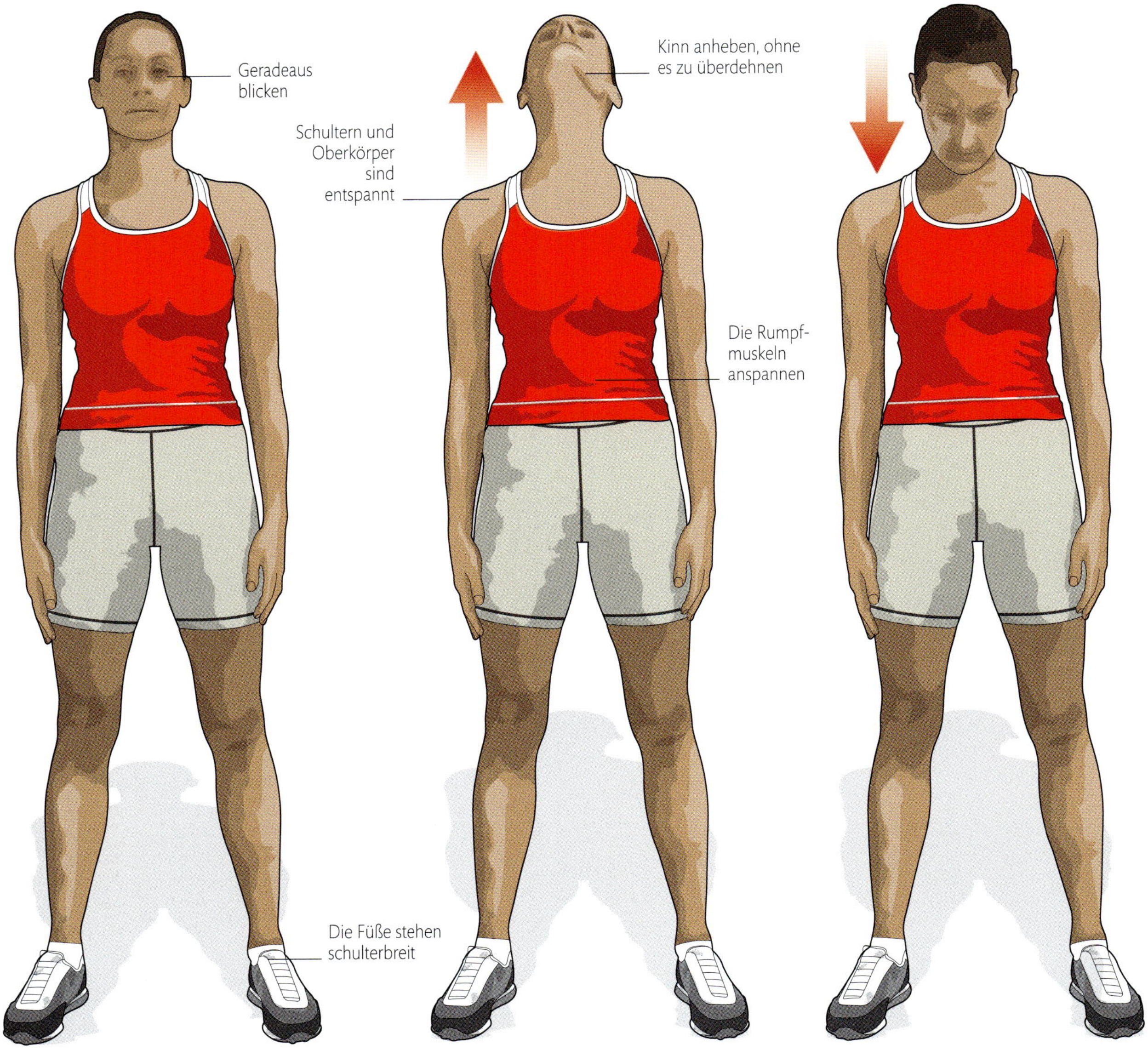

1 Sie stehen aufrecht, die Arme hängen seitlich herab. Damit Sie die Schultern nicht hochziehen, können Sie die Hände verschränken. Geradeaus blicken und die Wirbelsäule aufrecht halten.

2 Den Nacken beugen, indem Sie langsam das Kinn heben und zur Decke sehen. Mehrere Sekunden lang halten. Die Streckung nicht forcieren, sie muss sich angenehm anfühlen.

3 Den Nacken strecken, indem Sie das Kinn sanft auf die Brust sinken lassen. Kopf in Position 1 zurückbringen und die Übung langsam mehrmals wiederholen.

NACKEN DREHEN

Diese einfache Übung kann bei einer schmerzenden Nackenpartie Linderung verschaffen. Sie verbessert die Beweglichkeit und beugt altersbedingter Steifheit vor. Sie sollten den Nacken mindestens um 70 Grad zu jeder Seite drehen können, ohne dass Sie ein Zerren spüren oder knackende Geräusche hören.

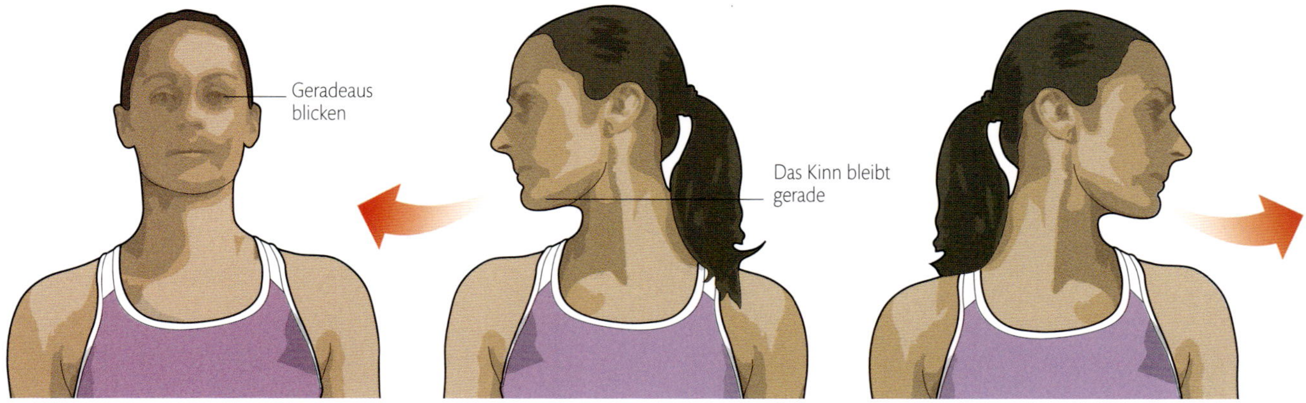

1 Den Kopf aufrecht halten und geradeaus blicken, die Wirbelsäule aufrichten. Der Oberkörper ist entspannt, und die Arme hängen locker zu beiden Seiten herab.

2 Den Kopf langsam horizontal zur Seite wenden und über die rechte Schulter sehen. Den Hals möglichst weit drehen und mehrere Sekunden halten.

3 In die Ausgangsposition zurückkehren und den Kopf dann über die linke Schulter drehen. Anschließend wieder zur Mitte zurückkehren.

NACKEN DEHNEN

Asymmetrische Verspannungen in Nacken und Schulterbereich können Muskel- und sogar Kopfschmerzen verursachen. Verursacht werden sie häufig durch eine sitzende Tätigkeit oder eine ungünstige Schlafhaltung. Diese Übung lockert den oberen Rücken und den Nacken.

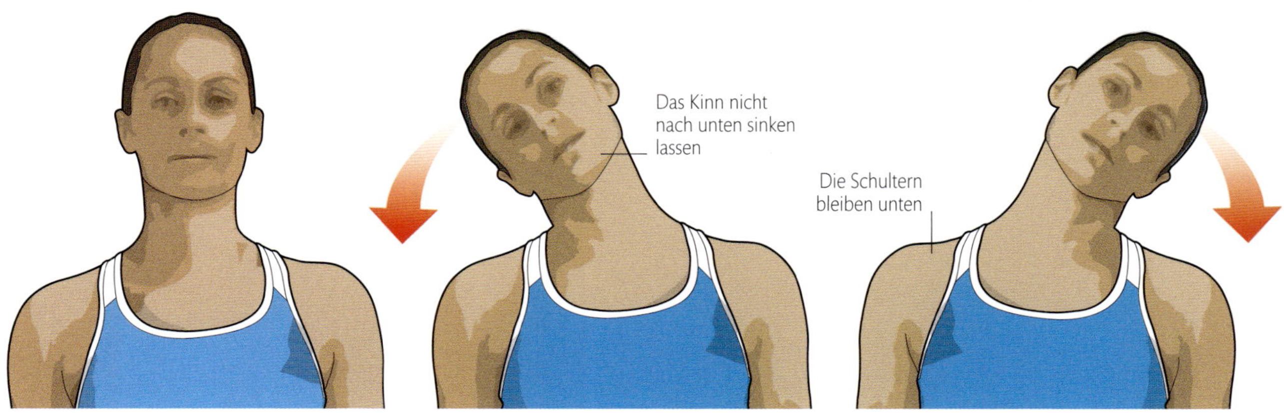

1 Stellen Sie sich mit entspanntem Körper aufrecht hin, die Schultern sind entspannt, der Blick ist nach vorn gerichtet.

2 Den Kopf seitlich so neigen, dass sich das rechte Ohr der rechten Schulter nähert. Position mehrere Sekunden lang halten.

3 Den Nacken in die entgegengesetzte Richtung dehnen, kurz halten und in die Ausgangsposition zurückkehren.

ARMKREISEN

Beim Krafttraining werden Arme und Schultern sehr belastet, man sollte sie zuvor also gründlich aufwärmen. Fördern Sie deren Durchblutung, indem Sie in einer weichen, kontinuierlichen Bewegung mit den Armen kreisen.

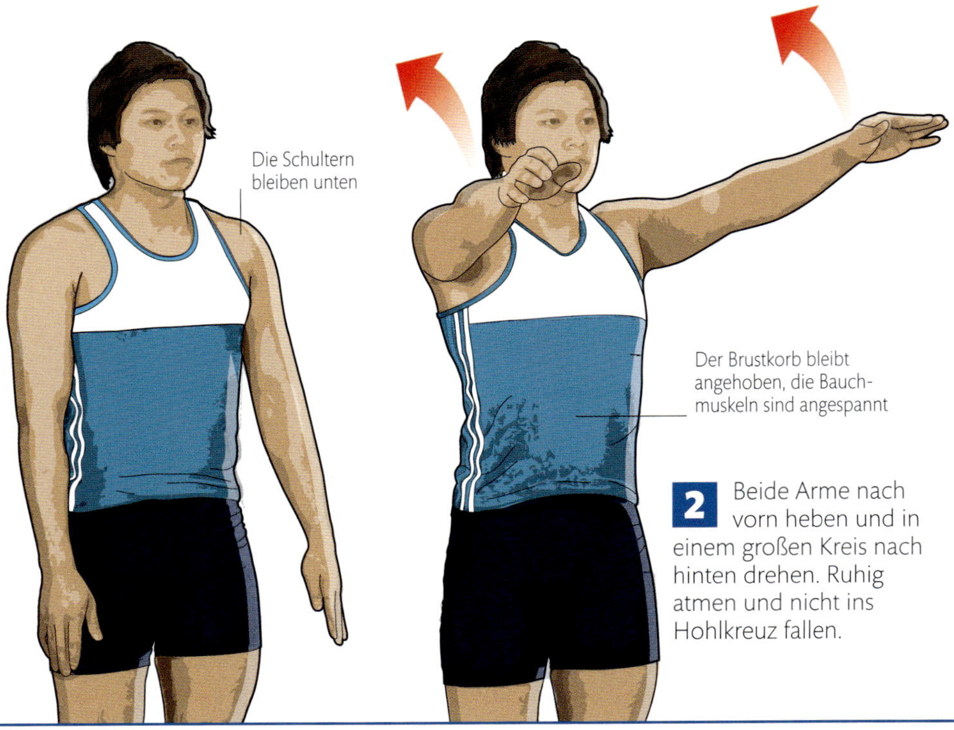

1 Die Arme hängen seitlich locker herab. Die Schultern sind unten und entspannt. Nach vorn blicken und die Wirbelsäule aufrichten.

2 Beide Arme nach vorn heben und in einem großen Kreis nach hinten drehen. Ruhig atmen und nicht ins Hohlkreuz fallen.

SCHULTERKREISEN

Die Stabilität der Schultergelenke stammt von den sie umgebenden Muskeln und Bändern und weniger vom Skelett. Diese Übung lockert die Schultergelenke und wärmt den Kapuzenmuskel vor dem Widerstandstraining auf.

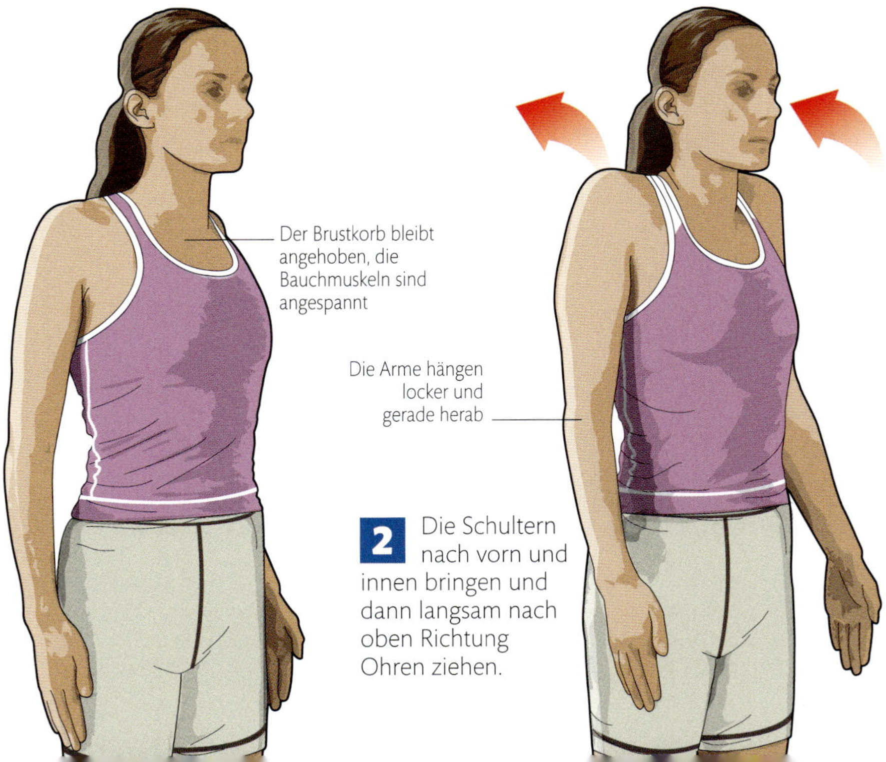

1 Die Arme hängen seitlich locker herab, die Schultern sind entspannt. Der Kopf wird aufrecht gehalten, die Wirbelsäule ist gerade.

2 Die Schultern nach vorn und innen bringen und dann langsam nach oben Richtung Ohren ziehen.

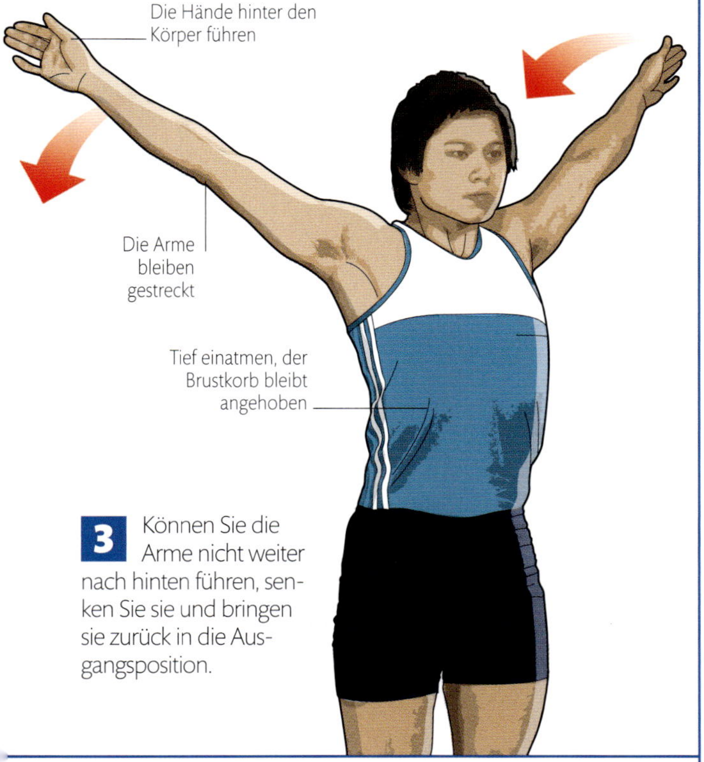

3 Können Sie die Arme nicht weiter nach hinten führen, senken Sie sie und bringen sie zurück in die Ausgangsposition.

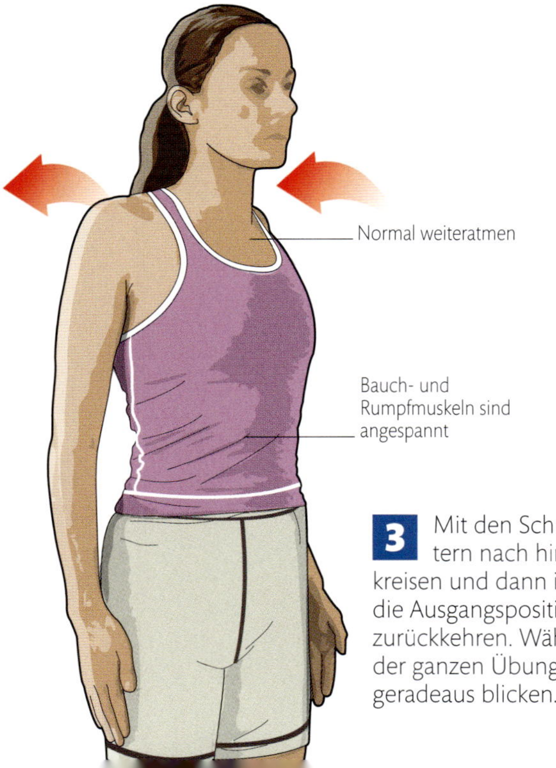

3 Mit den Schultern nach hinten kreisen und dann in die Ausgangsposition zurückkehren. Während der ganzen Übung geradeaus blicken.

HANDGELENKKREISEN

Ein guter Griff ist für viele Übungen des Oberkörpers unerlässlich. Diese Übung sorgt für bewegliche Handgelenke und bereitet sie auf das Training vor. Außerdem beugt sie Verletzungen wie dem Karpaltunnelsyndrom vor, das bei Schreibtischtätigkeiten häufig auftritt.

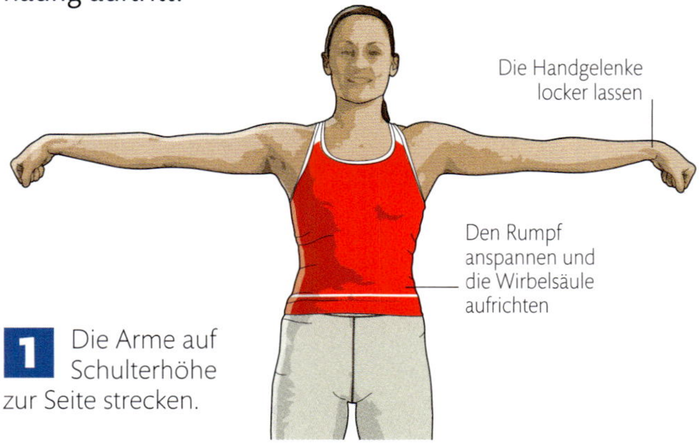
Die Handgelenke locker lassen
Den Rumpf anspannen und die Wirbelsäule aufrichten

1 Die Arme auf Schulterhöhe zur Seite strecken.

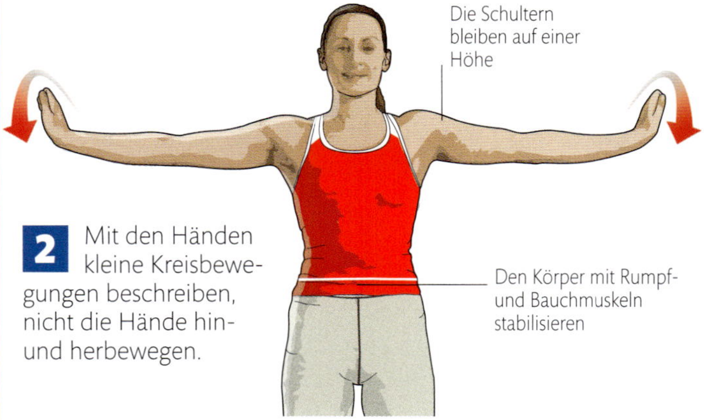
Die Schultern bleiben auf einer Höhe
Den Körper mit Rumpf- und Bauchmuskeln stabilisieren

2 Mit den Händen kleine Kreisbewegungen beschreiben, nicht die Hände hin- und herbewegen.

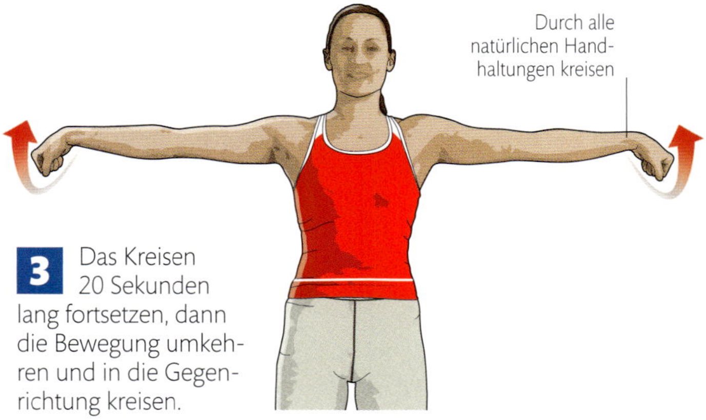
Durch alle natürlichen Handhaltungen kreisen

3 Das Kreisen 20 Sekunden lang fortsetzen, dann die Bewegung umkehren und in die Gegenrichtung kreisen.

HÜFTKREISEN

Die Rumpfmuskeln werden beim Krafttraining besonders beansprucht. Bei dieser Übung kreisen Sie mit den Hüften, als würden Sie mit einem Hula-Hoop-Reifen trainieren. Das mobilisiert die Rumpfmuskeln.

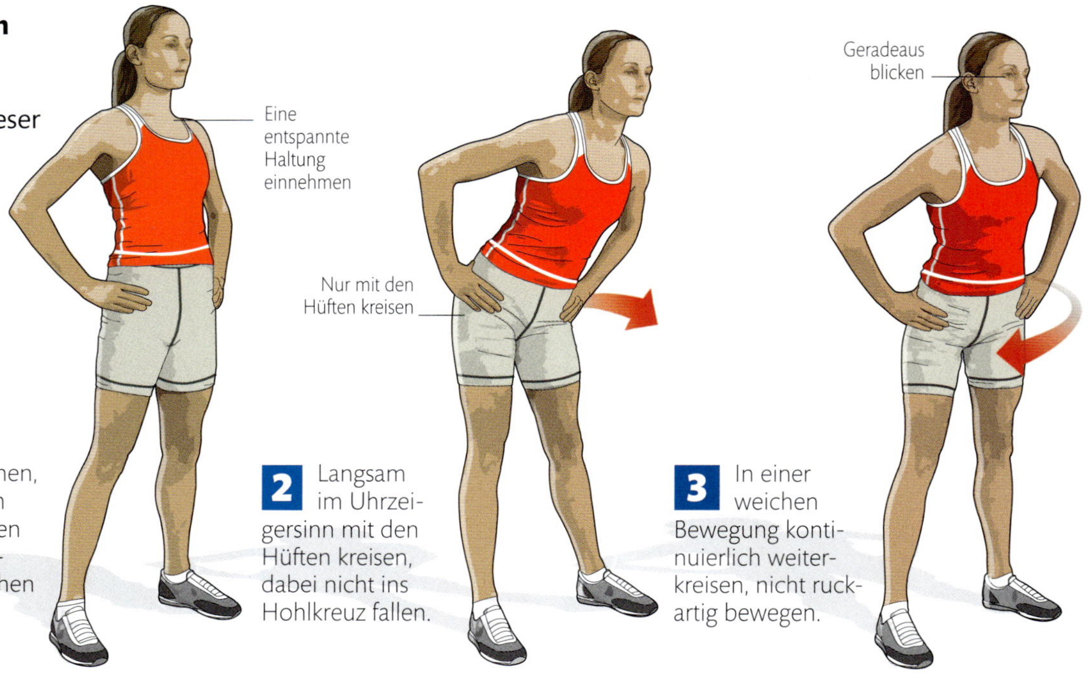

1 Aufrecht stehen, die Hände in die Hüften stemmen und die Beine strecken. Die Füße stehen etwas weiter als schulterbreit.

2 Langsam im Uhrzeigersinn mit den Hüften kreisen, dabei nicht ins Hohlkreuz fallen.

3 In einer weichen Bewegung kontinuierlich weiterkreisen, nicht ruckartig bewegen.

RUMPFDREHEN

Diese Übung ergänzt das Hüftkreisen (s. oben), indem es die Rumpfmuskeln beweglicher macht, während die Hüften gerade bleiben.

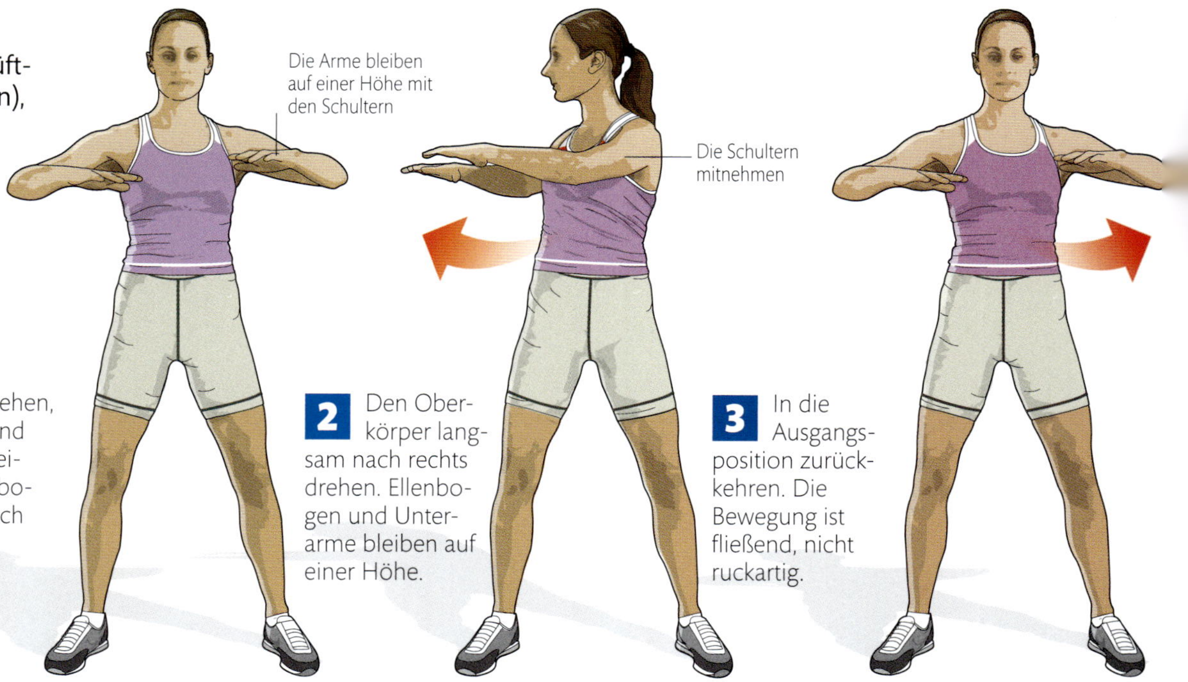
Die Arme bleiben auf einer Höhe mit den Schultern
Die Schultern mitnehmen

1 Aufrecht stehen, die Füße sind schulterbreit auseinander, die Ellenbogen werden seitlich angehoben.

2 Den Oberkörper langsam nach rechts drehen. Ellenbogen und Unterarme bleiben auf einer Höhe.

3 In die Ausgangsposition zurückkehren. Die Bewegung ist fließend, nicht ruckartig.

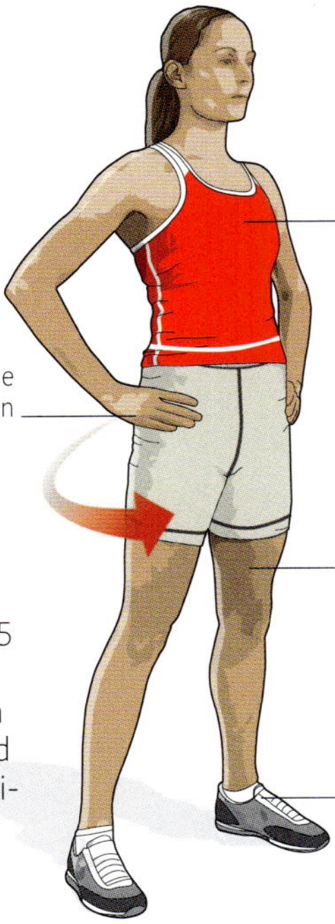

4 Nach 10–15 Wh. in die Ausgangsposition zurückkehren und gegen den Uhrzeigersinn kreisen.

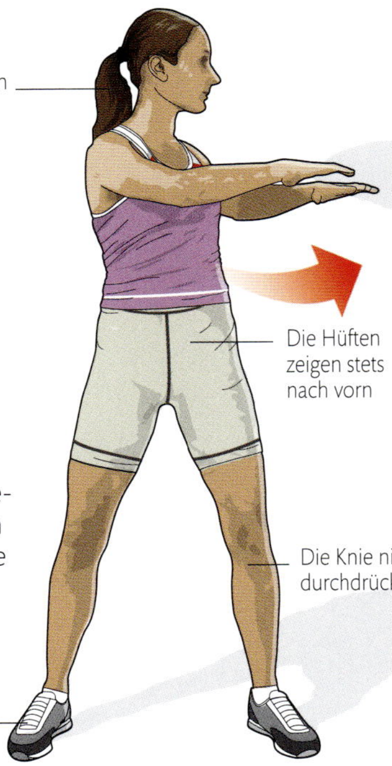

4 Den Körper nach links drehen, die Ellenbogen bleiben oben. In die Ausgangsposition zurückkehren.

RUMPFBEUGEN

Nach dem Hüftkreisen und Rumpfdrehen (s. links) mobilisieren Sie Ihren Oberkörper durch seitliche Rumpfbeugen. So werden die Rumpfmuskeln in alle Richtungen aktiviert.

1 Aufrecht stehen, die Arme liegen seitlich am Körper, die Schultern sind entspannt.

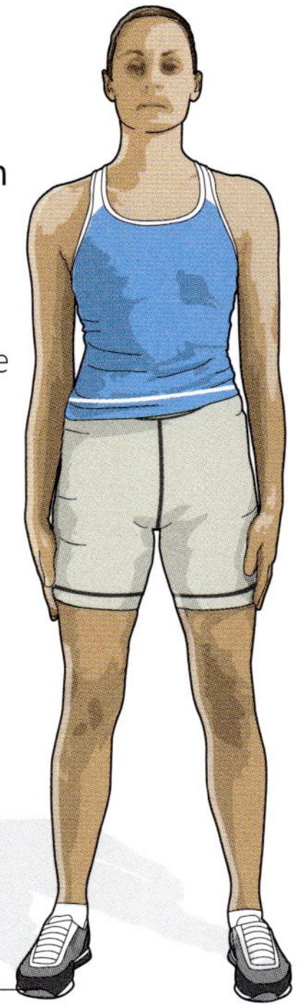

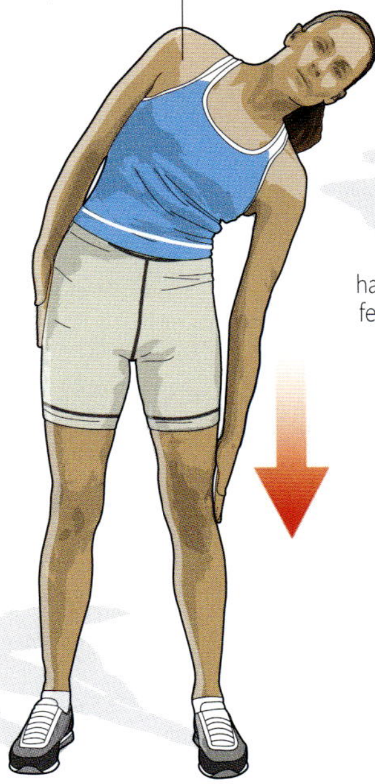

2 Den Oberkörper zur Seite beugen und die linke Hand möglichst weit am linken Bein hinabschieben. Nicht nach vorn oder hinten ausweichen.

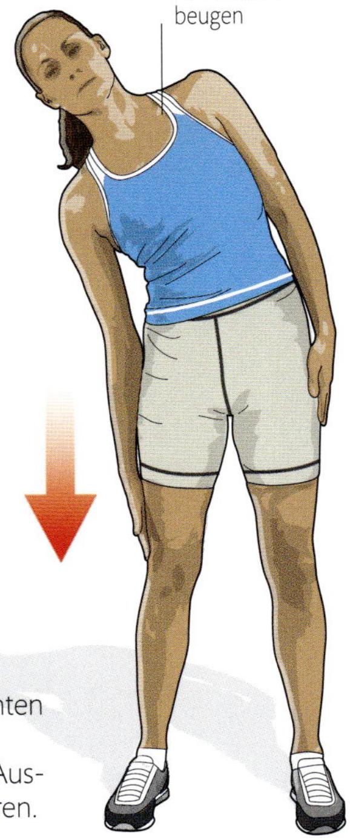

3 Die Übung zur rechten Seite wiederholen und anschließend in die Ausgangsposition zurückkehren.

BEINHEBEN

Diese Übung verbessert die Beweglichkeit von Hüften und Schenkeln. Man kann sie auf der Stelle oder im Gehen ausführen. Wichtig ist ein gleichmäßiges Tempo. Das Bein wird kontrolliert angehoben und nicht mit Schwung nach oben gebracht.

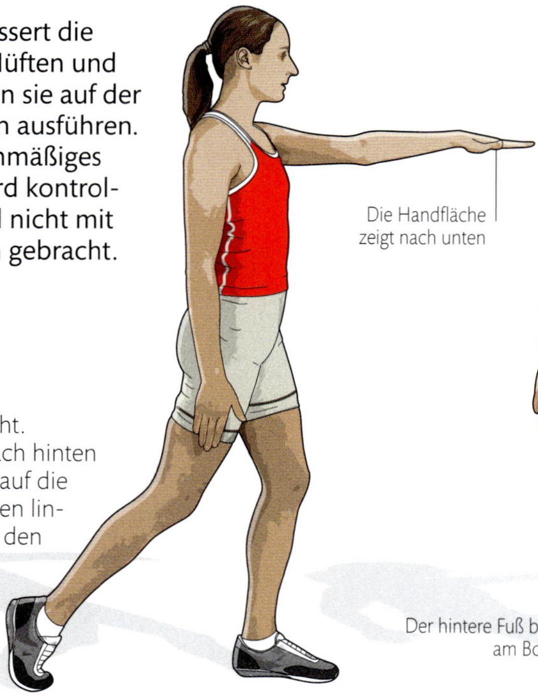
Die Handfläche
zeigt nach unten

1 Stehen Sie aufrecht. Ein Bein etwas nach hinten versetzen und den Fuß auf die Zehenspitzen stellen. Den linken Arm horizontal vor den Körper strecken.

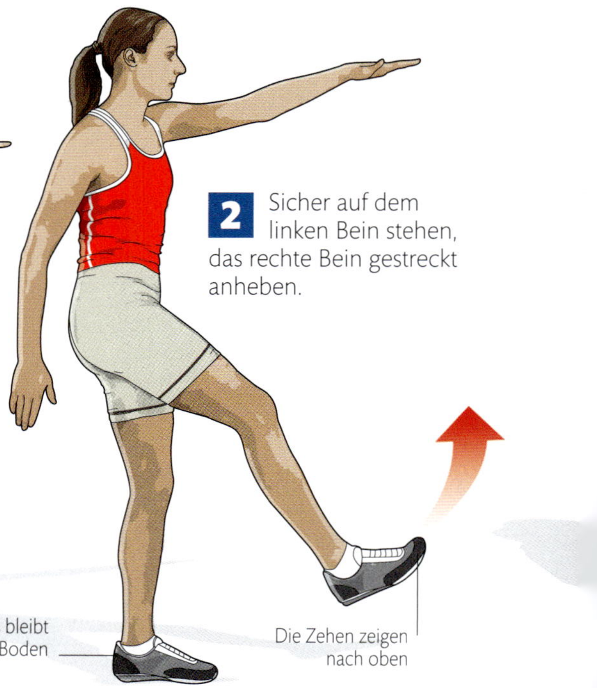
Der hintere Fuß bleibt
am Boden
Die Zehen zeigen
nach oben

2 Sicher auf dem linken Bein stehen, das rechte Bein gestreckt anheben.

ABWÄRTSGERICHTETER HUND

Diese anspruchsvolle Übung dehnt und kräftigt Waden, Schenkel und unteren Rücken. Gut trainierte Menschen können ihre Körpermitte fast exakt anwinkeln. Praktizieren Sie diese Übung regelmäßig.

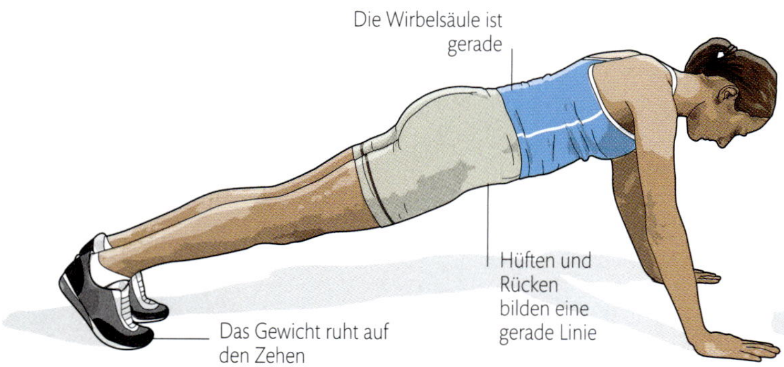

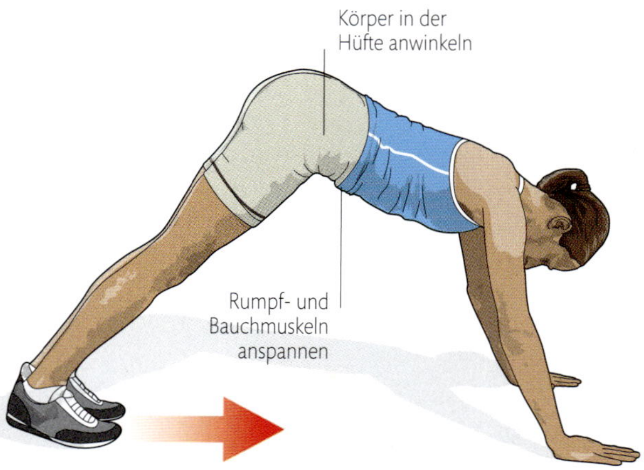
Körper in der
Hüfte anwinkeln
Rumpf- und
Bauchmuskeln
anspannen

1 Die Liegestützposition einnehmen. Die Hände sind schulterbreit auseinander und liegen flach auf dem Boden, die Arme sind gestreckt.

2 Mit den Händen in eine Position vor dem Kopf »gehen«. Die Beine bleiben gestreckt. Dann langsam mit den Füßen in Richtung Hände gehen.

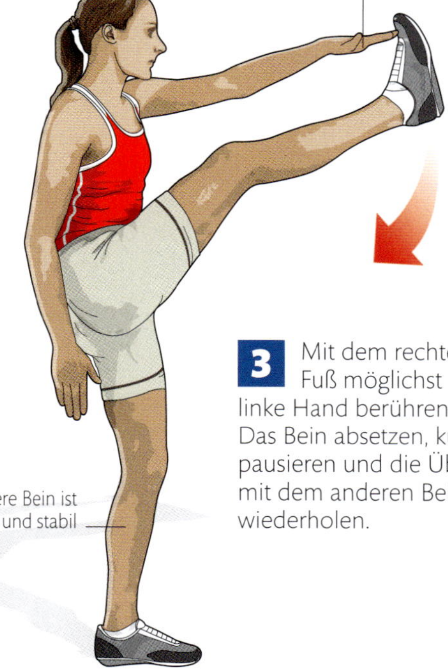
Den Arm nicht
zum Fuß senken
Das hintere Bein ist
gerade und stabil

3 Mit dem rechten Fuß möglichst die linke Hand berühren. Das Bein absetzen, kurz pausieren und die Übung mit dem anderen Bein wiederholen.

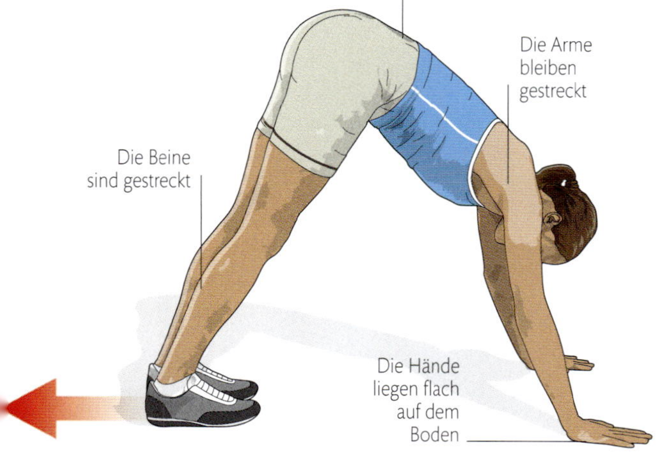
Den Rücken
gerade halten
Die Arme
bleiben
gestreckt
Die Beine
sind gestreckt
Die Hände
liegen flach
auf dem
Boden

3 Wenn Sie nicht mehr weitergehen können und der Körper in der Hüfte angewinkelt ist, in die Ausgangsposition zurückkehren.

HÜFTDEHNUNG

Eine bewegliche Hüfte hält den Körper stabil, aufrecht und im Gleichgewicht. Diese einfache, aber effektive Bewegungsübung trainiert Hüften und Gesäßmuskeln. Sie kann als intensive Dehnung (s. S. 208) und als Aufwärmübung dienen.

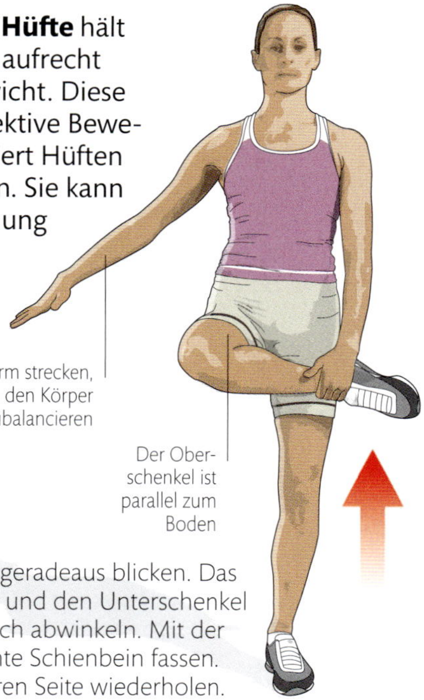
Den Arm strecken,
um den Körper
auszubalancieren
Der Ober-
schenkel ist
parallel zum
Boden

Aufrecht stehen und geradeaus blicken. Das rechte Knie anheben und den Unterschenkel vor dem Rumpf seitlich abwinkeln. Mit der linken Hand das rechte Schienbein fassen. Die Übung zur anderen Seite wiederholen.

SCHENKELDEHNUNG

Diese Übung dehnt die vordere Oberschenkelmuskulatur. Weil sie im Stehen ausgeführt wird, fördert sie außerdem eine gute Haltung und den Gleichgewichtssinn.

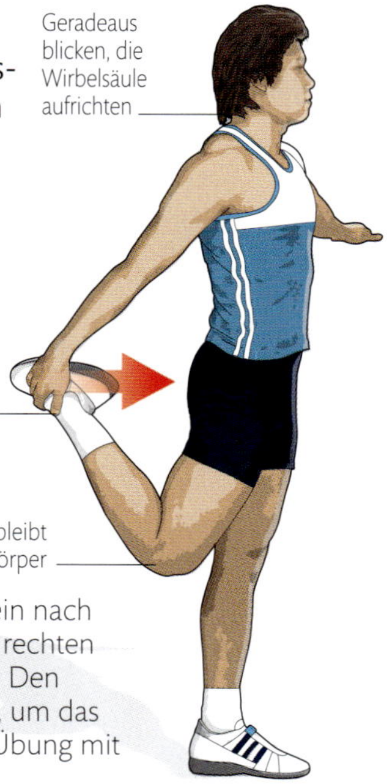

Aufrecht stehen, das rechte Bein nach hinten anwinkeln und mit der rechten Hand um den Knöchel fassen. Den linken Arm seitlich abstrecken, um das Gleichgewicht zu halten. Die Übung mit dem linken Bein wiederholen.

KNIEBEUGE

Die grundlegende Bewegungsübung trainiert Unterkörper und Rumpf. Sie ist eine wichtige Aufwärmübung für Kniebeugen mit Gewichten, die Teil jedes Krafttrainings sind. Achten Sie auf eine korrekte Ausführung, gehen Sie möglichst tief in die Hocke und wippen Sie unten nicht nach.

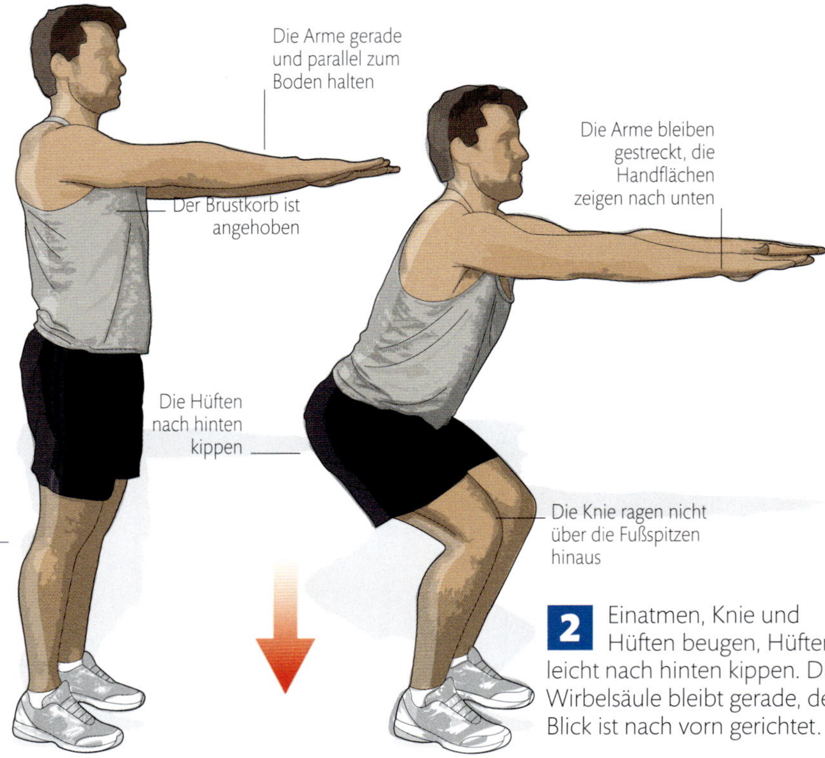
Die Arme gerade und parallel zum Boden halten
Der Brustkorb ist angehoben
Die Arme bleiben gestreckt, die Handflächen zeigen nach unten
Die Hüften nach hinten kippen
Die Beine sind gestreckt, die Füße zeigen leicht nach außen
Die Knie ragen nicht über die Fußspitzen hinaus

1 Aufrecht stehen, die Wirbelsäule ist gerade, die Füße stehen etwas mehr als schulterbreit auseinander.

2 Einatmen, Knie und Hüften beugen, Hüften leicht nach hinten kippen. Die Wirbelsäule bleibt gerade, der Blick ist nach vorn gerichtet.

HÜFTBEUGUNG/HÜFTSTRECKUNG

Diese Übung trainiert Hüften und Oberschenkel. Wie beim anspruchsvolleren Beinheben (s. S. 56) wird jedes Bein einzeln bewegt. Trotzdem werden hier Spiel- und Standbein gleichzeitig trainiert.

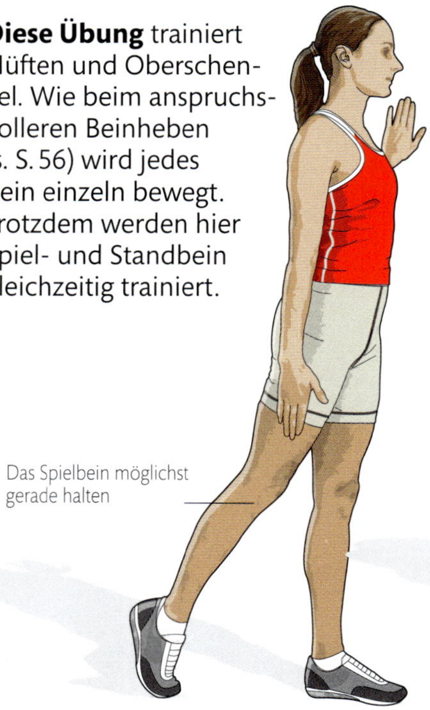
Das Spielbein möglichst gerade halten

1 Auf dem linken Bein stehen, das rechte leicht zurücksetzen und den Fuß mit den Zehenspitzen aufstellen. Sie können sich mit dem linken Arm abstützen, um das Gleichgewicht zu halten.

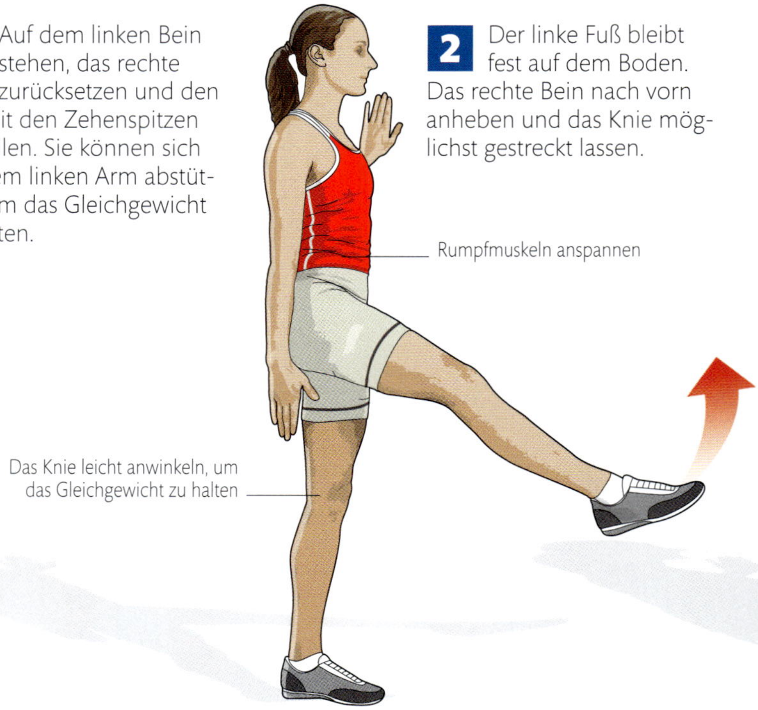
Rumpfmuskeln anspannen
Das Knie leicht anwinkeln, um das Gleichgewicht zu halten

2 Der linke Fuß bleibt fest auf dem Boden. Das rechte Bein nach vorn anheben und das Knie möglichst gestreckt lassen.

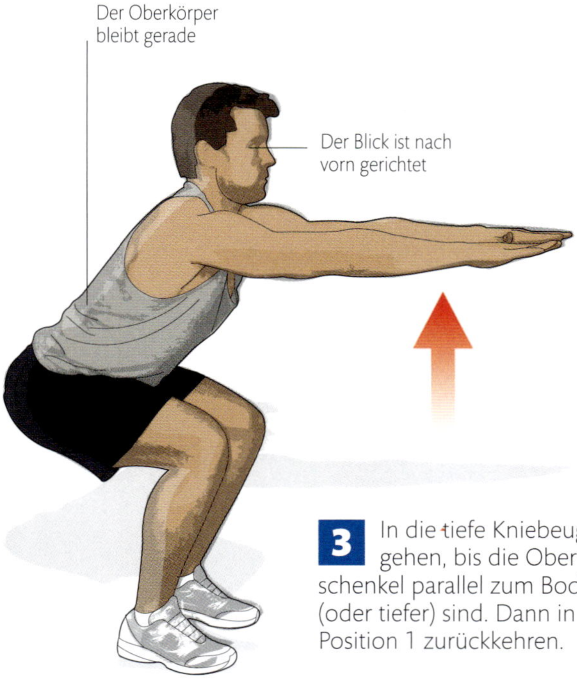

3 In die tiefe Kniebeuge gehen, bis die Oberschenkel parallel zum Boden (oder tiefer) sind. Dann in Position 1 zurückkehren.

3 Das rechte Bein möglichst weit anheben. Die Position mehrere Sekunden lang halten, das Bein absetzen, pausieren und die Übung mit dem linken Bein wiederholen.

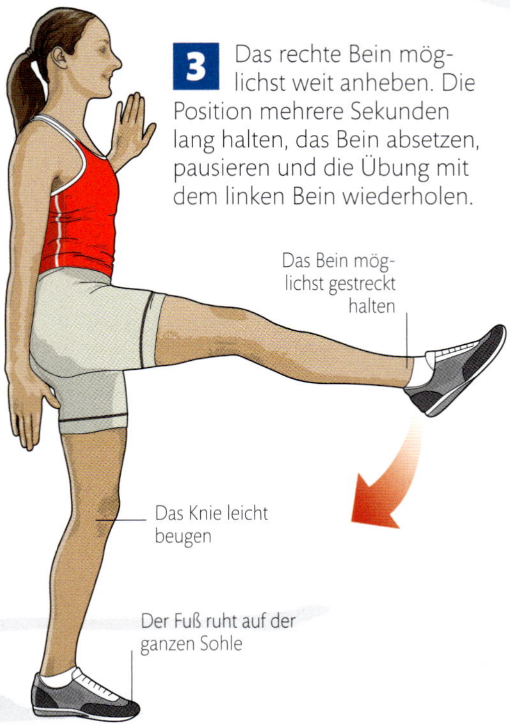

BEINABDUKTION

Diese Beweglichkeitsübung für die Hüfte lockert Po- und Leistenmuskulatur. Das Bein wird in einem anderen Winkel bewegt als bei der Hüftbeugung (s. links).

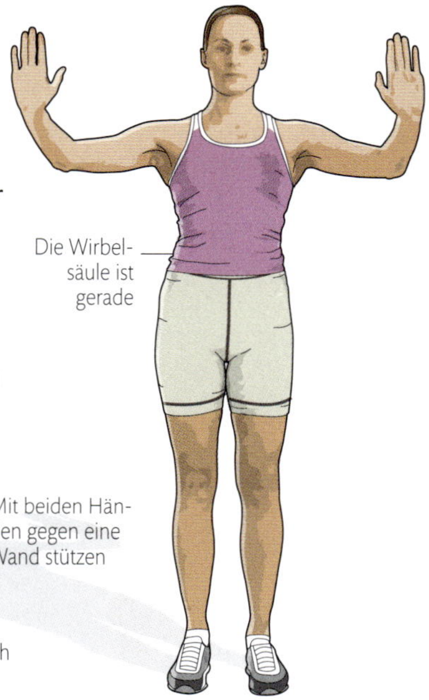

1 Stützen Sie sich mit beiden Händen gegen eine Wand, den Körper dabei leicht nach vorn lehnen. Das Gewicht auf den linken Fuß verlagern.

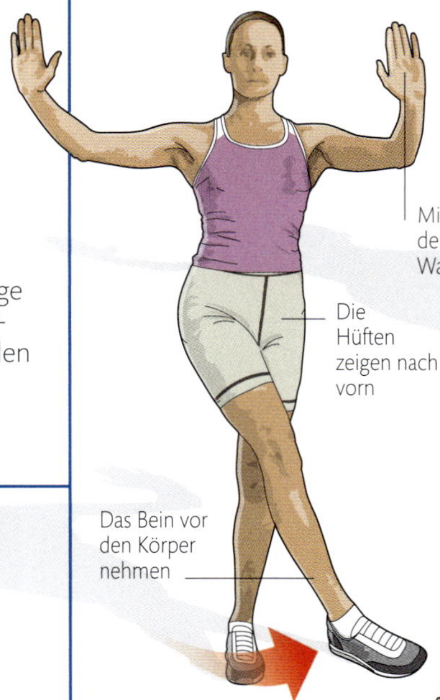

2 Das rechte Bein langsam und kontrolliert vor dem Körper nach links schwingen. Die Zehenspitzen zeigen nach außen.

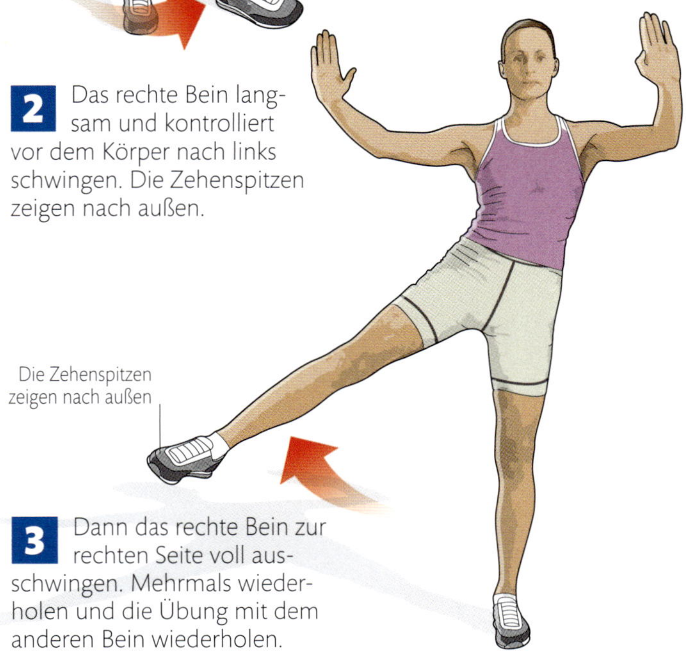

3 Dann das rechte Bein zur rechten Seite voll ausschwingen. Mehrmals wiederholen und die Übung mit dem anderen Bein wiederholen.

AUSFALLSCHRITT

Dies ist eine ausgezeichnete Übung, um die Beweglichkeit in Hüften und Schenkeln zu steigern. Sie können diese Übung entweder aus einer festen Ausgangsposition heraus machen (s. Ausfallschritt S. 68–69) oder im Vorwärtsschreiten. Sie trainiert Gleichgewichtssinn und Koordination und ist somit für alle Sportarten geeignet.

1 Aufrecht stehen. Die Füße sind schulterbreit auseinander, die Arme hängen seitlich herab. Die Füße stehen flach auf dem Boden, der Brustkorb ist angehoben, die Wirbelsäule gerade.

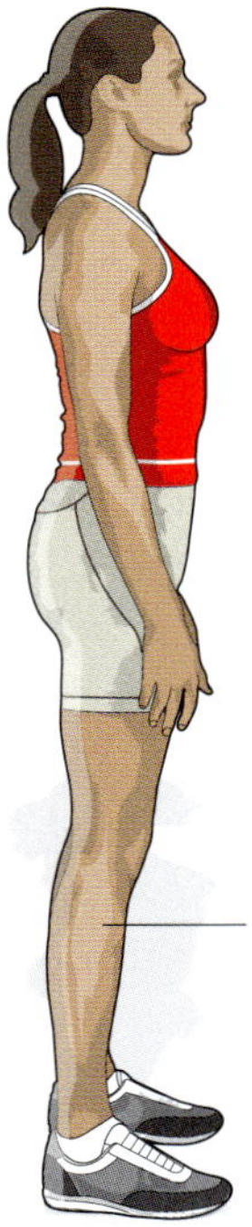

2 Einatmen und einen großen Schritt nach vorn machen. Der vordere Fuß steht mit der ganzen Sohle auf. Das vordere Bein ist gebeugt, der Körper aufrecht, der Blick geht geradeaus.

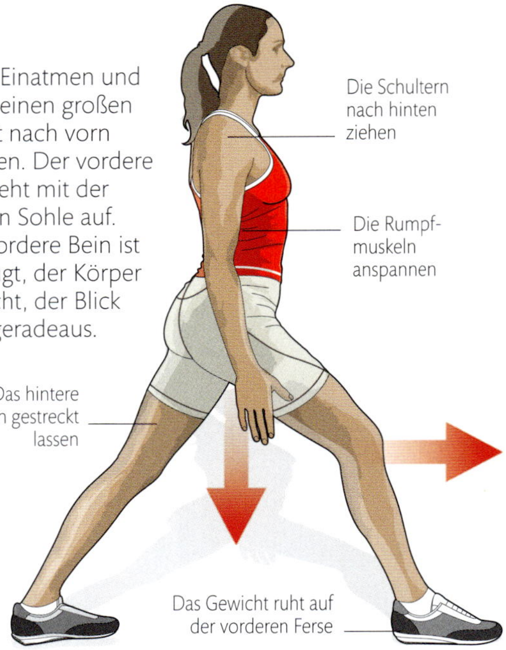
Die Schultern nach hinten ziehen
Die Rumpfmuskeln anspannen
Das hintere Bein gestreckt lassen
Das Gewicht ruht auf der vorderen Ferse

AUSFALLSCHRITT MIT DREHUNG

Dies ist eine weitere gute Beweglichkeitsübung für Hüften und Schenkel. Sie sollten dabei eine Dehnung im Hüftbeuger des hinteren Beins und im Gesäßmuskel über dem vorderen Bein spüren. Die Übung beansprucht auch den Rumpf, der zusammen mit dem Kopf gedreht wird.

1 Dieselbe Ausgangsposition wie beim Ausfallschritt (s. oben) einnehmen. Knie und Zehen zeigen gerade nach vorn.

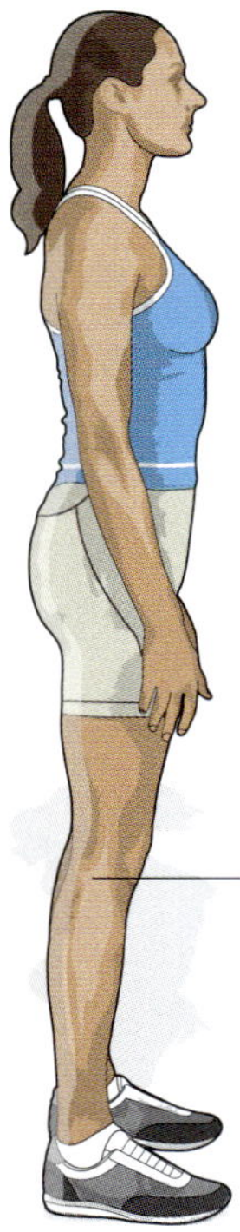

2 Das linke Bein einen großen Schritt nach vorn setzen. Die Knie beugen, mit dem Körper nach unten gehen und den Rumpf aus der Taille heraus nach rechts drehen.

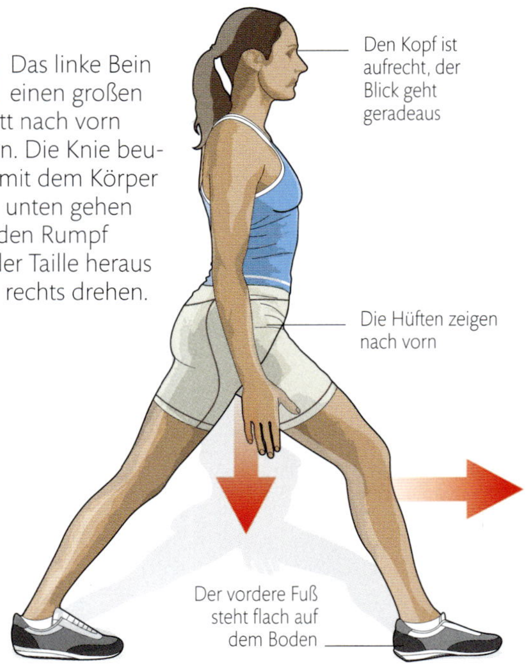
Den Kopf ist aufrecht, der Blick geht geradeaus
Die Hüften zeigen nach vorn
Der vordere Fuß steht flach auf dem Boden

3 Vorderes und hinteres Bein beugen, das hintere Knie nähert sich dem Boden. Dann mit der vorderen Ferse hochstemmen und in die Ausgangsposition zurückkehren.

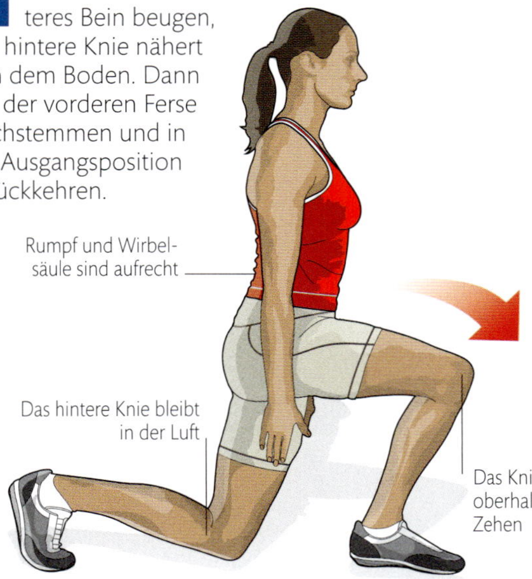
Rumpf und Wirbelsäule sind aufrecht
Das hintere Knie bleibt in der Luft
Das Knie ist oberhalb der Zehen

3 Den Kopf nach rechts drehen, den linken Arm vor der Brust beugen, den rechten nach hinten strecken und den Rumpf aus der Taille heraus drehen. In Position 1 zurückkehren, die Übung zur anderen Seite wiederholen.

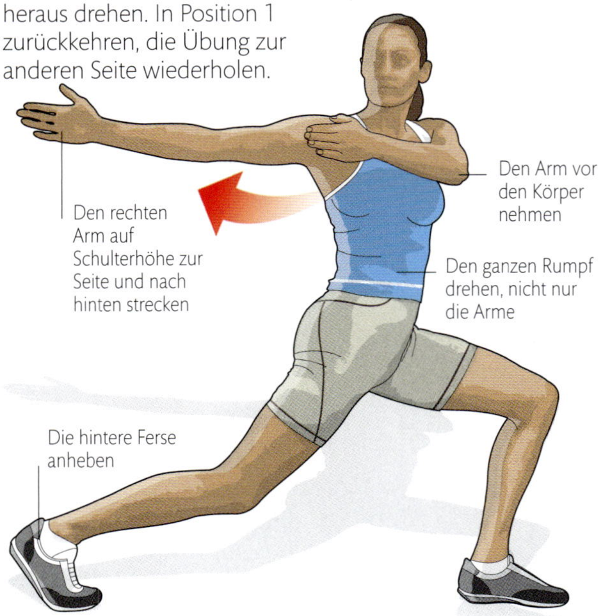
Den rechten Arm auf Schulterhöhe zur Seite und nach hinten strecken
Den Arm vor den Körper nehmen
Den ganzen Rumpf drehen, nicht nur die Arme
Die hintere Ferse anheben

AUSFALLSCHRITT MIT HANTEL ÜBER KOPF

Bei dieser etwas schwierigeren Variante des Ausfallschritts (s. links) streckt man ein leichtes Gewicht über den Kopf. Das trainiert die Schulterbänder und fördert die Beweglichkeit von Hüften und unterem Rücken.

1 Die Ausgangsposition des Ausfallschritts einnehmen (s. links), dabei eine leichte Langhantel im breiten Griff über den Kopf strecken.

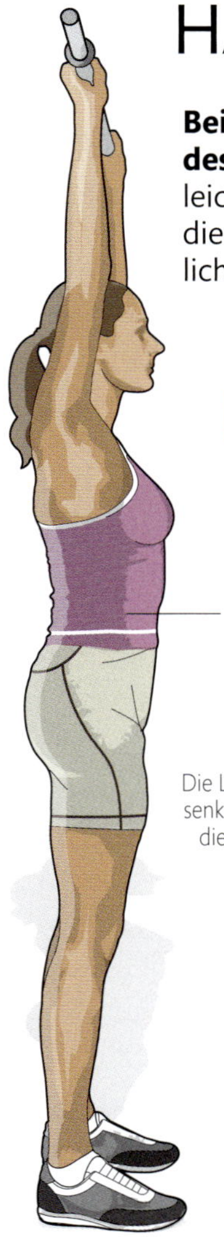

2 Mit dem rechten Bein in den Ausfallschritt gehen, die Langhantel über dem Körperschwerpunkt (zwischen den Beinen) halten. In die Ausgangsposition zurückkehren und die Übung mit dem linken Bein wiederholen.

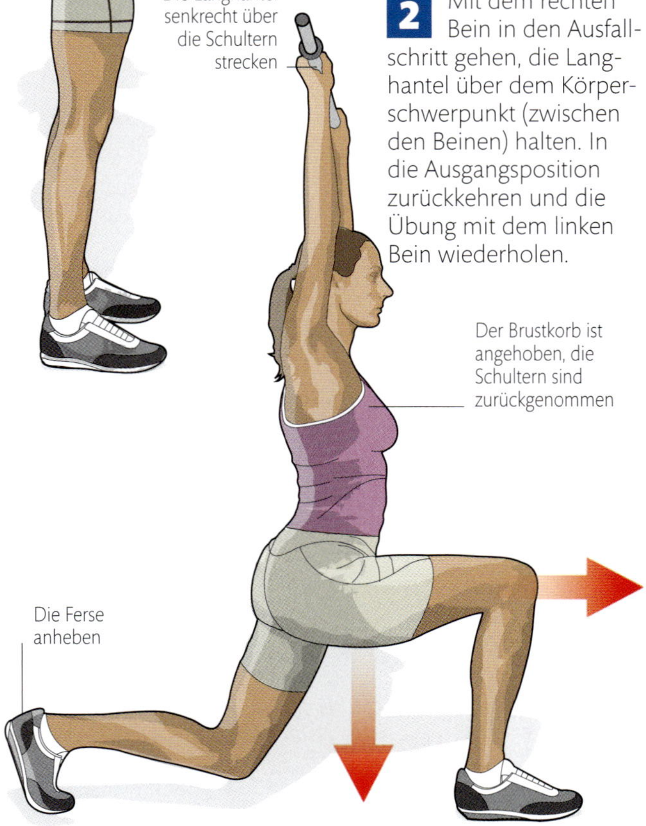
Die Langhantel senkrecht über die Schultern strecken
Der Brustkorb ist angehoben, die Schultern sind zurückgenommen
Die Ferse anheben

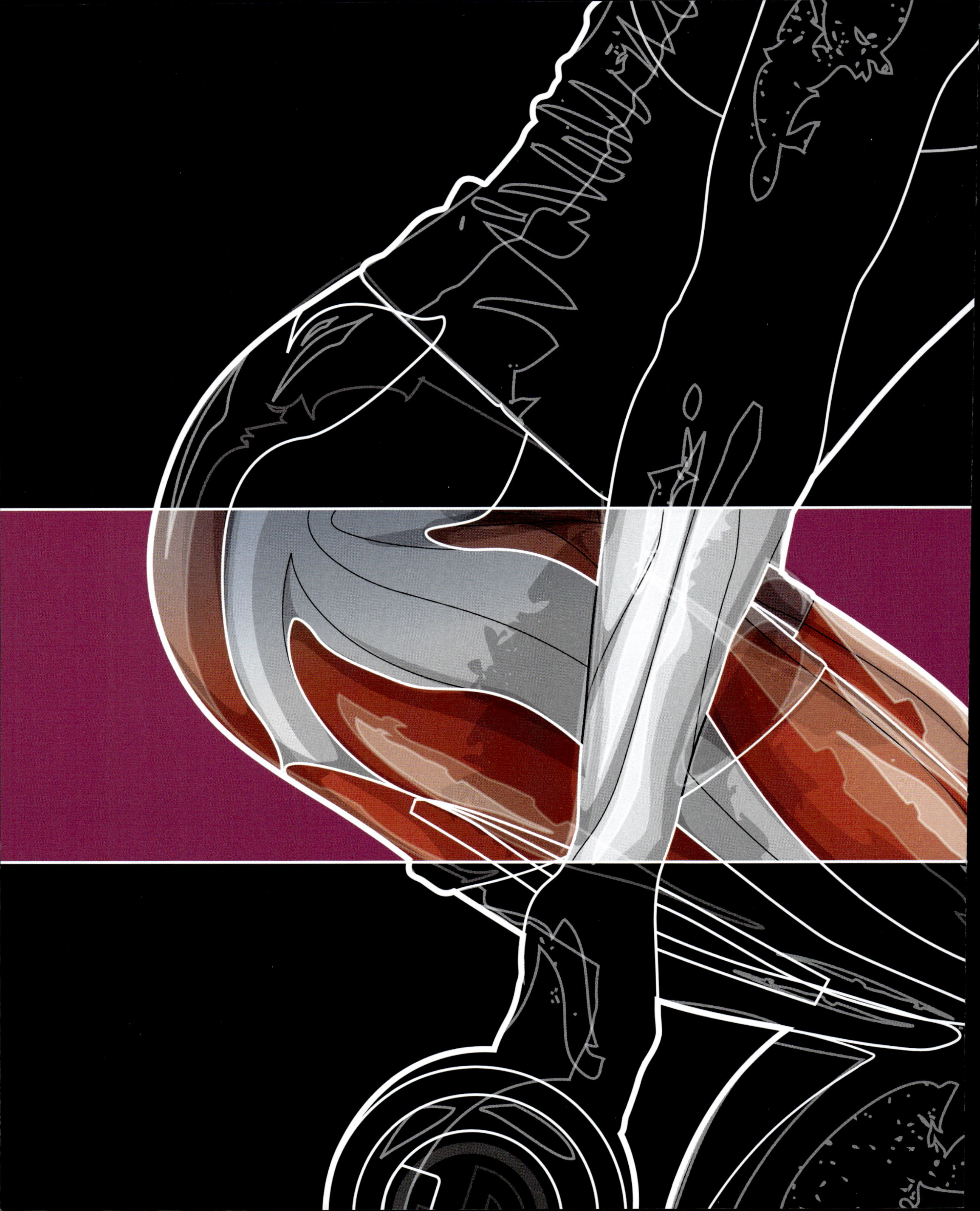

3

BEINE

KNIEBEUGE MIT LANGHANTEL HINTER DEM KOPF

ZIELMUSKELN

- Quadrizeps
- Gesäßmuskeln
- Schenkelbeuger

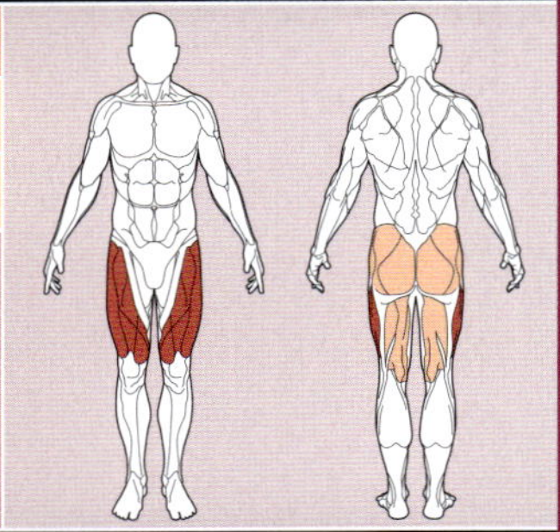

Diese Mehrgelenkübung ist hocheffektiv für die Beinmuskeln. Es ist eine hervorragende Grundlagenübung, die den gesamten Körper kräftigt – aber sie muss mit Sorgfalt ausgeführt werden.

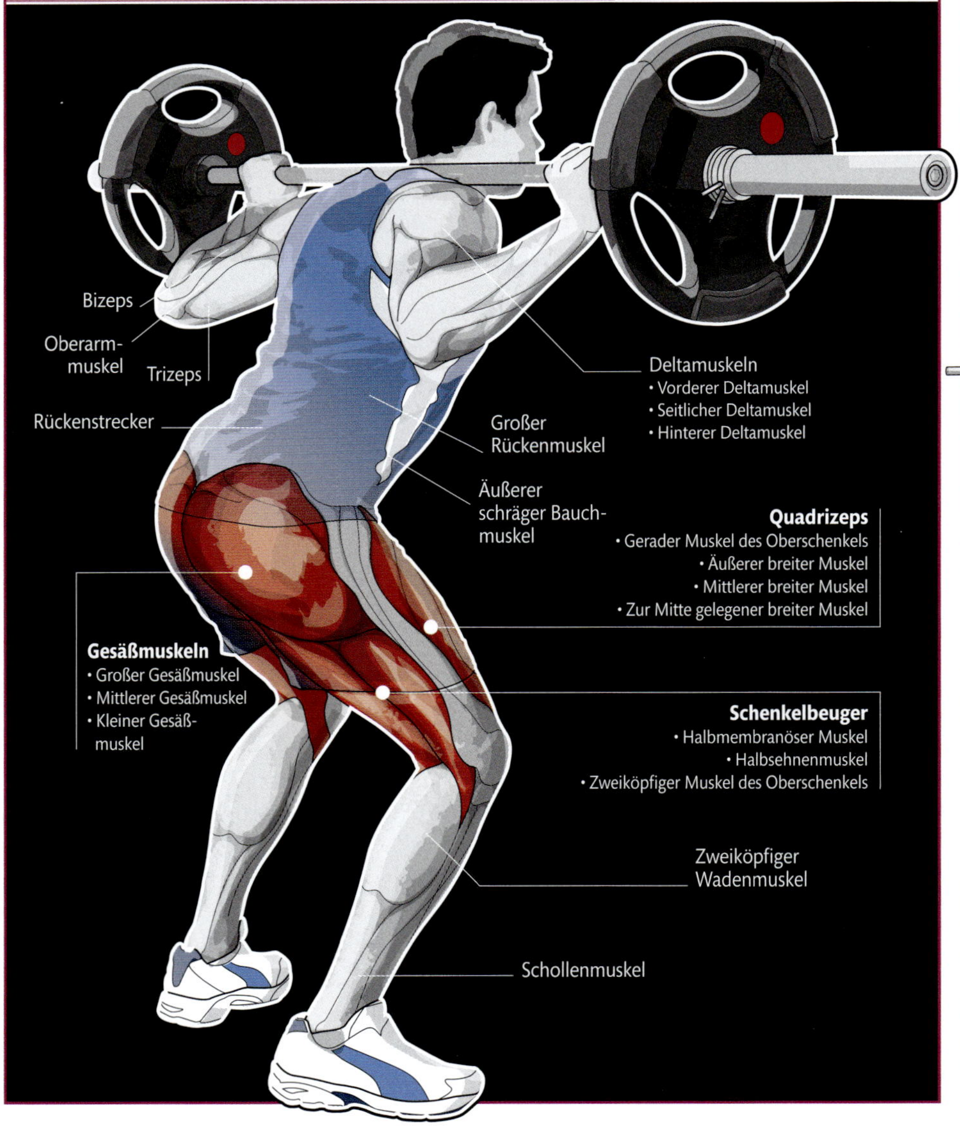

VARIANTE

Manche Kraftdreikämpfer üben die »Sumoringer-Kniebeuge« mit der Langhantel hinter dem Kopf. Dabei stehen die Füße mehr als schulterbreit, Füße und Knie zeigen leicht nach außen. Das erhöht das Gewicht auf die Oberschenkelinnenseiten, erfordert aber eine große Hüftbeweglichkeit. Diese Übung ist für Anfänger ungeeignet.

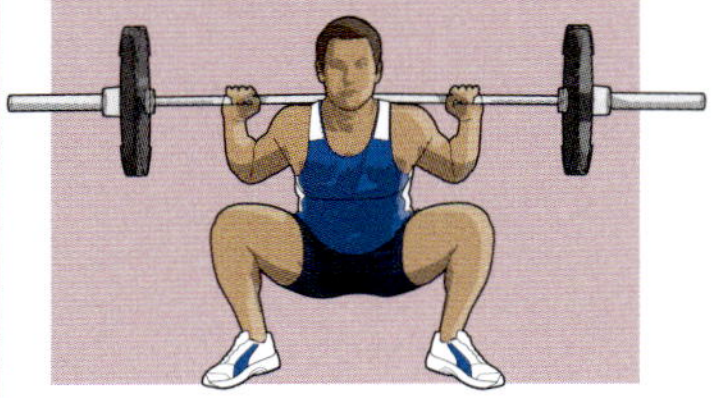

VORSICHT!

Bei dieser Kniebeuge nicht den Rücken krümmen oder den Oberkörper vorbeugen. Das belastet den unteren Rücken zu sehr und kann Verletzungen verursachen. Geradeaus blicken, den Kopf aufrecht halten und die Knie nicht eindrehen.

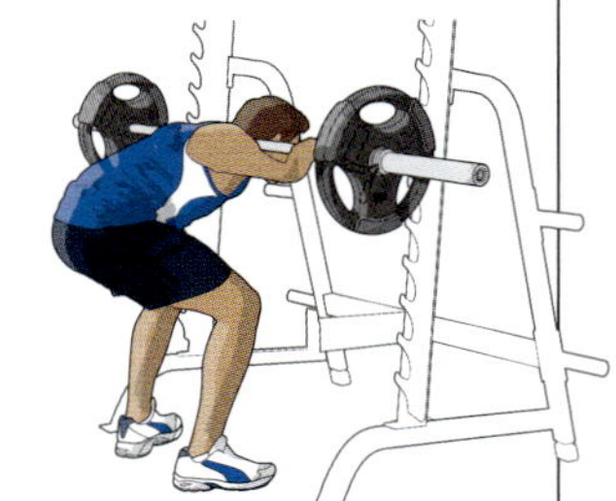

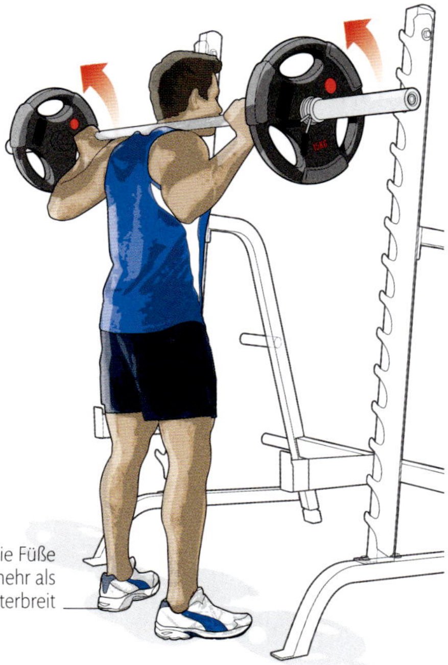
Die Füße
stehen mehr als
schulterbreit

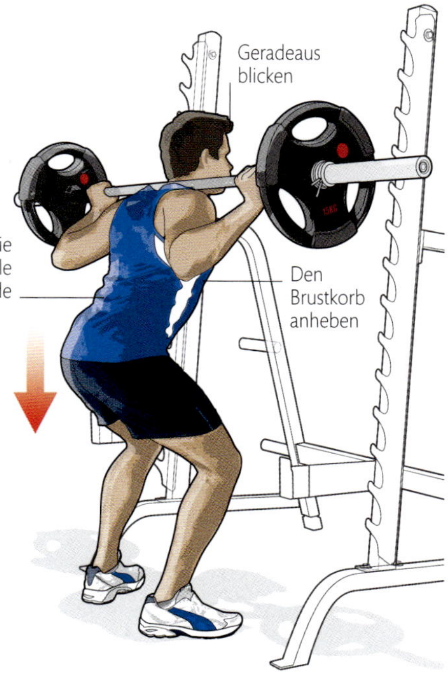
Geradeaus
blicken
Die
Wirbelsäule
ist gerade
Den
Brustkorb
anheben

1 Die Langhantel noch im Regal ausbalanciert greifen. Unter die Hantel ducken und mit den Füßen direkt darunterstellen. Einen Schritt zurückgehen und aufrichten. Die Langhantel ruht auf dem oberen Rücken.

2 Tief einatmen, Bauch- und Gesäßmuskeln anspannen, in die Kniebeuge gehen. Die Füße sind leicht nach außen gedreht, damit die Knie den Füßen folgen, wenn die Knie gebeugt und die Hüften zurückgekippt werden.

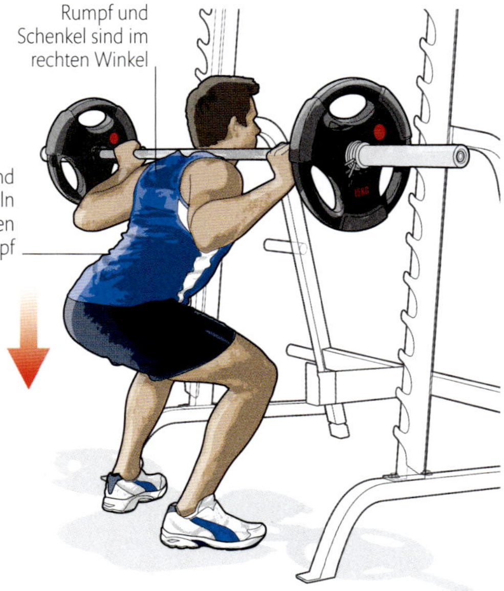
Rumpf und
Schenkel sind im
rechten Winkel
Rücken- und
Bauchmuskeln
stabilisieren
den Rumpf

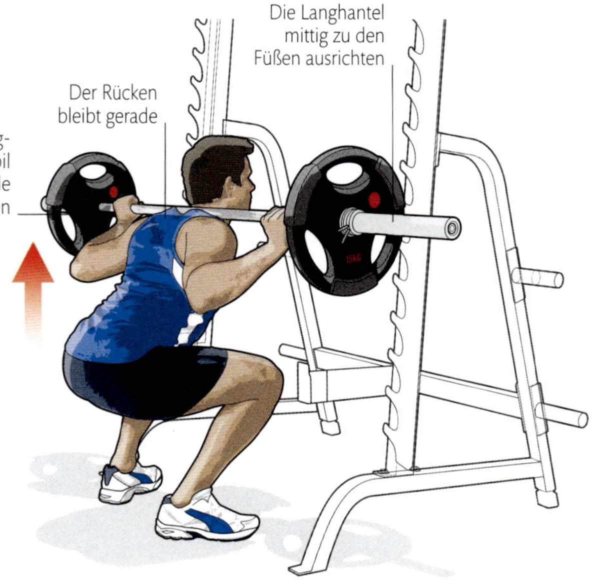
Die Langhantel
mittig zu den
Füßen ausrichten
Der Rücken
bleibt gerade
Die Lang-
hantel stabil
und gerade
halten

3 Noch tiefer in die Knie gehen, die Wirbelsäule dabei gerade halten. Den Körper langsam und kontrolliert senken und die Hüften zurückkippen. Die Knie befinden sich oberhalb der Zehen.

4 Die Kniebeuge vertiefen, bis die Oberschenkel parallel zum Boden sind, und die Hüften zurückkippen. Oberkörper und Schenkel bilden einen rechten Winkel. In die Ausgangsposition zurückkehren und beim Aufrichten ausatmen.

FRONTKNIEBEUGE

ZIELMUSKELN

- Quadrizeps
- Gesäßmuskeln
- Schenkelbeuger

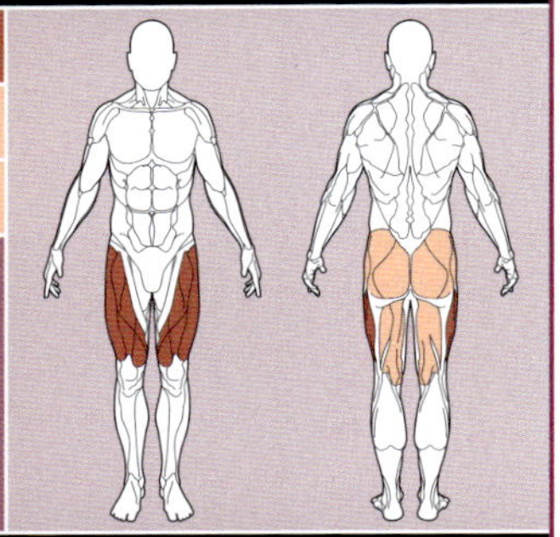

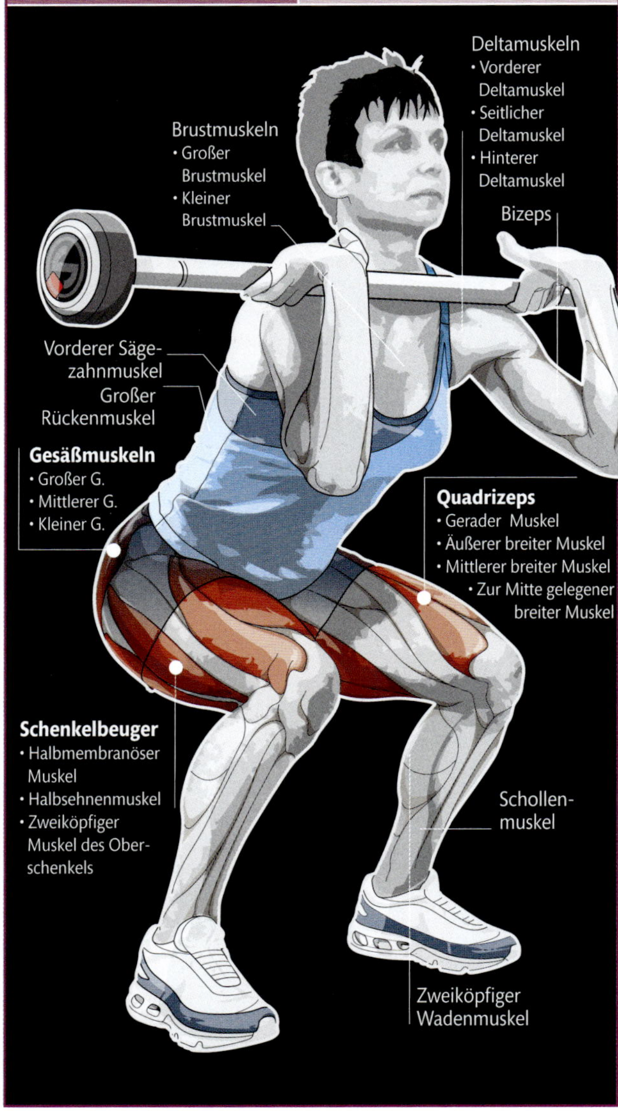

Bei dieser Multigelenkübung ruht das Gewicht vorn auf den Schultern. Sie erfordert eine aufrechtere Haltung als die Kniebeuge mit Langhantel hinter dem Kopf und belastet Quadrizeps und Rumpf stärker.

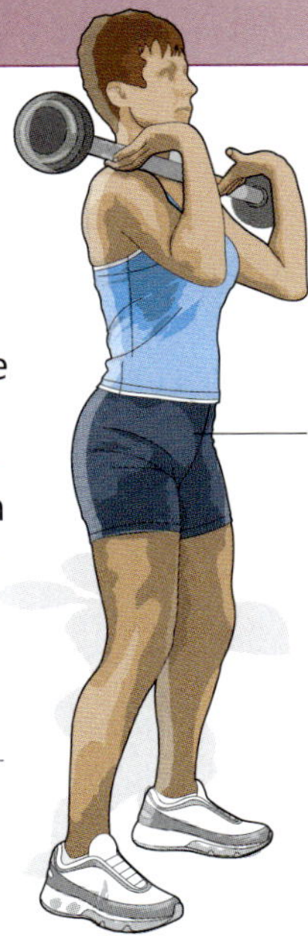
Hüft- und Rumpfmuskeln anspannen

1 Langhantel mit mehr als schulterbreitem Griff oder wie beim Standumsetzen (s. S. 182) aus dem Ständer nehmen. Aufrecht stehen, die Füße sind etwas mehr als schulterbreit und leicht nach außen gedreht.

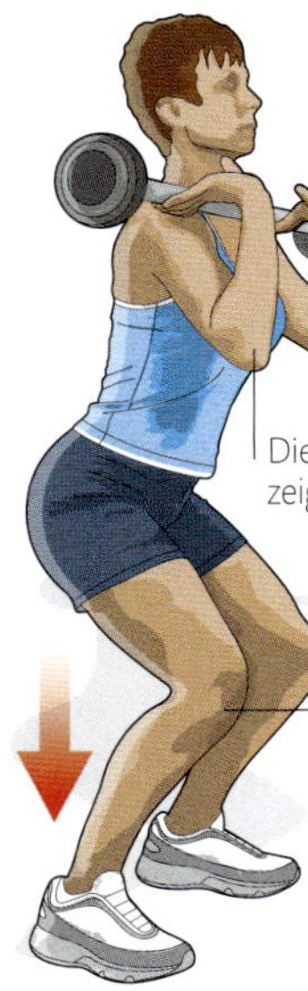
Die Langhantel ruht auf Schlüsselbein und Deltamuskeln
Die Ellenbogen zeigen nach vorn
Die Knie zeigen mit den Füßen nach außen

2 Den Brustkorb heben, tief einatmen und in die Kniebeuge gehen. Die Hüften zurückkippen, die Ellenbogen zeigen weiterhin nach vorn.

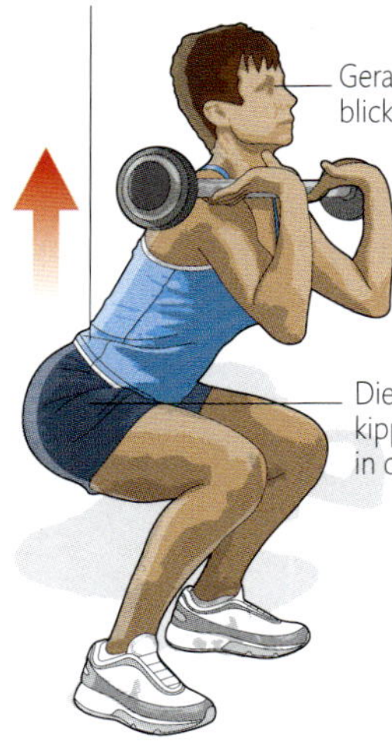
Relativ aufrecht bleiben
Geradeaus blicken
Die Hüften zurückkippen, während Si in die Knie gehen

3 Der Kopf bleibt gerade, der Brustkorb angehoben. Die Knie werden gebeugt, bis die Oberschenkel möglichst parallel zum Boden sind. In die Ausgangsposition zurückkehren und beim Aufrichten ausatmen.

VORSICHT!

Der Körper bleibt während der ganzen Übung aufrecht. Die Fersen nicht vom Boden heben. Die Ellenbogen nicht senken, sie dürfen die Knie auch in der Kniebeuge nicht berühren. Nie auf Kosten einer korrekten Ausführung ein überhöhtes Gewicht stemmen.

HACKENSCHMIDT-KNIEBEUGE

ZIELMUSKELN
- Quadrizeps
- Gesäßmuskeln
- Schenkelbeuger

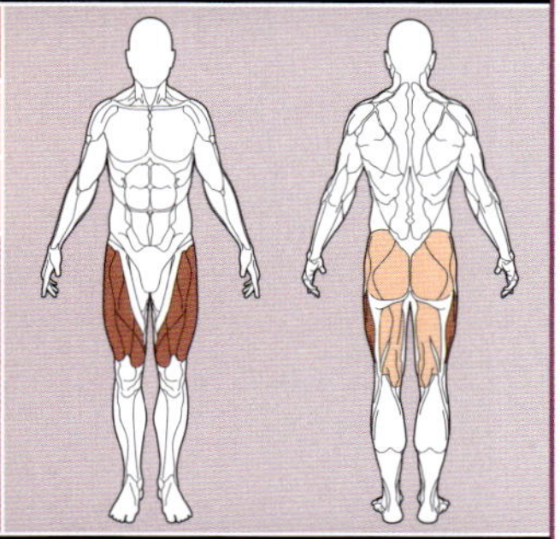

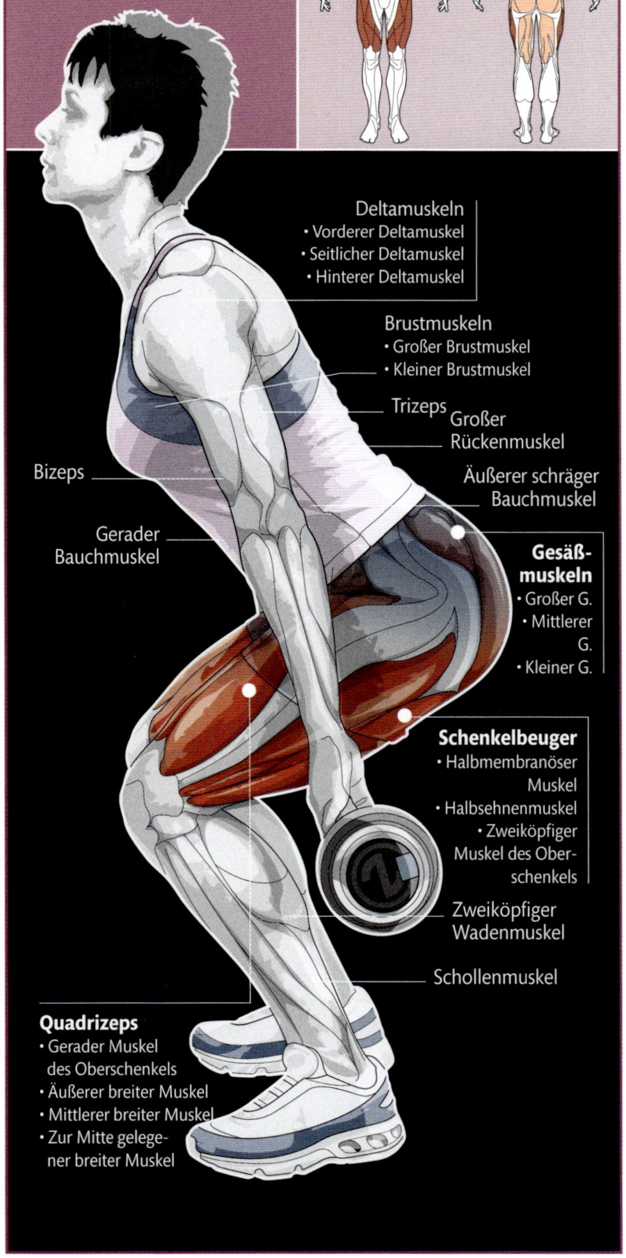

Diese Kniebeugenvariante ist ein intensives Quadrizeps-Training. Sie fördert eine korrekte Rückenhaltung und das richtige Beugen der Hüfte, wie es beim Frontbeugen benötigt wird.

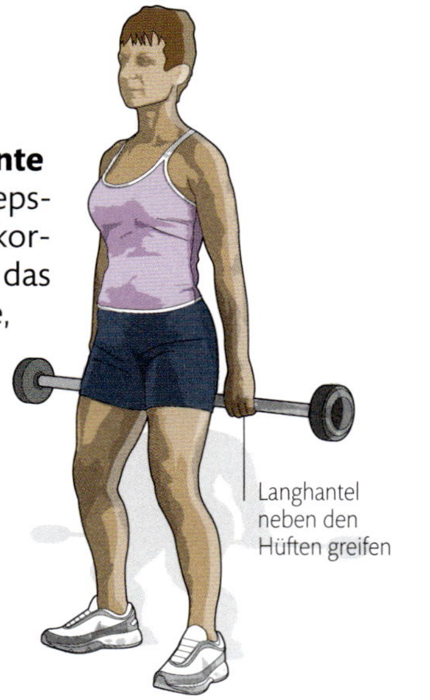
Langhantel neben den Hüften greifen

1 Die Langhantel im Obergriff neben den Oberschenkeln greifen. Die Knie sind zu Beginn leicht gebeugt. Die Füße stehen schulterbreit und sind leicht nach außen gedreht. Der Körper ist aufrecht und der Brustkorb angehoben. Der Blick geht nach vorn.

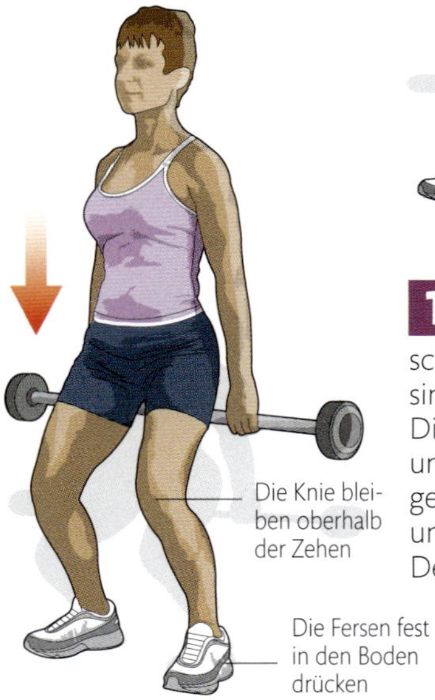
Die Knie bleiben oberhalb der Zehen
Die Fersen fest in den Boden drücken

2 Tief einatmen und in die Kniebeuge gehen, sodass die Langhantel gerade nach unten abgesenkt wird.

VORSICHT!
Bei dieser Übung nicht den Rücken krümmen oder die Taille abknicken. Die Hüften bleiben unten, der Körper möglichst aufrecht und die Hantel dicht an den Waden.

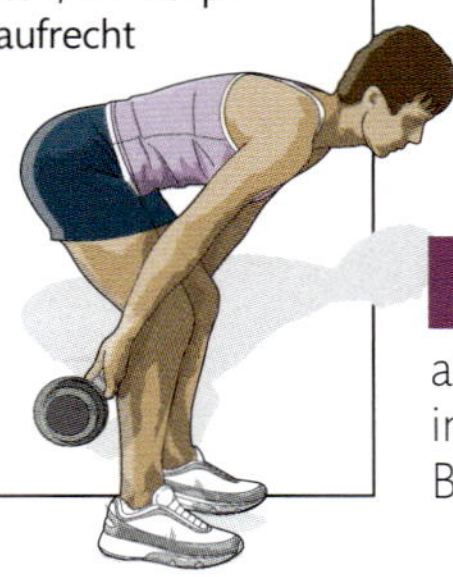

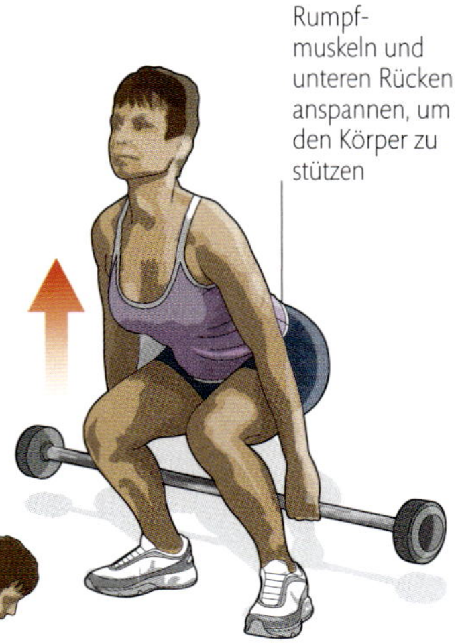
Rumpfmuskeln und unteren Rücken anspannen, um den Körper zu stützen

3 Die Knie beugen, bis die Oberschenkel parallel zum Boden sind, dann in Position 1 zurückkehren. Beim Aufrichten ausatmen.

EINBEINIGE KNIEBEUGE MIT KURZHANTELN

ZIELMUSKELN

- Quadrizeps
- Gesäßmuskeln
- Schenkelbeuger

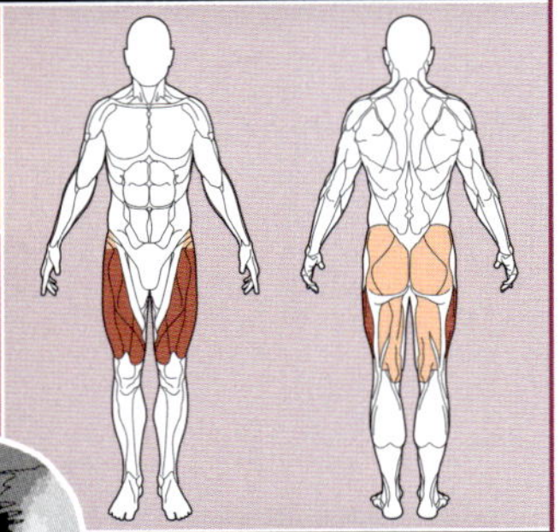

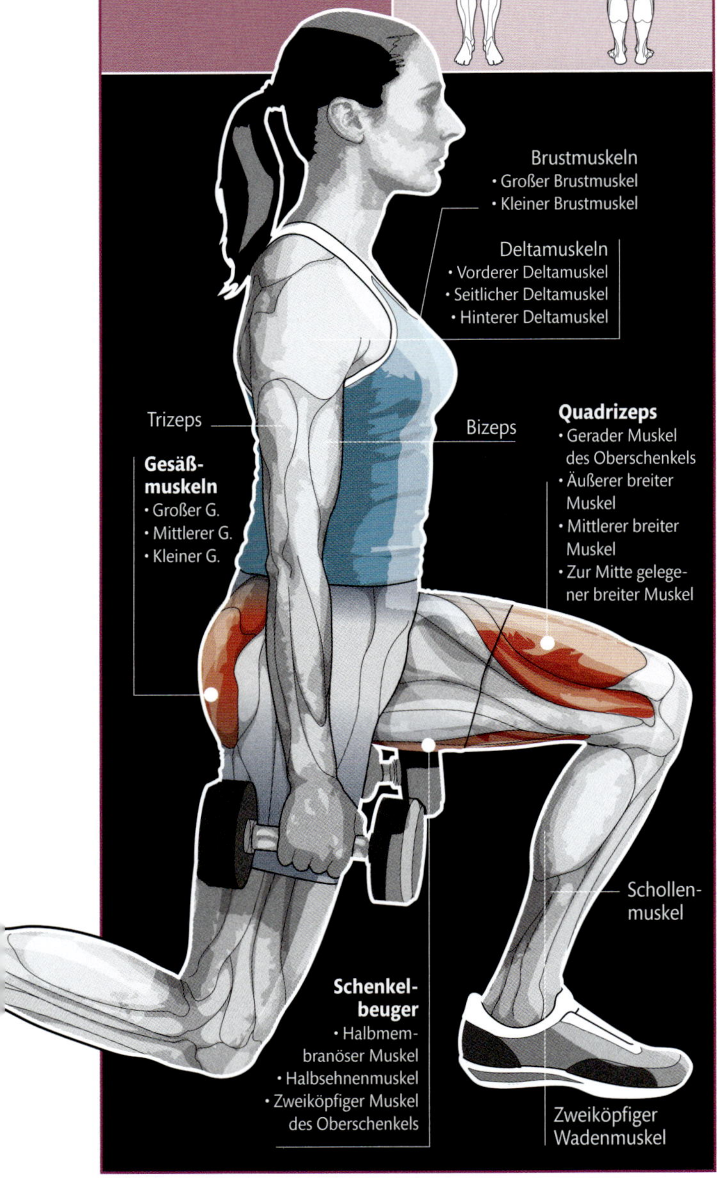

Diese Übung baut auf dem einfachen Ausfallschritt (s. S. 60–61) auf, nur dass man schwerere Gewichte hebt. Sie fördert die Beweglichkeit der Hüften, eine korrekte Schulterhaltung und kräftigt den Quadrizeps.

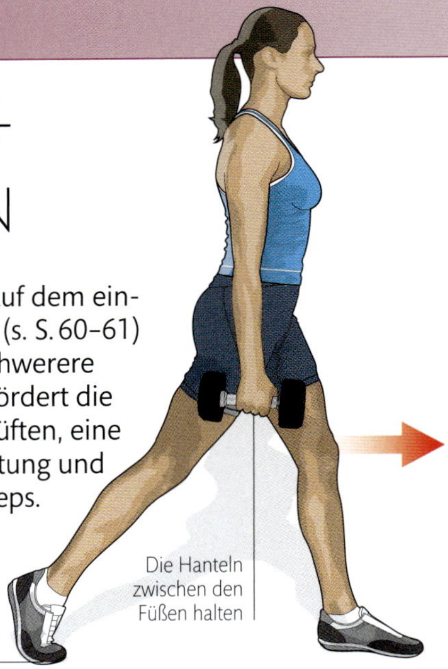

Die hintere Ferse anheben, der vordere Fuß steht flach auf dem Boden
Die Hanteln zwischen den Füßen halten

1 Aufrecht stehen, die Arme hängen seitlich locker herab, die Füße stehen schulterbreit. Einen Ausfallschritt nach vorn machen. Der Brustkorb ist angehoben, der Blick geht nach vorn.

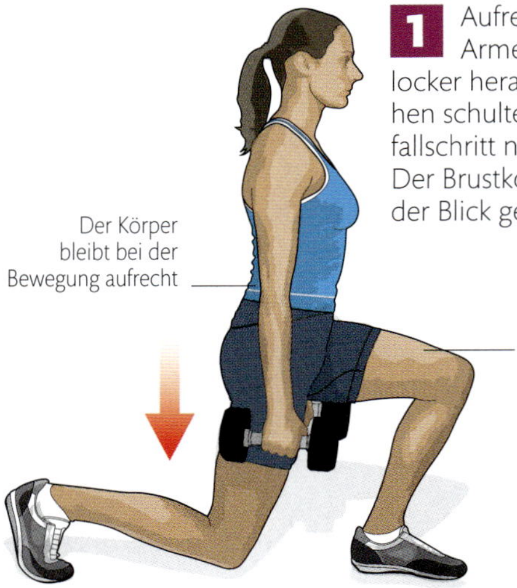

Der Körper bleibt bei der Bewegung aufrecht
Auf dem vorderen Bein liegt das meiste Gewicht

2 Knie und Hüfte langsam beugen. Das vordere Knie darf nicht über die Fußspitze hinausragen, das hintere Knie wird nicht auf dem Boden abgestützt.

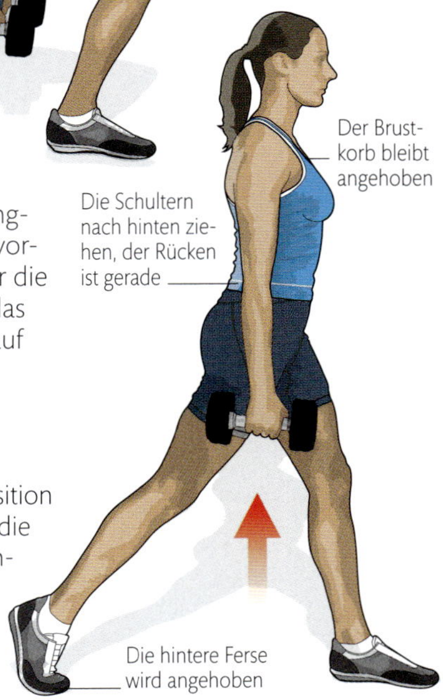

3 In die Ausgangsposition zurückkehren und die geforderten Wiederholungen mit einem Bein ausführen. Die Übung mit dem anderen Bein wiederholen.

EINBEINIGE KNIEBEUGE MIT LANGHANTEL ÜBER KOPF

ZIELMUSKELN

- Quadrizeps
- Gesäßmuskeln
- Schenkelbeuger

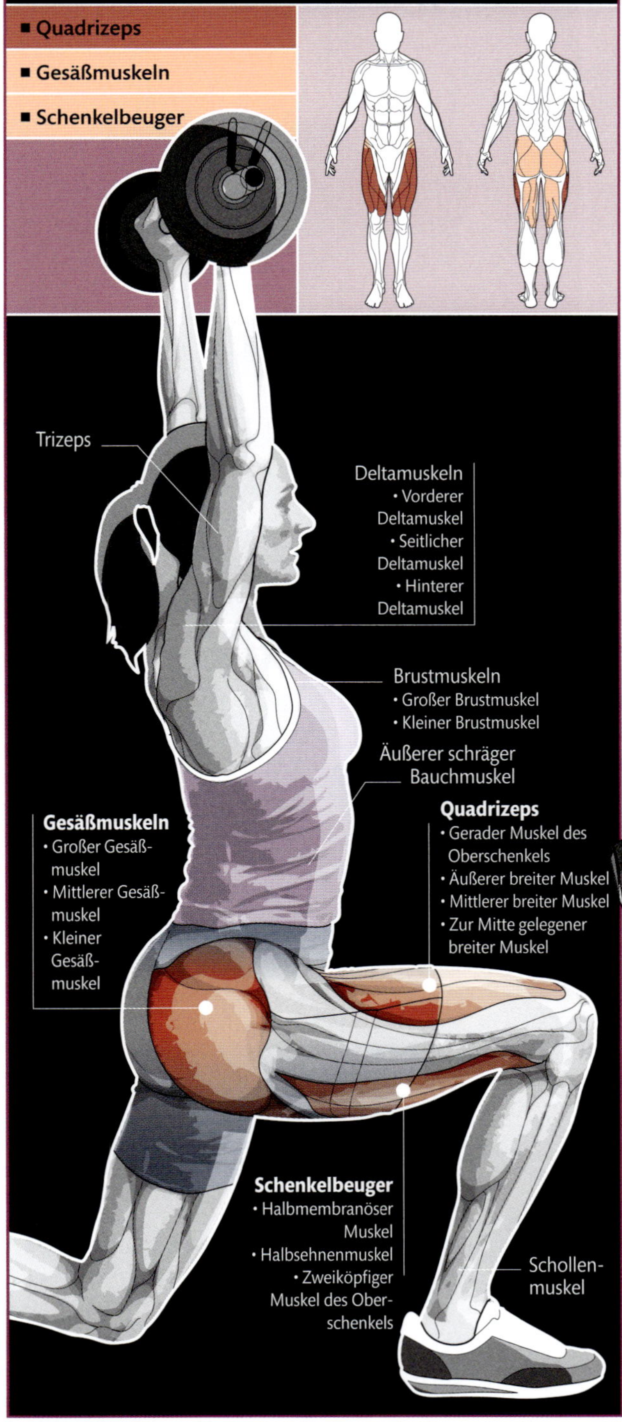

Die einbeinige Kniebeuge mit Langhantel über Kopf erfordert eine gute Schulter- und Hüftbeweglichkeit. Der Körper wird als Ganzes gefordert, Rumpf und Beine werden gekräftigt.

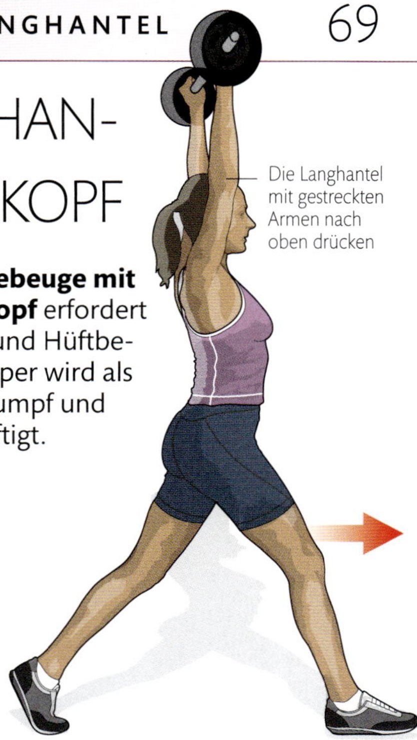

Die Langhantel mit gestreckten Armen nach oben drücken

1 Aufrecht stehen, die Füße sind schulterbreit auseinander. Das Gewicht über den Kopf heben und einen Ausfallschritt nach vorn machen.

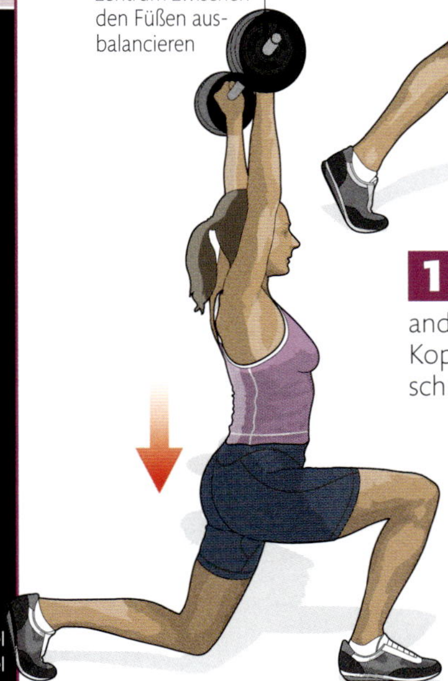

Das Gewicht über dem Schwerkraftzentrum zwischen den Füßen ausbalancieren

2 Langsam in den Ausfallschritt gehen. Das vordere Knie darf nicht über die Zehen ragen, das hintere Knie wird nicht auf dem Boden abgelegt.

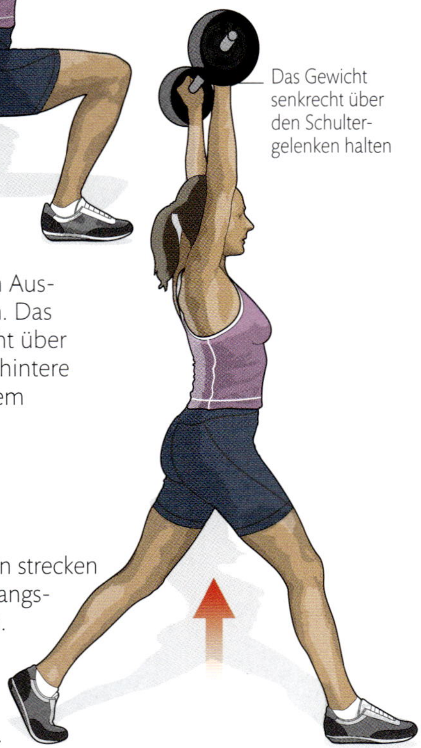

Das Gewicht senkrecht über den Schultergelenken halten

3 Das vordere Bein strecken und in die Ausgangsposition zurückkehren. Nach einem Satz die Beine wechseln und die Übung zur anderen Seite wiederholen.

BULGARISCHE KNIEBEUGE MIT LANGHANTEL

ZIELMUSKELN

- Quadrizeps
- Gesäßmuskeln
- Schenkelbeuger
- Zweiköpfiger Wadenmuskel
- Schollenmuskel

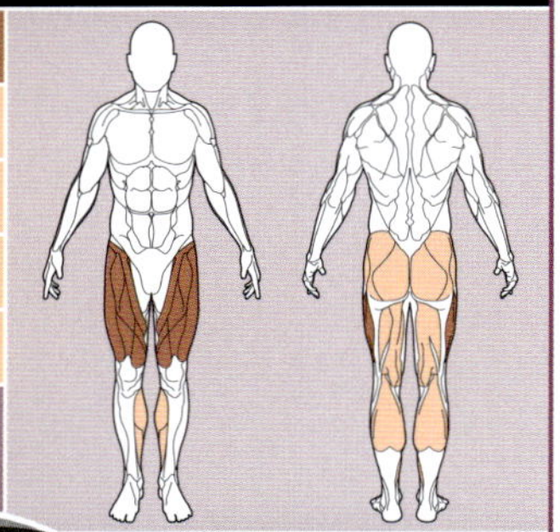

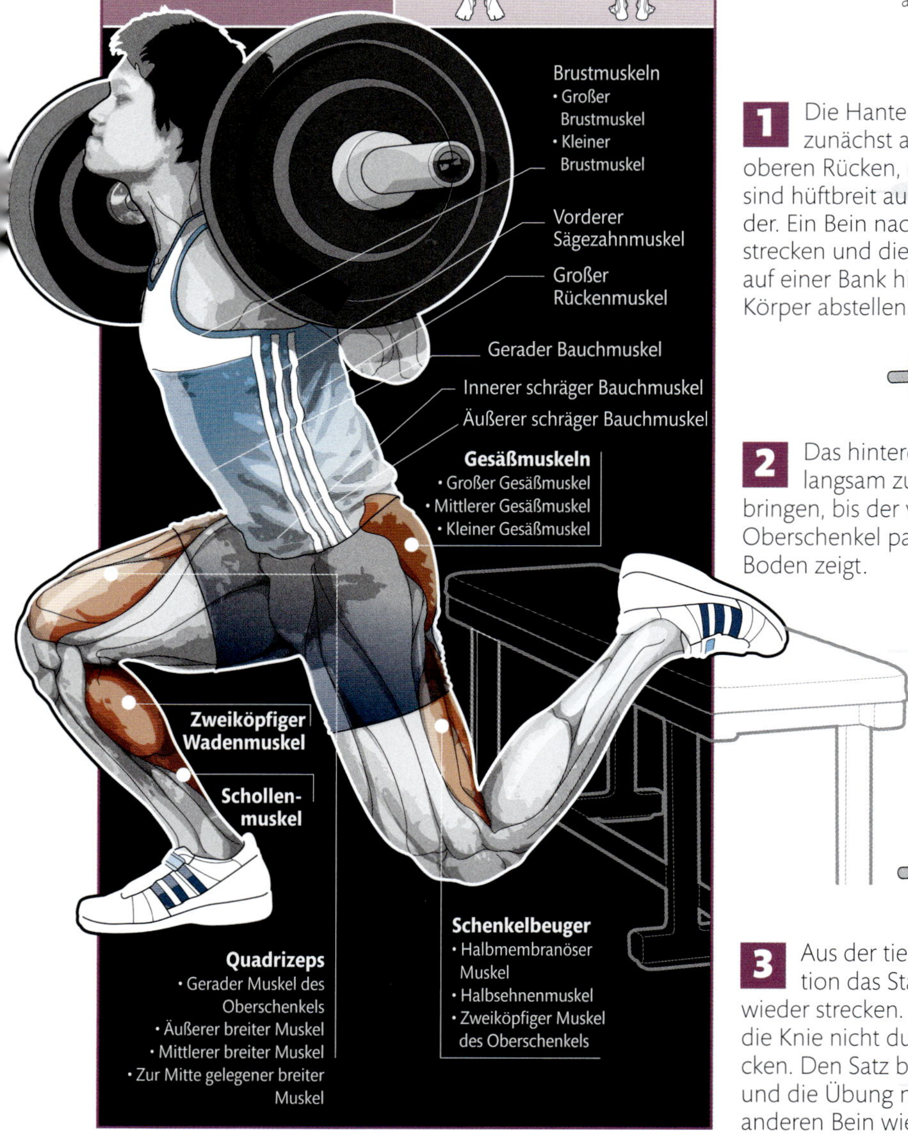

Diese fortgeschrittene Übung wurde von der bulgarischen Gewichthebernationalmannschaft entwickelt, um Kraft, Gleichgewicht und Beweglichkeit für das olympische Reißen zu trainieren.

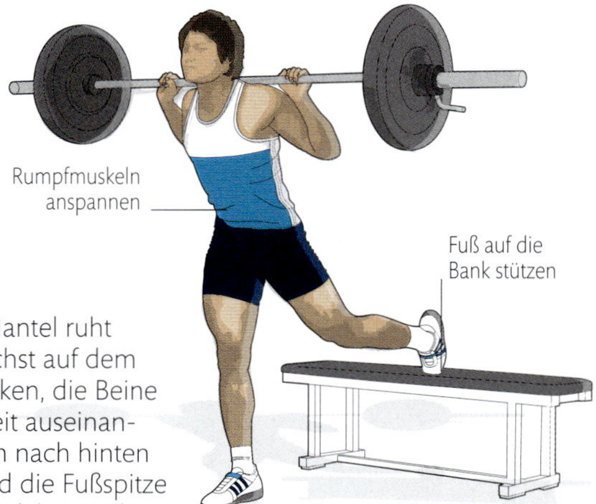

1 Die Hantel ruht zunächst auf dem oberen Rücken, die Beine sind hüftbreit auseinander. Ein Bein nach hinten strecken und die Fußspitze auf einer Bank hinter dem Körper abstellen.

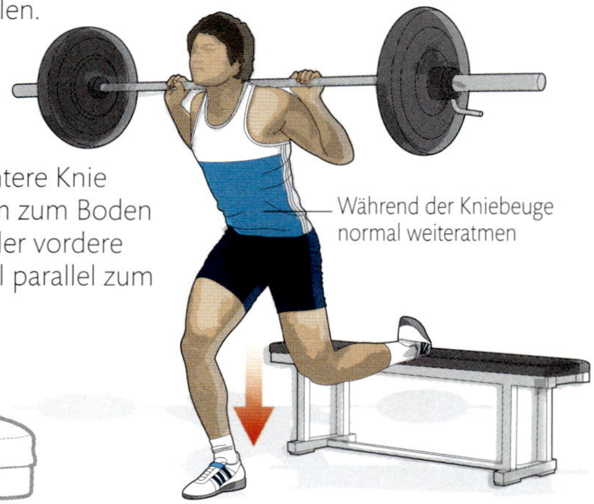

2 Das hintere Knie langsam zum Boden bringen, bis der vordere Oberschenkel parallel zum Boden zeigt.

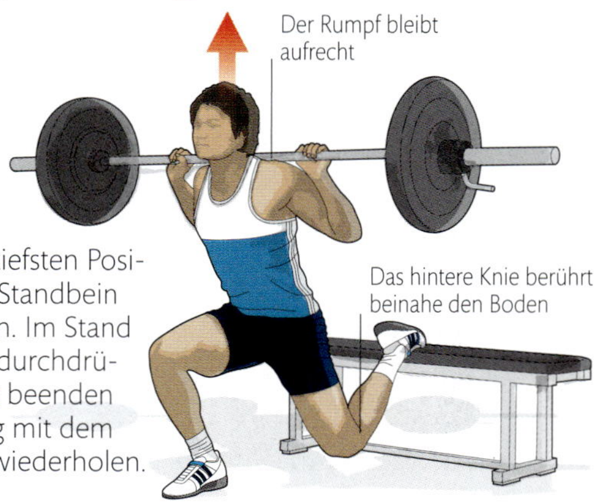

3 Aus der tiefsten Position das Standbein wieder strecken. Im Stand die Knie nicht durchdrücken. Den Satz beenden und die Übung mit dem anderen Bein wiederholen.

BULGARISCHE KNIEBEUGE MIT KURZHANTELN

ZIELMUSKELN

- Quadrizeps
- Gesäßmuskeln
- Schenkelbeuger
- Zweiköpfiger Wadenmuskel
- Schollenmuskel

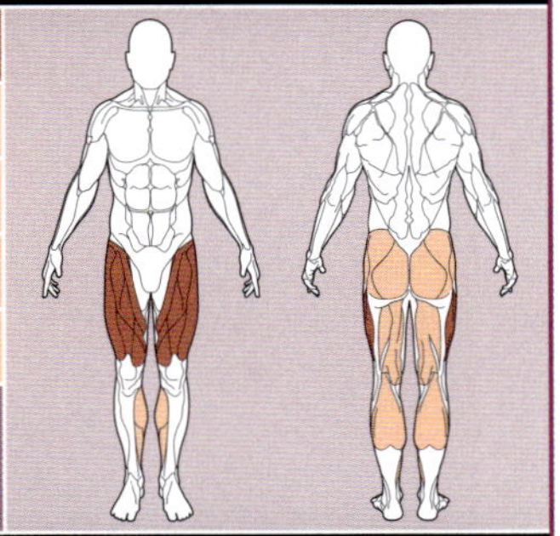

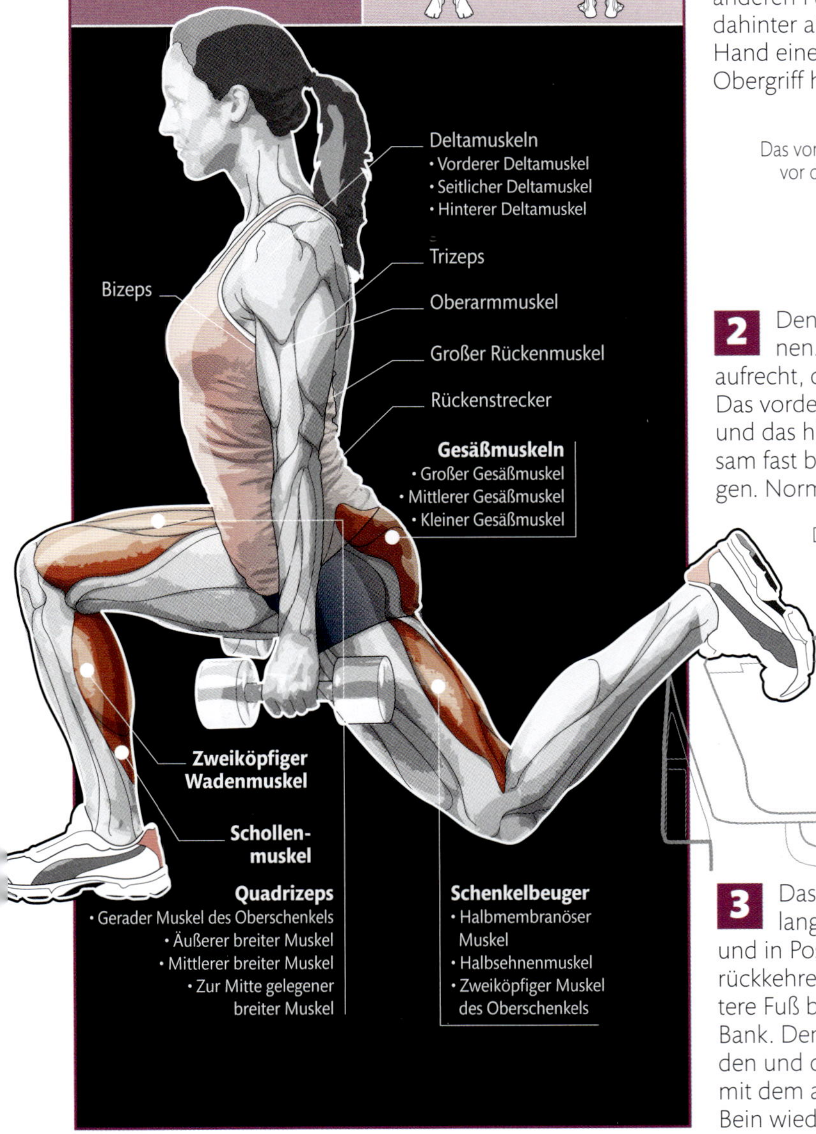

Diese Übung ähnelt dem Ausfallschritt mit Langhantel. Die Kurzhanteln seitlich am Körper sorgen aber für einen tiefen Schwerpunkt und verbessern die Stabilität – ein ideales Training für Gleichgewicht und Kraft in Hüfte und Schenkeln.

1 Die Füße stehen hüftbreit. Einen Fuß mit leicht gebeugtem Knie vor den Körper stellen, den anderen Fuß auf einer Bank dahinter abstützen. In jeder Hand eine Kurzhantel im Obergriff halten.

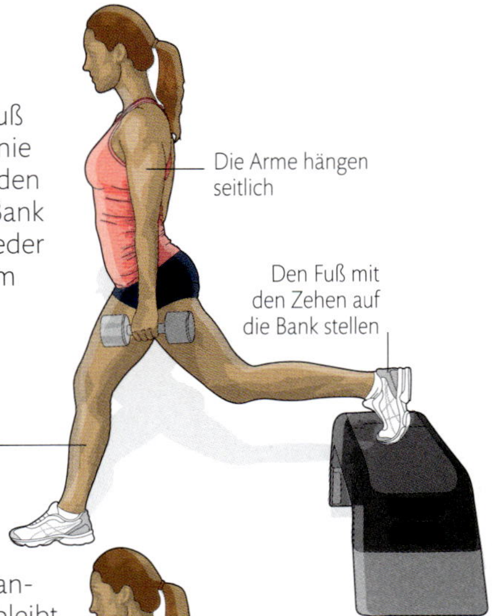
Die Arme hängen seitlich
Den Fuß mit den Zehen auf die Bank stellen
Das vordere Bein etwas vor dem Oberkörper aufstellen

2 Den Rumpf anspannen. Der Körper bleibt aufrecht, der Kopf ist gerade. Das vordere Bein beugen und das hintere Knie langsam fast bis zum Boden bringen. Normal weiteratmen.

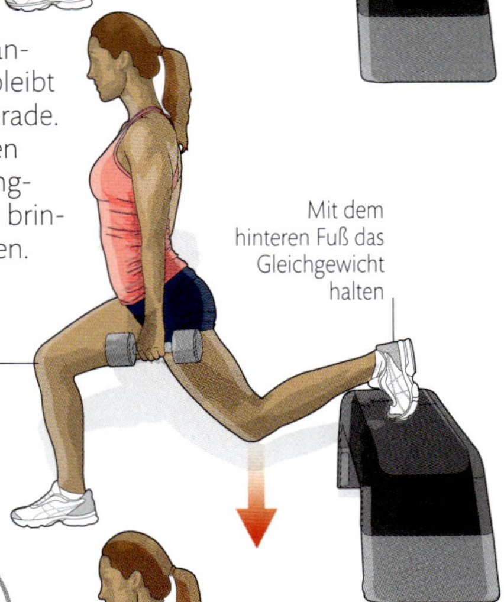
Mit dem hinteren Fuß das Gleichgewicht halten
Das Knie beugen, bis ein rechter Winkel entsteht

3 Das vordere Bein langsam strecken und in Position 1 zurückkehren. Der hintere Fuß bleibt auf der Bank. Den Satz beenden und die Übung mit dem anderen Bein wiederholen.

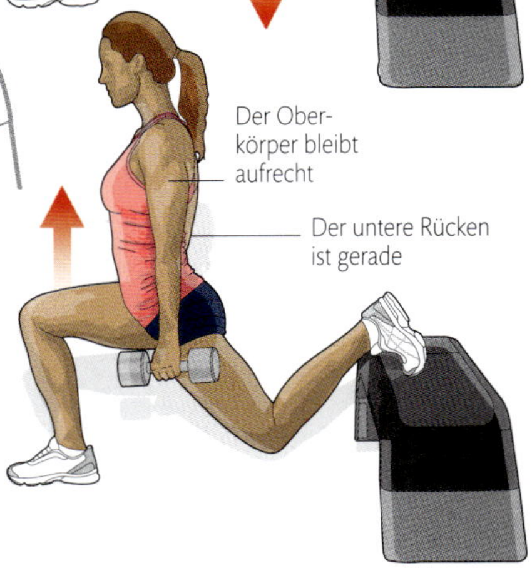
Der Oberkörper bleibt aufrecht
Der untere Rücken ist gerade

AUSFALLSCHRITT MIT LANGHANTEL

ZIELMUSKELN

- Quadrizeps
- Gesäßmuskeln
- Schenkelbeuger

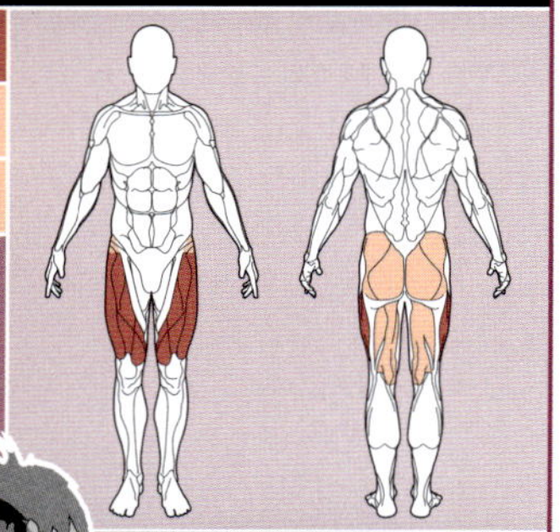

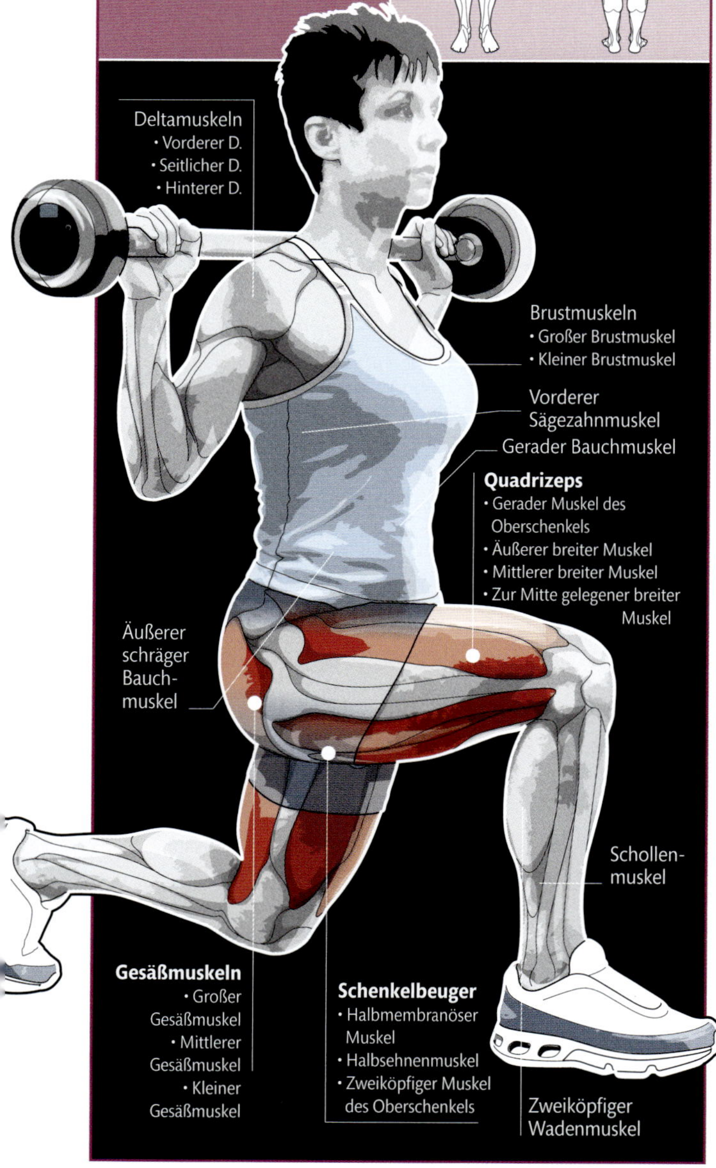

Diese zu selten praktizierte dynamische Übung formt die Bein- und Gesäßmuskeln. Sie ist ein gutes Training für Schlagsportarten, da sie die Fähigkeit verbessert, schwierige Bälle zu erwischen.

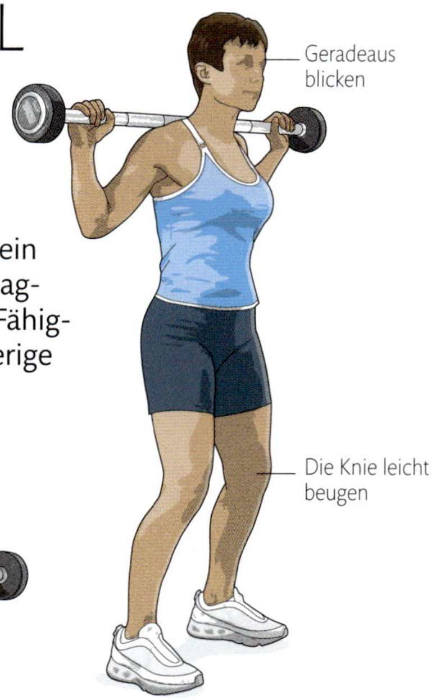
Geradeaus blicken
Die Knie leicht beugen

1 Die Füße sind hüftbreit auseinander, die Knie leicht gebeugt. Die Hantel ruht auf dem oberen Rücken. Fassen Sie sie im weiten Obergriff.

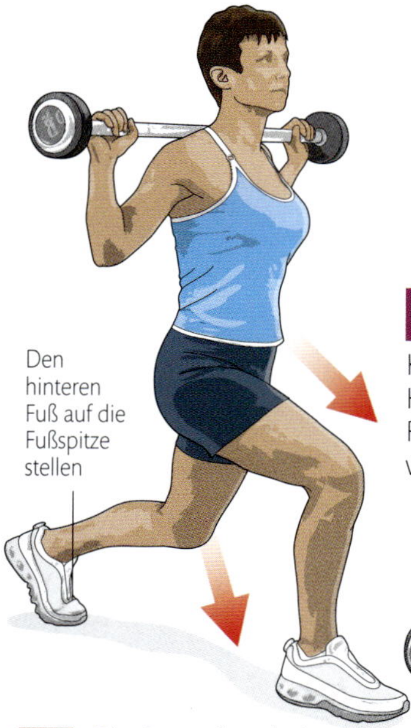
Den hinteren Fuß auf die Fußspitze stellen

2 Die Rumpfmuskeln anspannen und das eine Bein einen großen Schritt nach vorn setzen. Das hintere Knie bis knapp über den Boden absenken. Dabei normal weiteratmen.

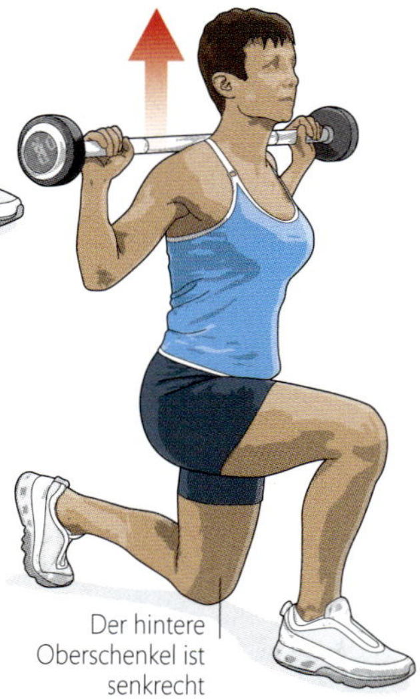
Der hintere Oberschenkel ist senkrecht

3 Das hintere Knie berührt fast den Boden. Das vordere Bein strecken und in Position 1 zurückkehren. Den Satz beenden und zur anderen Seite ausführen.

VORSICHT!

Absolvieren Sie diese Übung nicht mit einem Gewicht, das Sie nach unten zieht oder Ihre Stabilität gefährdet. Sie sollten die Hantel stets gut kontrollieren können. Der Oberkörper bleibt während der gesamten Übung aufrecht.

AUSFALLSCHRITT MIT LANGHANTEL ÜBER KOPF

ZIELMUSKELN

- Quadrizeps
- Gesäßmuskeln
- Schenkelbeuger
- Deltamuskeln
- Rückenstrecker

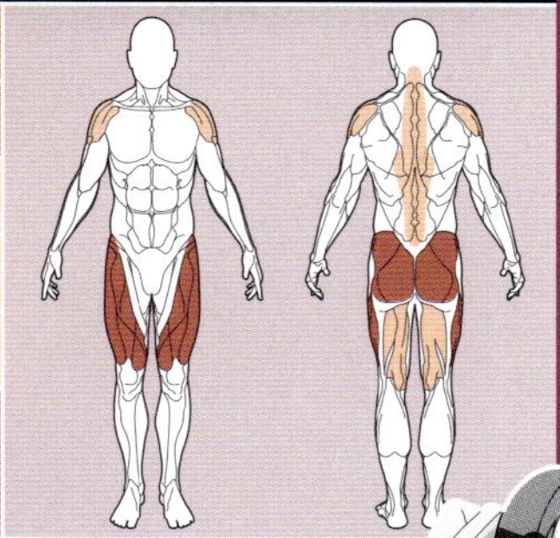

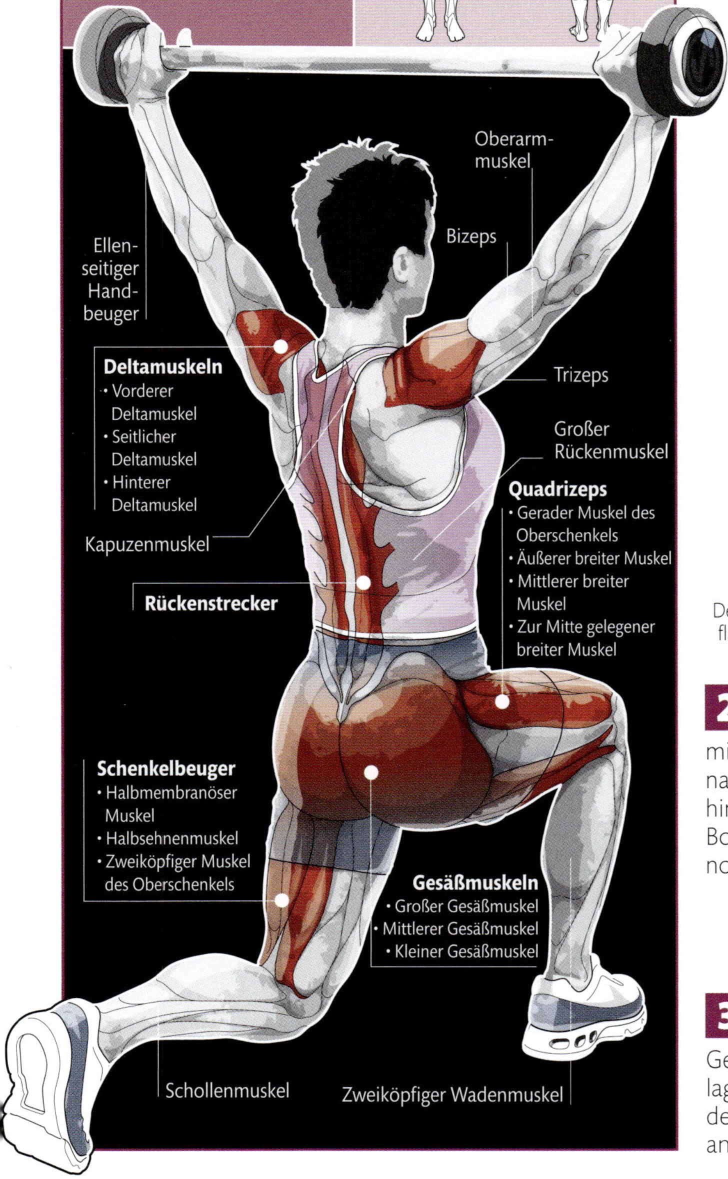

Diese anspruchsvollere Variante trainiert das Gleichgewicht und bezieht die Schulter- und Rückenmuskeln mit ein. Es ist eine fantastische Übung, um Kraft und Schnellkraft für Kontaktsportarten zu entwickeln.

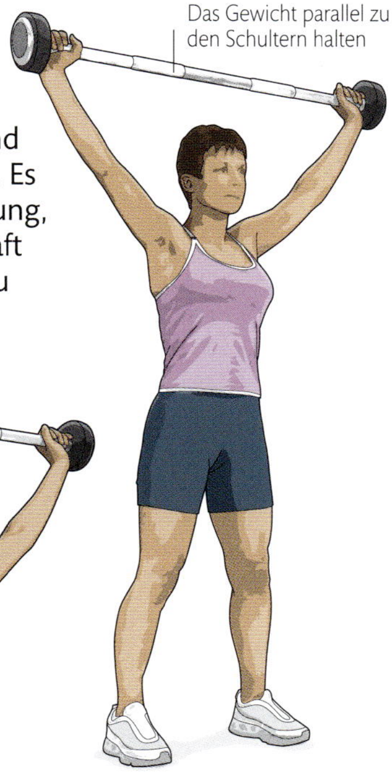
Das Gewicht parallel zu
den Schultern halten

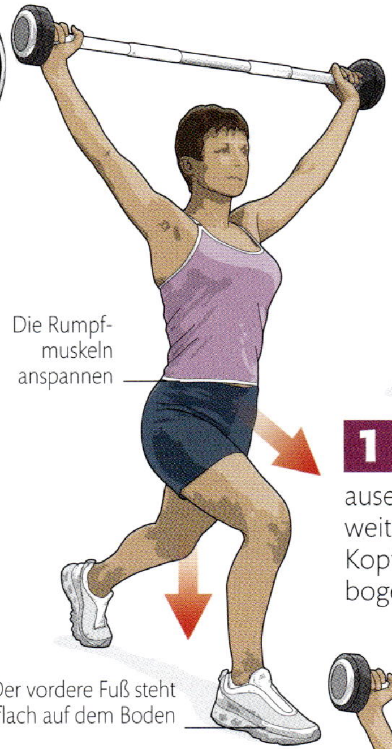
Die Rumpf-
muskeln
anspannen
Der vordere Fuß steht
flach auf dem Boden

1 Aufrecht stehen. Die Füße sind hüftbreit auseinander. Die Hantel im weiten Obergriff über den Kopf strecken, die Ellenbogen dabei leicht beugen.

2 Die Rumpfmuskeln anspannen, ein Bein mit einem großen Schritt nach vorn setzen und das hintere Knie fast bis zum Boden bringen. Dabei normal weiteratmen.

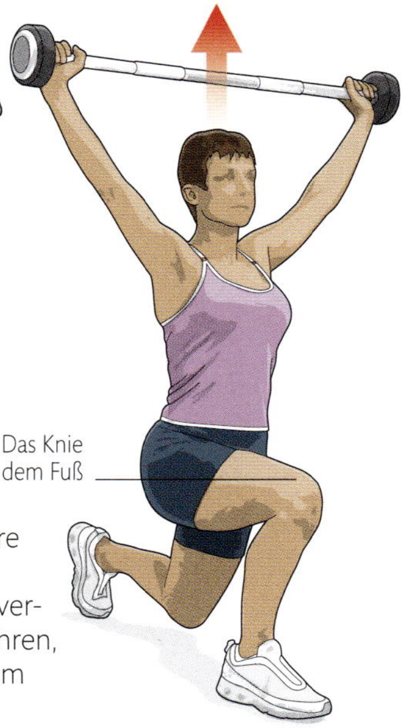
Das Knie
ist über dem Fuß

3 Halten, dann das vordere Bein strecken und das Gewicht auf das hintere Bein verlagern. In Position 1 zurückkehren, den Satz beenden und mit dem anderen Bein wiederholen.

AUSFALLSCHRITT NACH VORN

ZIELMUSKELN

- Quadrizeps
- Gesäßmuskeln
- Schenkelbeuger

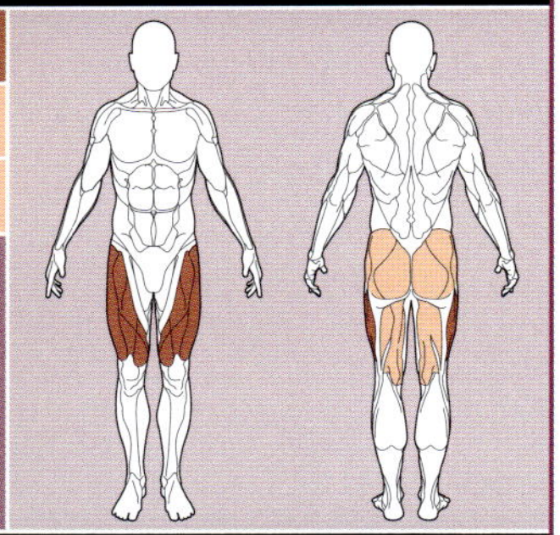

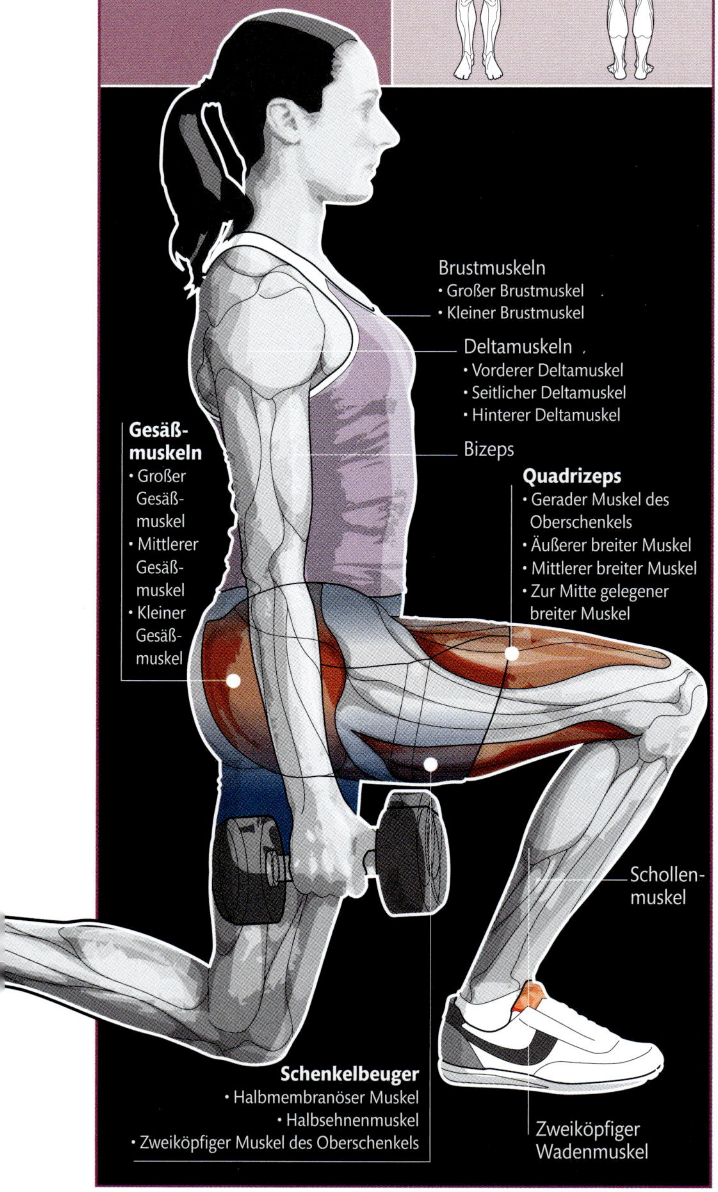

Diese Ganzkörperübung kräftigt Beine und Hüftmuskeln. Indem Sie die Kurzhanteln seitlich neben dem Körper halten, unterstützen Sie Ihren Oberkörper dabei, seine aufrechte Haltung beizubehalten. Üben Sie die Bewegung erst ohne Gewichte.

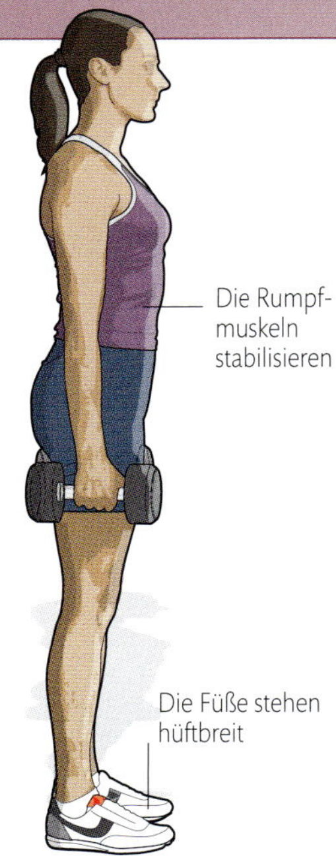

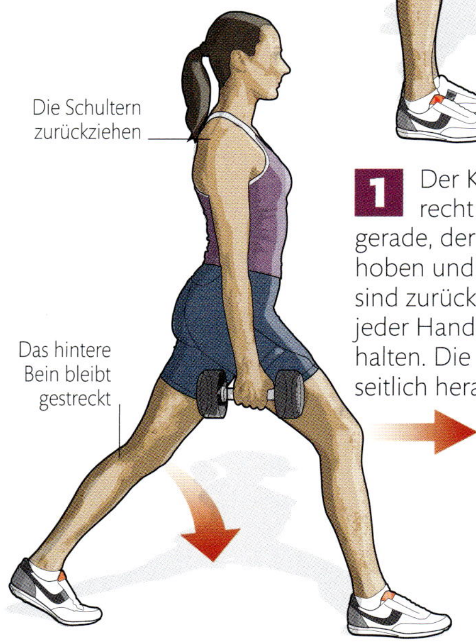

1 Der Körper ist aufrecht, die Wirbelsäule gerade, der Brustkorb angehoben und die Schultern sind zurückgenommen. In jeder Hand eine Kurzhantel halten. Die Arme hängen seitlich herab.

2 Mit einem Bein einen großen Schritt nach vorn machen, den Oberkörper aufrecht halten. Kontrolliert in die Knie gehen, dabei Hüften, Knie und Knöchel beugen. An keinem Punkt der Übung vorbeugen.

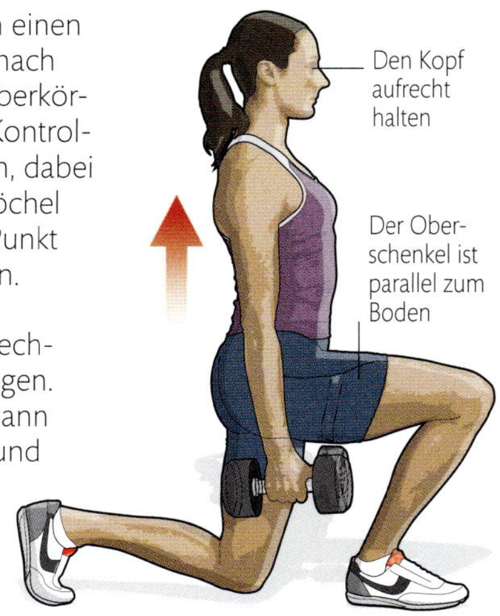

3 Die Knie zum rechten Winkel beugen. Das hintere Knie ist dann unterhalb der Hüfte und knapp über dem Boden. Kurz halten, dann in Position 1 zurückkehren.

AUSFALLSCHRITT ZUR SEITE

ZIELMUSKELN

- Quadrizeps
- Schenkelbeuger
- Zweiköpfiger Wadenmuskel

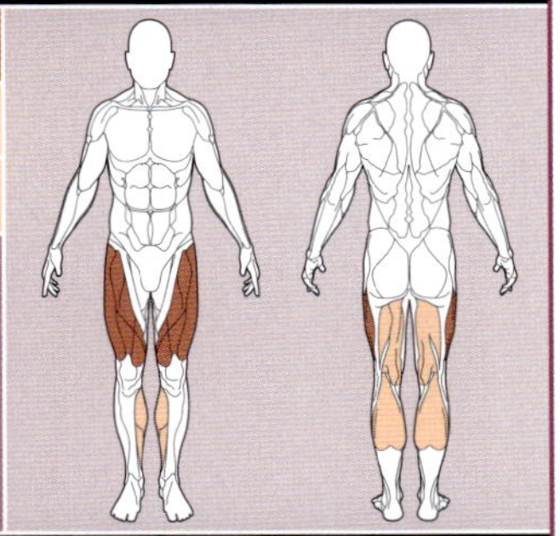

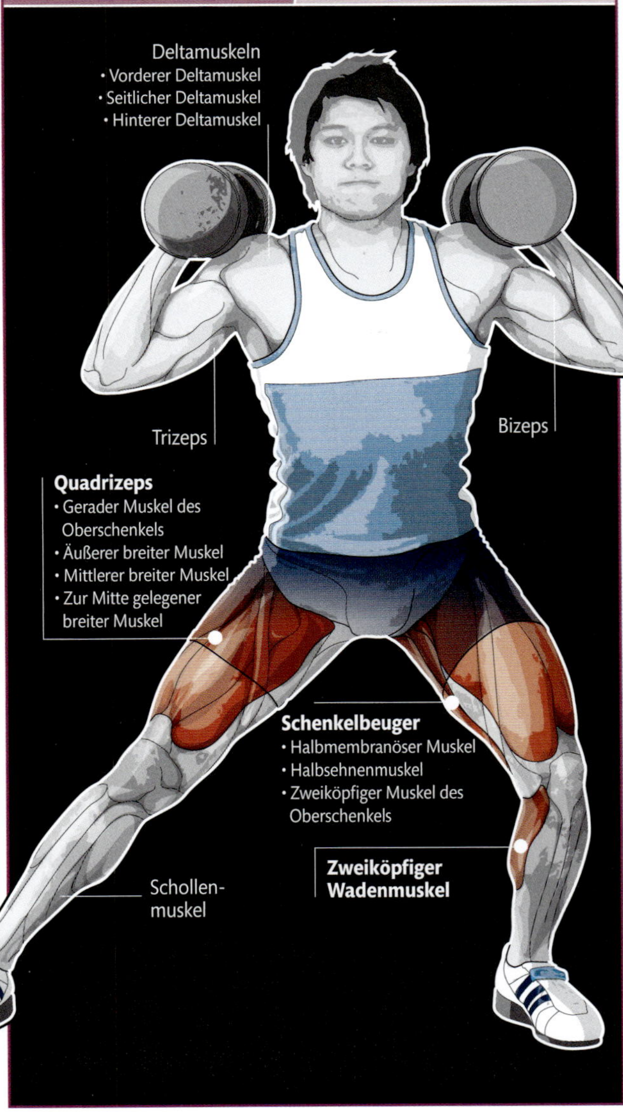

Dieser fortgeschrittene Ausfallschritt fördert die Beweglichkeit und macht fit für schnelle Richtungswechsel. Er erfordert eine gute Beweglichkeit von Hüften und Knöchel.

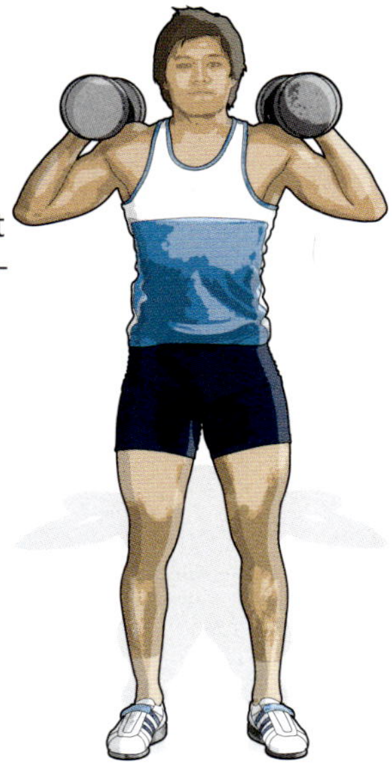

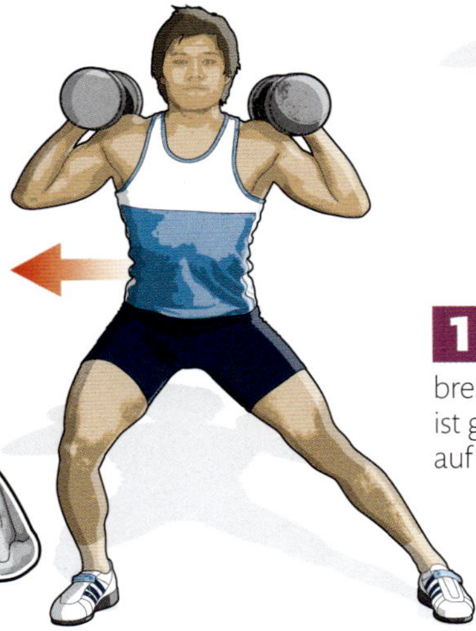

1 Der Körper ist aufrecht, die Beine sind schulterbreit auseinander, der Rücken ist gerade. Die Hanteln ruhen auf den Schultern.

2 Mit einem Bein einen großen Schritt zur Seite machen. Der Körper bleibt aufrecht. Das Knie des gestreckten Beins darf nicht über die Zehen hinausragen.

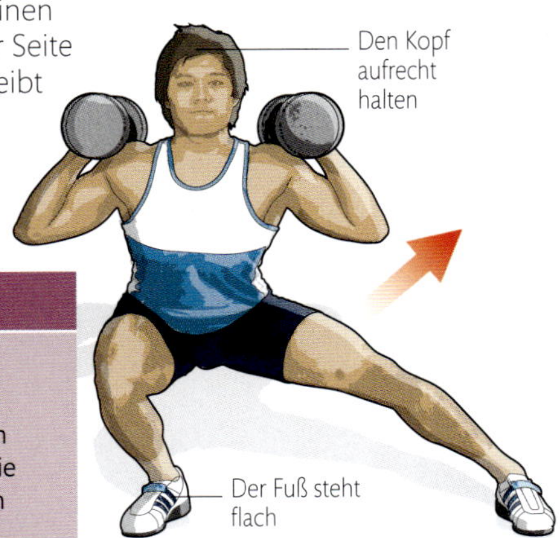

3 Der Oberschenkel des gebeugten Beins ist parallel zum Boden. Wieder aufrichten und in Position 1 zurückkehren. Den Satz beenden und dann die Übung mit dem anderen Bein wiederholen.

VARIANTE

Wenn Ihre Hüfte nicht so beweglich ist, dass Sie die Hanteln auf den Schultern ablegen können, halten Sie sie mit gestreckten Armen unterhalb des Körpers.

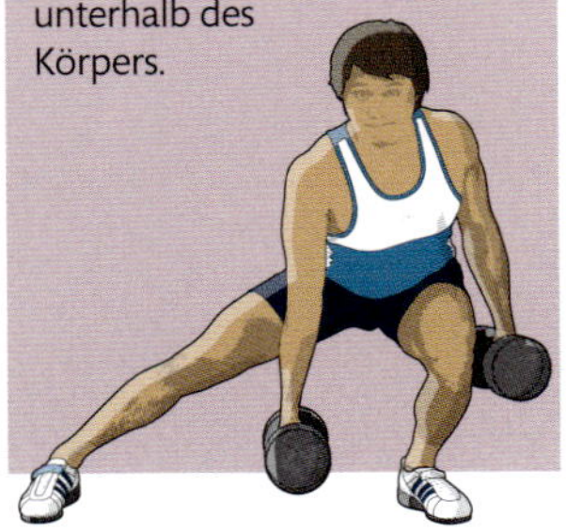

TREPPENSTEIGEN MIT LANGHANTEL

ZIELMUSKELN

- Quadrizeps
- Schenkelbeuger
- Gesäßmuskeln
- Zweiköpfiger Wadenmuskel
- Schollenmuskel

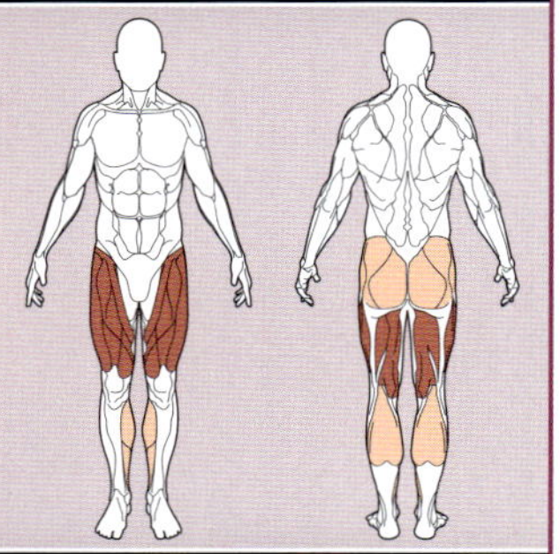

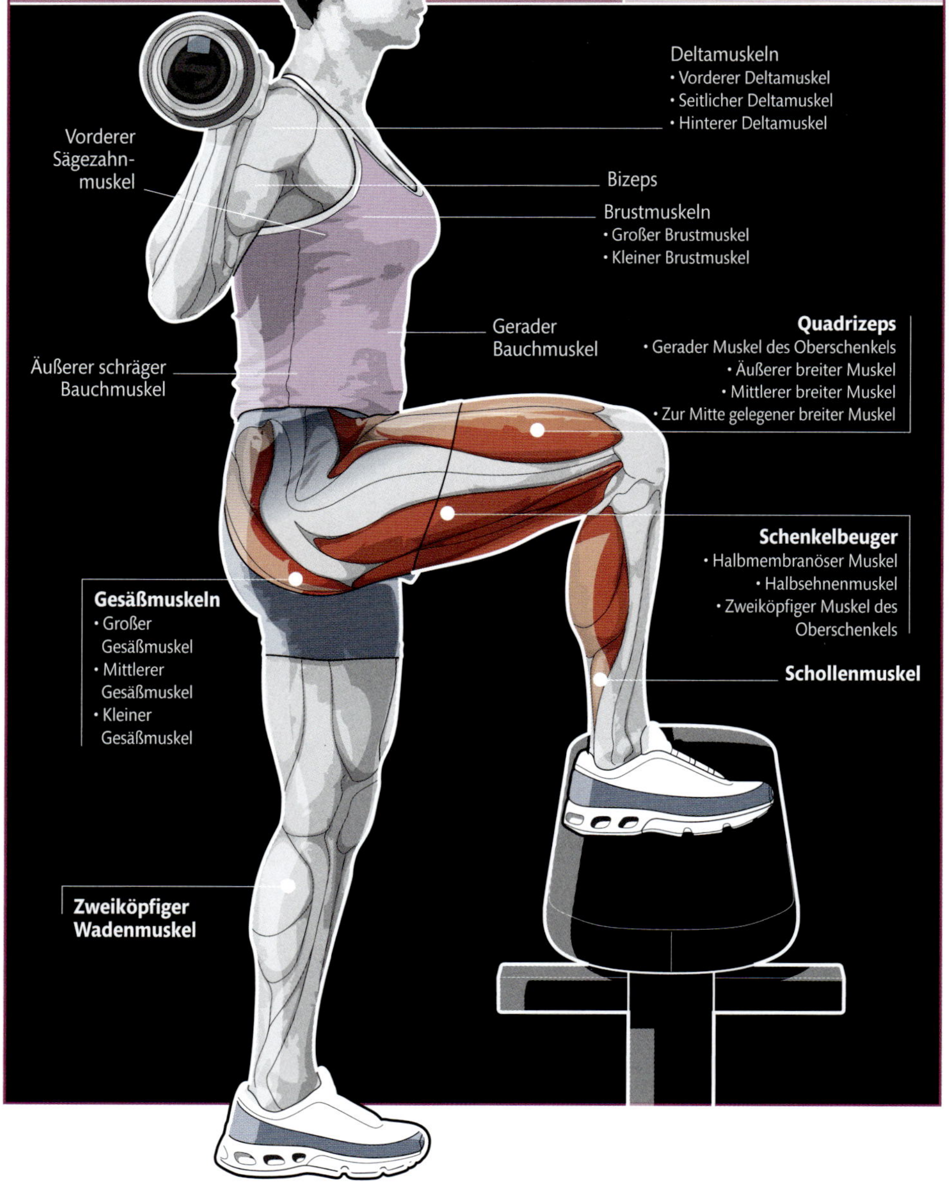

Diese hervorragende Übung trainiert Quadrizeps, Schenkel und Gesäßmuskeln. Die Wadenmuskeln wirken unterstützend, wenn die Rumpfmuskeln sich anspannen, damit Ihr Körper sich nicht vorbeugt oder dreht. Die Übung beansprucht auch Herz und Lunge. Anfänger sollten erst nur mit dem Körpergewicht trainieren, bis sie die Übung beherrschen.

VARIANTE

Halten Sie während der Übung Kurzhanteln mit seitlich herabhängenden Armen. Kurzhanteln sind einfacher zu stemmen oder in Position zu halten als eine Langhantel, und man kann sie leichter fallen lassen, wenn man das Gleichgewicht verliert. Trainieren Sie zunächst ganz ohne Gewichte.

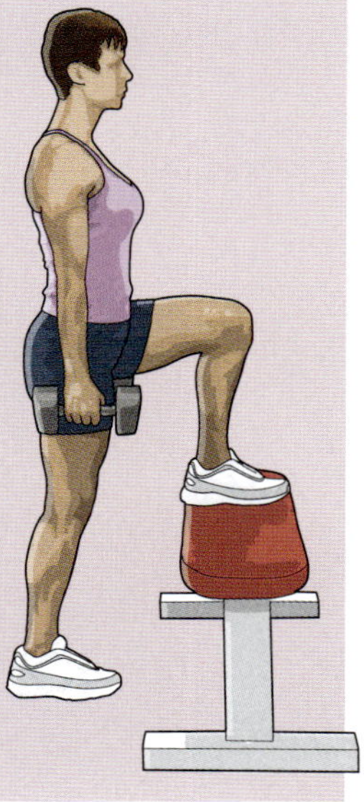

VORSICHT!

Beim Treppensteigen den Oberkörper nie nach vorn beugen oder drehen oder den Rücken krümmen.

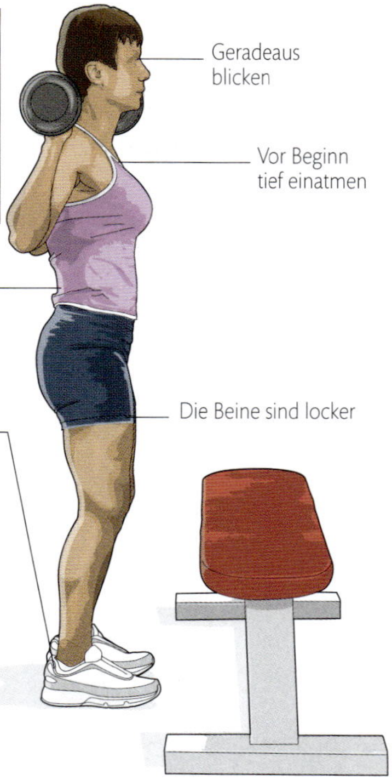

1 Stellen Sie sich vor eine Bank. Die Langhantel liegt auf Ihren Schultern hinter dem Kopf. Die Hantel etwas weiter als schulterbreit fassen. Aufrecht stehen, die Füße sind parallel.

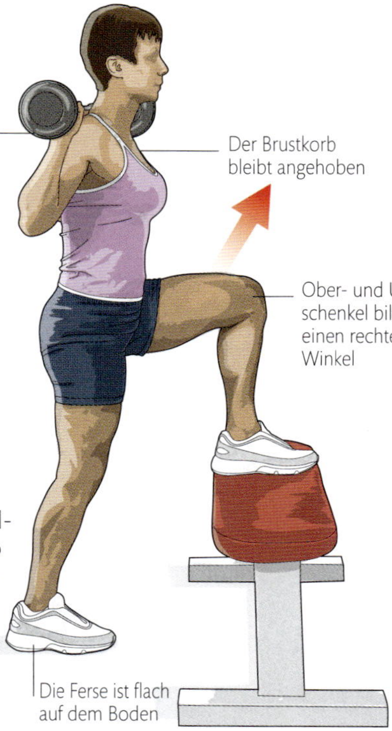
Die Hantel liegt stabil auf den Schultern
Der Brustkorb bleibt angehoben
Ober- und Unterschenkel bilden einen rechten Winkel
Die Ferse ist flach auf dem Boden

2 Den linken Fuß einschließlich Ferse auf die Bank stellen. Die Bank sollte so hoch sein, dass Ober- und Unterschenkel einen rechten Winkel bilden.

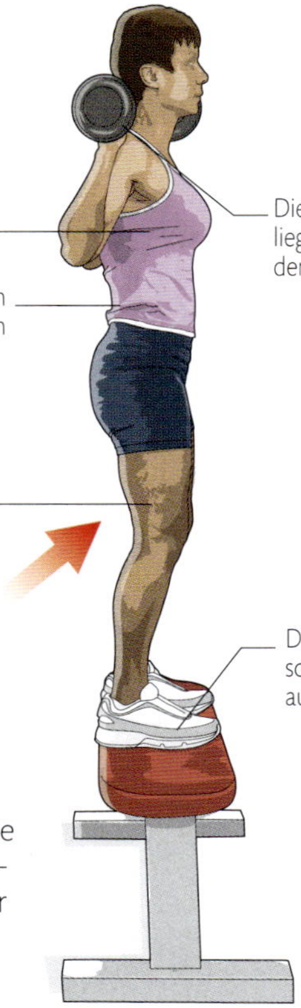

3 Die linke Ferse in die Bank drücken, die linke Schenkel- und Gesäßmuskulatur anspannen, den Körper anheben und den rechten Fuß auf die Bank setzen. Dabei ausatmen.

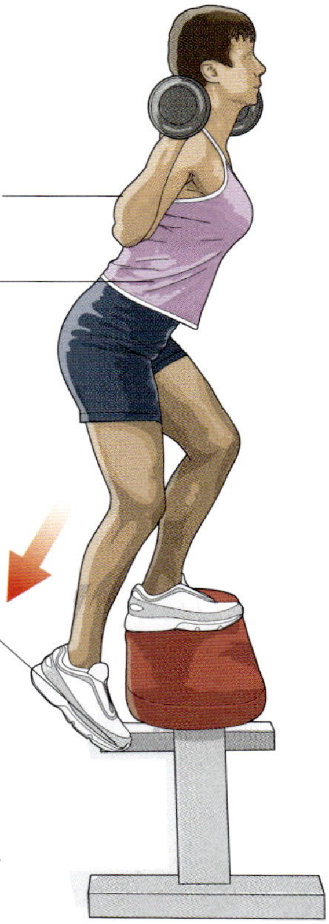

4 Mit dem rechten Bein zuerst von der Bank steigen. Der Körper bleibt aufrecht, der Brustkorb angehoben. Den Satz beenden. Den nächsten Satz mit dem rechten Bein beginnen.

BEINPRESSEN (45°)

ZIELMUSKELN

- Quadrizeps
- Schenkelbeuger

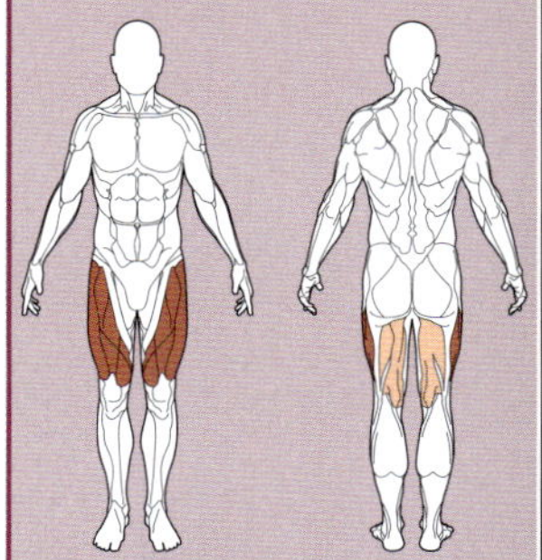

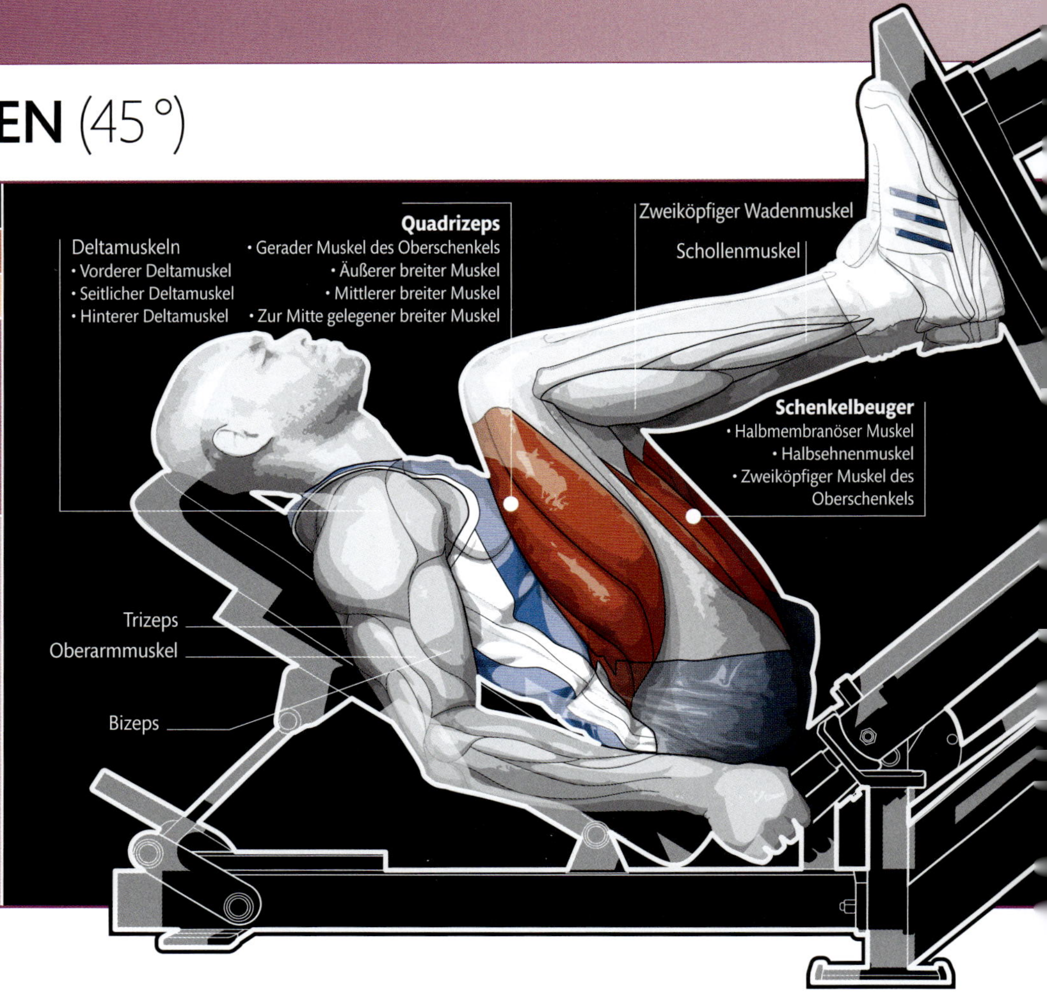

Diese einfache Übung wirkt sich insbesondere bei Anfängern, die sich auf funktionalere Übungen wie Kniebeugen vorbereiten, positiv auf das Selbstbewusstsein aus. Sie belastet den unteren Rücken wenig und ist auch geeignet, wenn die Rumpfmuskulatur noch wenig entwickelt ist. Man kann sofort mit recht schweren Gewichten beginnen, was besonders auf Einsteiger motivierend wirkt.
Wie bei allen Maschinen müssen Sie darauf achten, dass die Beinpresse auf Ihre Körpergröße und Gliedmaßenlänge eingestellt ist.

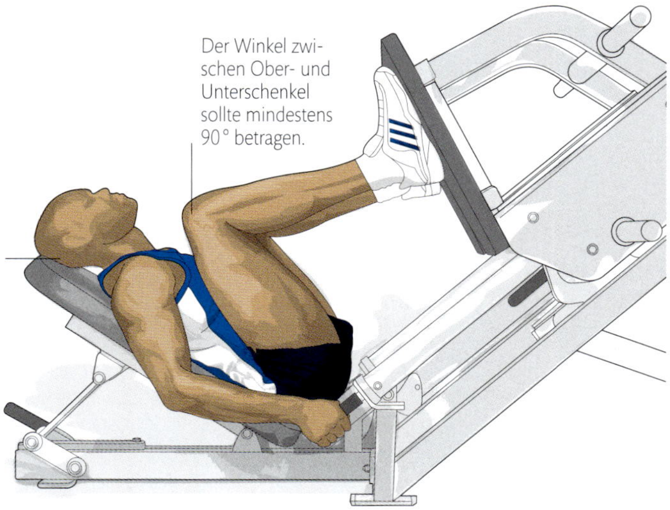

1 Wählen Sie das gewünschte Gewicht aus, und nehmen Sie auf der Maschine Platz. Die Füße sind hüftbreit auseinander, das Gewicht liegt auf den Beinen. An den Griffen festhalten.

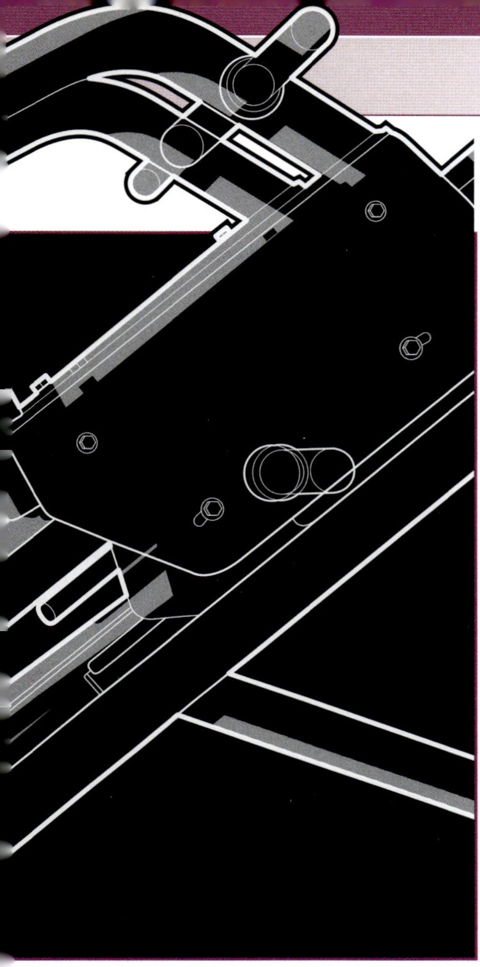

VORSICHT!

Drücken Sie den unteren Rücken während der gesamten Übung fest gegen das Polster, heben Sie den Kopf nicht an, und unterbrechen Sie die Übung, sobald sich der untere Rücken vom Polster löst. Die Knie nicht ganz durchstrecken, das Gewicht langsam wegpressen und zurückgleiten lassen.

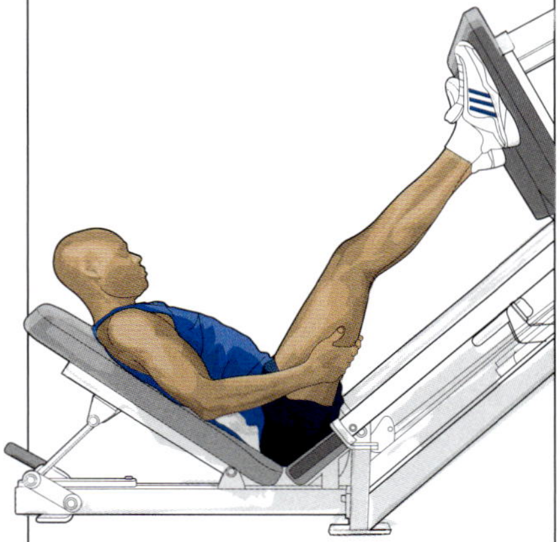

VARIANTE

Beinpressen lässt sich auch mit einem Bein ausführen, wenn muskuläre Ungleichheiten ausgeglichen werden sollen. Diese können die sportliche Leistung beeinträchtigen und das Verletzungsrisiko erhöhen. Beim beidbeinigen Beinpressen lässt sich durch eine veränderte Fußposition der Übungsschwerpunkt verlagern: Stehen die Füße in größerem Abstand und zeigen nach außen, werden die Muskeln auf der Oberschenkelinnenseite stärker beansprucht. Je höher auf der Plattform Sie die Füße platzieren, desto mehr trainieren Sie die Gesäßmuskeln.

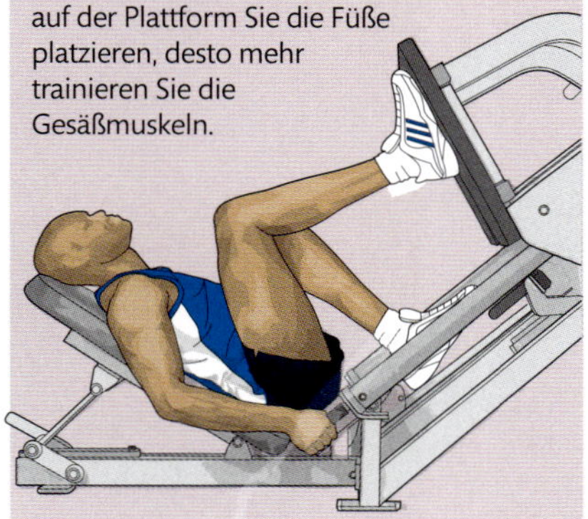

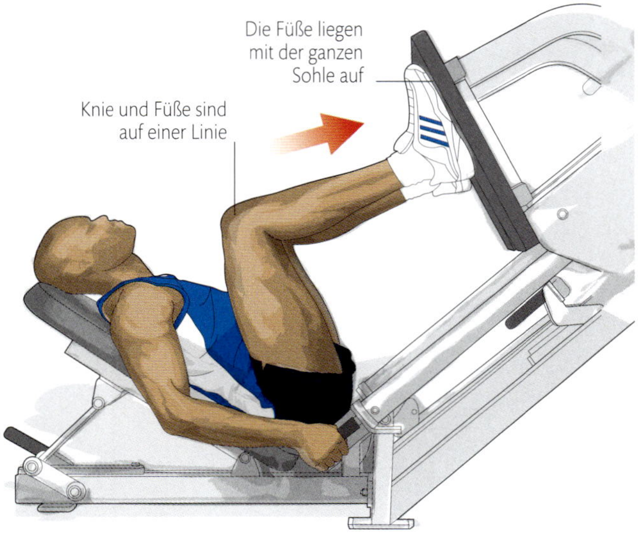
Die Füße liegen mit der ganzen Sohle auf
Knie und Füße sind auf einer Linie

2 Beine strecken und die Plattform vom Körper wegpressen. Langsam und gleichmäßig pressen, Fersen und Zehen bleiben auf der Plattform. Die Knie dürfen dabei nicht nach außen ausweichen.

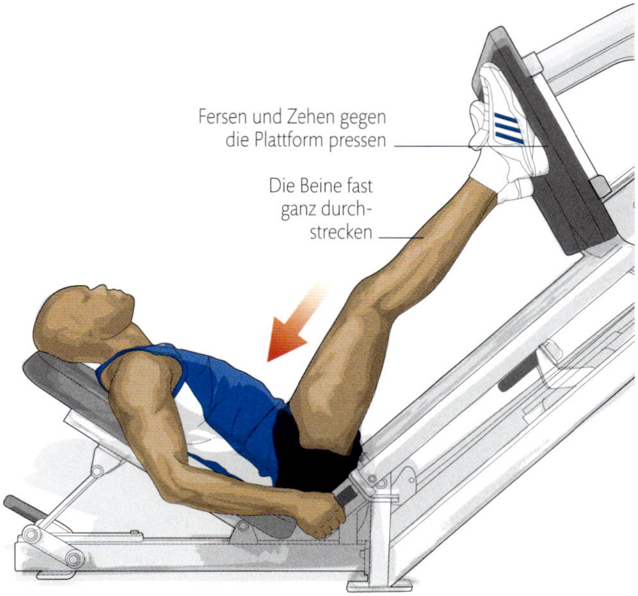

3 So lange weiterpressen, bis die Beine fast ganz gestreckt sind. Am Ende der Bewegung kurz anhalten und anschließend langsam und kontrolliert in die Ausgangsposition zurückkehren.

BEINBEUGEN AN DER MASCHINE

ZIELMUSKELN

- Schenkelbeuger

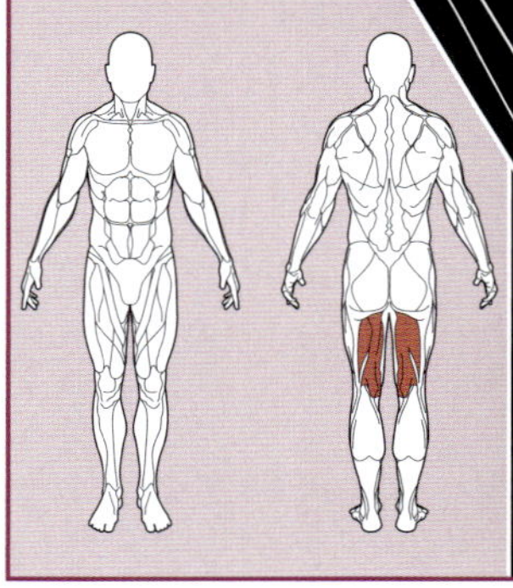

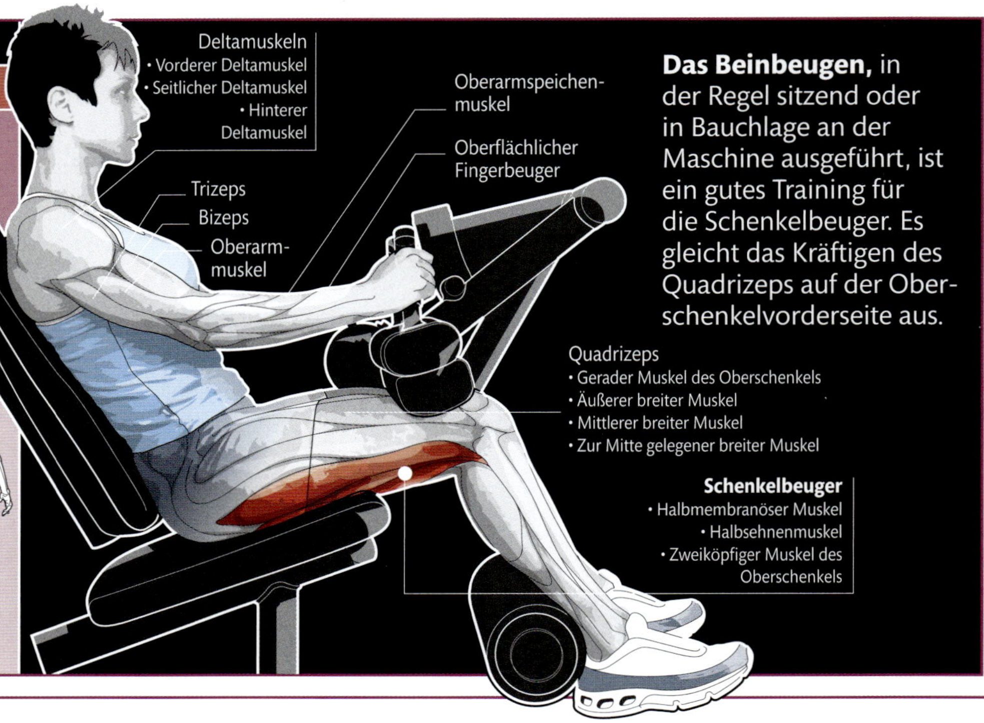

Das Beinbeugen, in der Regel sitzend oder in Bauchlage an der Maschine ausgeführt, ist ein gutes Training für die Schenkelbeuger. Es gleicht das Kräftigen des Quadrizeps auf der Oberschenkelvorderseite aus.

BEINSTRECKEN AN DER MASCHINE

ZIELMUSKELN

- Quadrizeps

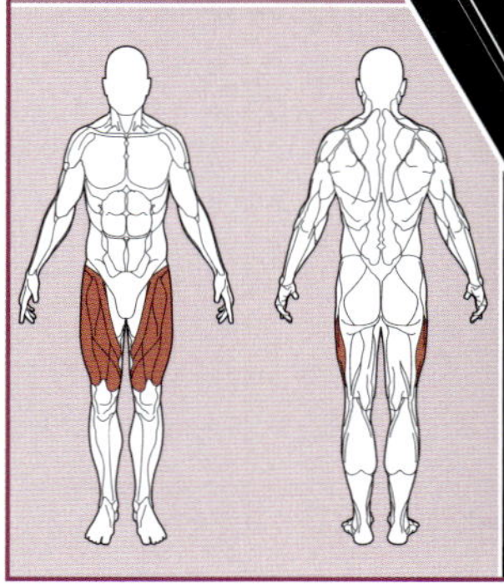

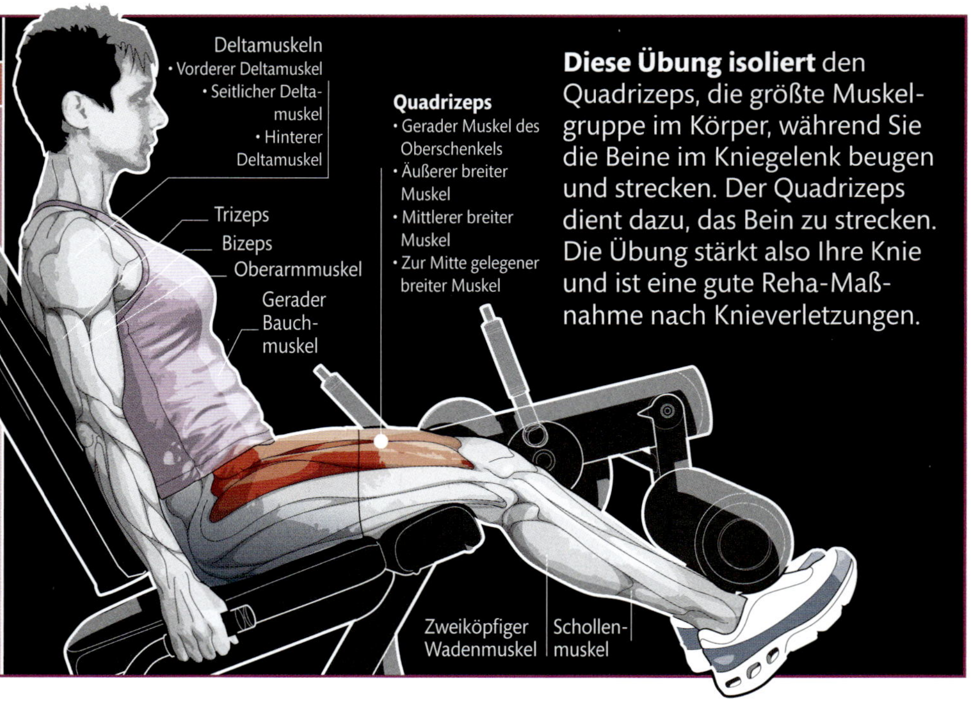

Diese Übung isoliert den Quadrizeps, die größte Muskelgruppe im Körper, während Sie die Beine im Kniegelenk beugen und strecken. Der Quadrizeps dient dazu, das Bein zu strecken. Die Übung stärkt also Ihre Knie und ist eine gute Reha-Maßnahme nach Knieverletzungen.

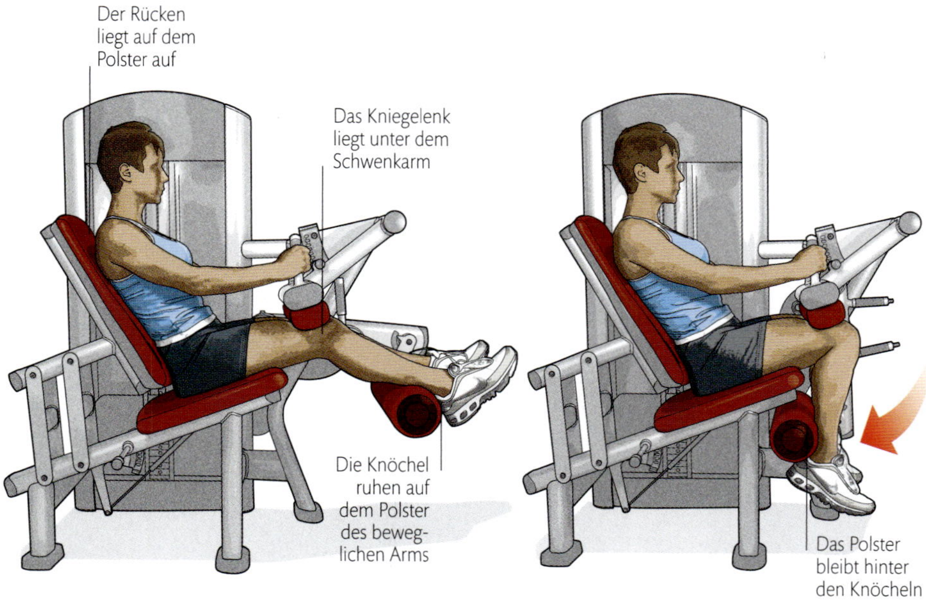

1 Wählen Sie ein Gewicht und setzen Sie sich in die Maschine. Das Polster des beweglichen Arms liegt unter den Knöcheln, nicht unter den Waden. Die Auflagenpolster sind über den Knien.

2 Den beweglichen Arm langsam nach hinten drücken, dabei die Schenkelbeuger anspannen. Kontrolliert in Position 1 zurückkehren. Der Rücken löst sich nicht vom Polster.

VARIANTE

Eine ähnliche Übung lässt sich auch am Kabelzug ausführen. Sie ist schwieriger, weil Sie Ihren ganzen Körper ohne Hilfe der Maschine stabilisieren müssen. Befestigen Sie die Fußschlaufe am Knöchel des Trainingsbeins. Das Knie zeigt nach unten, während der Schenkelbeuger die Ferse Richtung Gesäß zieht. Das Bein etwas langsamer senken als heben.

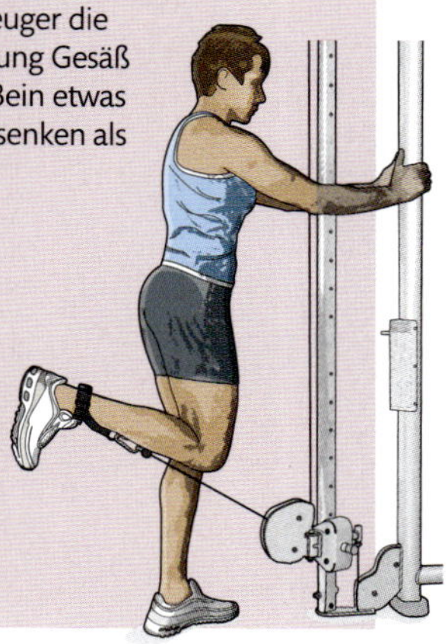

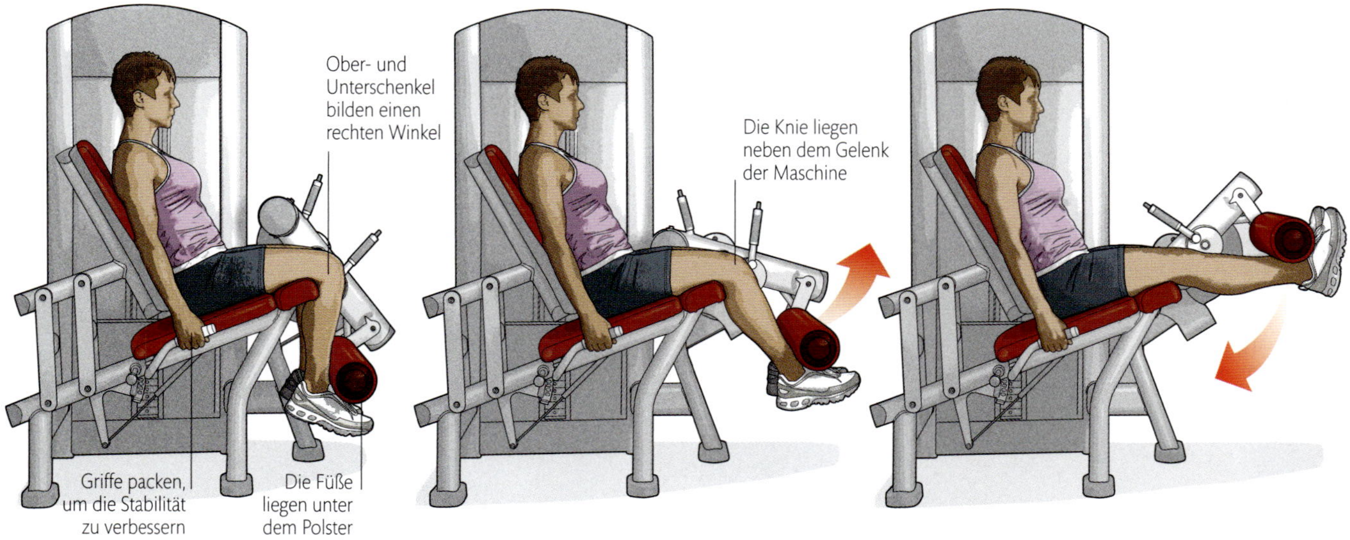

1 Ein Gewicht auswählen, in der Maschine Platz nehmen, der Rücken liegt am Polster auf. Die Maschine an die Länge der Unterschenkel anpassen.

2 Die Unterschenkel in einer kontrollierten Bewegung und ohne Schwung hochdrücken, dabei Rücken und Po in die Polster pressen.

3 Die Beine strecken, bis sie gerade und parallel zum Boden sind. Ausatmen, entspannen und in die Ausgangsposition zurückkehren.

BEINABDUKTION

ZIELMUSKELN

- Gesäßmuskeln
- Oberschenkelbindenspanner

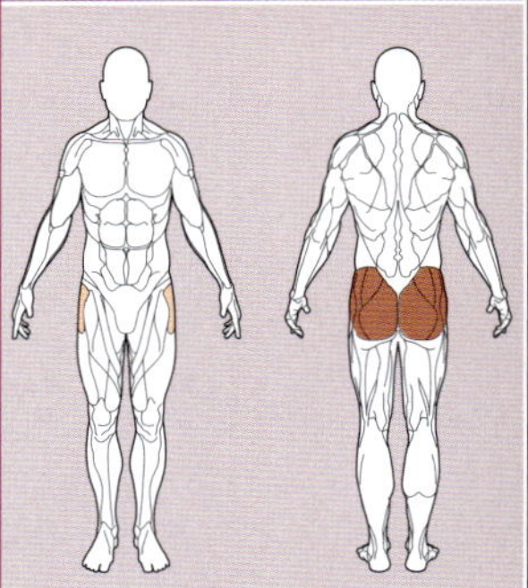

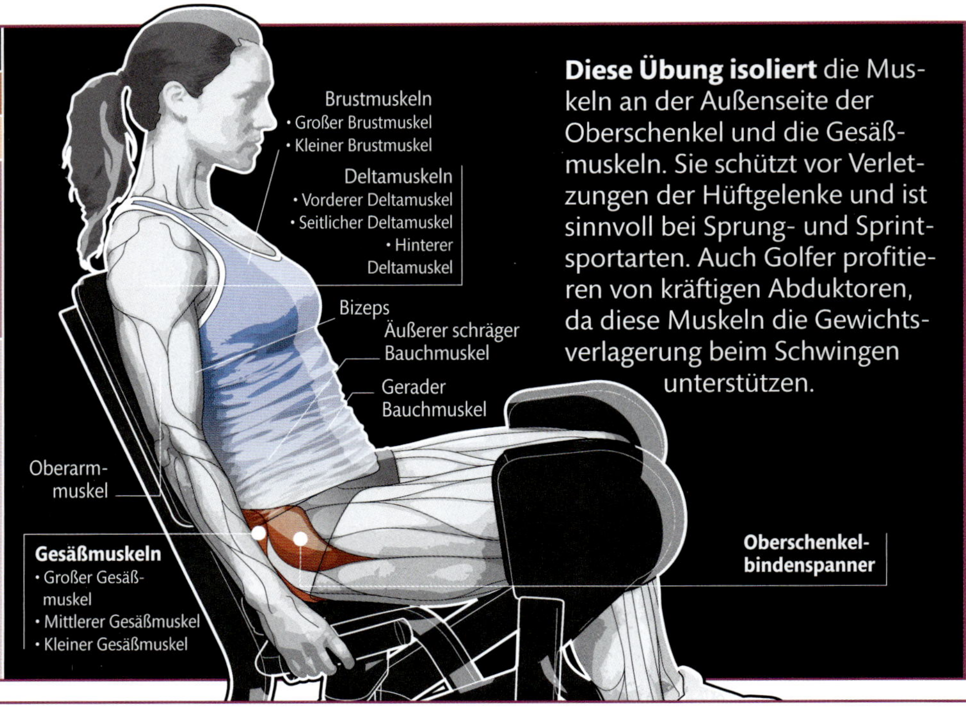

Diese Übung isoliert die Muskeln an der Außenseite der Oberschenkel und die Gesäßmuskeln. Sie schützt vor Verletzungen der Hüftgelenke und ist sinnvoll bei Sprung- und Sprintsportarten. Auch Golfer profitieren von kräftigen Abduktoren, da diese Muskeln die Gewichtsverlagerung beim Schwingen unterstützen.

BEINADDUKTION

ZIELMUSKELN

- Großer Schenkelanzieher
- Langer Schenkelanzieher

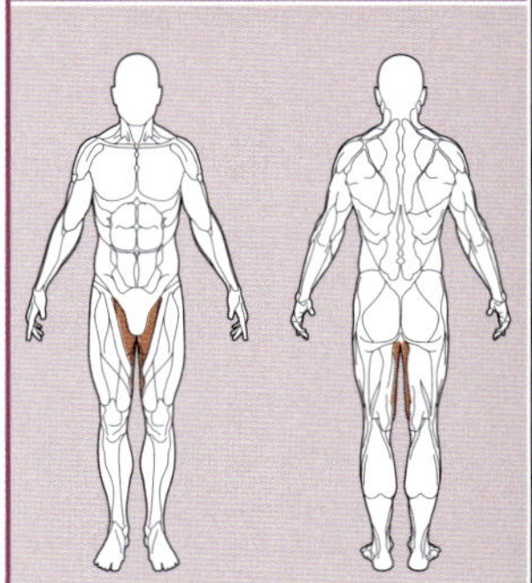

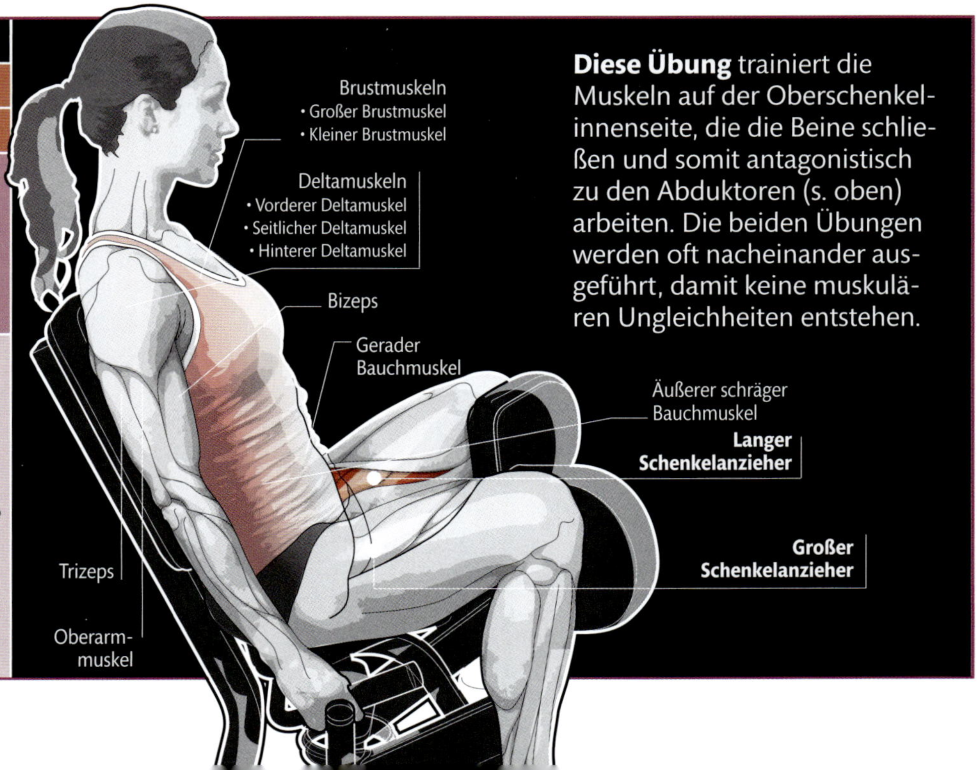

Diese Übung trainiert die Muskeln auf der Oberschenkelinnenseite, die die Beine schließen und somit antagonistisch zu den Abduktoren (s. oben) arbeiten. Die beiden Übungen werden oft nacheinander ausgeführt, damit keine muskulären Ungleichheiten entstehen.

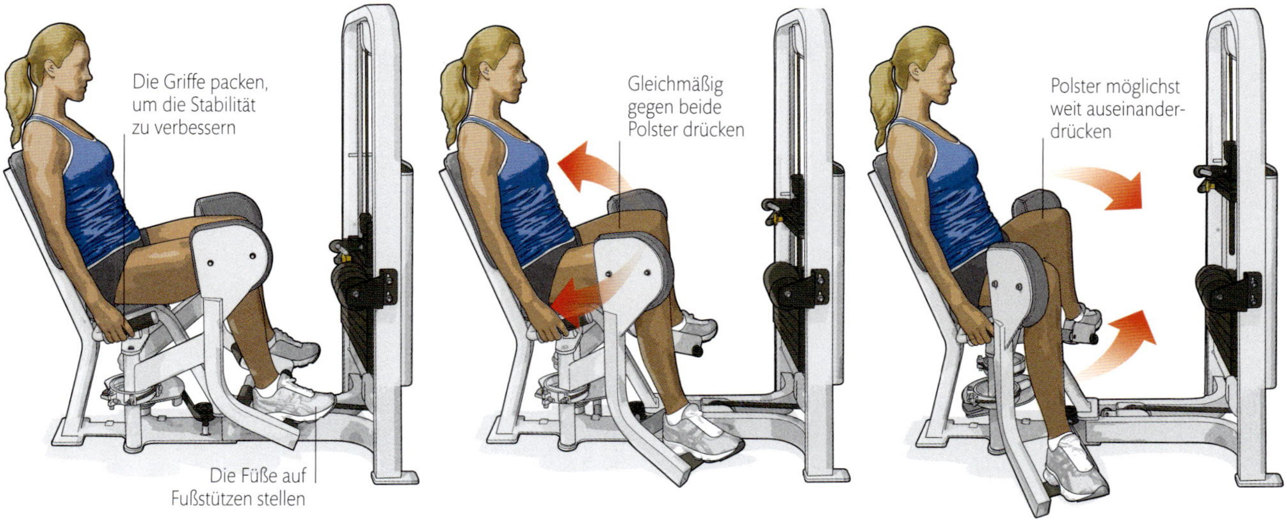

1 Das gewünschte Gewicht wählen, in der Maschine Platz nehmen und die Sitzhöhe so einstellen, dass die Knie seitlich bequem an den Polstern anliegen.

2 Den Oberkörper in den Sitz pressen und die Rumpfmuskeln anspannen. Kräftig gegen die Polster drücken, um den Bewegungsradius voll auszuschöpfen. Normal weiteratmen.

3 Langsam und kontrolliert in die Ausgangsposition zurückkehren. Versuchen Sie, die Krafteinwirkung gleichmäßig auf beide Beine zu verteilen.

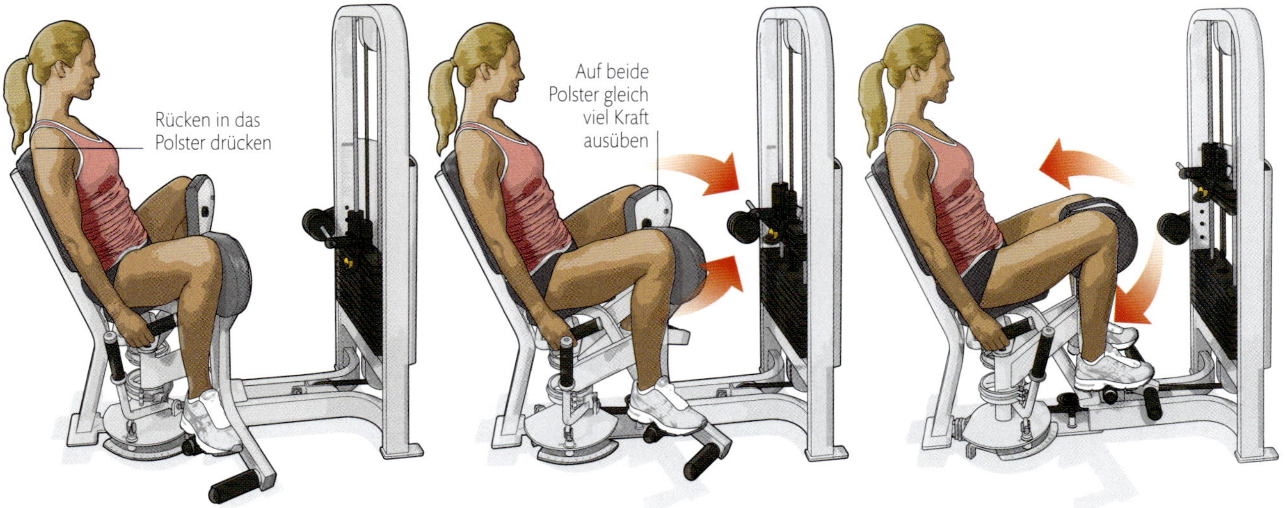

1 Das gewünschte Gewicht auswählen, in der Maschine Platz nehmen und die Sitzhöhe so einstellen, dass Ihre Knie bequem seitlich an den Polstern anliegen.

2 Die Griffe fest greifen, um den Oberkörper zu stabilisieren. Die Beine gleichmäßig gegen die Polster drücken, um sie zu schließen, dabei normal weiteratmen.

3 Langsam und kontrolliert in die Ausgangsposition zurückkehren. Die Rumpfmuskeln bleiben während der gesamten Übung angespannt, um den Körper zu stützen.

WADENHEBEN

ZIELMUSKELN

- Zweiköpfiger Wadenmuskel
- Schollenmuskel

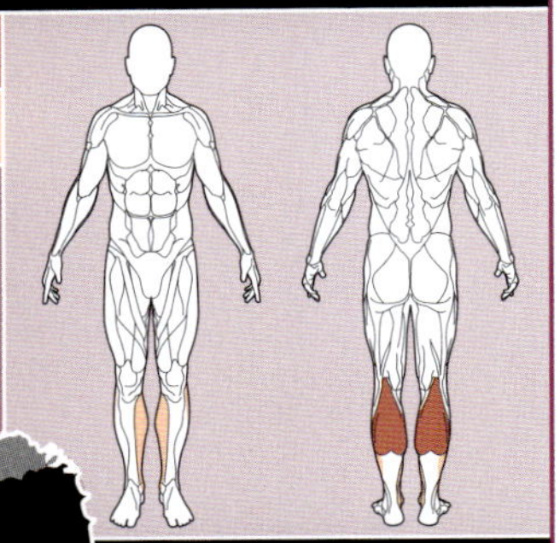

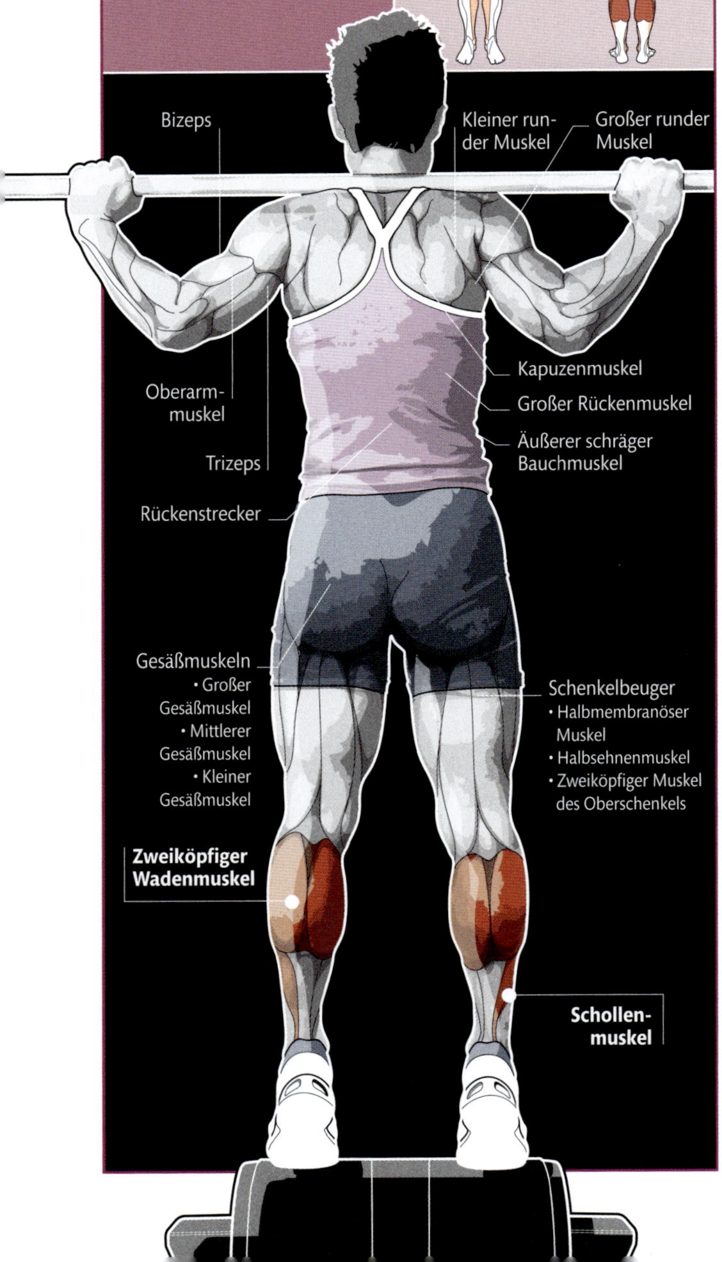

Diese Übung trainiert die Unterschenkel und das Gleichgewicht, vor allem, wenn man mit schweren freien Gewichten arbeitet. Trainieren Sie an der Smith-Maschine, um Ihren Körper zu stabilisieren.

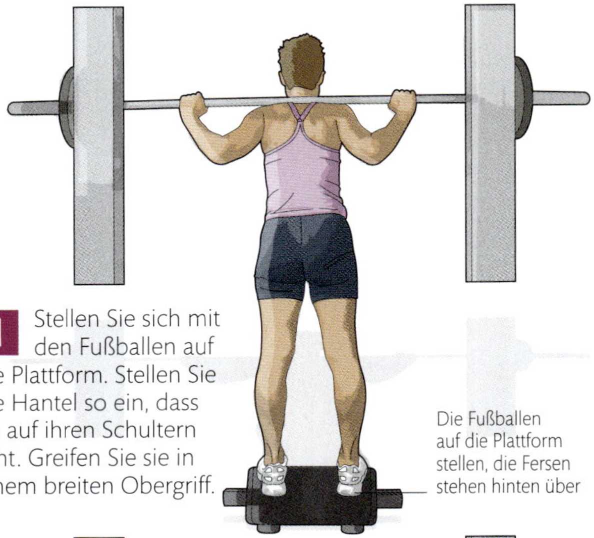
Die Fußballen auf die Plattform stellen, die Fersen stehen hinten über

1 Stellen Sie sich mit den Fußballen auf die Plattform. Stellen Sie die Hantel so ein, dass sie auf ihren Schultern ruht. Greifen Sie sie in einem breiten Obergriff.

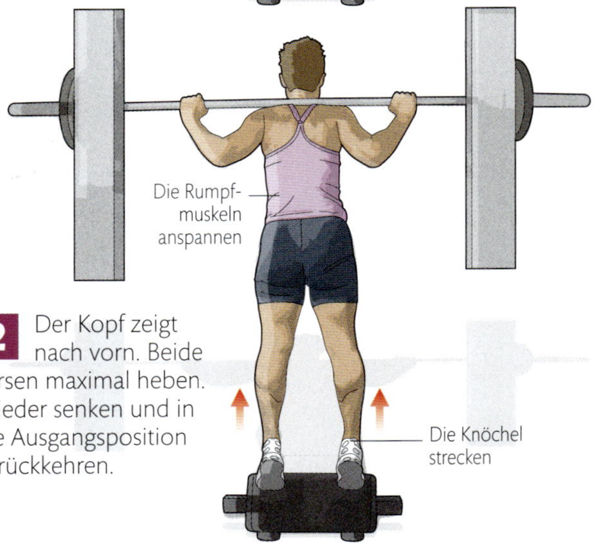
Die Rumpfmuskeln anspannen
Die Knöchel strecken

2 Der Kopf zeigt nach vorn. Beide Fersen maximal heben. Wieder senken und in die Ausgangsposition zurückkehren.

VARIANTE

Diese Übung kann man auch an der Wadenheber-Maschine ausführen, bei der man gepolsterte Gewichte hebt, keine Langhantel. Wählen Sie das gewünschte Gewicht, stellen Sie sich unter die Polster, packen Sie die Griffe und beugen Sie die Ellenbogen. Die Wadenmuskeln anspannen und die Knöchel ganz strecken. Obere Position halten, dann kontrolliert wieder absenken.

KREUZHEBEN MIT GESTRECKTEN BEINEN

ZIELMUSKELN

- Schenkelbeuger
- Gesäßmuskeln
- Rückenstrecker
- Quadrizeps

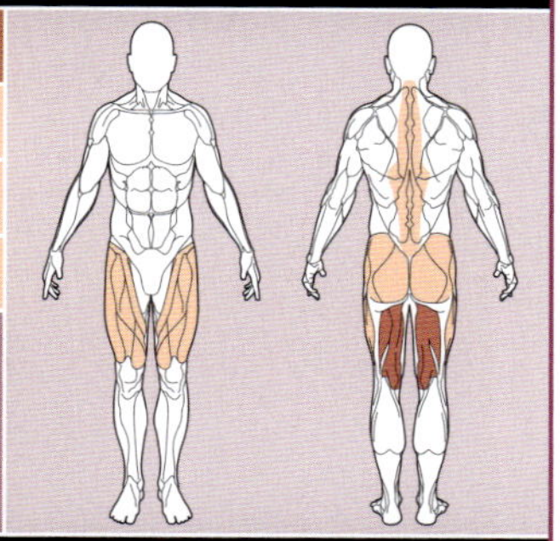

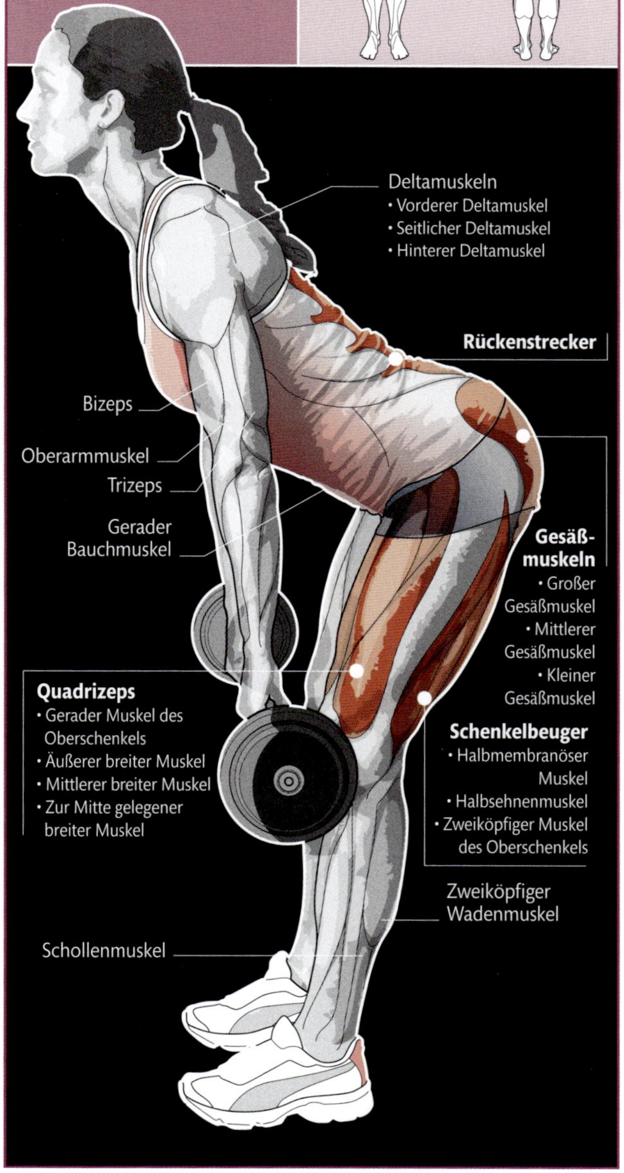

Diese oft unterschätzte Übung kräftigt den unteren Rücken und die Bein- und Gesäßmuskeln. Für viele Rugbystürmer ist sie Standard.

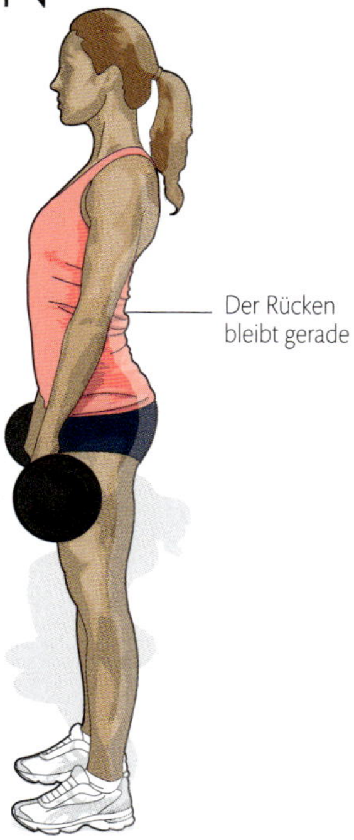

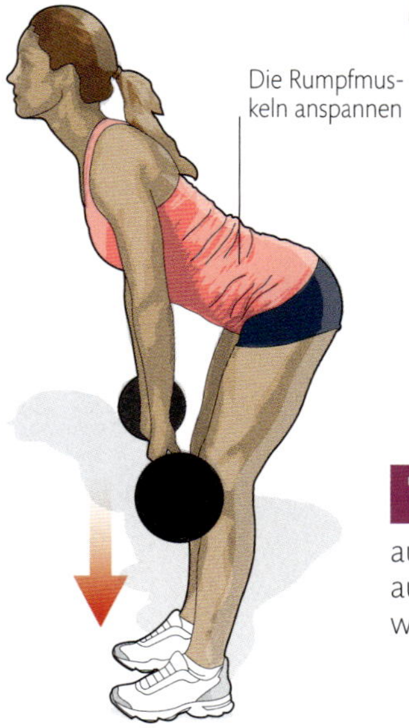

1 Aufrecht stehen, die Füße sind hüftbreit auseinander. Die Hantel ruht auf den Oberschenkeln und wird im Obergriff gehalten.

2 Nach vorn blicken. Die Knie nicht ganz durchdrücken. Aus der Taille vorbeugen und die Hantel ablassen. Dabei einatmen.

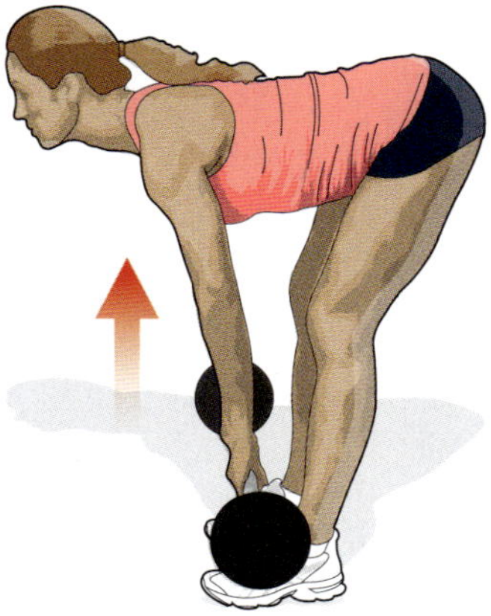

3 Den Rumpf kontrollieren und angespannt lassen. Dann aus der Hüfte heraus aufrichten und in den Stand kommen. Dabei ausatmen.

VARIANTE

Wer eine bewegliche Hüfte hat, kann sich auf eine Plattform stellen und von dort die Hantel noch tiefer ablassen. Das intensiviert dieses Training. Sie sollten die Muskeln allerdings nur so weit strecken, wie es sich noch angenehm anfühlt, und auf eine weiche Bewegung achten. »Wippen« Sie sich nicht in die Tiefe.

KREUZHEBEN MIT LANGHANTEL

ZIELMUSKELN

- Gesäßmuskeln
- Kapuzenmuskel
- Rückenstrecker
- Gerader Bauchmuskel
- Schenkelbeuger
- Quadrizeps

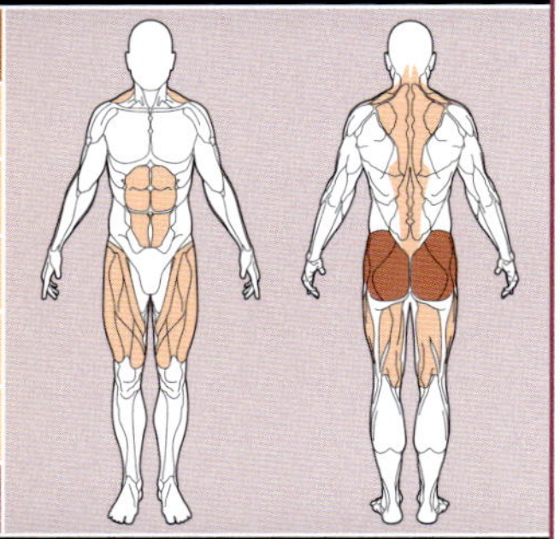

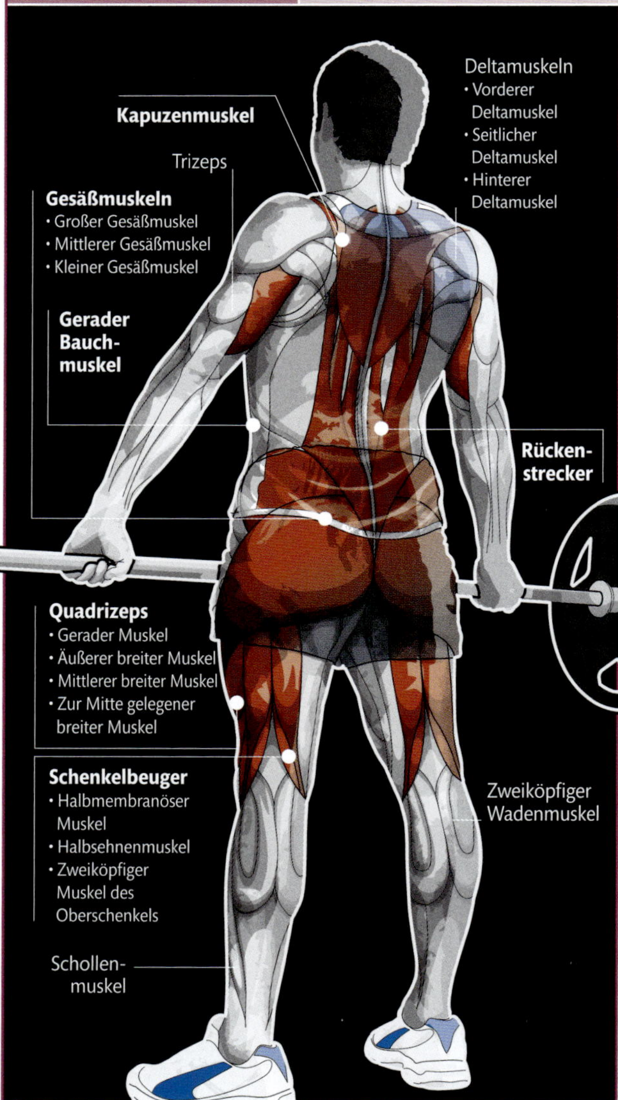

Diese manchmal »Königsübung« genannte Übung ist hocheffektiv, um Muskeln an Beinen und Rücken aufzubauen. Das Kreuzheben ist auch Teil des Kraftdreikampfs.

1 In die Hocke gehen. Die Füße sind unter der Hantel, die Hantel berührt die Schienbeine. Hantel im Wechselgriff halten, damit sie sich nicht dreht. Die Hände sind etwas mehr als schulterbreit auseinander.

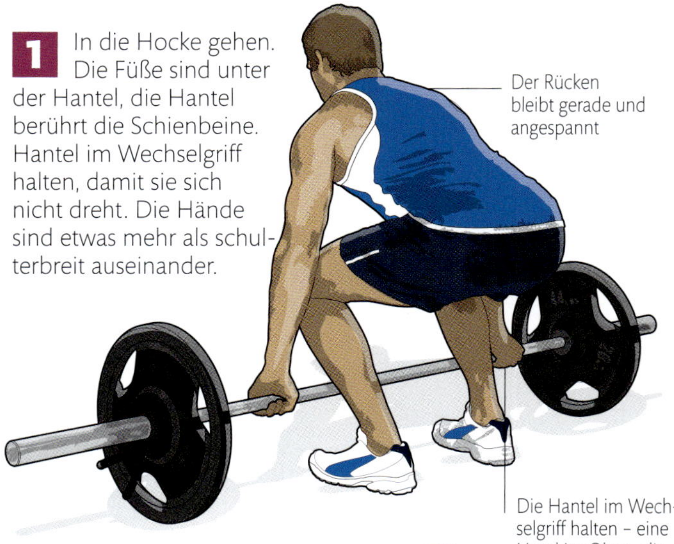
Der Rücken bleibt gerade und angespannt
Die Hantel im Wechselgriff halten – eine Hand im Ober-, die andere im Untergriff

3 Die Hantel weiter anheben, als wollten Sie den Boden mit den Füßen wegdrücken, bis Sie mit gestreckten Knien aufrecht stehen.

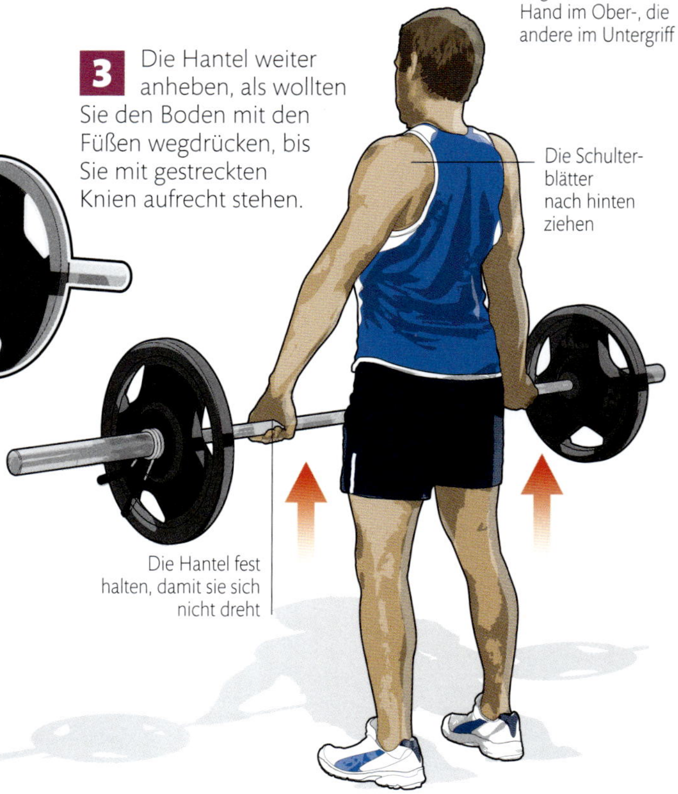
Die Schulterblätter nach hinten ziehen
Die Hantel fest halten, damit sie sich nicht dreht

2 Die Hantel heben, indem Sie kräftig die Beine in den Boden drücken, Knie und Hüften strecken. Gebeugt bleiben, bis die Hantel die Knie passiert hat.

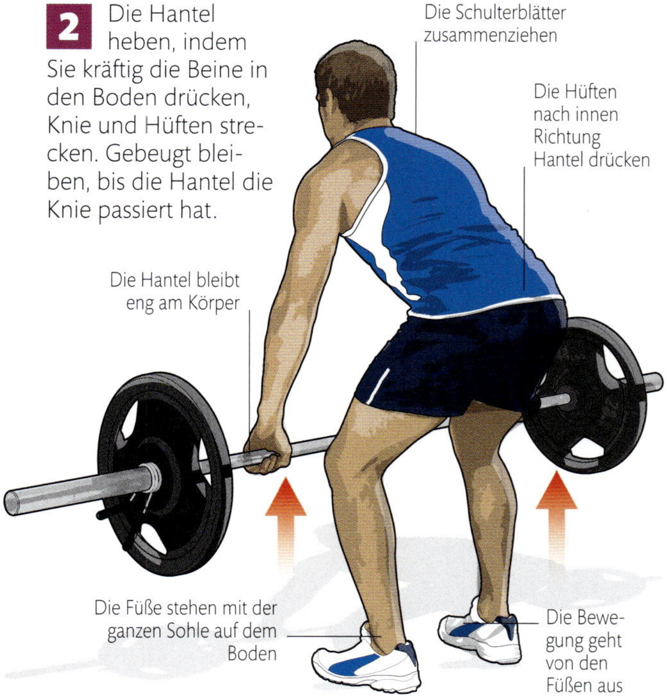
Die Schulterblätter zusammenziehen
Die Hüften nach innen Richtung Hantel drücken
Die Hantel bleibt eng am Körper
Die Füße stehen mit der ganzen Sohle auf dem Boden
Die Bewegung geht von den Füßen aus

VARIANTE

Kreuzheben mit Kurzhanteln beansprucht mehr Muskeln, weil die Bewegung stabilisiert werden muss. So baut man Kraft für Übungen mit schwereren Gewichten auf. Beginnen Sie mit leichten Gewichten, um Ihren Bewegungsradius zu ermitteln. Auch hier auf einen geraden Rücken achten, die Gewichte eng am Körper halten. Unten nicht pausieren und nicht mit den Gewichten schlenkern!

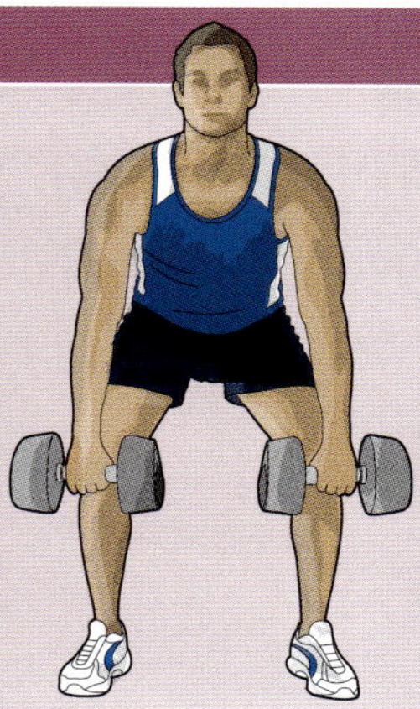

VORSICHT!

Bei dieser Übung steht und fällt alles mit der richtigen Technik. Die Hantel nie mit einem krummen Rücken heben. Das ist nicht nur ineffektiv, sondern birgt auch Verletzungsgefahren. Schultern und Hüften immer gemeinsam heben bzw. senken. Die Hantel eng am Körper halten und am Ende der Bewegung nicht fallen lassen, sondern stets kontrolliert ablassen.

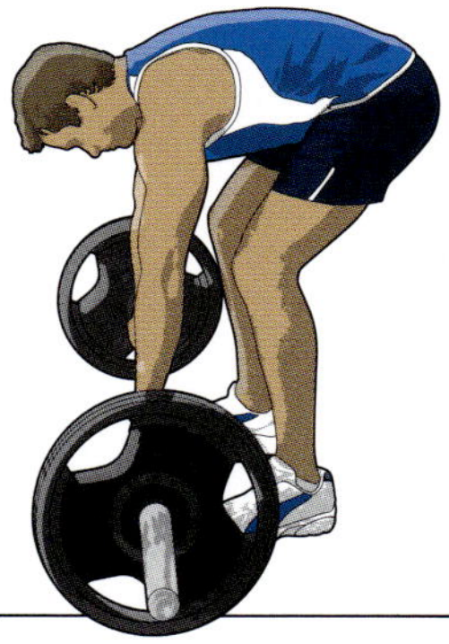

4 Die Knie beugen, den Rücken gerade und angespannt lassen, den Kopf gerade halten. Die Hantel kontrolliert ablassen. Die Knie sollten gebeugt sein, wenn die Hantel sie passiert.

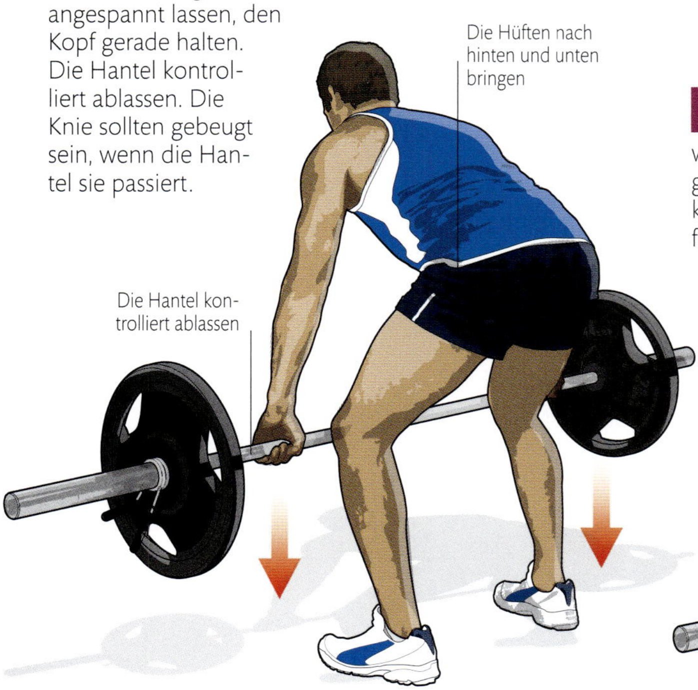
Die Hüften nach hinten und unten bringen
Die Hantel kontrolliert ablassen

5 Hüften und Schultern langsam einander annähern, während Sie in die Ausgangsposition zurückkehren. Die Hantel nicht fallen lassen.

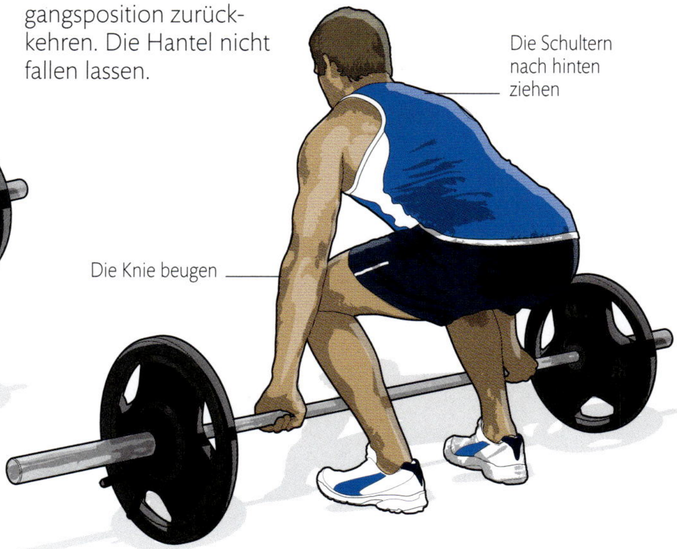
Die Schultern nach hinten ziehen
Die Knie beugen

RUMÄNISCHES KREUZHEBEN

ZIELMUSKELN

- Quadrizeps
- Gesäßmuskeln
- Schenkelbeuger
- Rückenstrecker

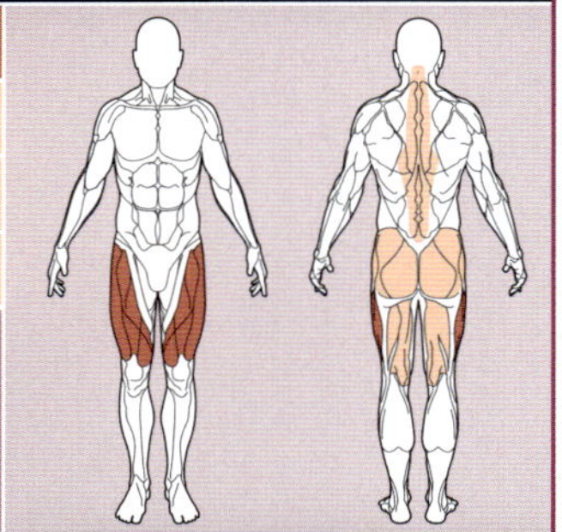

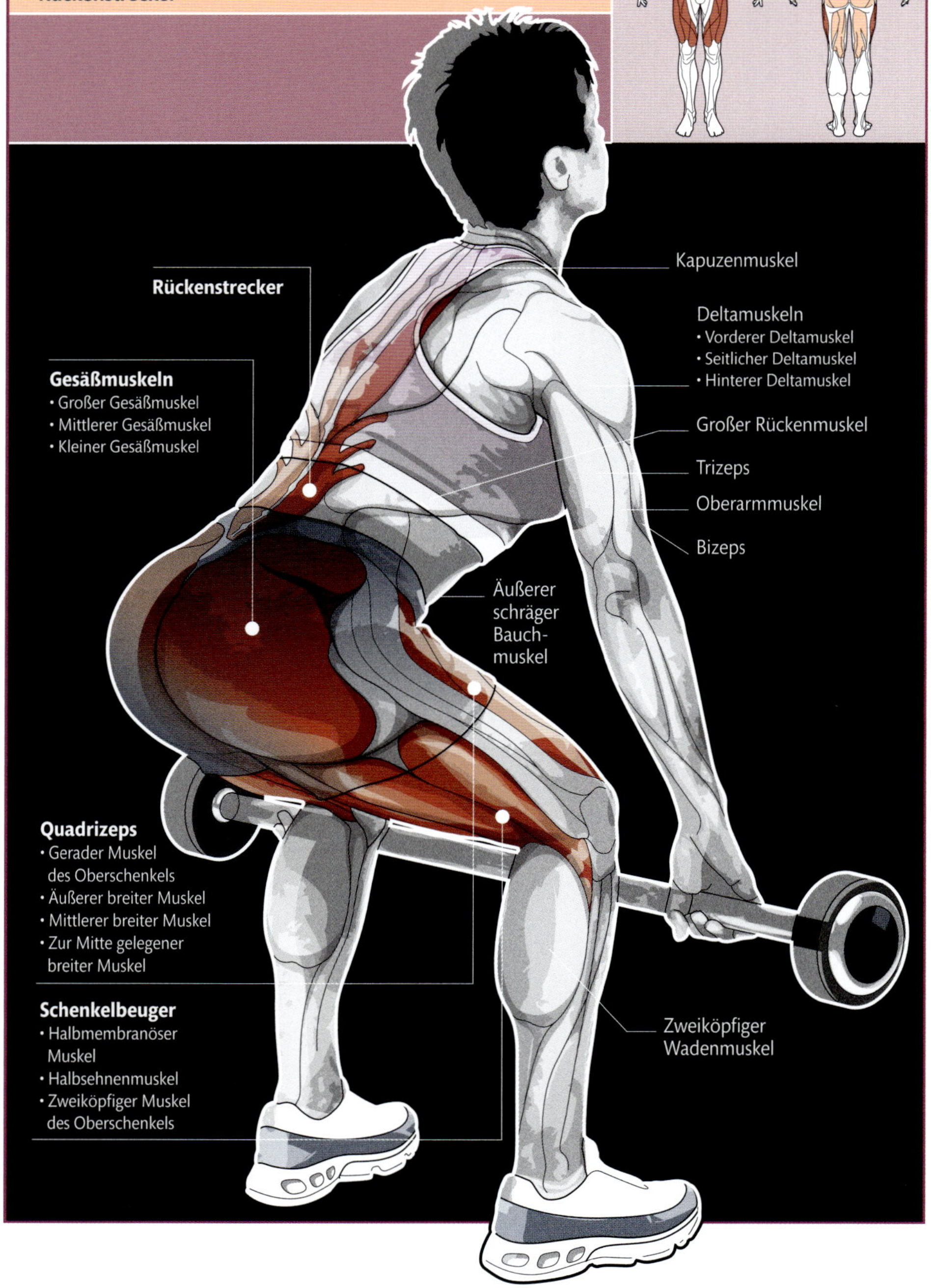

Diese Übung trainiert Quadrizeps, Schenkelbeuger und Gesäßmuskeln in einem ausgeglichenen Verhältnis. Das Rumänische Kreuzheben ist eine hervorragende, aber anspruchsvolle Ergänzung Ihres Krafttrainingprogramms, vor allem, wenn Sie Schnellkraft und Beingeschwindigkeit verbessern möchten.

VARIANTE

Arbeiten Sie mit großen Gewichten, sollten Sie an einem Power Rack trainieren, das Sie an Ihre Größe anpassen können. Trainieren Sie bei schweren Griffen im Wechselgriff, damit die Hantel sich nicht dreht. Sie können auch Handgelenkbandagen verwenden. Sie schützen und verstärken den Griff.

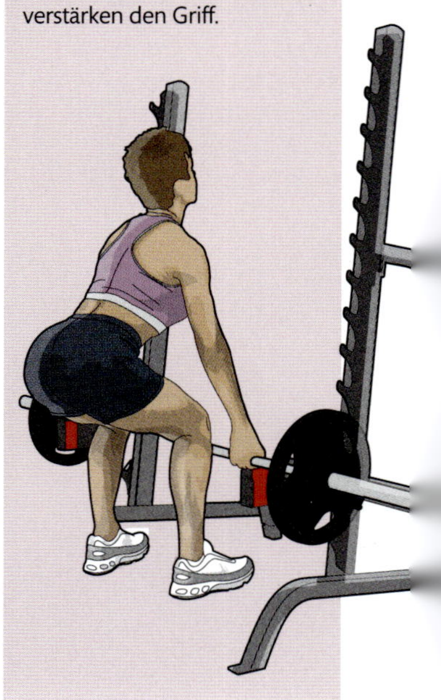

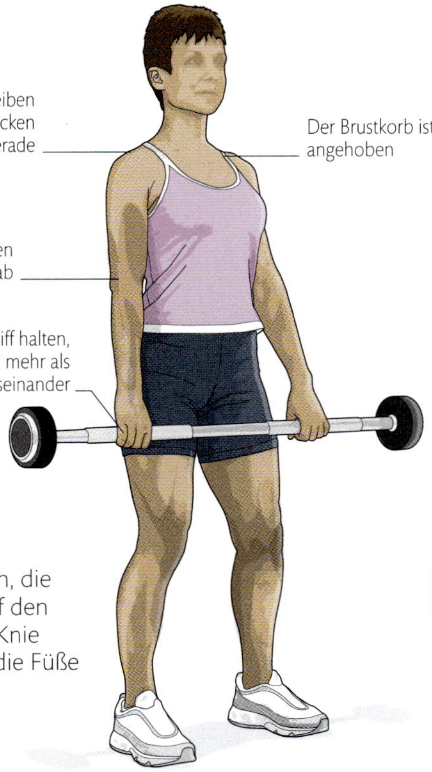

1 Aufrecht stehen, die Hantel ruht auf den Oberschenkeln. Die Knie sind leicht gebeugt, die Füße stehen schulterbreit.

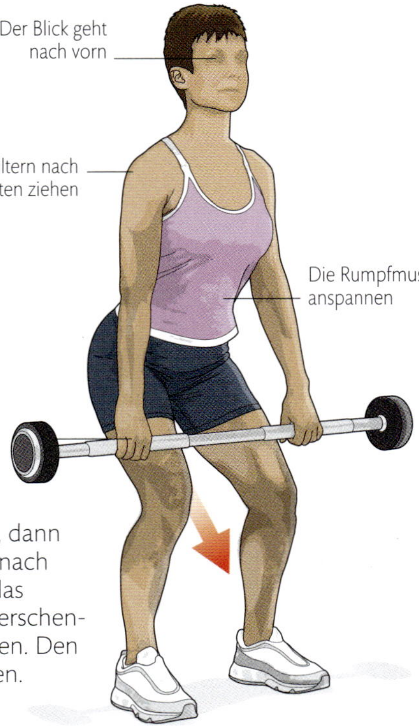

2 Tief einatmen, dann die Schultern nach hinten ziehen und das Gewicht an den Oberschenkeln langsam ablassen. Den Rücken gerade halten.

VORSICHT!

Diese Übung ist nur sicher und effektiv, wenn der Rücken gerade bleibt. Beugen Sie nicht den Oberkörper vor und lassen Sie die Hantel nicht unter die Knie ab. Diese Übung ist anspruchsvoll und trainiert den ersten Teil des Umsetzens und des Reißens. Anfänger sollten mit einer Stange ohne Gewichte üben und nur wenige Wiederholungen ausführen.

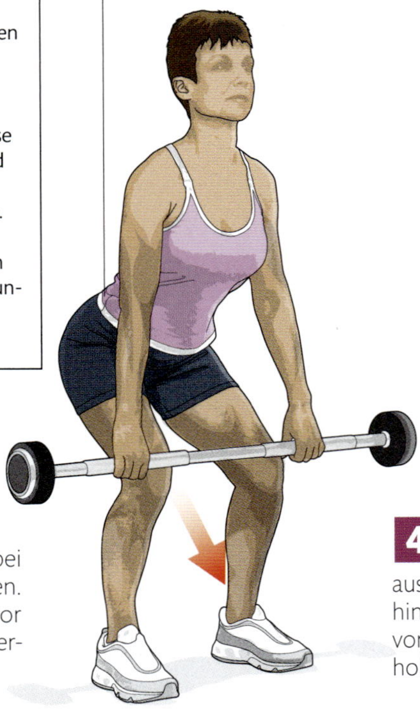

3 Die Hantel zu den Knien bringen, dabei sehr eng am Körper halten. Die Schultern kommen vor die Hantel, die Hüften werden zurückgekippt.

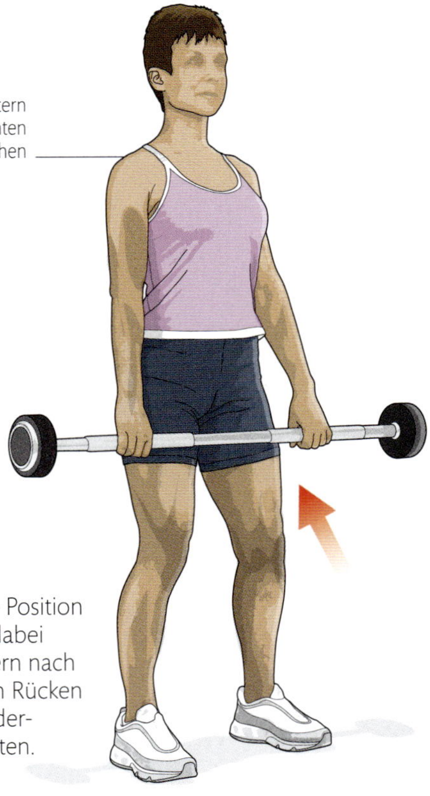

4 In die aufrechte Position zurückkehren, dabei ausatmen. Die Schultern nach hinten ziehen und den Rücken vor der nächsten Wiederholung gerade aufrichten.

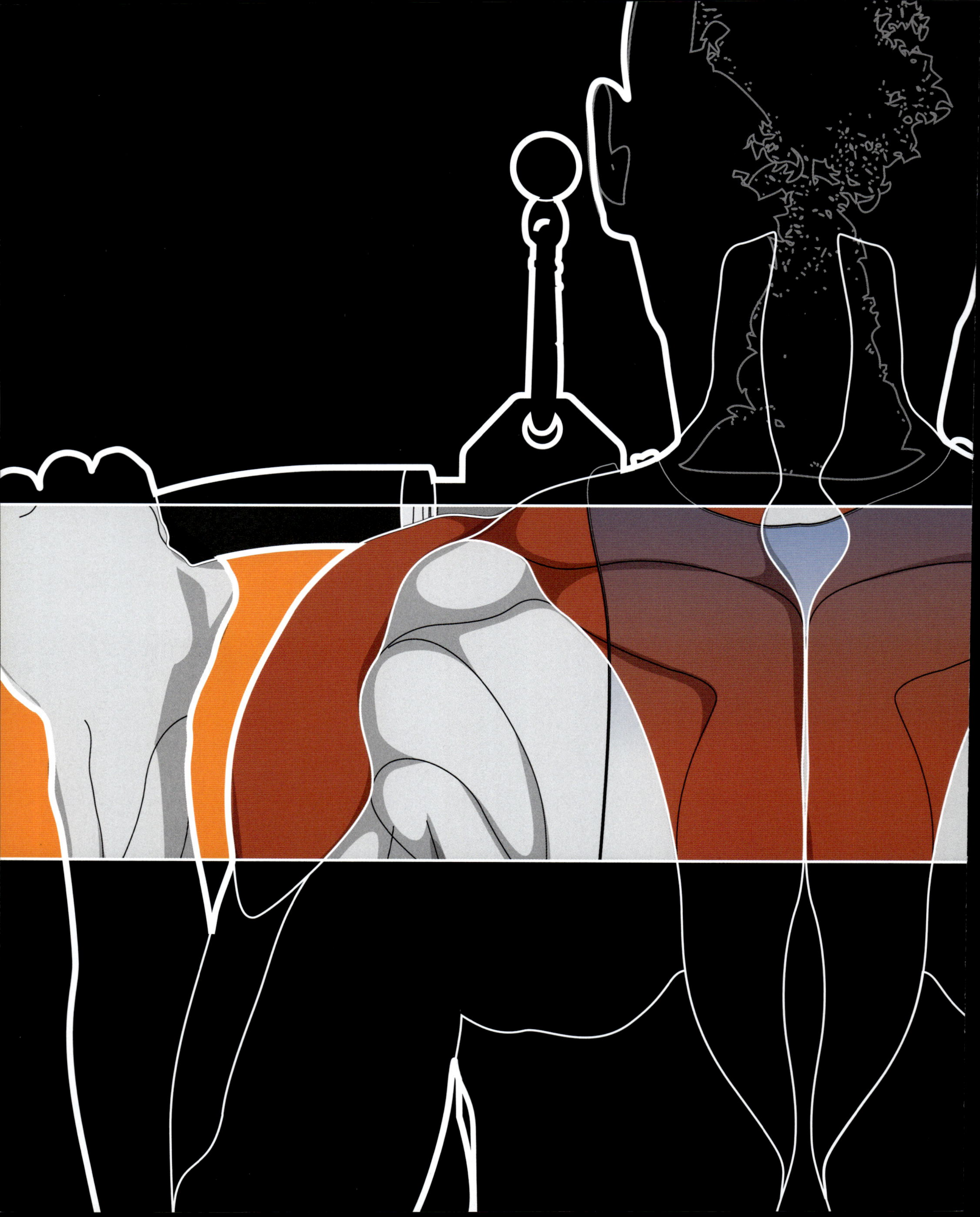

4

RÜCKEN

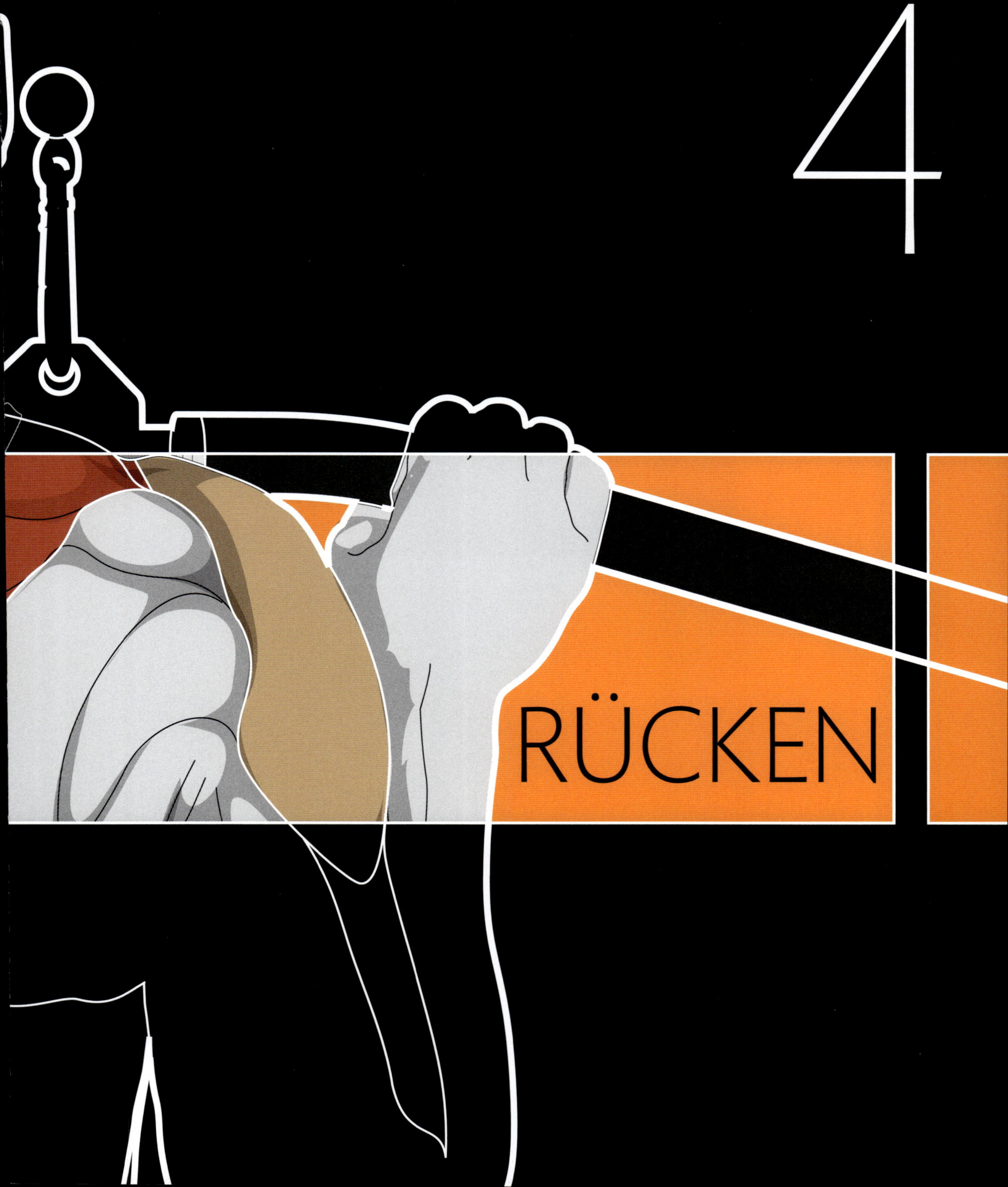

KLIMMZUG MIT HILFESTELLUNG

ZIELMUSKELN

- **Großer Rückenmuskel**
- **Bizeps**
- **Großer runder Muskel**

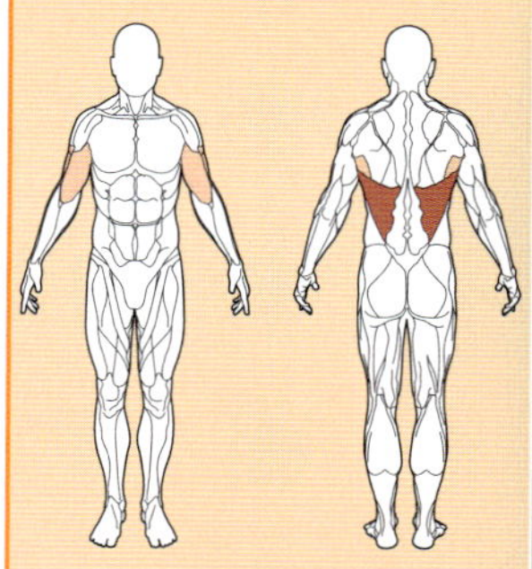

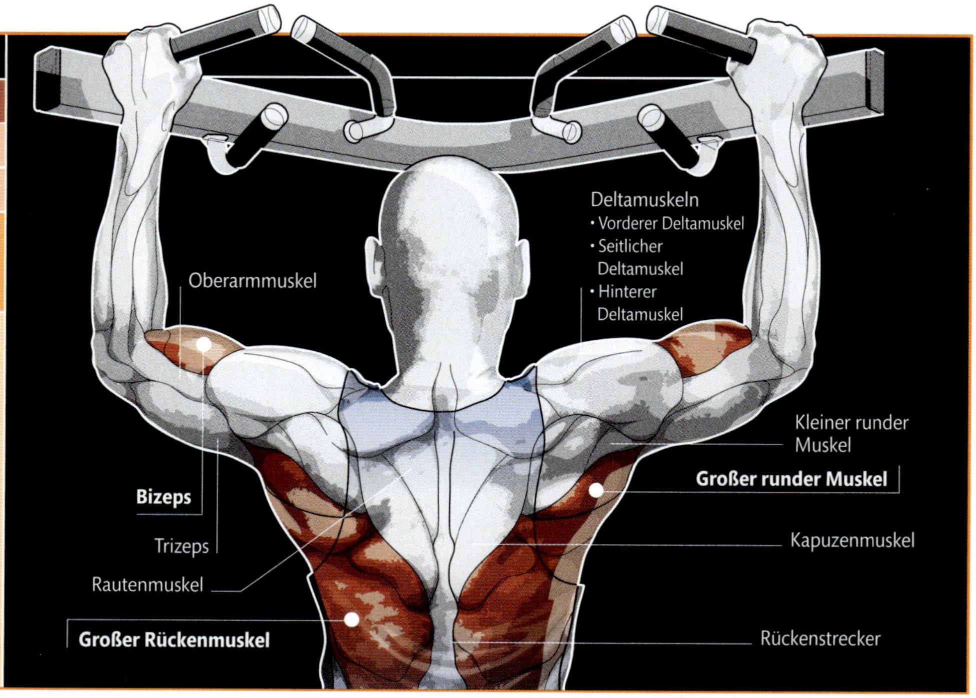

Dies ist ein ausgezeichnetes Training für die großen Rückenmuskeln und den normalen Klimmzug (s. S. 94), wenn Sie noch nicht die Kraft haben, das ganze Körpergewicht zu heben. Die Übung wird leichter, wenn Sie Gewichte auflegen.

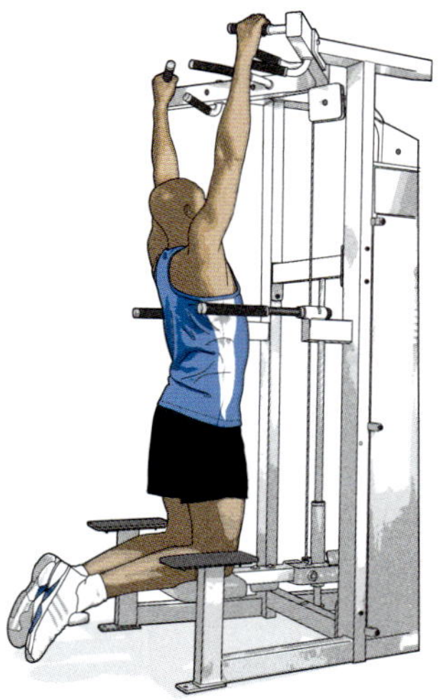

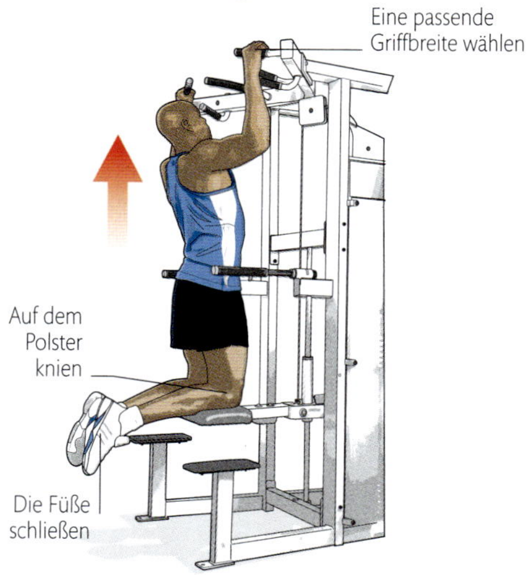
Eine passende Griffbreite wählen
Auf dem Polster knien
Die Füße schließen

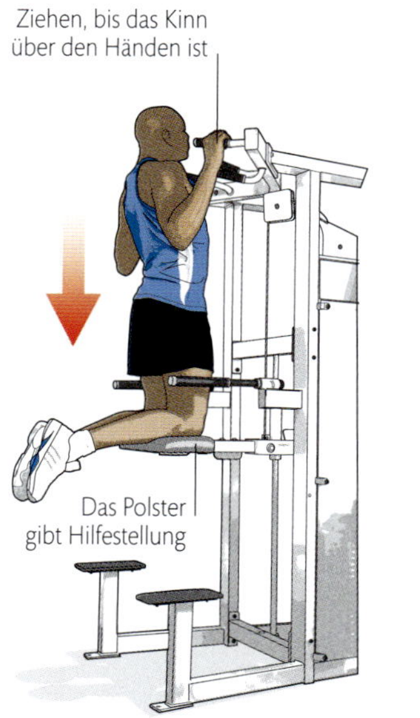
Ziehen, bis das Kinn über den Händen ist
Das Polster gibt Hilfestellung

1 Wählen Sie ein Gewicht und stellen Sie sich auf die Fußstützen. Wählen Sie einen Griff (s. S. 94) und legen Sie die Knie auf das Polster. Die Arme sind gestreckt.

2 Schultern und Ellenbogen beugen, den großen Rückenmuskel anspannen und den Körper gerade hochziehen. Beim Hochziehen ausatmen, beim Absenken einatmen.

3 Den Körper so weit hochziehen, bis das Kinn über den Händen ist. Oben kurz halten und dann die Bewegung umkehren, bis beide Arme wieder ganz gestreckt sind.

RÜCKENZUG

ZIELMUSKELN

- Großer Rückenmuskel
- Bizeps
- Kapuzenmuskel
- Hinterer Deltamuskel

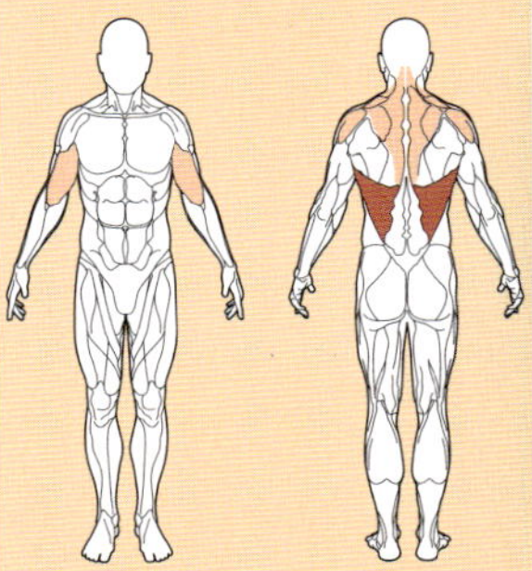

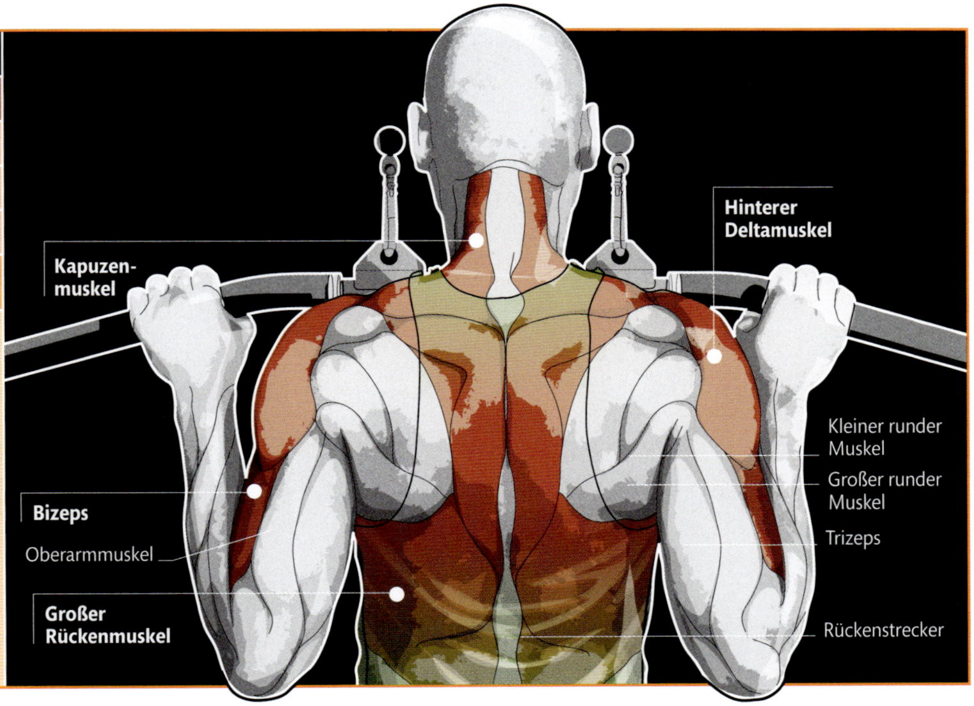

Dies ist eine weitere gute Übung für den Rücken, falls Ihr Oberkörper noch nicht die Kraft für einen normalen Klimmzug hat. Indem Sie das Gewicht nach und nach erhöhen, bauen Sie Kraft auf.

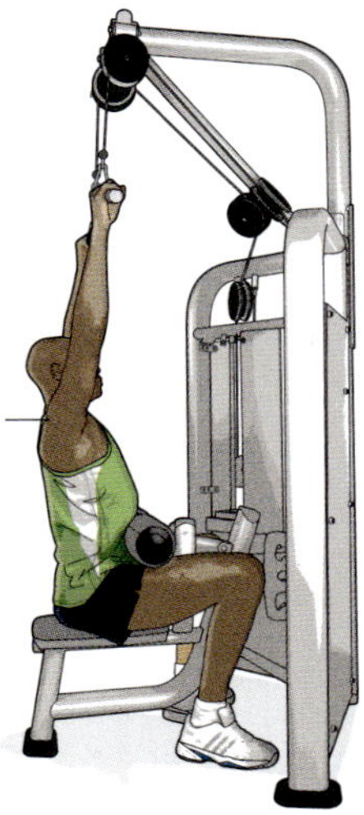

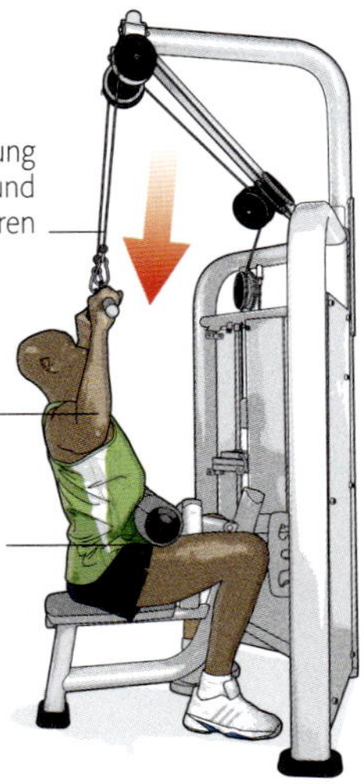

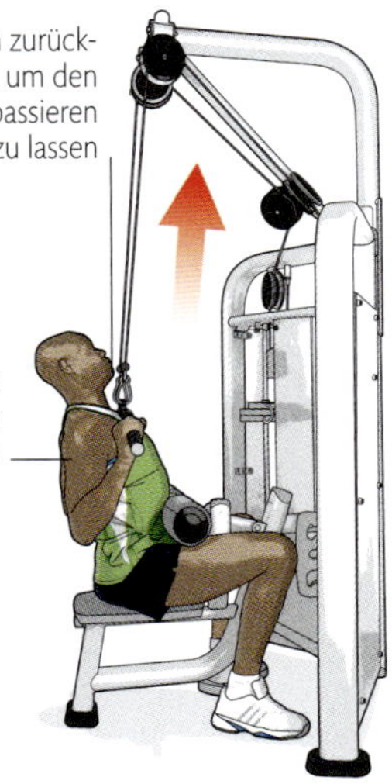

1 Den gewünschten Widerstand einstellen. Den Griff etwas weiter als schulterbreit halten, an die Maschine setzen und die Oberschenkel unter dem Polster platzieren.

2 Den Oberkörper etwas zurücklehnen und den Griff bis zur Brust hinunterziehen. Achtgeben, dass die Ellenbogen möglichst nah an den Oberkörper herangezogen werden.

3 Sobald der Griff die obere Brust berührt hat, lassen Sie ihn langsam und kontrolliert wieder nach oben gleiten, bis beide Arme vollständig gestreckt sind.

KLIMMZUG

ZIELMUSKELN

- Großer Rückenmuskel
- Großer runder Muskel
- Kapuzenmuskel
- Bizeps

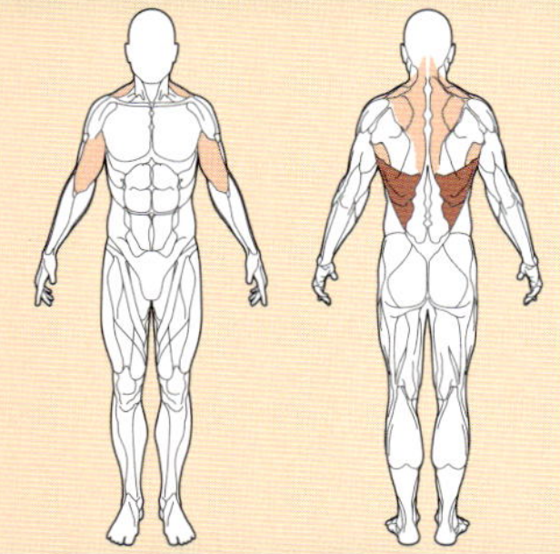

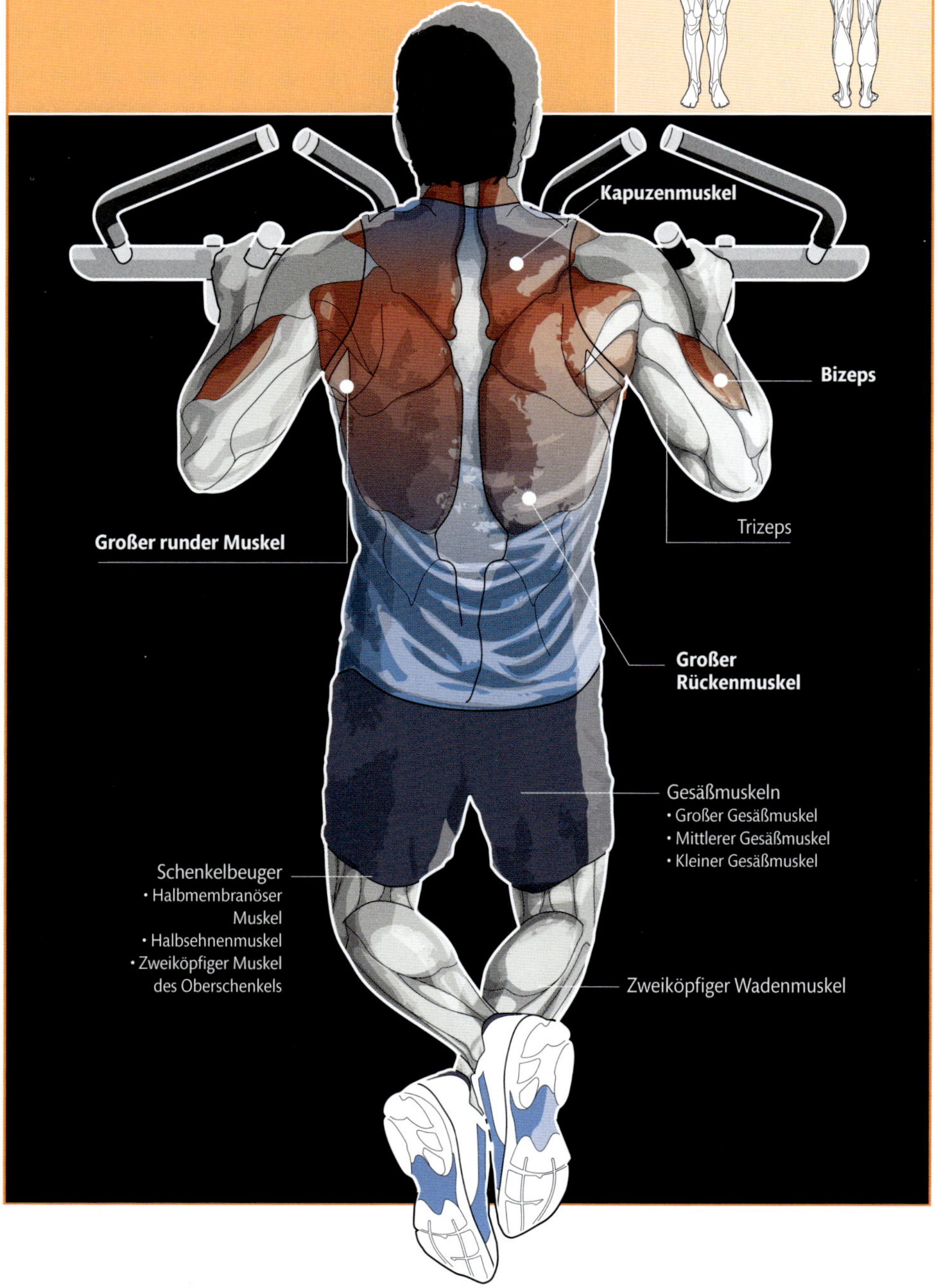

Diese anspruchsvolle Übung ist eines der effektivsten Krafttrainings für den Rücken und ideal für Sportarten, bei denen kräftiges Greifen gefordert ist. Anfänger beginnen mit der gemäßigteren Variante (s. S. 92), um Kraft zu gewinnen und Muskeln aufzubauen.

VARIANTE

Der Obergriff beansprucht den Bizeps weniger, ist also anstrengender als der Untergriff. Ein enger Griff trainiert die kleineren Muskeln in den Schultern, während ein weiter Griff den großen Rückenmuskel stärker beansprucht, aber die Ellenbogen belastet.

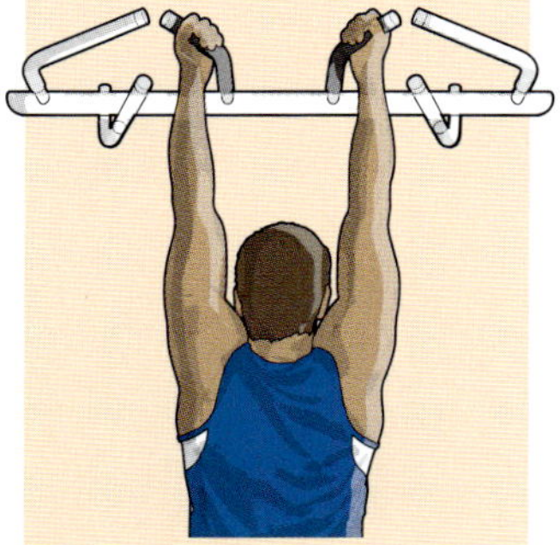

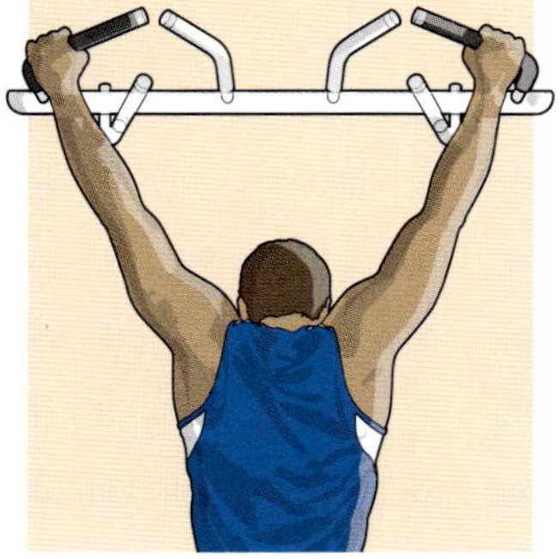

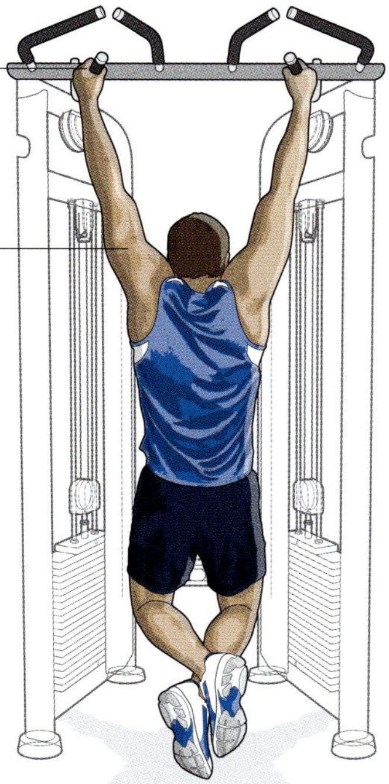
Einen neutralen Griff mit mittlerem Handabstand verwenden, um Handgelenke und Ellenbogen nicht unnötig zu belasten
An gestreckten Armen hängen

1 Mit dem gewünschten Handabstand und gestreckten Armen an die Maschine hängen. Knie beugen und Füße verschränken, um die Stabilität zu verbessern.

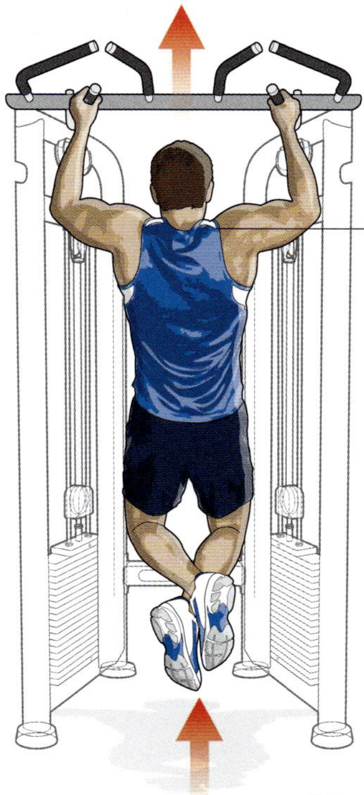
Den Körper senkrecht nach oben ziehen

2 Aus dem Hang die Ellenbogen und Schultern beugen und den Körper hochziehen. Dabei nicht mit den Beinen oder der Hüfte Schwung holen.

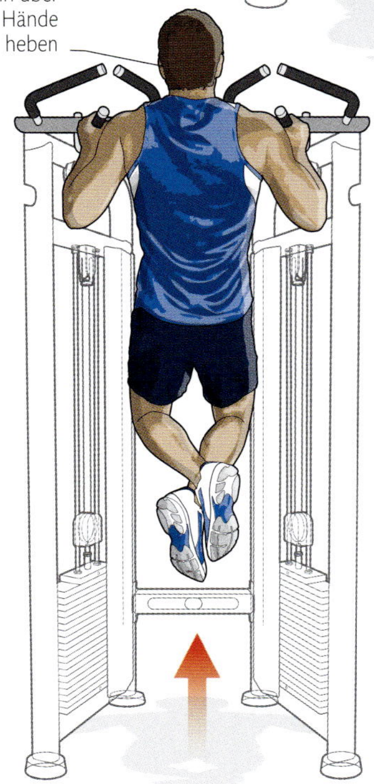
Das Kinn über die Hände heben

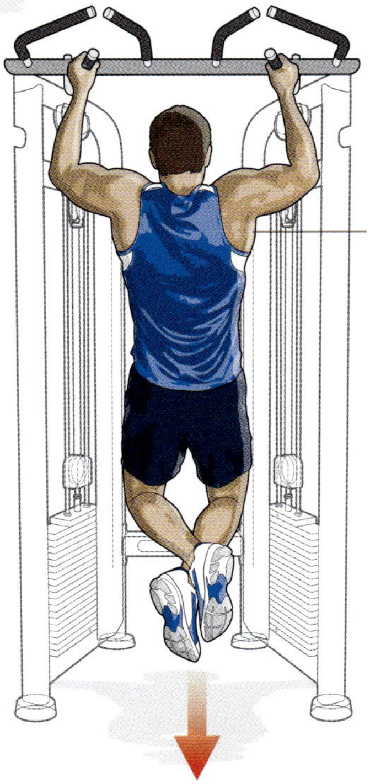

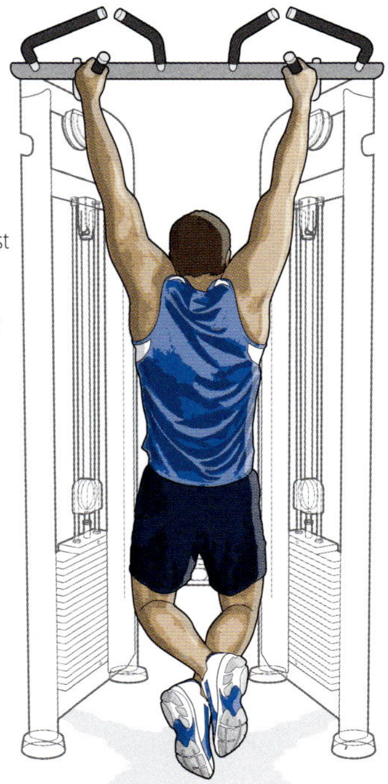

3 Den Körper senkrecht hochziehen, bis sich das Kinn oberhalb der Hände befindet. Die Schultern hinten und unten halten.

4 Oben kurz pausieren, dann langsam und kontrolliert in die Ausgangsposition zurückkehren. Geradeaus, nicht zum Boden schauen.

5 Beine und Rumpf sind beim Zurückkommen in die Ausgangsposition gerade, die Arme sind ganz gestreckt. Nicht zwischendurch anhalten.

RUDERN IM SITZEN AM KABELZUG

ZIELMUSKELN

- Großer Rückenmuskel
- Großer runder Muskel
- Kapuzenmuskel

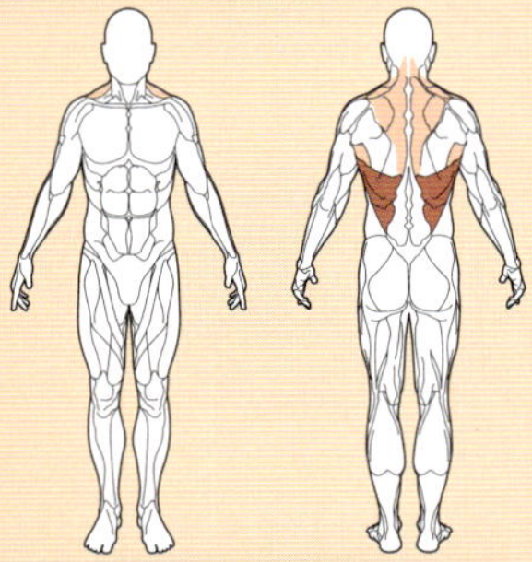

Dies ist eine wichtige Übung, um Muskeln aufzubauen und den Rücken zu stärken. Aber wer optimale Ergebnisse will, muss auf eine korrekte Technik achten.

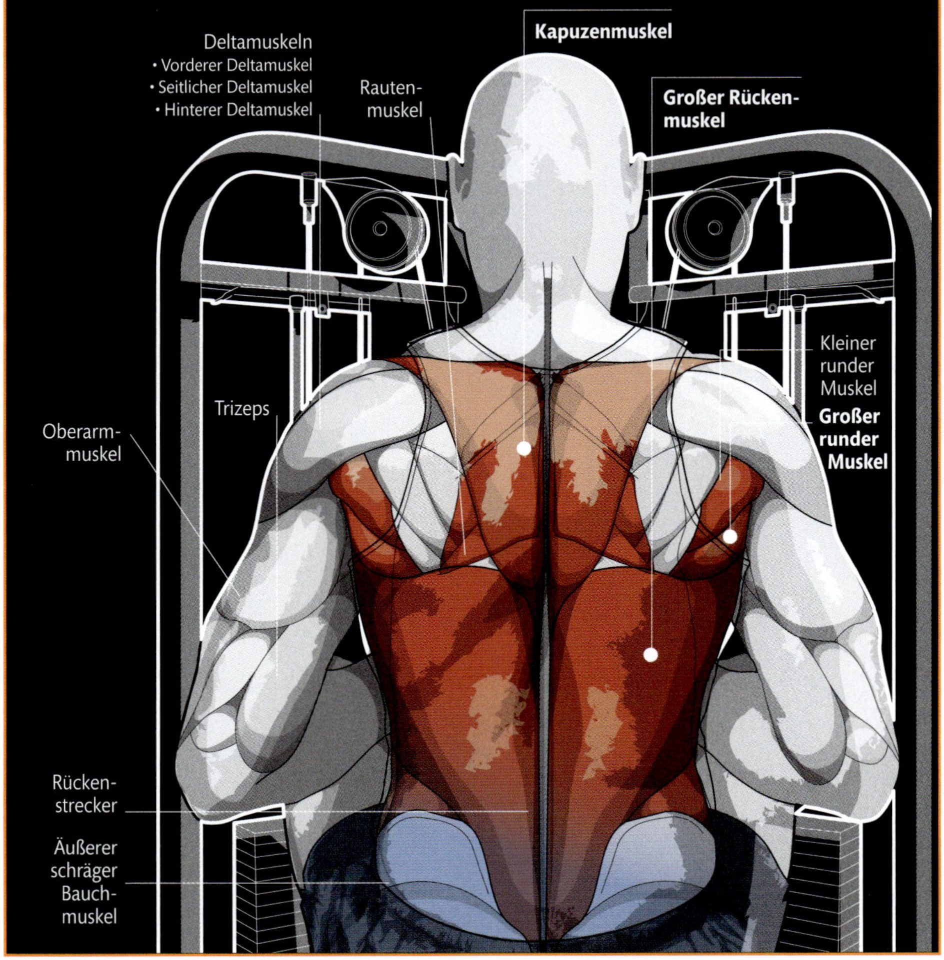

VARIANTE

Beim einarmigen Rudern im Sitzen können Sie beide Arme einzeln trainieren. Muskuläre Asymmetrien lassen sich so ausgleichen, weil die stärkere Seite nicht für die schwächere mitarbeitet. Wählen Sie ein geringeres Gewicht als für das beidarmige Rudern und strecken Sie den freien Arm nach vorn oder legen Sie ihn auf dem Oberschenkel ab. Achten Sie auf eine korrekte Ausführung. Ist der eine Arm trainiert, wiederholen Sie die Übung mit dem anderen Arm.

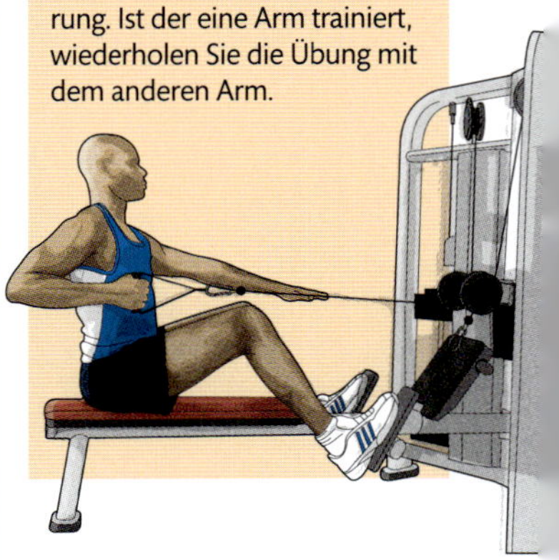

VORSICHT!

Um keine Rückenverletzungen zu riskieren, müssen die Knie stets gebeugt sein. Nie den Rücken krümmen! Das Gewicht darf Sie nicht mitziehen. Lehnen Sie sich auch nicht zurück, um eine größere Hebelwirkung zu erzielen. Die Griffe werden waagerecht an den Körper herangezogen. Die Bewegungen sollen langsam und konstant sein, keinesfalls ruckartig.

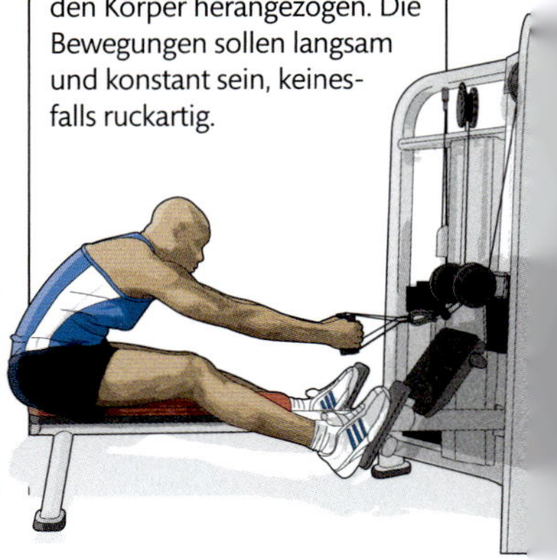

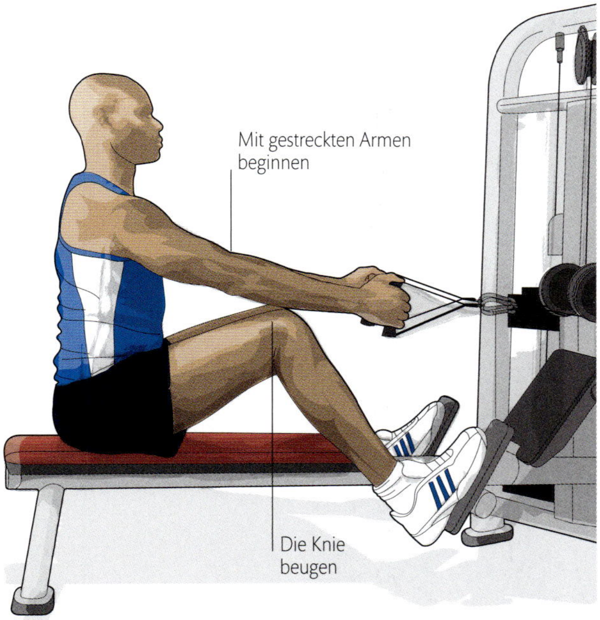
Mit gestreckten Armen beginnen
Die Knie beugen

1 Das gewünschte Gewicht wählen. Stoßen Sie sich mit den Beinen nach hinten, bis Ihre Arme gestreckt sind. Der Rücken bleibt gerade, Ober- und Unterschenkel bilden einen 90°-Winkel.

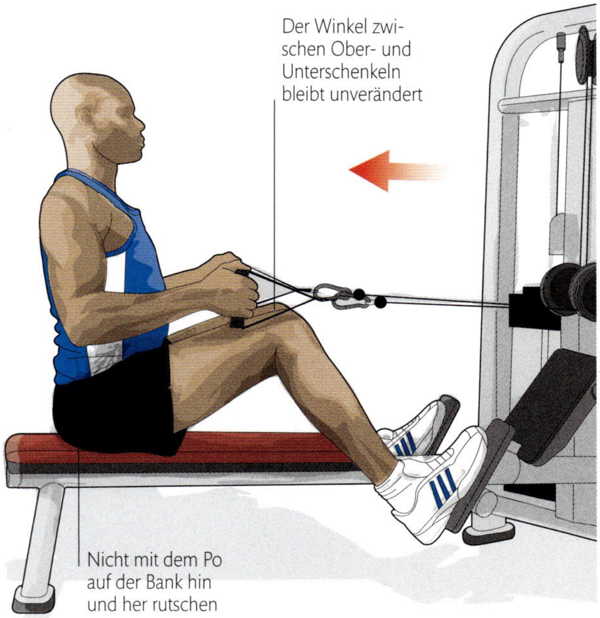
Der Winkel zwischen Ober- und Unterschenkeln bleibt unverändert
Nicht mit dem Po auf der Bank hin und her rutschen

2 Die Ellenbogen nach hinten bringen. Der Rücken bleibt gerade, der Oberkörper aufrecht. Die Füße flach gegen die Stützen der Rudermaschine drücken.

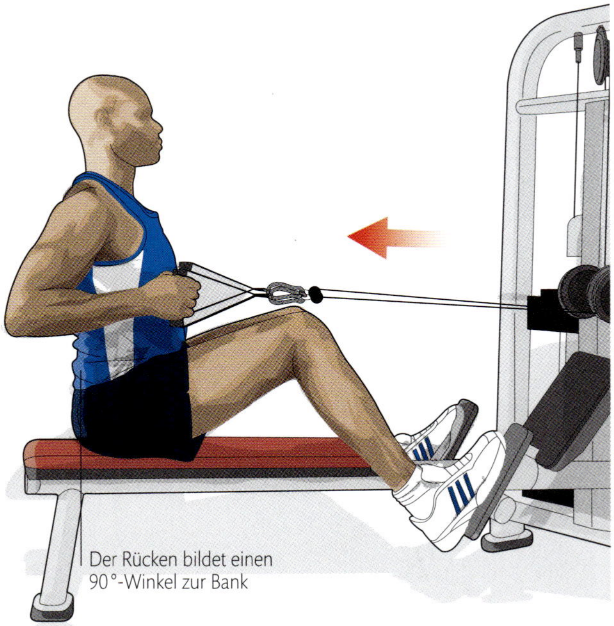
Der Rücken bildet einen 90°-Winkel zur Bank

3 Die Griffe (bzw. die Stange) auf oberer Bauchhöhe an den Körper heranziehen und die Ellenbogen dabei so weit wie möglich zurückbringen. Ausatmen.

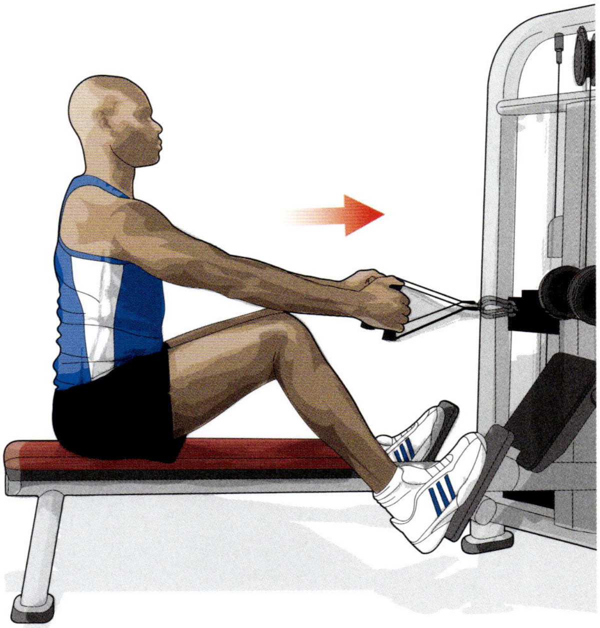

4 Beim Zurückkommen in die Ausgangsposition die Arme kontrolliert strecken und dabei einatmen. Lassen Sie sich nicht vom Gewicht zur Maschine ziehen.

RUDERN IM STEHEN AM KABELZUG

ZIELMUSKELN

- Großer Rückenmuskel
- Kapuzenmuskel
- Bizeps

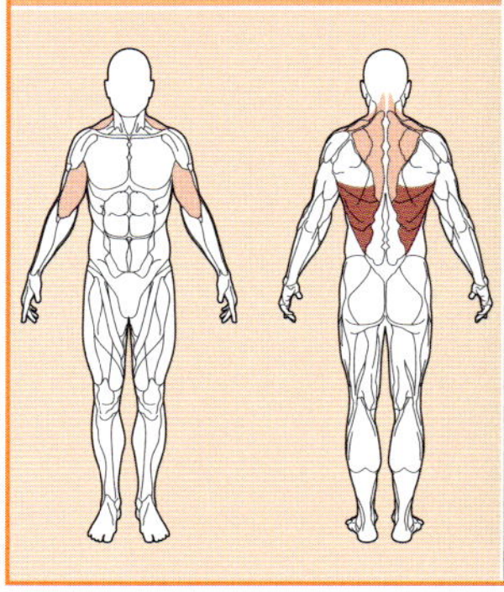

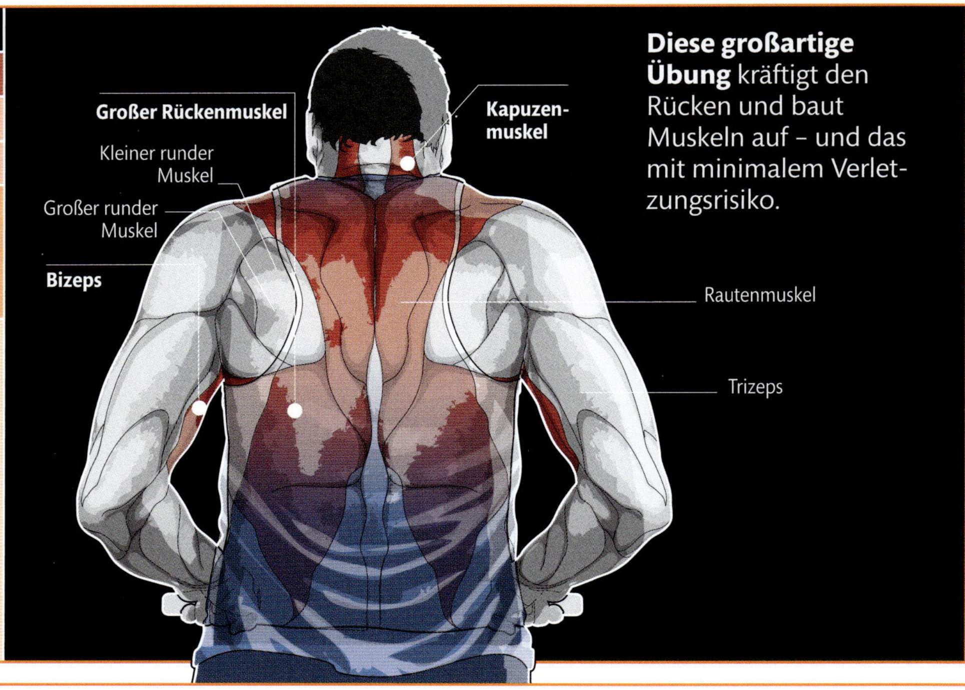

Diese großartige Übung kräftigt den Rücken und baut Muskeln auf – und das mit minimalem Verletzungsrisiko.

RUDERN MIT EINEM ARM

ZIELMUSKELN

- Großer Rückenmuskel
- Hinterer Deltamuskel
- Bizeps

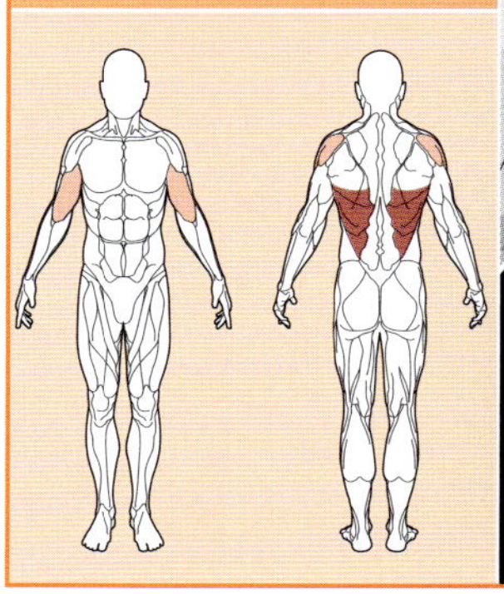

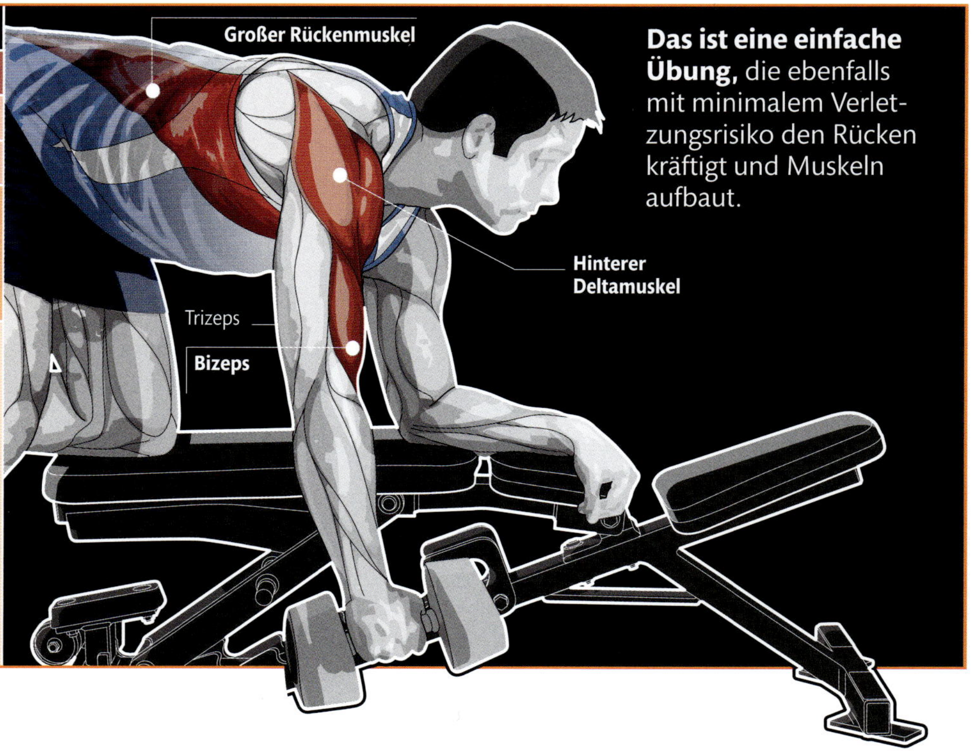

Das ist eine einfache Übung, die ebenfalls mit minimalem Verletzungsrisiko den Rücken kräftigt und Muskeln aufbaut.

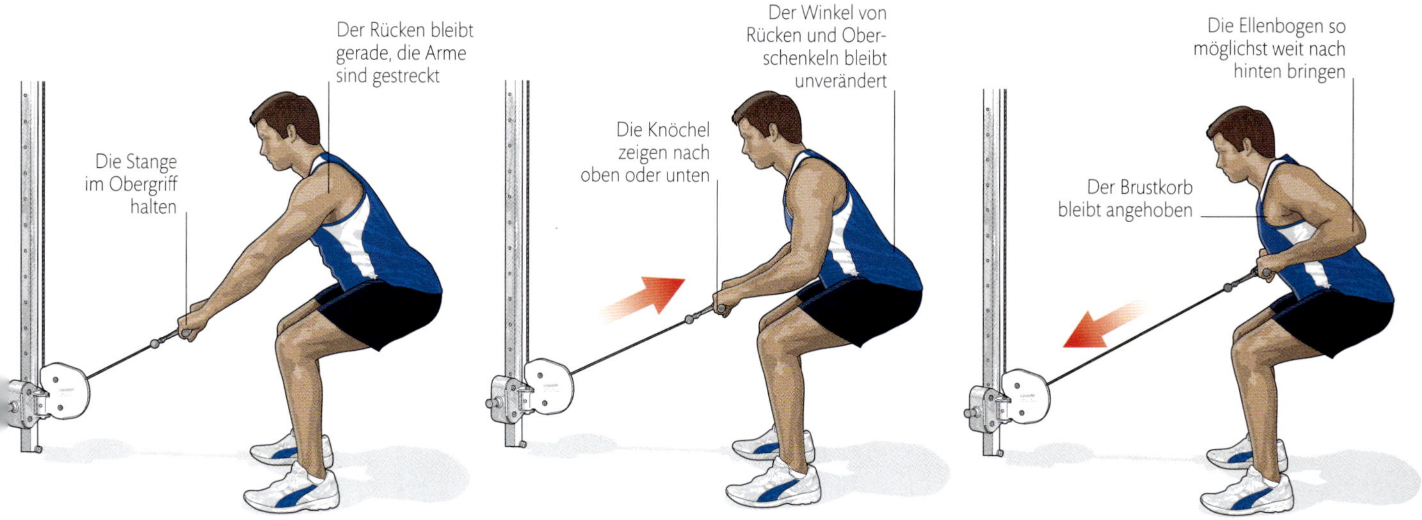
Die Stange
im Obergriff
halten
Der Rücken bleibt
gerade, die Arme
sind gestreckt
Die Knöchel
zeigen nach
oben oder unten
Der Winkel von
Rücken und Ober-
schenkeln bleibt
unverändert
Der Brustkorb
bleibt angehoben
Die Ellenbogen so
möglichst weit nach
hinten bringen

1 Kabelzug ganz unten befestigen und das gewünschte Gewicht wählen. Mit dem Gewicht aufstehen und in eine hohe Kniebeuge gehen.

2 In der hohen Kniebeuge bleiben, auf einen geraden Rücken achten. Die Stange an den Körper heranziehen, dabei Richtung Oberbauch zielen.

3 Die Stange möglichst nah an den Körper heranziehen. Pausieren, langsam und kontrolliert in die Ausgangsposition mit gestreckten Armen zurückkehren.

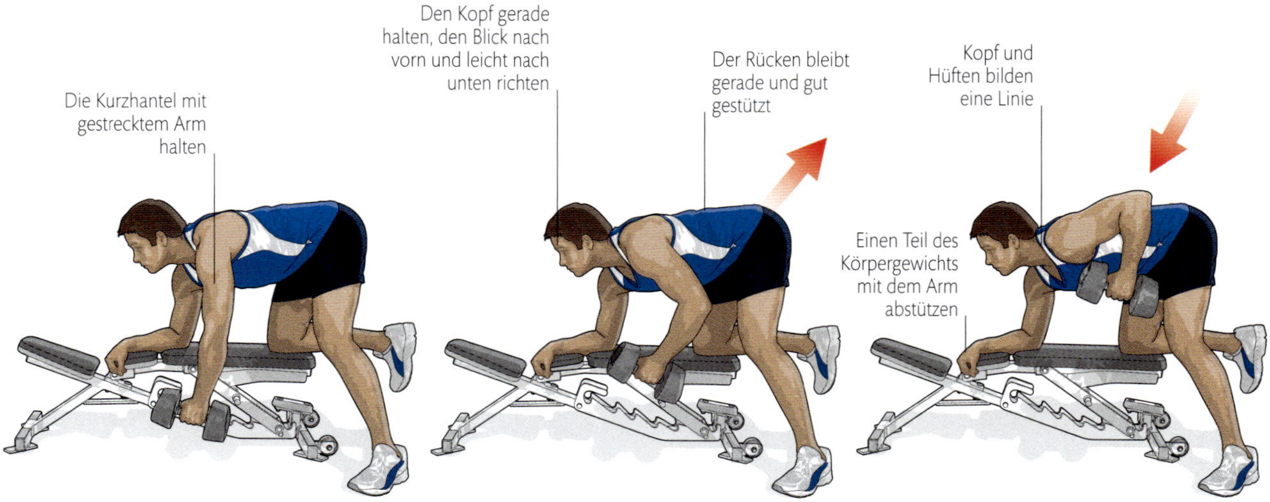
Die Kurzhantel mit
gestrecktem Arm
halten
Den Kopf gerade
halten, den Blick nach
vorn und leicht nach
unten richten
Der Rücken bleibt
gerade und gut
gestützt
Kopf und
Hüften bilden
eine Linie
Einen Teil des
Körpergewichts
mit dem Arm
abstützen

1 Ein Knie auf die Bank stützen. Der Rücken ist gerade, den Oberkörper mit dem freien Arm abstützen. Die andere Hand hält die Hantel.

2 Der Rücken bleibt gerade, die Schultern sind auf einer Höhe. Die Hantel zum Körper ziehen. Der Ellenbogen zeigt dabei nach oben.

3 Den Ellenbogen möglichst hoch bringen, bevor Sie kontrolliert in Position 1 zurückkehren. Den Satz beenden und zur anderen Seite ausführen.

RUDERN VORGEBEUGT

ZIELMUSKELN

- Großer Rückenmuskel
- Großer runder Muskel
- Bizeps
- Gesäßmuskeln
- Quadrizeps
- Schenkelbeuger

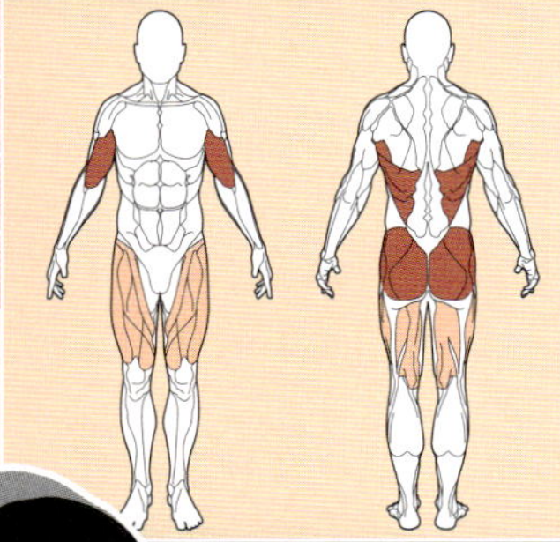

Dies ist eine der wichtigsten Übungen für den großen Rückenmuskel. Die Multigelenkübung verleiht Ihnen die klassische »V«-Form, fördert eine gute Haltung, beugt Rückenverletzungen vor und ist außerdem ein hervorragendes Workout für Unterkörper und Rumpf.

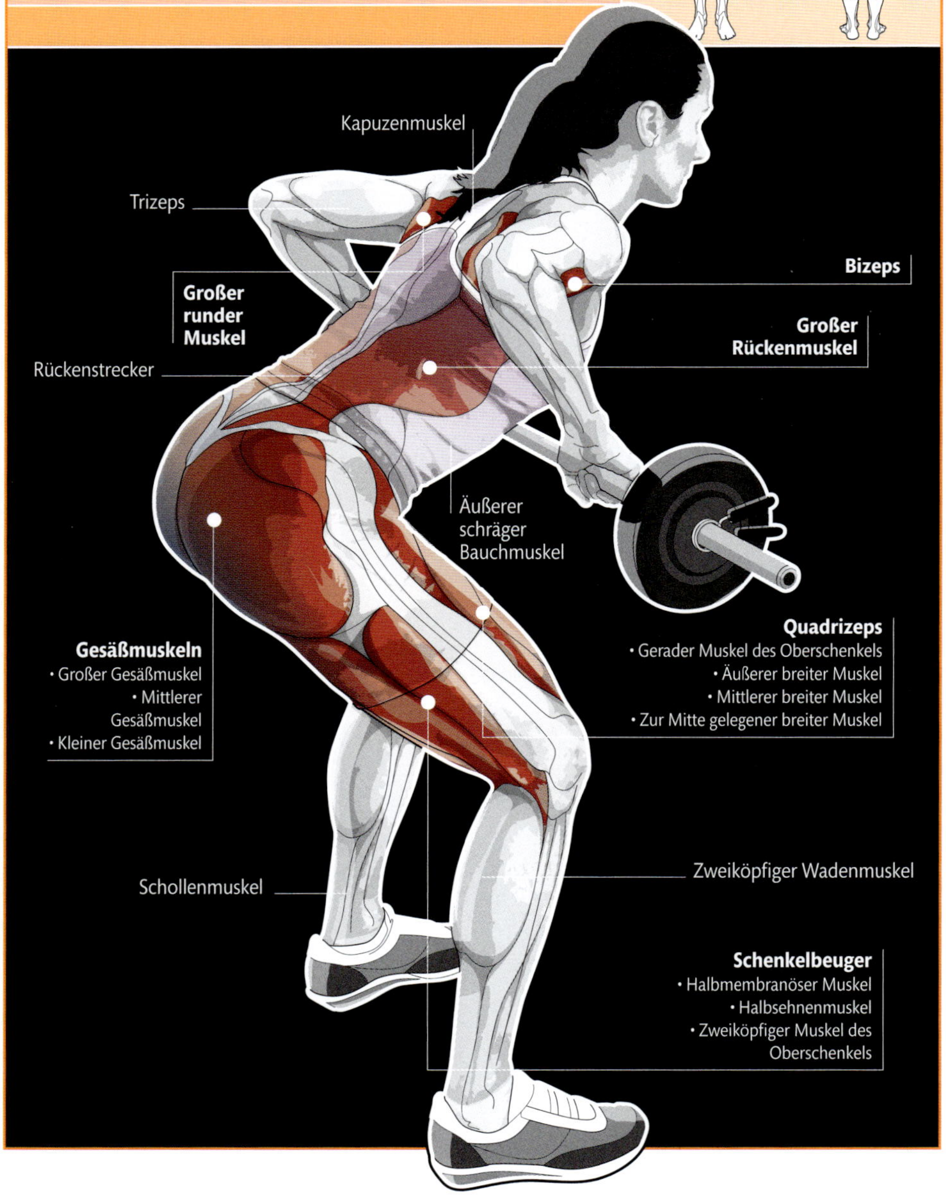

VORSICHT!

Halten Sie unbedingt den Rücken gerade. Bei einem gekrümmten Rücken wird die untere Wirbelsäule gefährlich belastet, und das Verletzungsrisiko ist hoch. Lassen Sie auch die Schultern nicht nach vorn fallen – weder während noch nach dem Gewichtheben, wenn Sie die Hantel wieder ablassen.

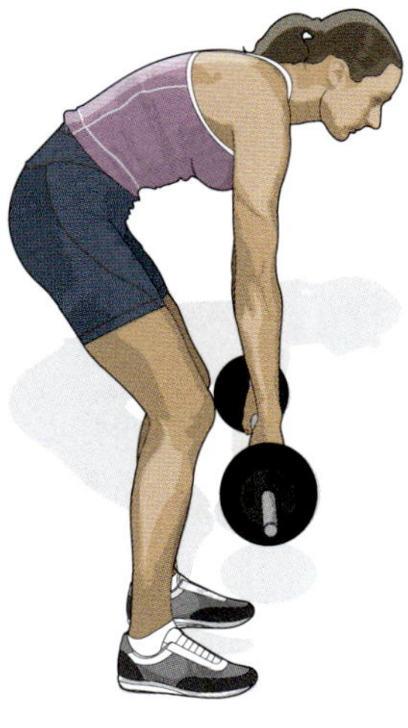

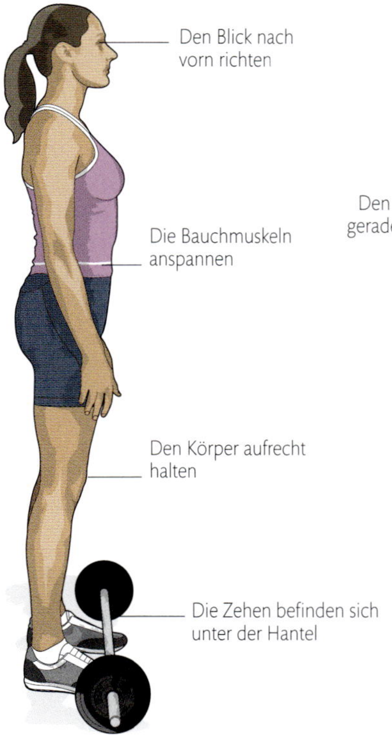

1 Aufrecht stehen, geradeaus blicken und die Rumpfmuskeln anspannen. Die Zehen sind unter der Hantel. Die Schultern nach hinten und unten ziehen und leicht ins Hohlkreuz gehen.

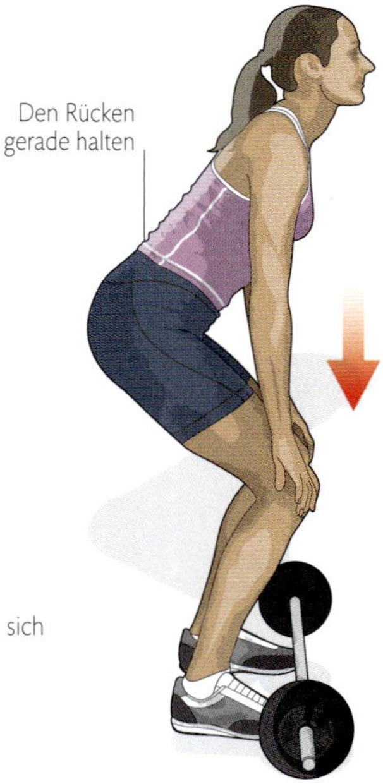

2 Die Knie über der Hantel beugen, mit geradem Rücken nach unten gehen. Die Füße bleiben schulterbreit auseinander, der Blick ist weiterhin nach vorn gerichtet.

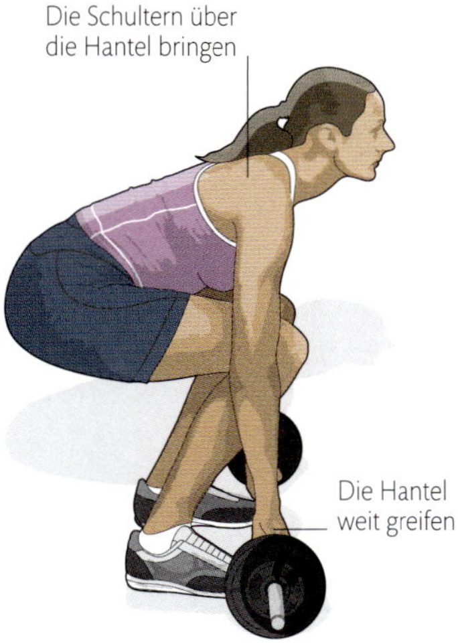

3 Die Hantel im Obergriff greifen. Die Arme sind weit auseinander. Der Rücken bleibt gerade, die Fersen sind in den Boden gedrückt und der Blick geht nach vorn.

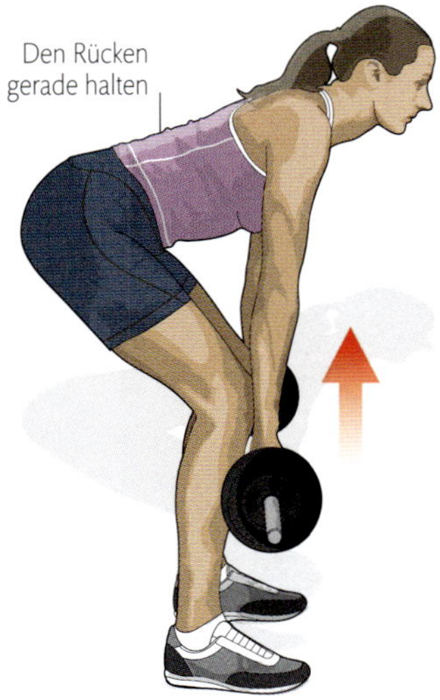

4 Die Beine etwas strecken. Der Winkel Rücken-Oberschenkel bleibt gleich, bis die Hantel die Knie passiert hat. Der Körper sollte sich stabil und an den Hüften gestützt anfühlen.

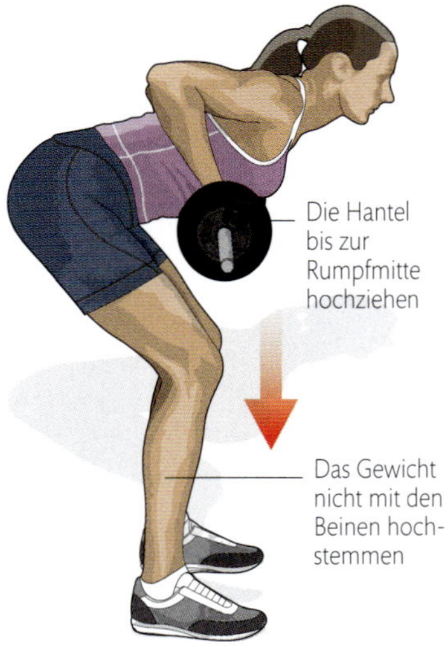

5 Die Langhantel hochziehen, bis sie Ihren Körper berührt. Kurz halten, dann in die Ausgangsposition (s. Schritt 3) zurückkehren und die Übung wiederholen.

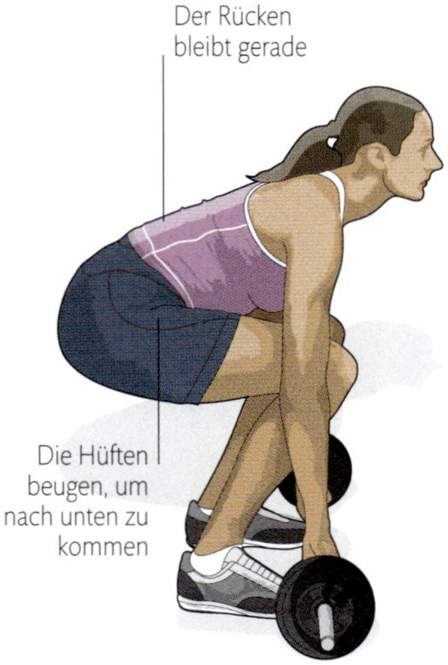

6 Nach dem Satz die Hantel auf den Boden legen, indem Sie die Knie beugen. Rücken und Oberschenkel bleiben im selben Winkel. Das Gewicht nie ausbrechen lassen.

ÜBERZUG MIT LANGHANTEL

ZIELMUSKELN

- Brustmuskeln
- Großer Rückenmuskel
- Trizeps

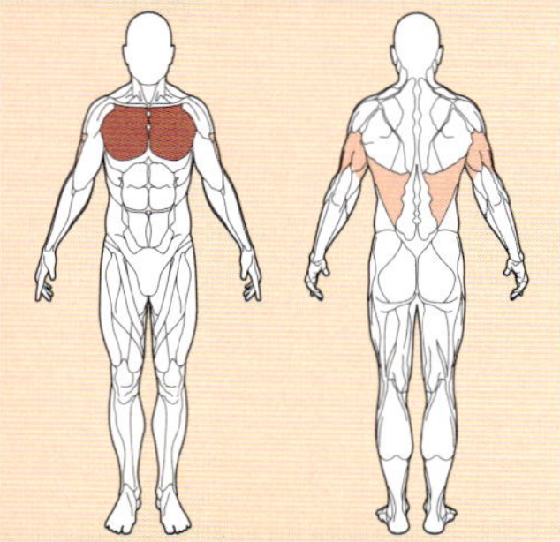

Das ist eine hervorragende Übung, um eine breitere Brust zu bekommen und die Haltung zu verbessern. Sie eignet sich besonders als Training für Wurf- oder Kampfsportarten. Bei Schulterproblemen sollten Sie allerdings darauf verzichten.

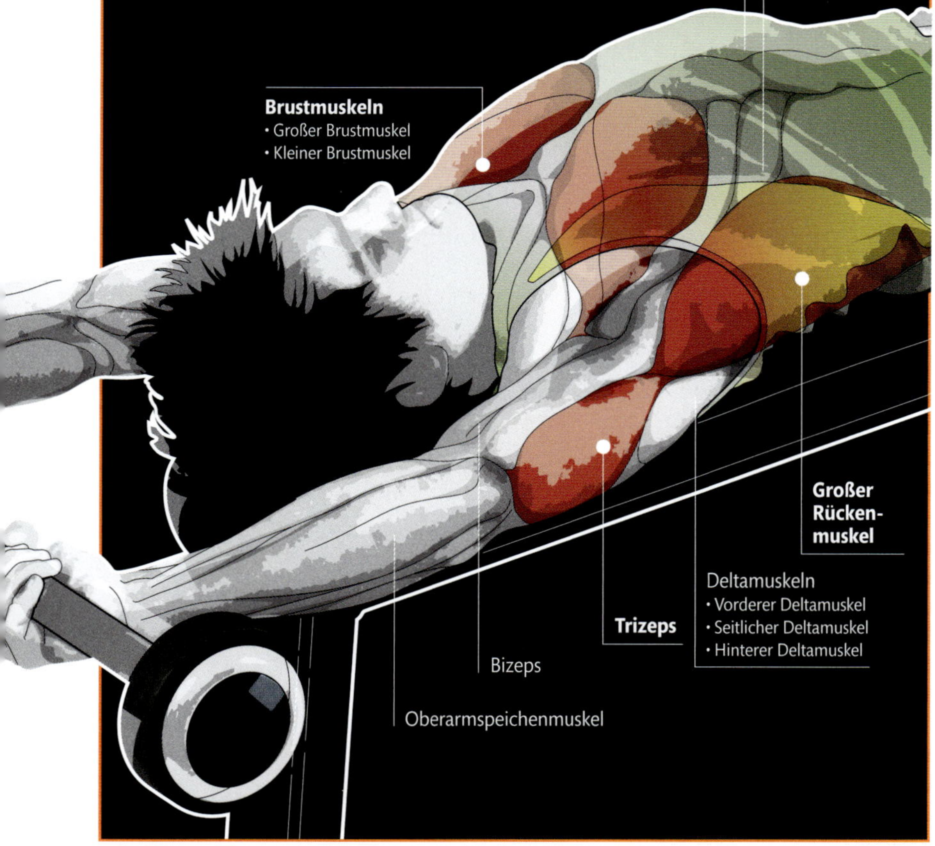

VARIANTE

Sie können diese Übung auch im engen Griff mit einer SZ-Langhantel oder einer einzelnen Kurzhantel ausführen. Bei der Abwärtsbewegung die Arme auf Kopfhöhe leicht beugen: Das vergrößert den Bewegungsradius und legt mehr Gewicht auf den Trizeps. Achten Sie darauf, dass die Füße immer einen festen Stand haben.

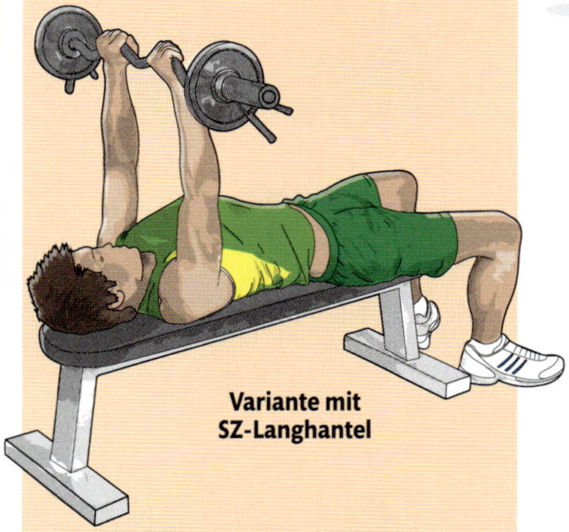

Variante mit SZ-Langhantel

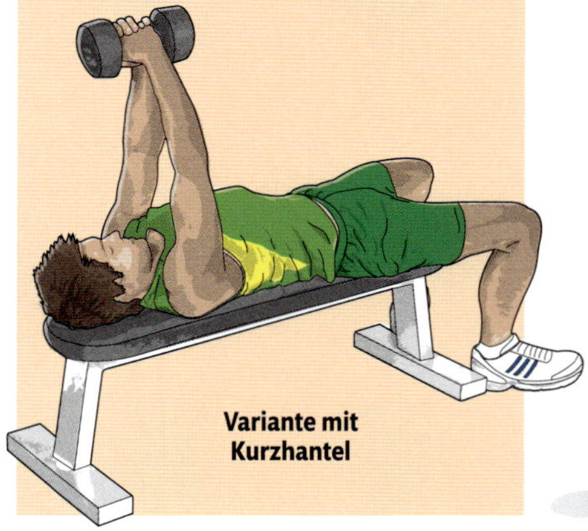

Variante mit Kurzhantel

VORSICHT!

Ist das Gewicht zu schwer, kann der untere Rücken ins Hohlkreuz gehen, was für die Bandscheiben gefährlich ist. Trainieren Sie stets mit einem Gewicht, das eine korrekte Ausführung des gesamten Bewegungsablaufs ermöglicht.

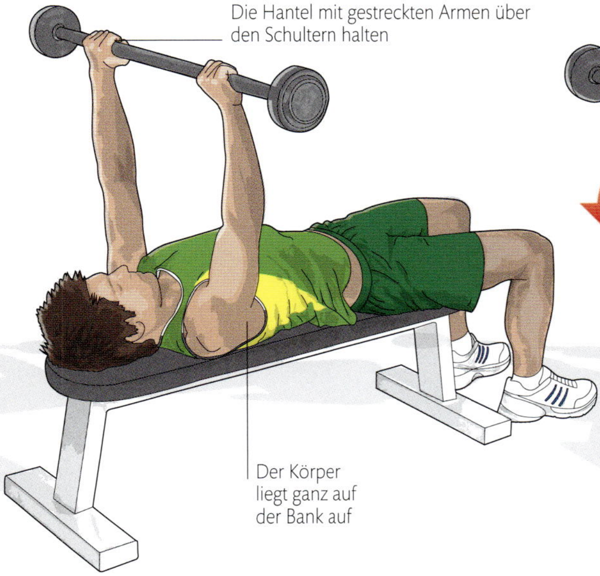
Die Hantel mit gestreckten Armen über den Schultern halten
Der Körper liegt ganz auf der Bank auf

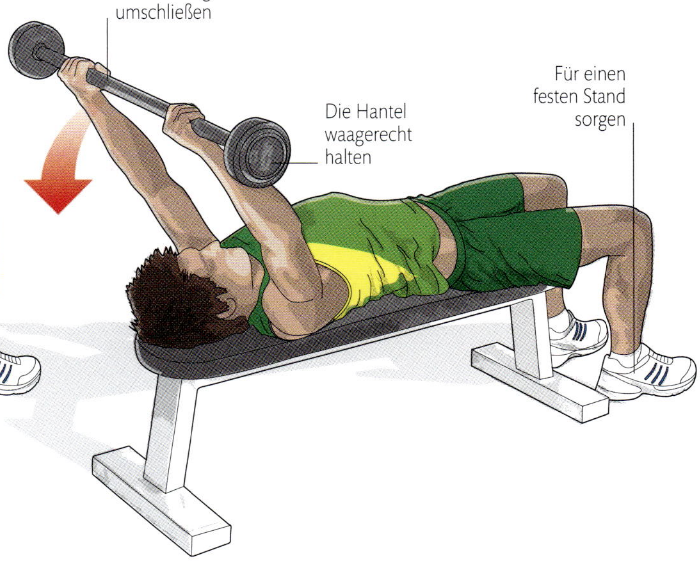
Die Hantel gut umschließen
Die Hantel waagerecht halten
Für einen festen Stand sorgen

1 Legen Sie sich auf die Bank. Der Kopf liegt an einem Bankende. Schultern, Po und Kopf sind in Kontakt mit dem Polster. Die Füße flach aufstellen, um den Körper zu stabilisieren. Die Langhantel etwas weiter als schulterbreit und parallel zum oberen Brustkorb halten.

2 Die Hantel über den Kopf bringen und so weit senken, wie die Schultern es erlauben. Sie sollten eine sanfte Dehnung in der Brust spüren. Lassen Sie die Arme möglichst gestreckt. Sie dürfen die Ellenbogen aber leicht beugen, wenn das angenehmer ist. Beim Überziehen ausatmen.

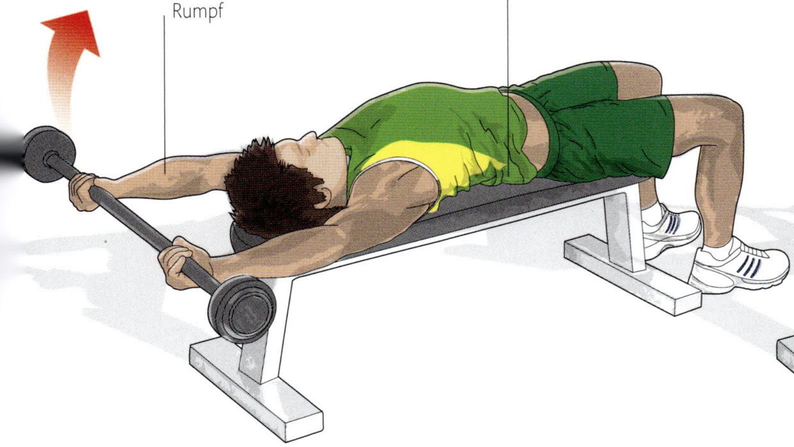
Die Hantel darf nie tiefer sein als der Rumpf
Der untere Rücken und die Hüften sind in die Bank gedrückt

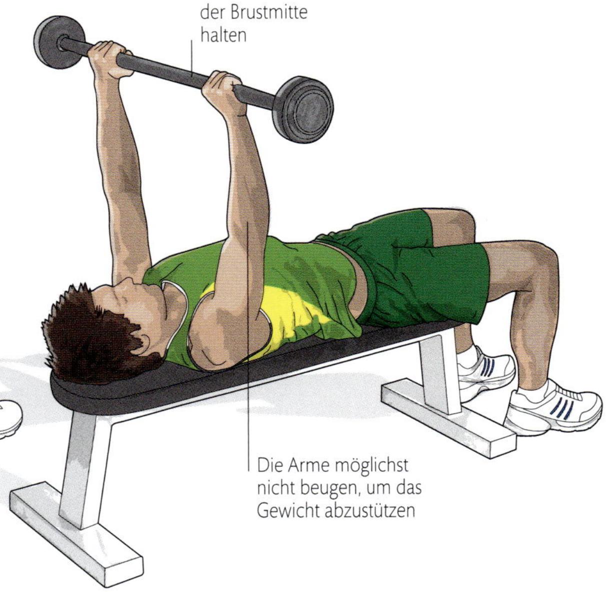
Die Hantel über der Brustmitte halten
Die Arme möglichst nicht beugen, um das Gewicht abzustützen

3 Am Ende der Bewegung kurz pausieren, dann die Hantel mit gestreckten Armen wieder nach oben bringen. Dabei ausatmen.

4 In der Ausgangsposition erst die Haltung und den Stand der Füße überprüfen bzw. korrigieren, bevor Sie mit der nächsten Wiederholung beginnen.

RUMPFBEUGE MIT LANGHANTEL

ZIELMUSKELN
- Gesäßmuskeln
- Schenkelbeuger
- Rückenstrecker

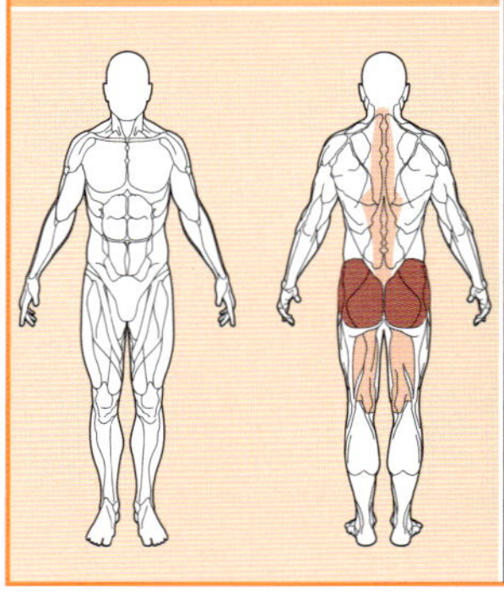

Diese Übung bereitet auf Kniebeugen und Kreuzheben vor. Sie trainiert die Gesäßmuskeln und Schenkelbeuger, während der große Rückenstrecker den Rücken gerade hält. Je beweglicher Sie werden, desto besser werden Sie den Oberkörper parallel zum Boden beugen können.

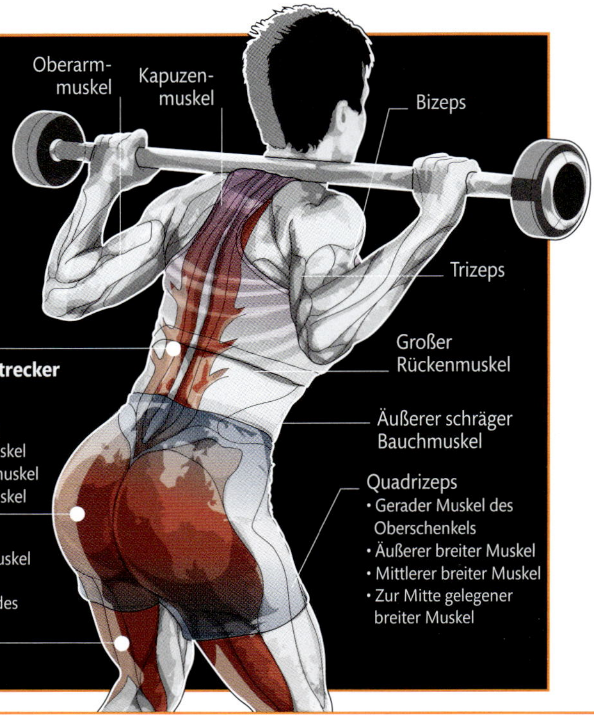

RÜCKENSTRECKEN

ZIELMUSKELN
- Rückenstrecker
- Gesäßmuskeln
- Schenkelbeuger
- Quadratischer Lendenmuskel

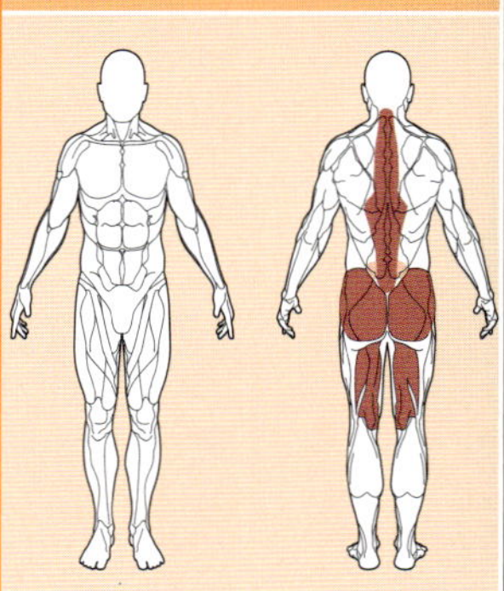

Das ist eine ausgezeichnete Übung für den Rumpf, bei der Sie den Körper aus der Hüfte heraus beugen, während der Rücken gerade bleibt. Wie tief Sie sich beugen können, hängt von der Beweglichkeit Ihrer Schenkelbeuger ab.

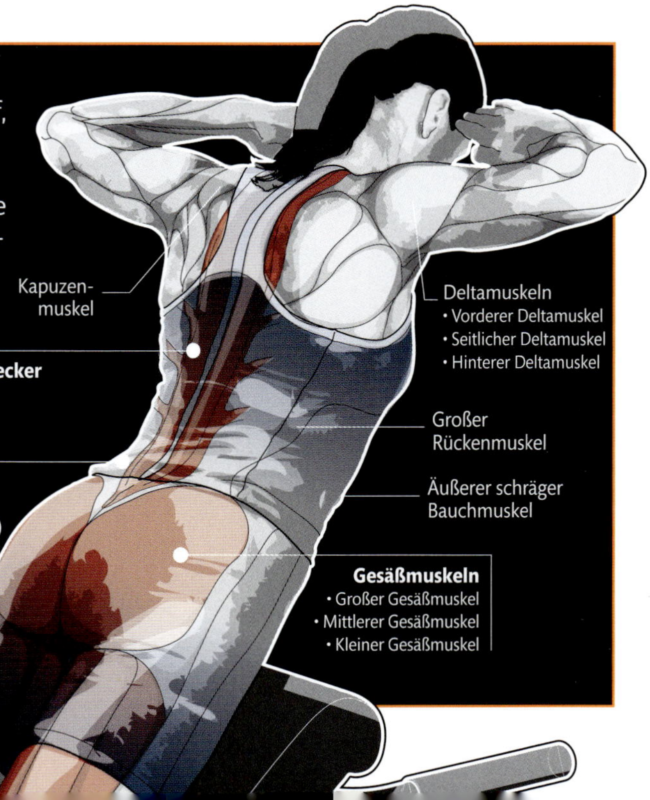

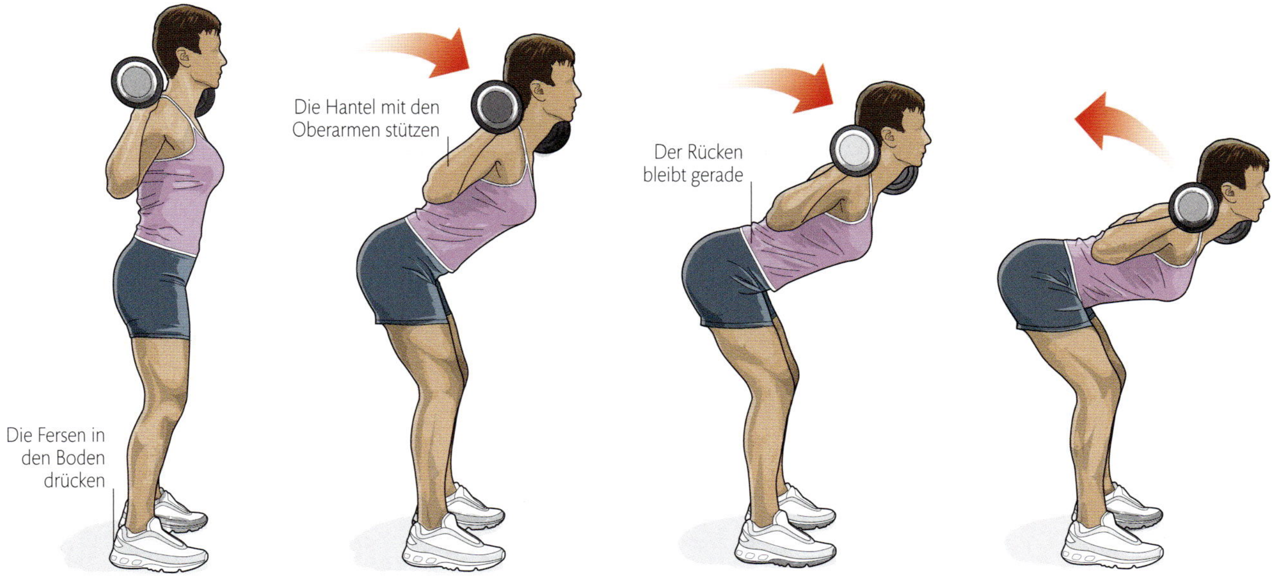
Die Hantel mit den Oberarmen stützen
Der Rücken bleibt gerade
Die Fersen in den Boden drücken

1 Aufrecht stehen, die Langhantel hinter dem Kopf auf den oberen Rücken legen. Die Knie sind leicht gebeugt, der Rücken wird aufgerichtet.

2 In den Knien und Hüften kontrolliert ein wenig nach vorn beugen. Das Kinn anheben, um zu verhindern, dass Sie den Rücken krümmen.

3 Aus der Hüfte heraus noch weiter vorbeugen. Die Brust noch weiter nach unten bringen. Der Rücken bleibt gerade, die Knie sind leicht gebeugt.

4 So weit vorbeugen wie möglich: Mit etwas Übung können Sie Ihren Oberkörper bald parallel zum Boden halten. Beim Ausatmen in die Ausgangsposition zurückkehren.

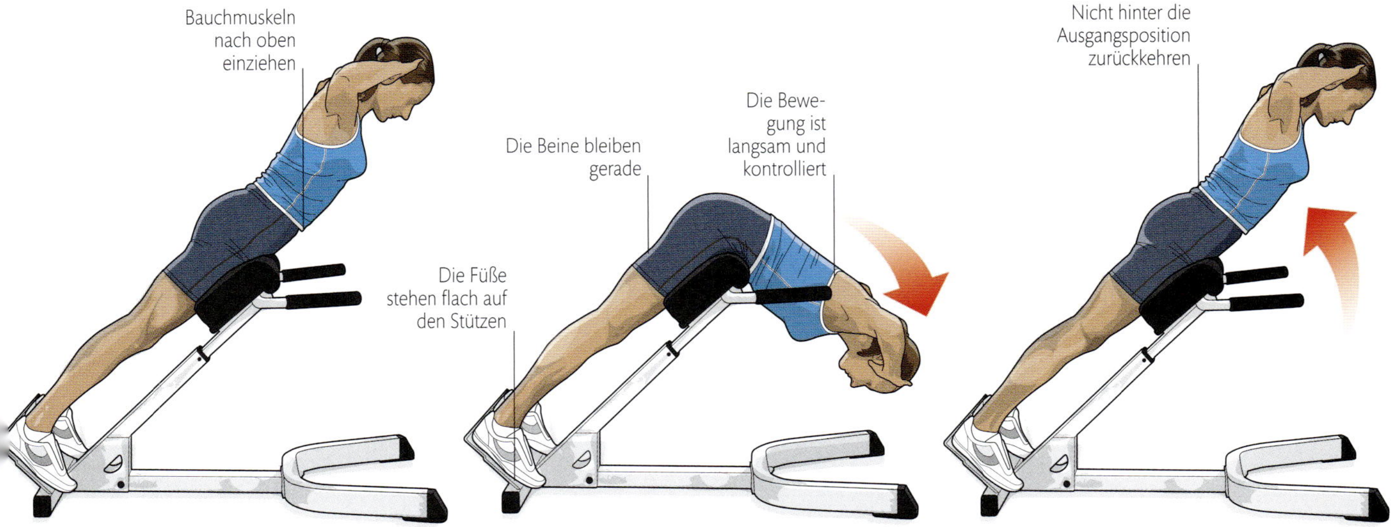
Bauchmuskeln nach oben einziehen
Die Beine bleiben gerade
Die Bewegung ist langsam und kontrolliert
Die Füße stehen flach auf den Stützen
Nicht hinter die Ausgangsposition zurückkehren

1 Die Oberschenkel so an die römische Liege legen, dass Sie den Rumpf beugen können. Die Füße sind auf den Fußstützen, der Rücken ist gerade, die Ellenbogen zeigen zur Seite.

2 Den Oberkörper aus der Hüfte heraus nach vorn Richtung Boden beugen. Der Rücken bleibt gerade. Aufhören, wenn die Schenkelbeuger der Bewegung Grenzen setzen.

3 In die Ausgangsposition zurückkehren, aber nicht weiter, sonst drohen Rückenverletzungen. Dabei Schenkelbeuger, Gesäß und Rückenstrecker anspannen.

RUDERN IN BAUCHLAGE

ZIELMUSKELN

- Kapuzenmuskel
- Hinterer Deltamuskel
- Bizeps

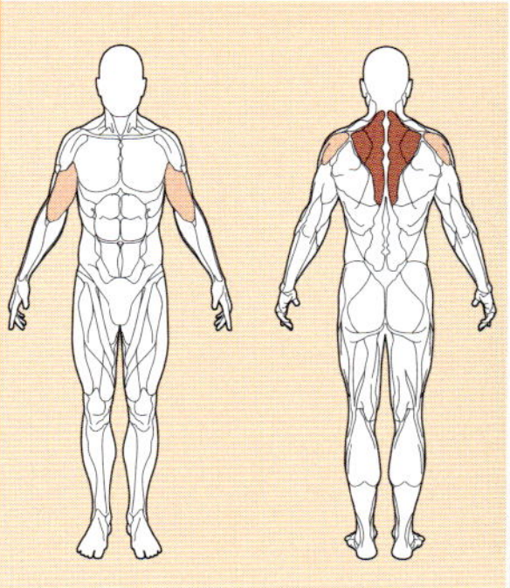

Das Rudern mit Kurzhanteln eignet sich ausgezeichnet, um den oberen Rücken und den Rumpf zu kräftigen. Sie können die Übung auch mit einem Gymnastikball statt an einer Ruderbank machen.

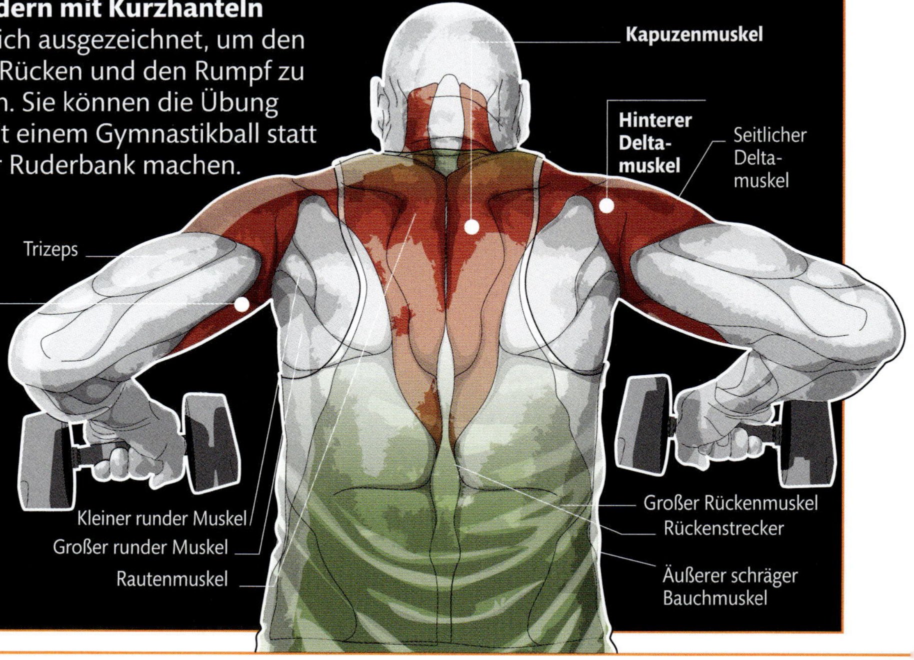

RÜCKENZUG MIT GESTRECKTEN ARMEN

ZIELMUSKELN

- Großer Rückenmuskel
- Großer runder Muskel
- Kapuzenmuskel

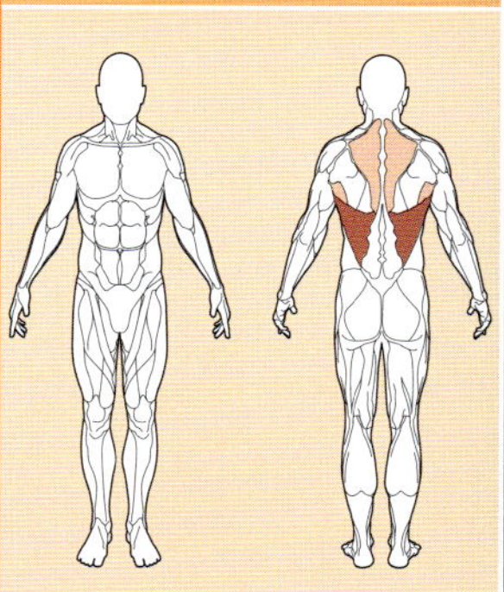

Diese wichtige Übung für den oberen Rücken trainiert den Rumpf, den Quadrizeps und die Gesäßmuskeln. Wer Schulterprobleme hat, sollte auf sie verzichten.

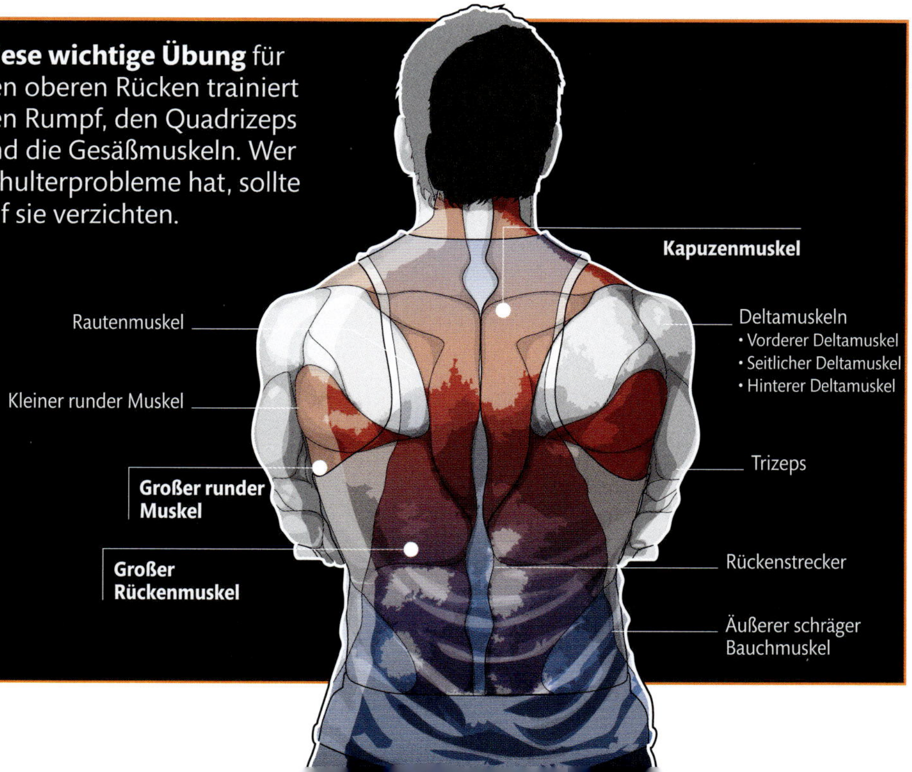

VORSICHT!
Die Hüften in die Bank drücken, den Kopf weder heben noch drehen und den Nacken nicht beugen. Rumpf und Beine müssen stabil bleiben.

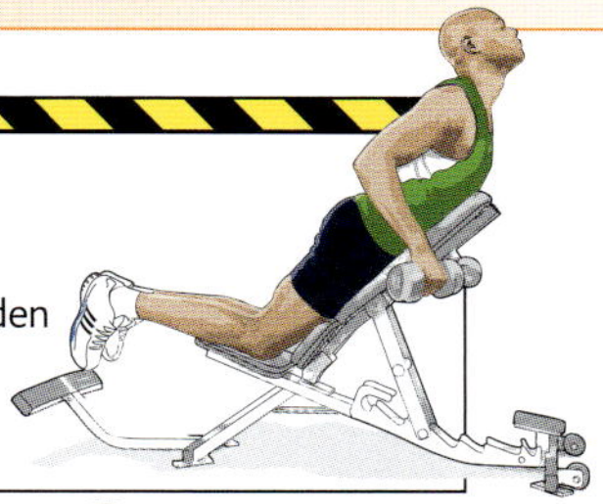

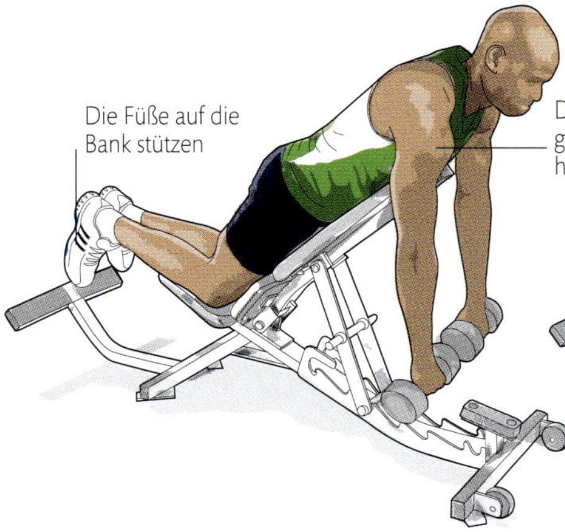
Die Füße auf die Bank stützen
Die Gewichte mit gestreckten Armen halten

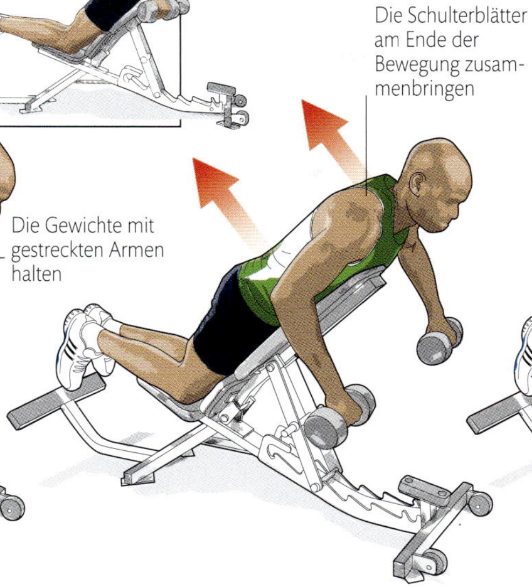
Die Schulterblätter am Ende der Bewegung zusammenbringen

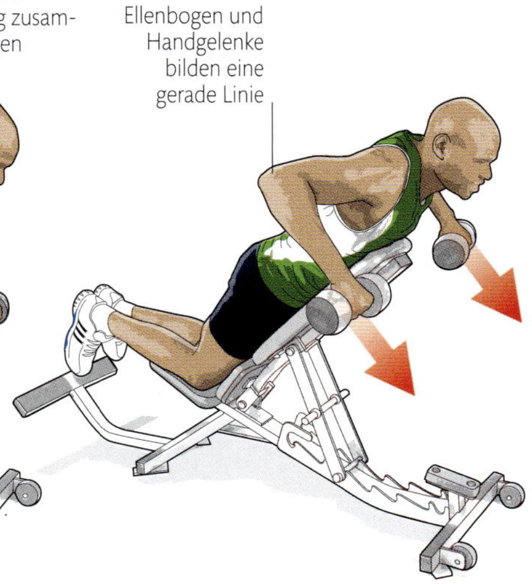
Ellenbogen und Handgelenke bilden eine gerade Linie

1 Legen Sie sich in Bauchlage im 45°-Winkel auf eine Schrägbank. Die Brust liegt auf dem Polster auf. Die Kurzhanteln im Obergriff halten.

2 Die Ellenbogen beugen, die Oberarme nach oben und hinten bringen, so weit es angenehm ist. Sie bilden einen rechten Winkel zum Rumpf.

3 Am Ende der Bewegung kurz pausieren, dann die Gewichte langsam und kontrolliert in die Ausgangsposition zurückbringen.

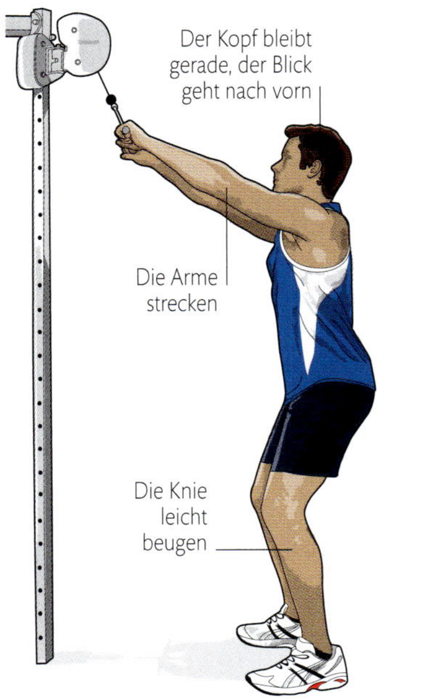
Der Kopf bleibt gerade, der Blick geht nach vorn
Die Arme strecken
Die Knie leicht beugen

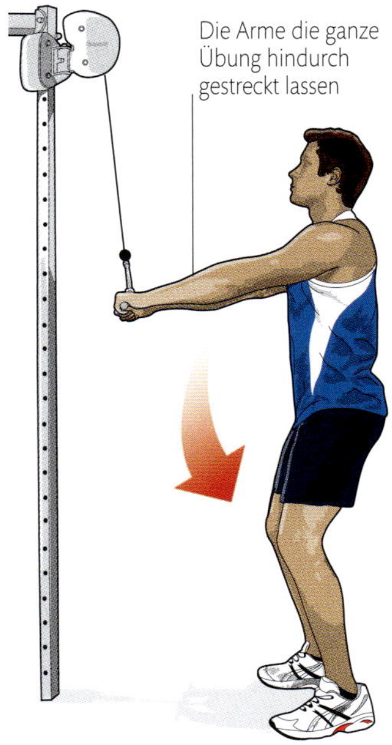

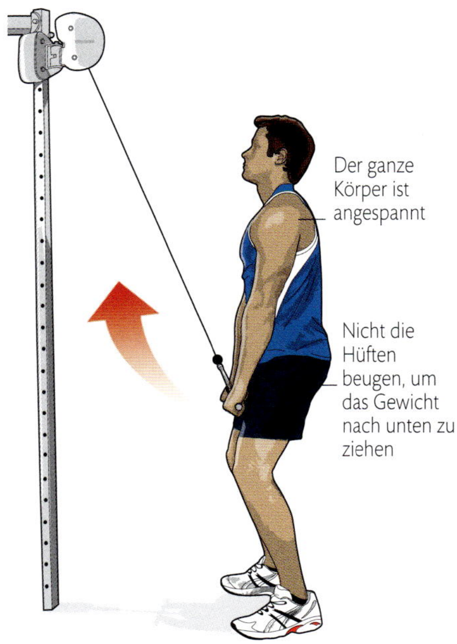

1 Den Kabelzug ganz oben befestigen und das gewünschte Gewicht wählen. Die Stange im Obergriff halten. Bein- und Gesäßmuskeln anspannen.

2 Die Stange langsam und kontrolliert nach unten ziehen. Nicht vorbeugen oder die Bewegung mit dem Körpergewicht ausführen.

3 Die Stange in einer halbkreisförmigen Bewegung zu den Oberschenkeln bringen. Kurz pausieren und langsam und kontrolliert in Position 1 zurückkehren.

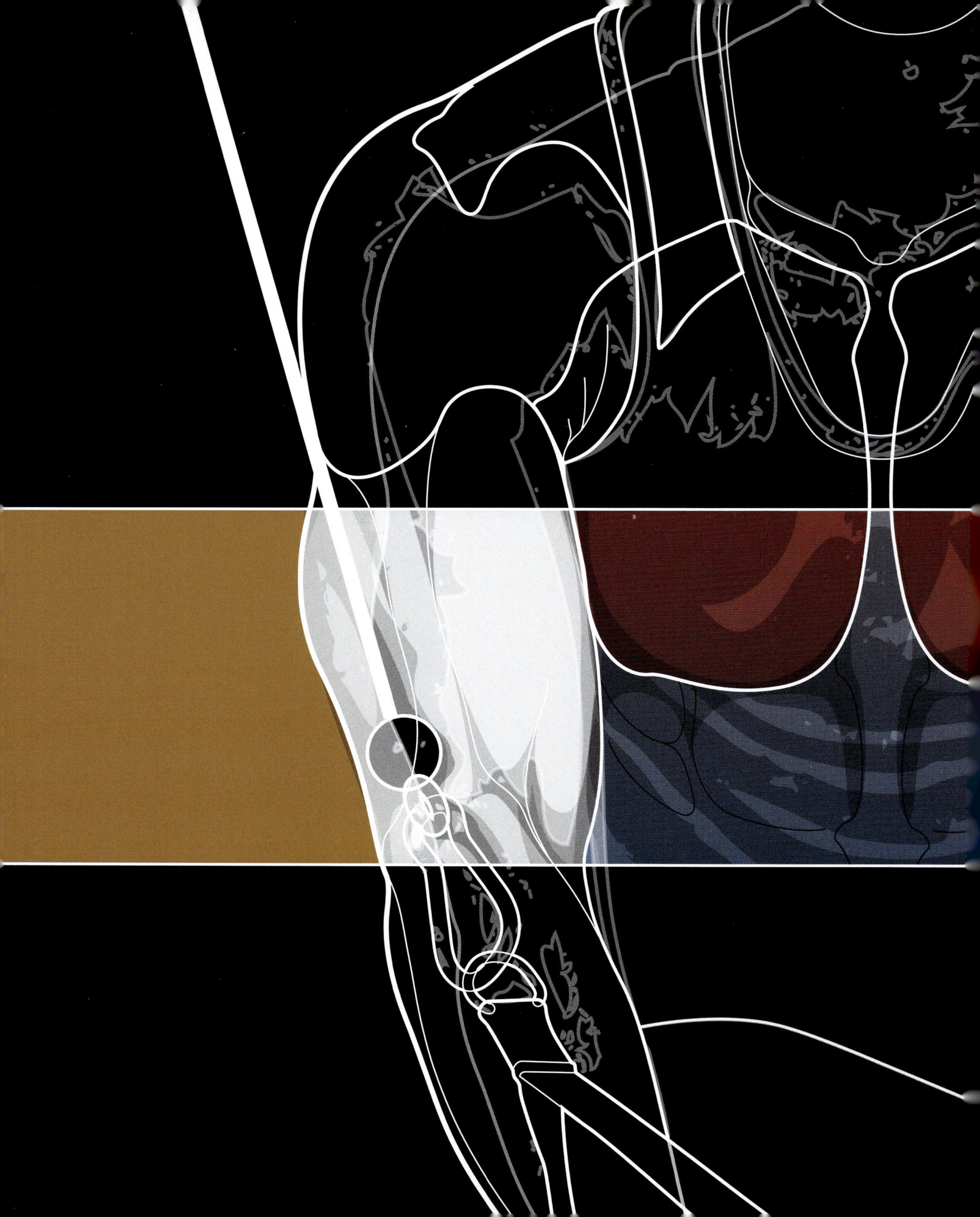

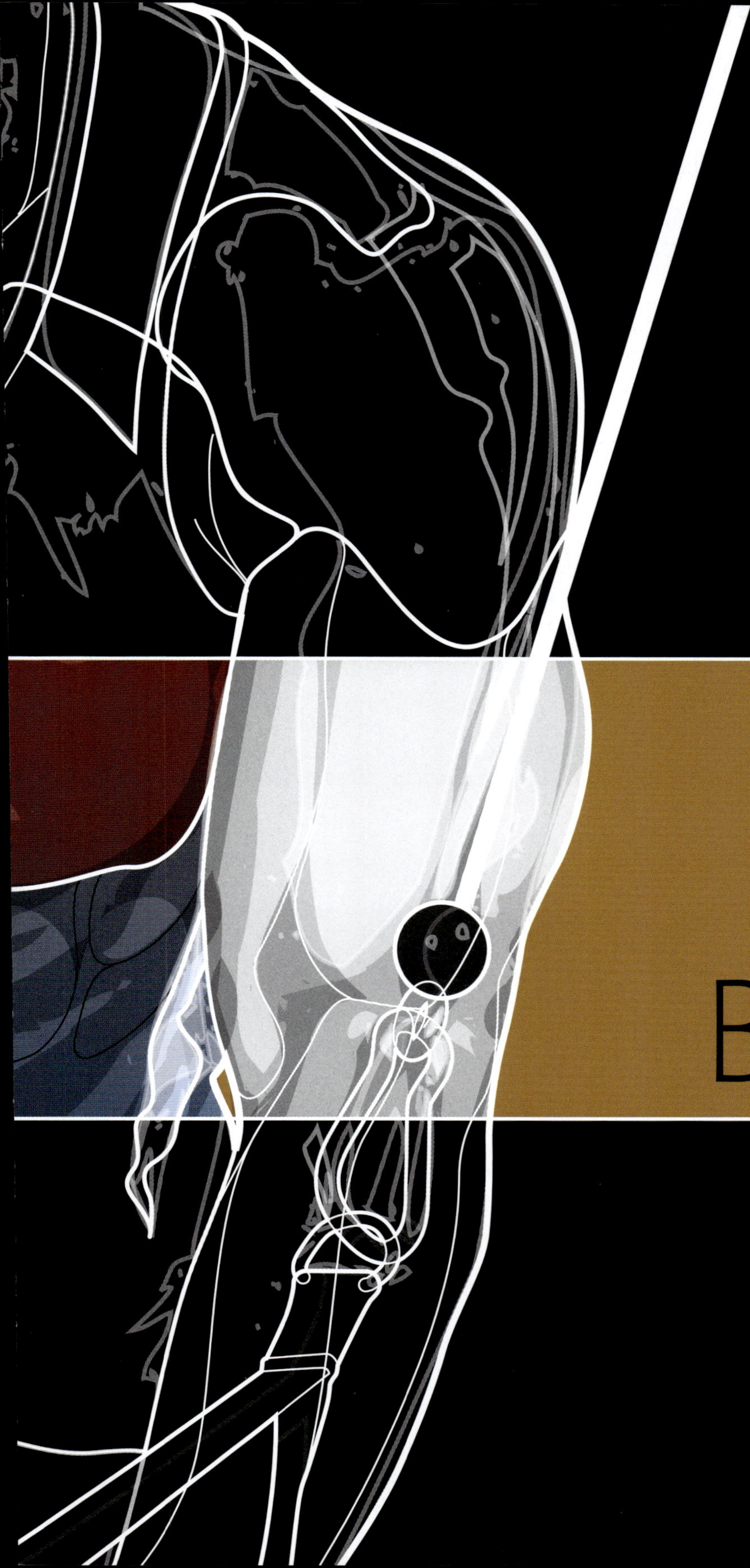

5

BRUST

BANKDRÜCKEN MIT LANGHANTEL

ZIELMUSKELN

- Brustmuskeln
- Trizeps
- Vorderer Deltamuskel

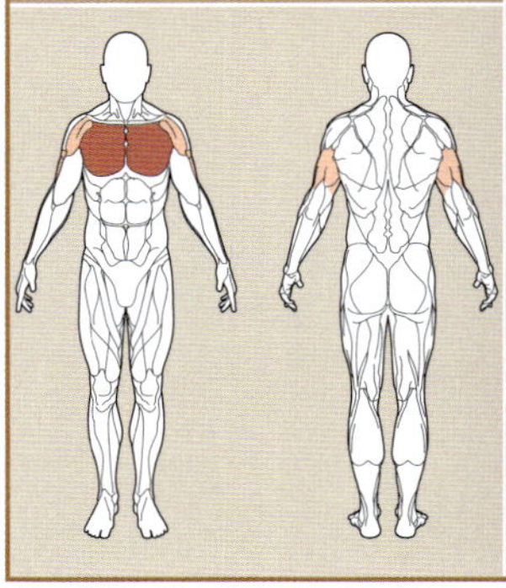

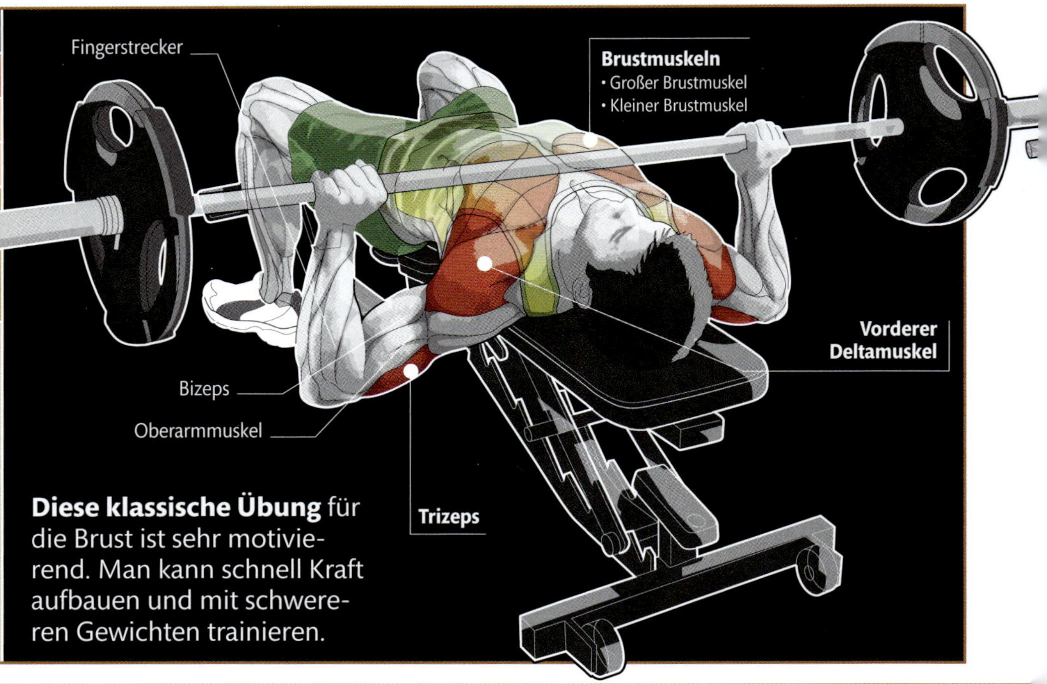

Diese klassische Übung für die Brust ist sehr motivierend. Man kann schnell Kraft aufbauen und mit schwereren Gewichten trainieren.

BANKDRÜCKEN MIT KURZHANTELN

ZIELMUSKELN

- Brustmuskeln
- Trizeps
- Vorderer Deltamuskel

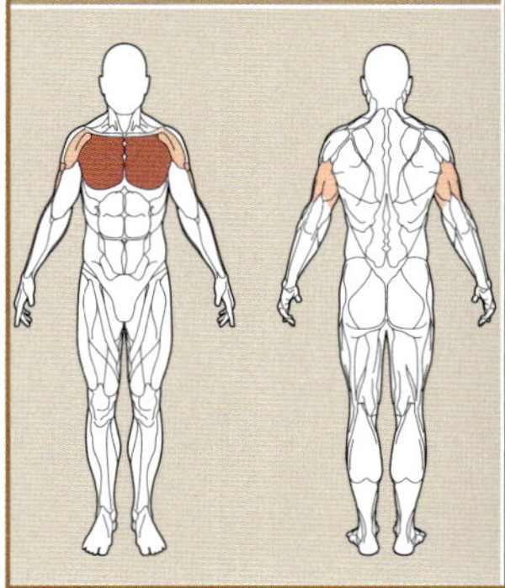

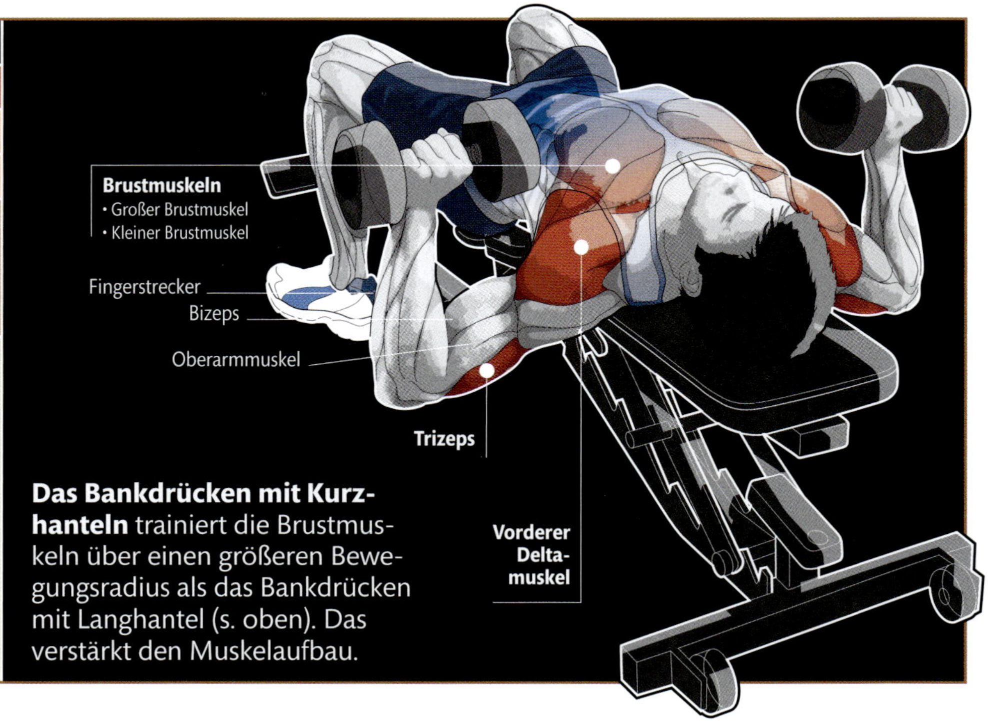

Das Bankdrücken mit Kurzhanteln trainiert die Brustmuskeln über einen größeren Bewegungsradius als das Bankdrücken mit Langhantel (s. oben). Das verstärkt den Muskelaufbau.

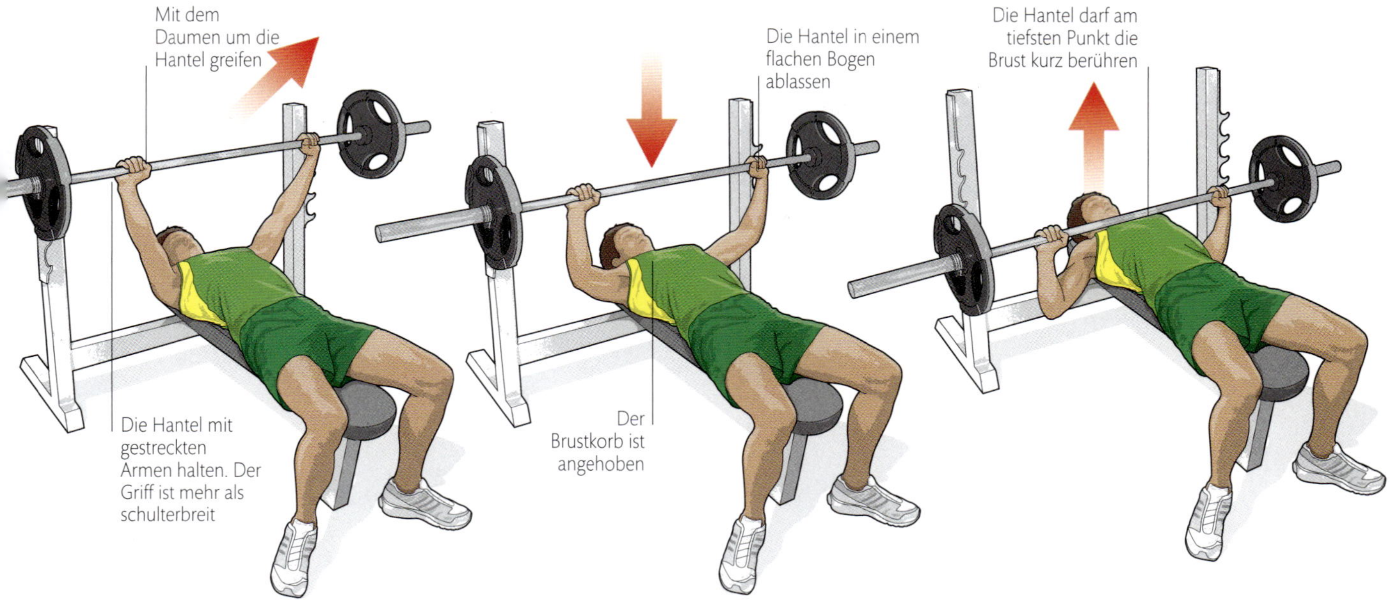
Mit dem
Daumen um die
Hantel greifen
Die Hantel mit
gestreckten
Armen halten. Der
Griff ist mehr als
schulterbreit
Die Hantel in einem
flachen Bogen
ablassen
Der
Brustkorb ist
angehoben
Die Hantel darf am
tiefsten Punkt die
Brust kurz berühren

1 Die Hantel aus dem Ständer nehmen und über dem Schlüsselbein halten. Kopf, Schultern und Po haben festen Kontakt mit der Bank.

2 Einatmen und die Hantel auf mittlere Brusthöhe absenken. Beide Arme gleichzeitig senken, bis die Unterarme senkrecht zur Hantel sind.

3 Die Hantel hochdrücken und in derselben bogenförmigen Bewegung nach oben bringen. Jede Wiederholung mit gestreckten Armen über der Brust beenden.

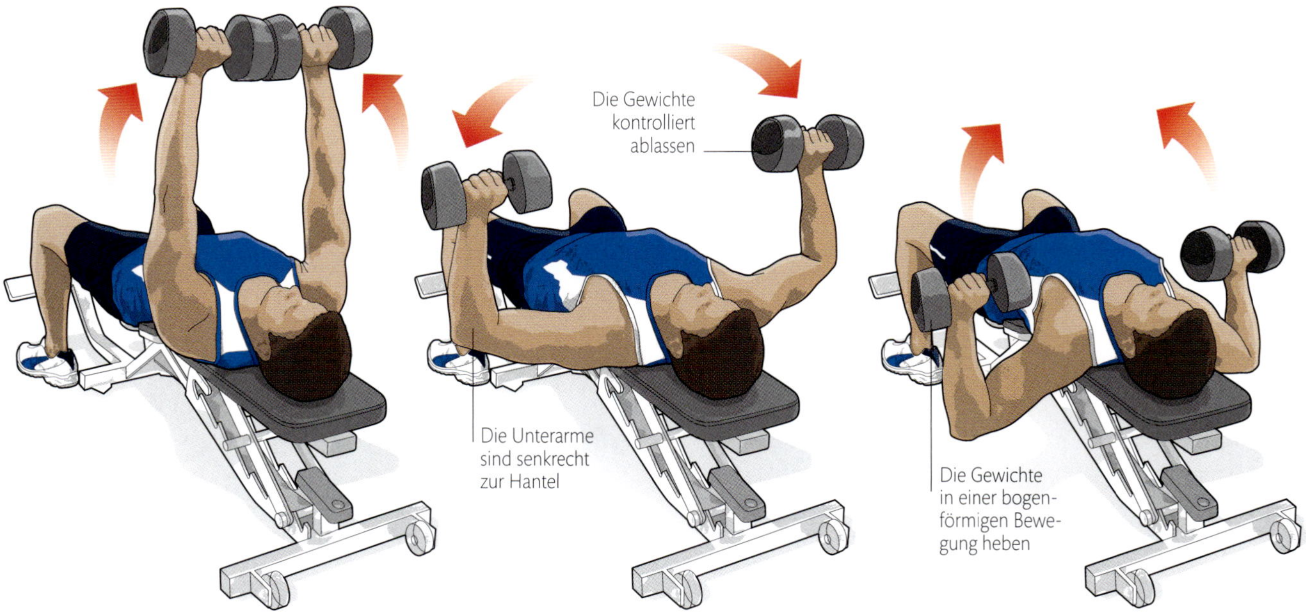
Die Gewichte
kontrolliert
ablassen
Die Unterarme
sind senkrecht
zur Hantel
Die Gewichte
in einer bogen-
förmigen Bewe-
gung heben

1 Die Hanteln senkrecht über das Schlüsselbein heben. Den Körper stabilisieren, indem Sie Schultern, Kopf und Hüften in die Bank pressen.

2 Beide Gewichte gleichzeitig langsam und kontrolliert ablassen, bis sie sich in mittlerer Brusthöhe auf einer Linie befinden.

3 Die Gewichte in einer bogenförmigen Bewegung erneut nach oben drücken, bis sie sich wieder über der Brust berühren.

SCHRÄGBANKDRÜCKEN MIT LANGHANTEL

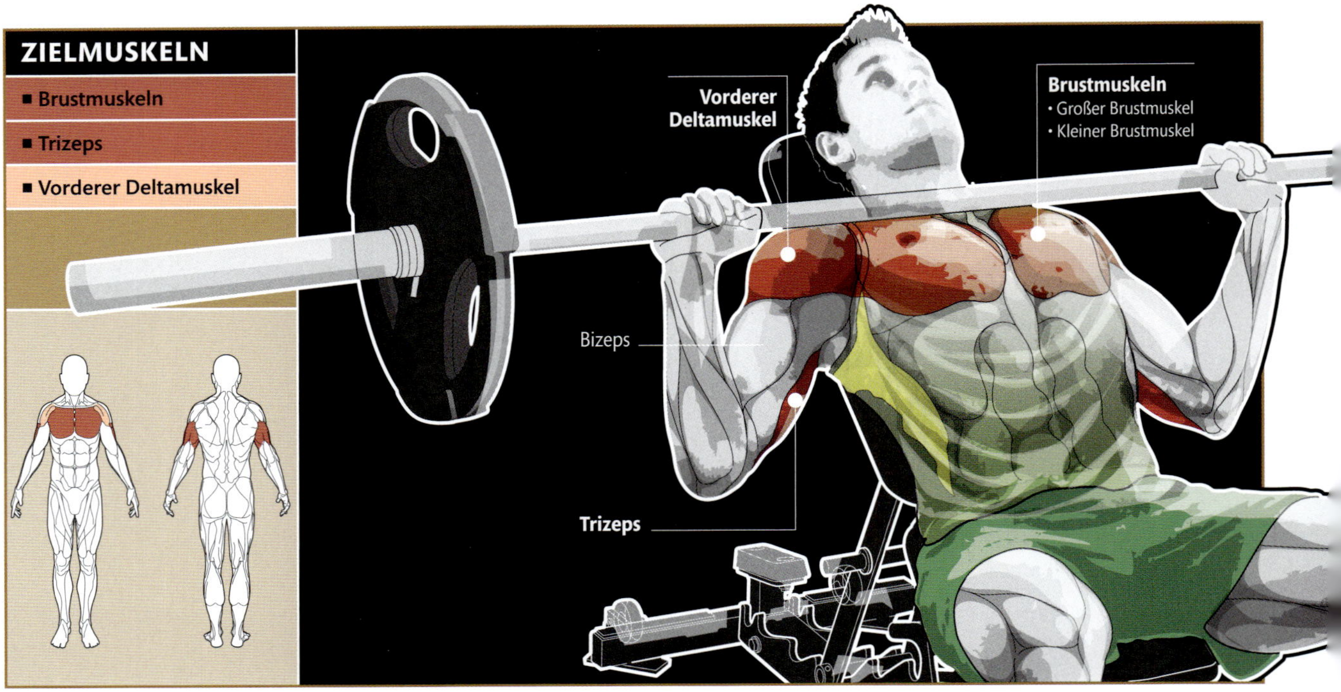
ZIELMUSKELN
■ Brustmuskeln
■ Trizeps
■ Vorderer Deltamuskel
Vorderer Deltamuskel
Brustmuskeln
• Großer Brustmuskel
• Kleiner Brustmuskel
Bizeps
Trizeps

Dies ist eine Basisübung für die Brust. Auf der Schrägbank werden Sie wahrscheinlich weniger Gewicht stemmen können, weil hier auch die kleineren Schultermuskeln ins Spiel kommen.

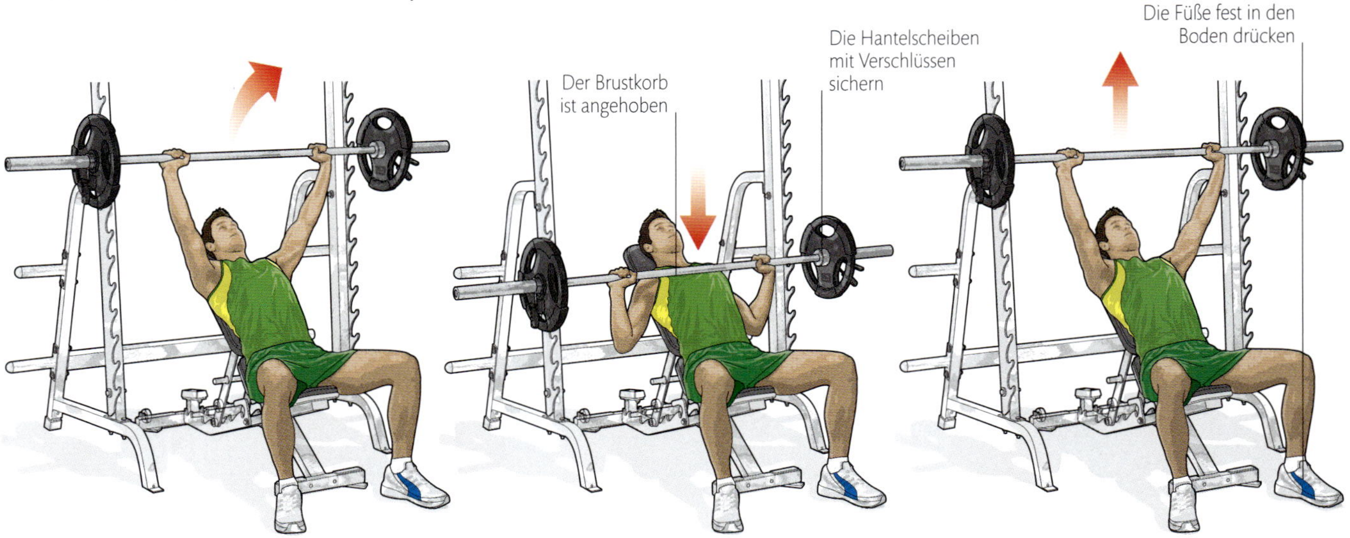
Der Brustkorb ist angehoben
Die Hantelscheiben mit Verschlüssen sichern
Die Füße fest in den Boden drücken

1 Die Hantel mehr als schulterbreit mit sicherem Griff greifen. Die Füße stehen flach auf dem Boden. Die Hantel aus dem Ständer heben.

2 Die Hantel bis auf die obere Brust ablassen, sodass die Unterarme beinahe senkrecht zur ihr sind. Die Schultern gegen die Bank drücken.

3 Der Kopf bleibt in die Bank gedrückt, der Rücken ist gerade. Die Arme gleichmäßig strecken, bis die Hantel in die Ausgangsposition zurückgekehrt ist.

SCHRÄGBANKDRÜCKEN MIT KURZHANTELN

ZIELMUSKELN

- Brustmuskeln
- Trizeps
- Vorderer Deltamuskel

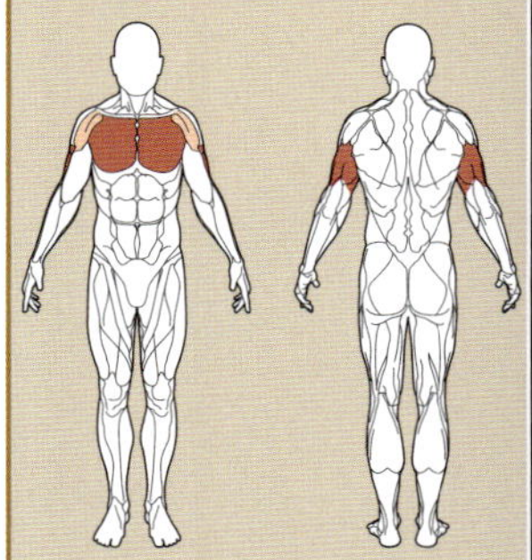

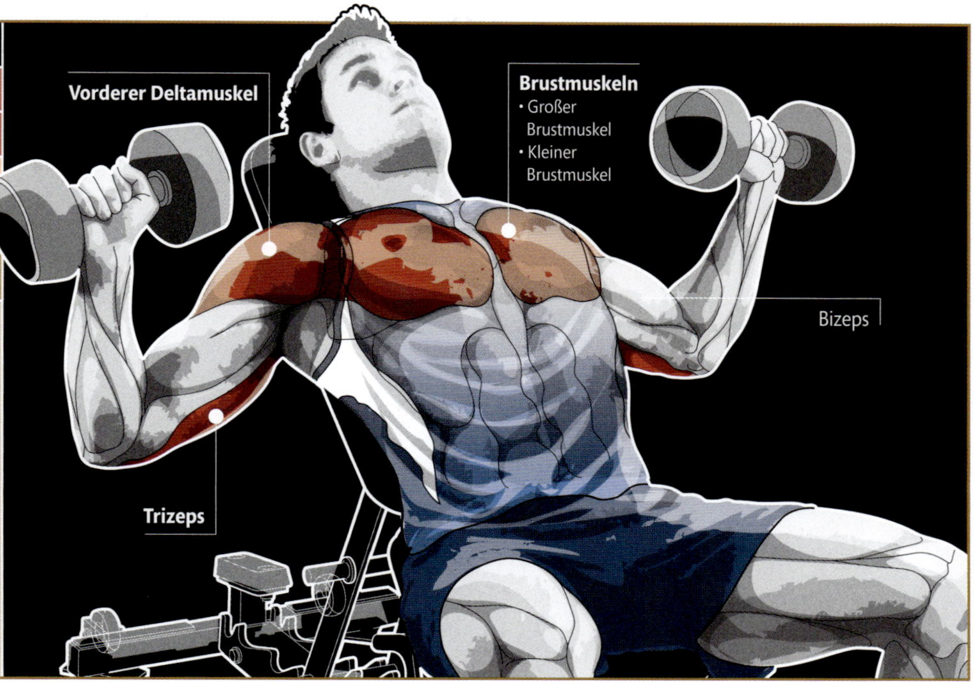

Die Übung funktioniert wie das Bankdrücken mit Langhantel, ist aber wegen ihres größeren Bewegungsradius noch effektiver.

VORSICHT!

Beide Hanteln gleichzeitig heben und ablassen. Vermeiden Sie beim Hochstemmen der Hanteln ruckartige Bewegungen oder Drehungen des Körpers. Den Körper ausbalancieren, indem die Hanteln anfangs über den Schultern sind.

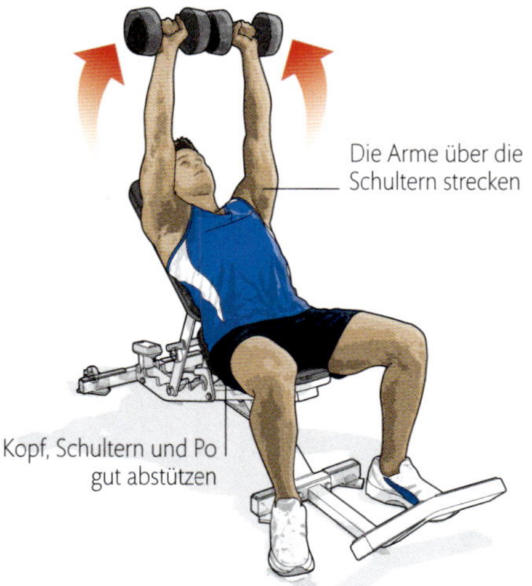

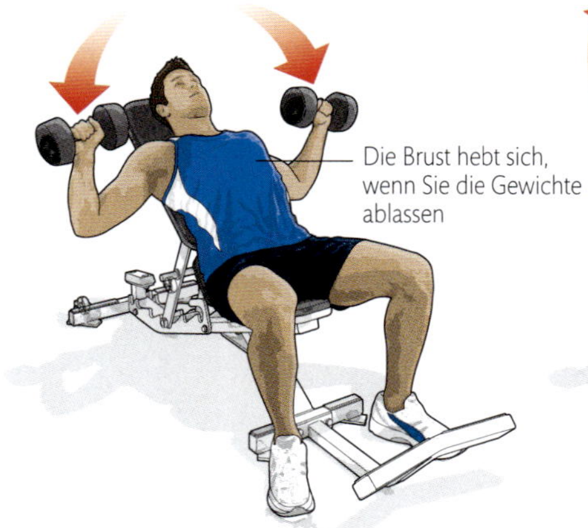

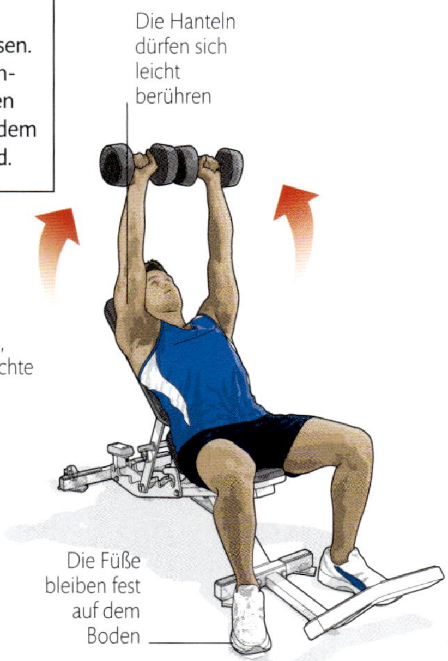

1 Die Kurzhanteln mit gestreckten Armen senkrecht über die Schultergelenke heben. Die Hanteln sollten sich oben berühren.

2 Die Hanteln langsam und kontrolliert ablassen, bis die Unterarme senkrecht sind und die Hanteln sich auf Schulterhöhe befinden.

3 Die Hanteln in einem flachen Bogen nach oben in die Ausgangsposition zurückbringen. Sind die Arme ganz gestreckt, dürfen sich die Hanteln leicht berühren.

FLIEGENDE BEWEGUNG AUF DER SCHRÄGBANK

ZIELMUSKELN

- Brustmuskeln
- Vorderer Deltamuskel

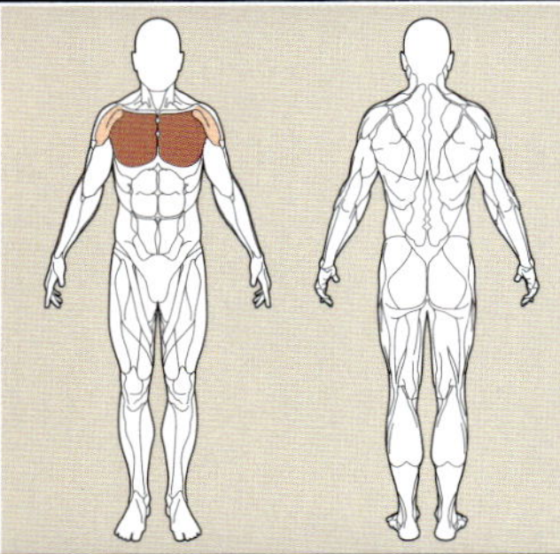

Diese beliebte Kurzhantelübung kräftigt auch die Schultern. Sie ist eine ideale Ergänzung zum Schrägbankdrücken (s. S. 112), denn sie trainiert einen größeren Bewegungsradius, der die großen Brustmuskeln mit einschließt.

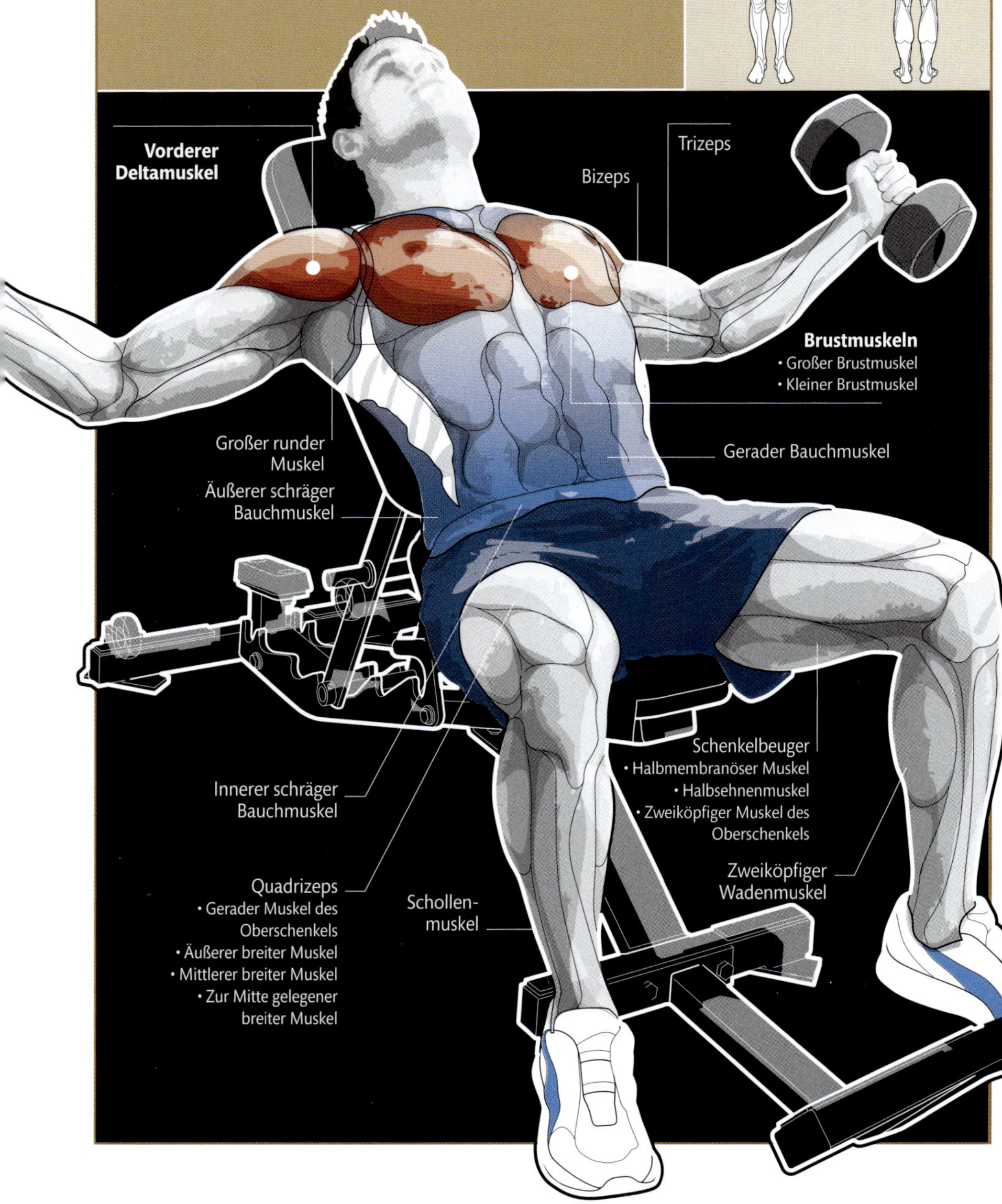

VARIANTE

Die Fliegende Bewegung kann auch auf einer flachen Bank trainiert werden. Beginnen Sie genauso wie auf der Schrägbank und führen Sie die Hanteln in einer bogenförmigen Bewegung zusammen.

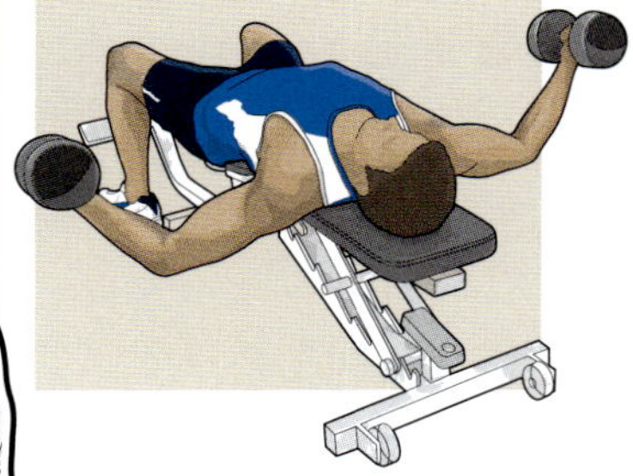

VORSICHT!

Übertreiben Sie es nicht mit dem Gewicht! Das geht zu Lasten einer korrekten Ausführung und birgt Verletzungsrisiken. Außerdem beanspruchen Sie dann mehr Ihren Trizeps als Ihre Brustmuskeln.

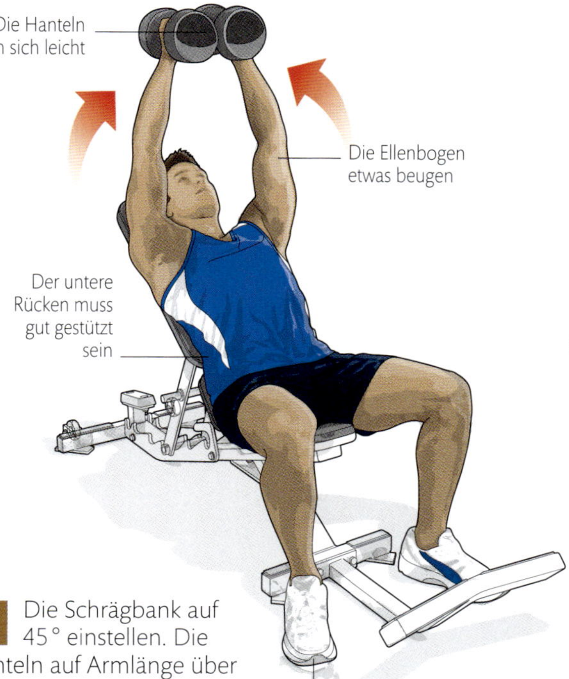
Die Hanteln berühren sich leicht
Die Ellenbogen etwas beugen
Der untere Rücken muss gut gestützt sein
Die Füße in den Boden drücken

1 Die Schrägbank auf 45° einstellen. Die Hanteln auf Armlänge über die Schultern bringen, die Handflächen zeigen nach innen und die Hanteln berühren sich leicht. Hüften und Rücken liegen fest auf der Bank.

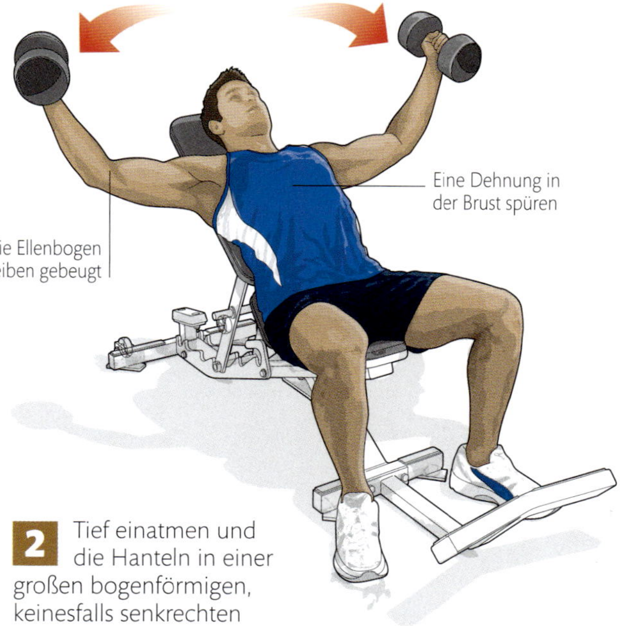
Eine Dehnung in der Brust spüren
Die Ellenbogen bleiben gebeugt

2 Tief einatmen und die Hanteln in einer großen bogenförmigen, keinesfalls senkrechten Bewegung ablassen. Die Arme nicht eindrehen.

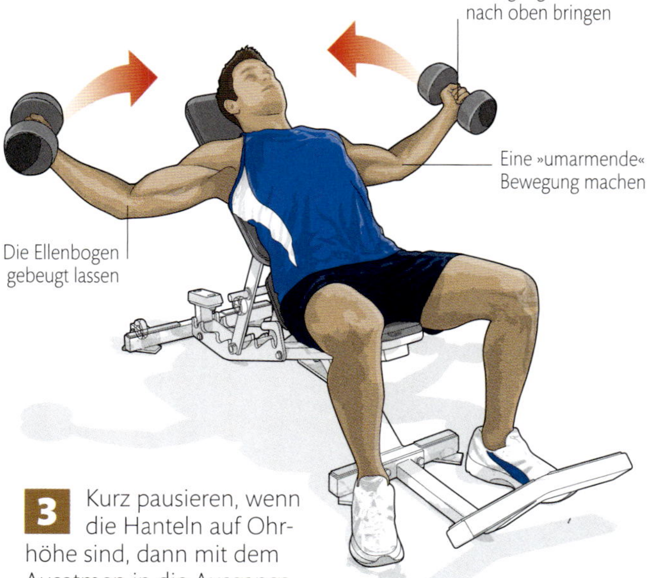
Die Hanteln in derselben Bogenbewegung wieder nach oben bringen
Eine »umarmende« Bewegung machen
Die Ellenbogen gebeugt lassen

3 Kurz pausieren, wenn die Hanteln auf Ohrhöhe sind, dann mit dem Ausatmen in die Ausgangsposition zurückkehren.

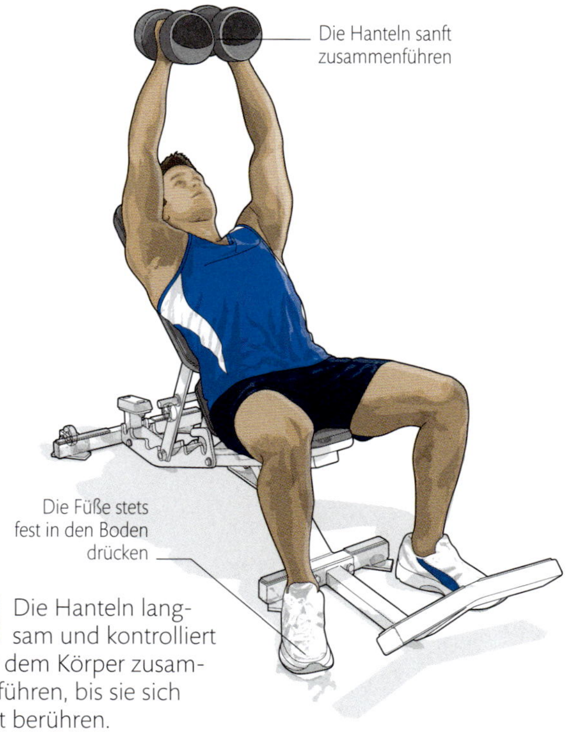
Die Hanteln sanft zusammenführen
Die Füße stets fest in den Boden drücken

4 Die Hanteln langsam und kontrolliert über dem Körper zusammenführen, bis sie sich leicht berühren.

KABELZUG-CROSSOVER

ZIELMUSKELN

- Brustmuskeln
- Vorderer Deltamuskel

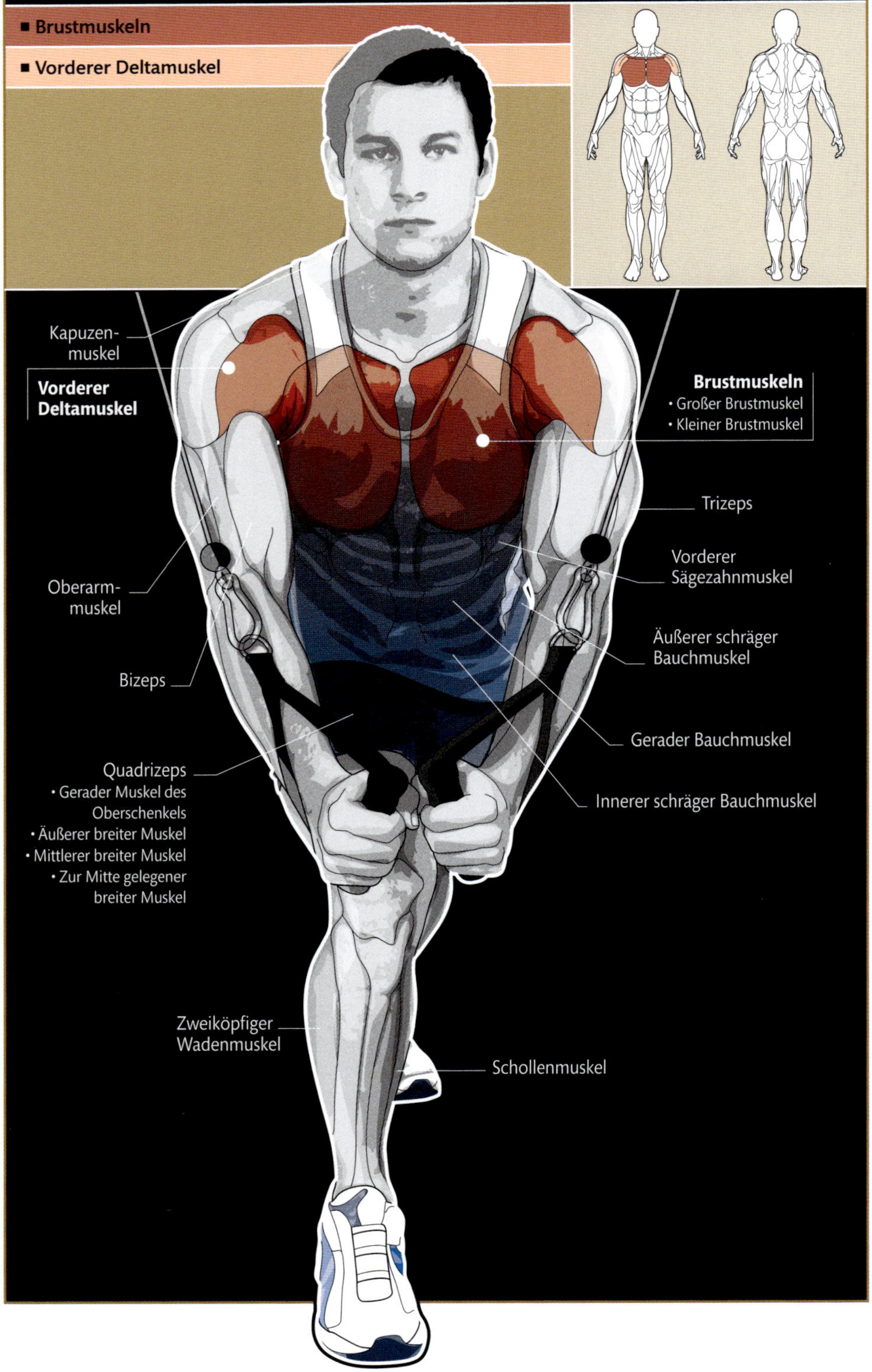

Bei dieser Brust- und Schulterübung wird der Körper nicht von einer Bank gestützt. Rumpf- und Beinmuskeln müssen also arbeiten, um das Gleichgewicht zu halten. Der Kabelzug ermöglicht einen großen Bewegungsradius.

VARIANTE

Sie können die Übung auch in unterschiedlichen Höhen ausführen, indem Sie den Kabelzug ganz unten oder auf Taillenhöhe befestigen. Je nach Ausgangsposition trainiert man die Brustmuskeln aus unterschiedlichen Winkeln.

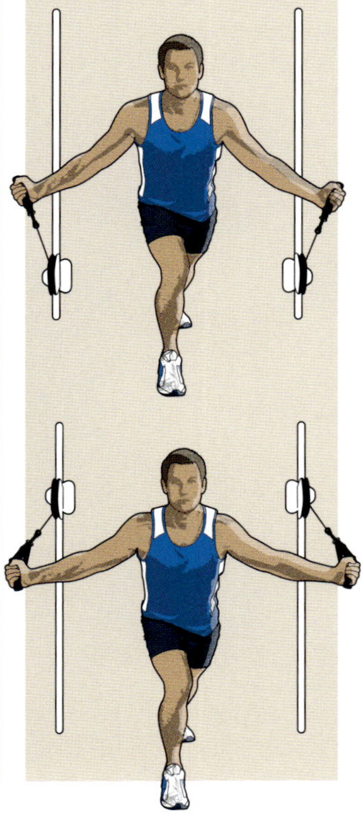

1 Den Kabelzug ganz oben befestigen und das gewünschte Gewicht wählen. Etwas vorbeugen und die Griffe nach unten vor den Körper ziehen. Einatmen und die Arme in einer großen halbkreisförmigen Bewegung knapp hinter den Rumpf bringen. Das ist Ihre Ausgangsposition.

> **VORSICHT!**
>
> Wählen Sie kein zu schweres Gewicht. Es darf Sie in der Ausgangsposition nicht nach hinten ziehen und Ihr Gleichgewicht gefährden. Nicht mit Schwung arbeiten, denn dann geraten Sie ins Wanken und riskieren Verletzungen.

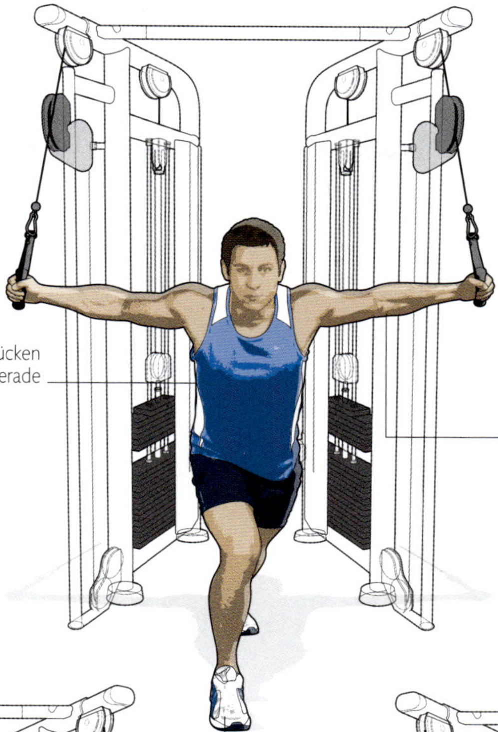
Der Rücken bleibt gerade
Die Ellenbogen sind leicht gebeugt
Einen Fuß vor- und den anderen zurücknehmen, um für einen guten Stand zu sorgen

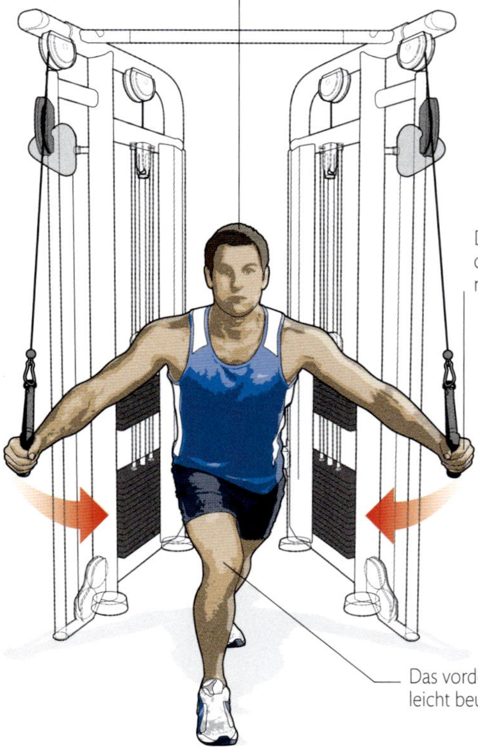

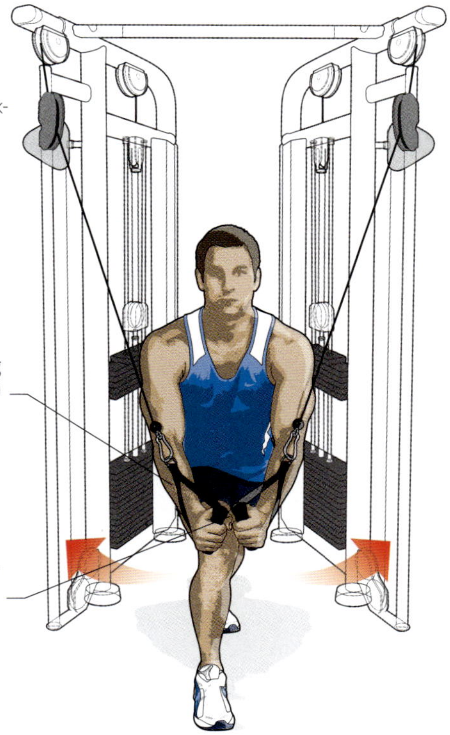

2 Die Arme in einer großen Bogenbewegung nach unten vor den Körper bringen, als wollten Sie jemanden umarmen. Der Kopf bleibt aufrecht, die Arme sind während der gesamten Bewegung leicht gebeugt. Beim Ziehen ausatmen.

3 Wenn die Hände vor dem Körper sind, mit einer umgekehrten Bogenbewegung kontrolliert in die Ausgangsposition zurückkehren. Darauf achten, dass sich beide Arme während der gesamten Bewegung parallel bewegen und im selben Winkel gebeugt sind.

BANKDRÜCKEN AN DER MASCHINE

ZIELMUSKELN

- Brustmuskeln
- Vorderer Deltamuskel

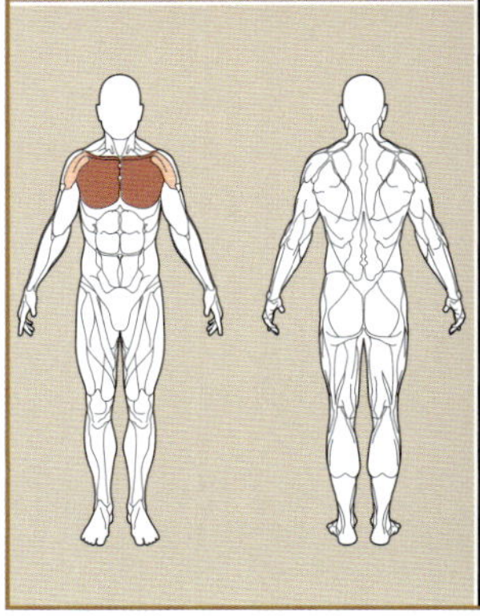

Dies ist eine gute Brustübung für Anfänger und alle, die sich noch vor freien Gewichten scheuen. Stellen Sie die Maschine auf Ihre Körpergröße und Gliedmaßenlänge ein.

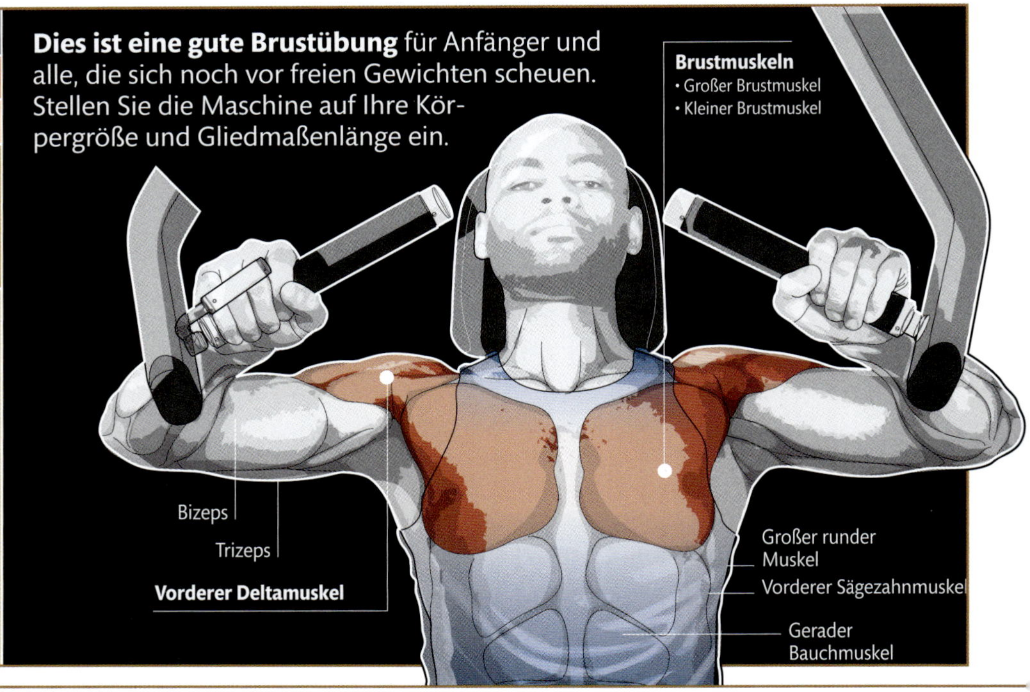

FLIEGENDE BEWEGUNG AN DER MASCHINE

ZIELMUSKELN

- Brustmuskeln
- Vorderer Deltamuskel

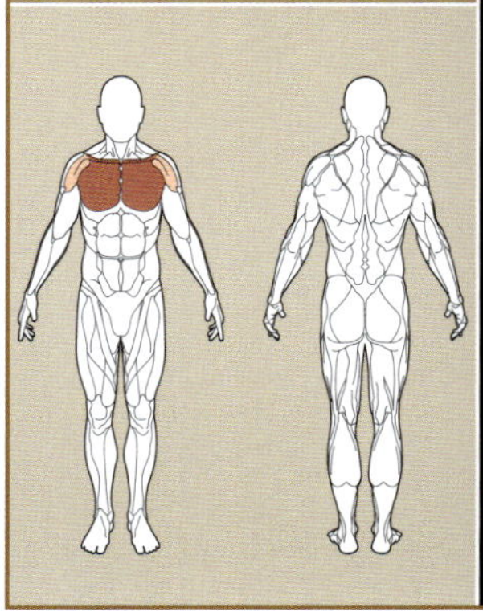

Diese Übung ist eine sinnvolle Ergänzung zum Bankdrücken an der Maschine (s. oben). Es trainiert einen größeren Bewegungsradius der Brustmuskeln, während der Körper gut gestützt ist.

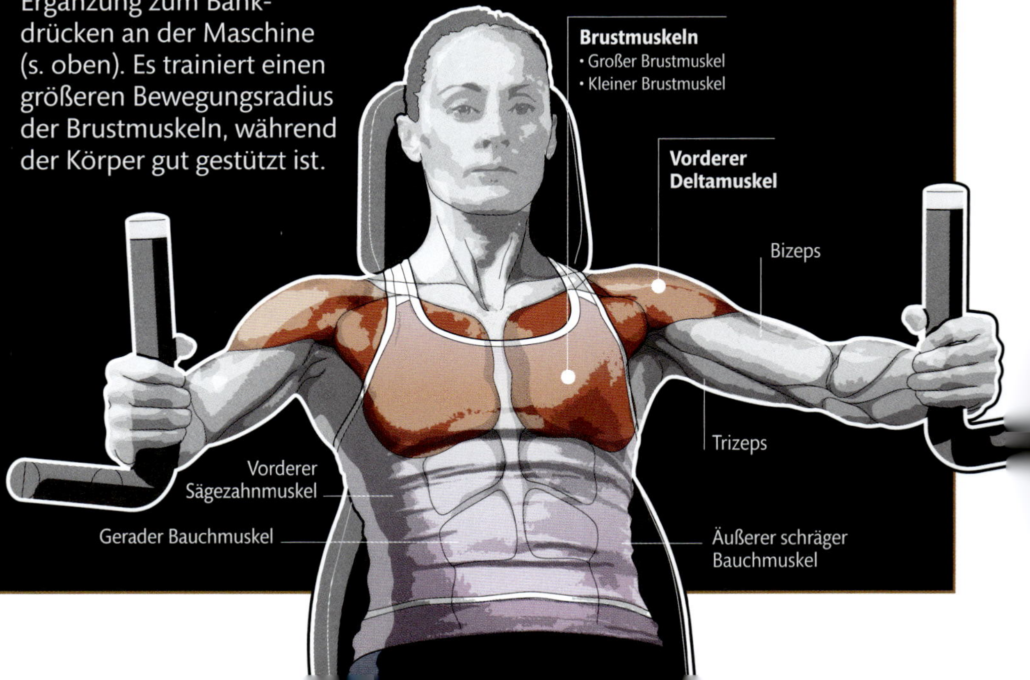

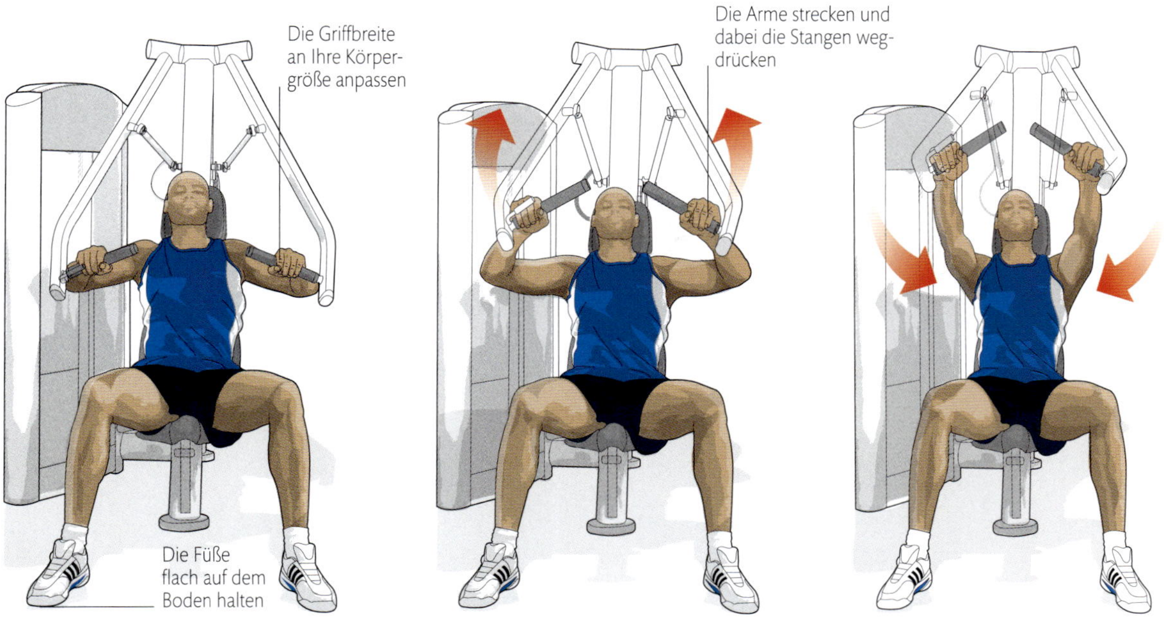

1 Das gewünschte Gewicht einstellen. Die Stangen im Obergriff halten, sie sollten sich auf mittlerer Brusthöhe befinden.

2 Tief einatmen, dann ausatmen und dabei die Stangen langsam und kontrolliert wegdrücken. Den Körper fest gegen das Polster drücken.

3 Arme ganz strecken, dann beim Einatmen in die Ausgangsposition zurückkehren. Das Gewicht nicht ablegen, sondern gleich eine Wiederholung anschließen.

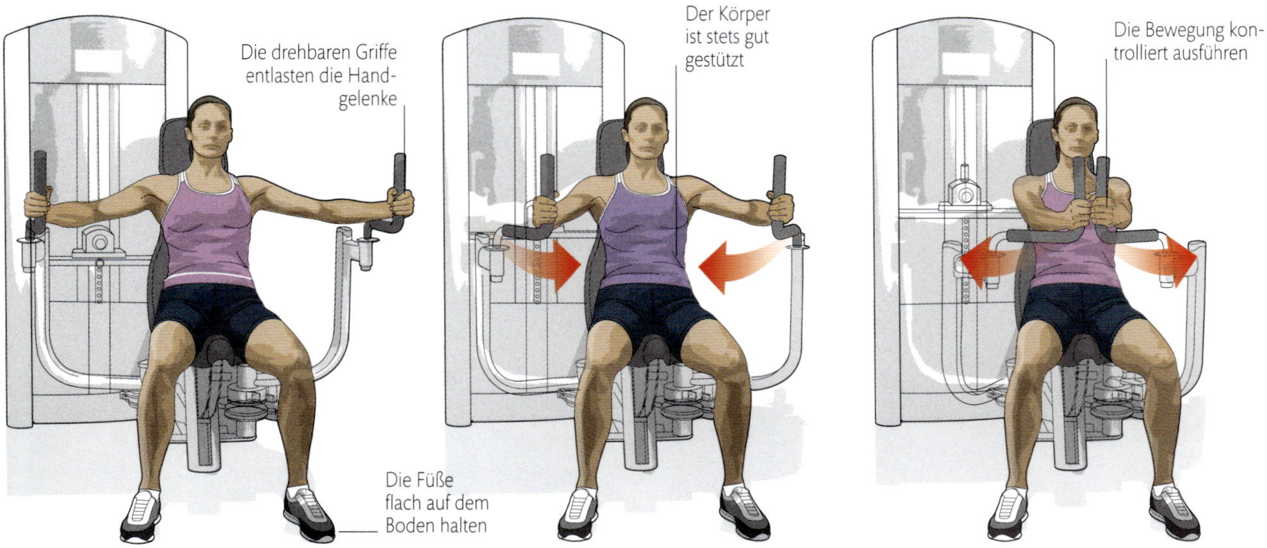
Die drehbaren Griffe entlasten die Handgelenke
Die Füße flach auf dem Boden halten
Der Körper ist stets gut gestützt
Die Bewegung kontrolliert ausführen

1 Das gewünschte Gewicht einstellen. Die Arme im großen Bogen weit nach hinten führen, bis die Griffe knapp hinter dem Rumpf sind.

2 Ausatmen und dabei die Griffe in einer großen halbkreisförmigen Bewegung zusammenführen. Die Ellenbogen sind leicht gebeugt.

3 Wenn sich am Ende der Bewegung Ihre Fingerknöchel berühren, die Brustmuskeln anspannen und in die Ausgangsposition zurückkehren.

LIEGESTÜTZE

ZIELMUSKELN

- Brustmuskeln
- Vorderer Deltamuskel
- Trizeps

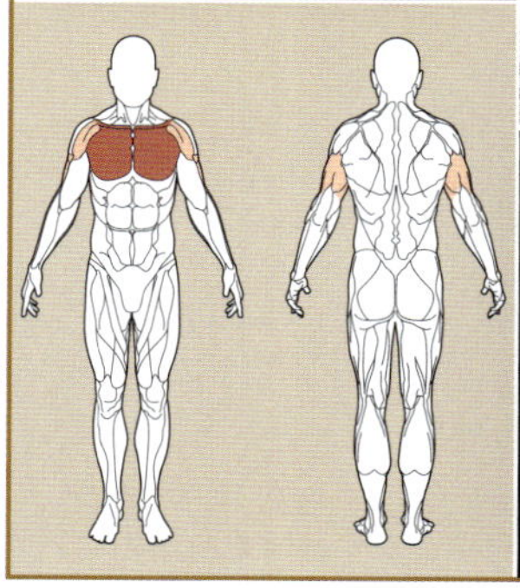

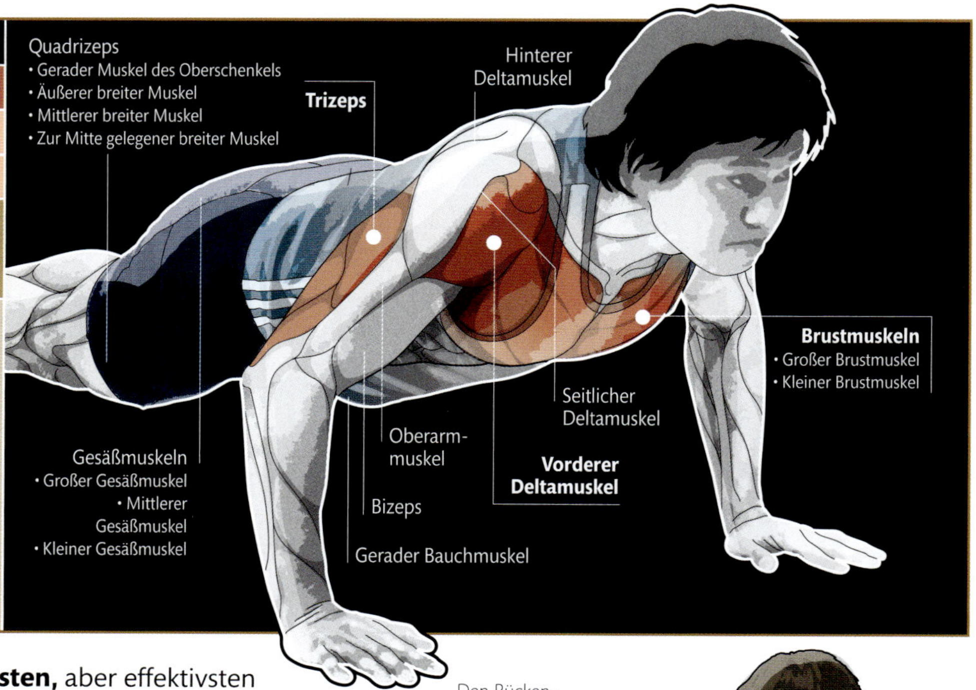

Das ist eine der einfachsten, aber effektivsten Übungen für Brust, Schultern und Arme. Man braucht auch keinerlei Equipment dafür – nur das eigene Körpergewicht.

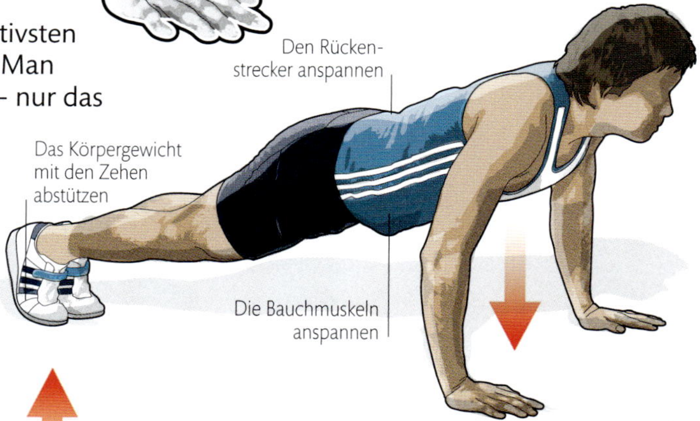
Den Rücken-strecker anspannen
Das Körpergewicht mit den Zehen abstützen
Die Bauchmuskeln anspannen

1 Das Körpergewicht mit den Zehenspitzen und den gestreckten Armen, die etwas mehr als schulterbreit aufgestellt sind, abstützen. Einatmen und den Körper langsam und kontrolliert absenken, bis der Oberkörper den Boden fast berührt.

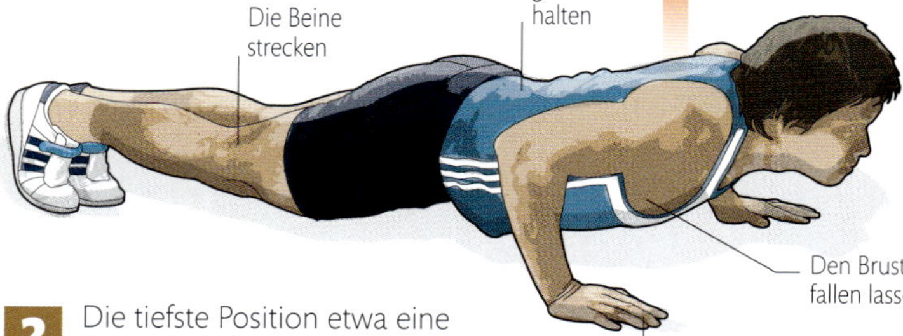
Die Beine strecken
Den Rücken gerade halten
Den Brustkorb nicht fallen lassen
Die Finger zeigen nach vorn

2 Die tiefste Position etwa eine Sekunde halten, dann ausatmen und die Arme strecken, bis der Oberkörper wieder in der Ausgangsposition ist. Der Rücken bleibt gerade, der Kopf blickt nach vorn.

VARIANTE

Möchten Sie die Rumpfmuskeln noch stärker beanspruchen, können Sie die Übung auch mit dem Gymnastikball durchführen. Die Hände auf den Ball stützen und den Körper senken, bis Ober- und Unterarme im 90°-Winkel sind. Dann wieder hochstemmen.

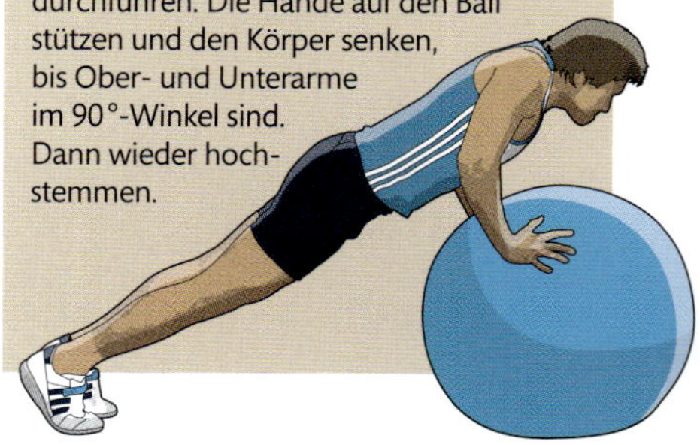

LIEGESTÜTZE AUF STÄNDERN

ZIELMUSKELN

- Brustmuskeln
- Vorderer Deltamuskel
- Trizeps

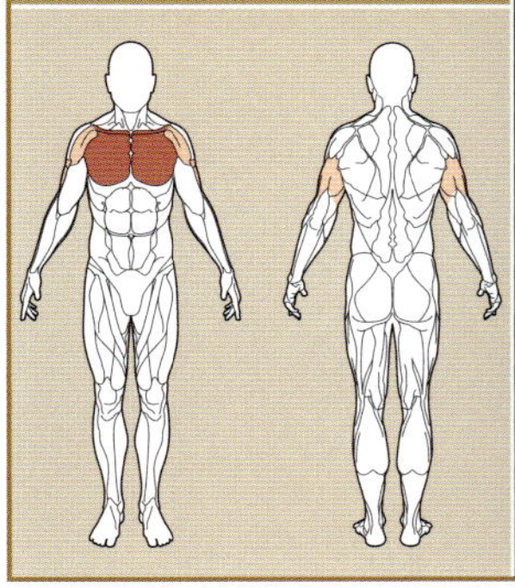

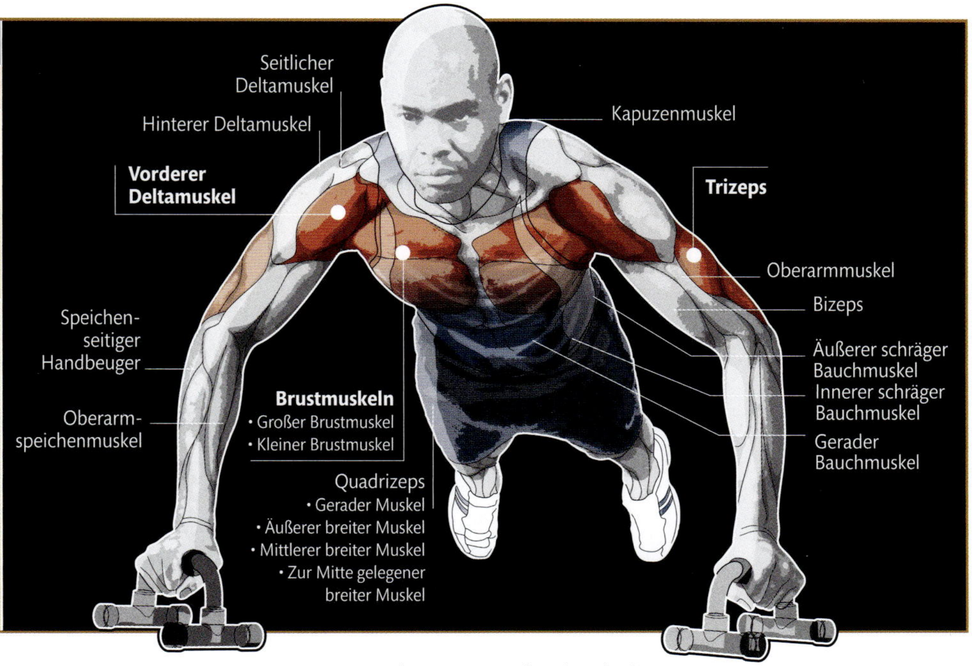

Ständer vergrößern den Bewegungsradius im Vergleich zur normalen Liegestütze (s. Seite gegenüber).

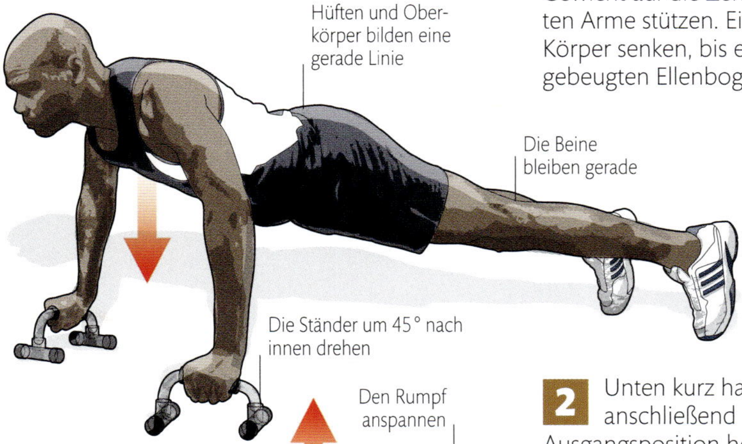
Hüften und Oberkörper bilden eine gerade Linie
Die Beine bleiben gerade
Die Ständer um 45° nach innen drehen

1 Die Ständer etwas mehr als schulterbreit positionieren. Mit dem Körper in Bretthaltung gehen und das Gewicht auf die Zehen und die gestreckten Arme stützen. Einatmen und den Körper senken, bis er sich unterhalb der gebeugten Ellenbogen befindet.

2 Unten kurz halten und anschließend wieder in die Ausgangsposition hochstemmen.

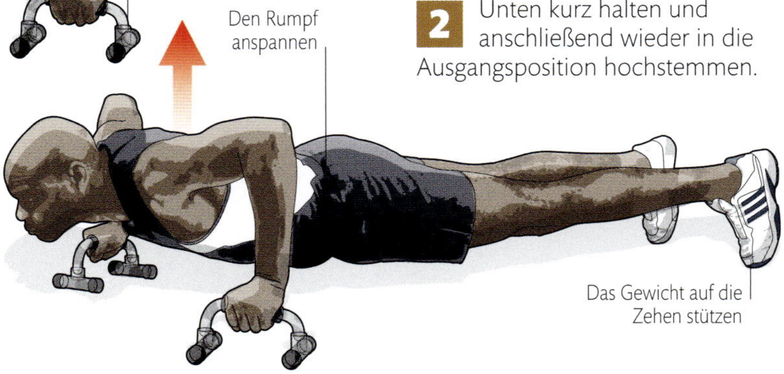

VORSICHT!

Den Rumpf beim Hochstemmen nicht fallen lassen. Das setzt den Bewegungsradius herab und reduziert die Effektivität der Übung für Brust, Schultern und Arme. Auch wenn Sie die Arme nicht bei jeder Wiederholung strecken, ist die Übung weniger effektiv.

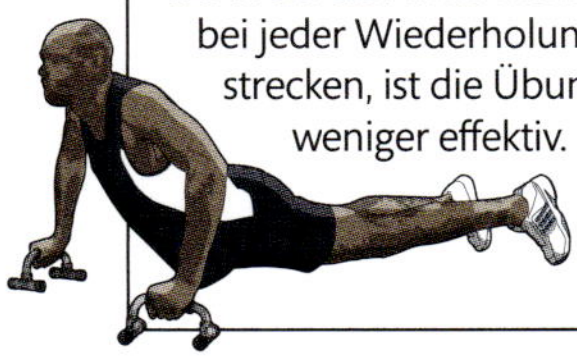

VARIANTE

Erhöhen Sie die Anforderungen und stützen Sie Ihre Füße auf eine Bank! Je höher die Füße, desto stärker werden die Schultern beansprucht. Sie können auch den Abstand der Ständer variieren. Je enger sie stehen, desto mehr wird der Trizeps trainiert.

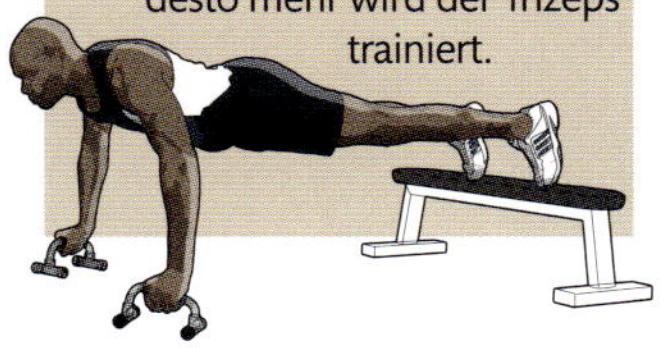

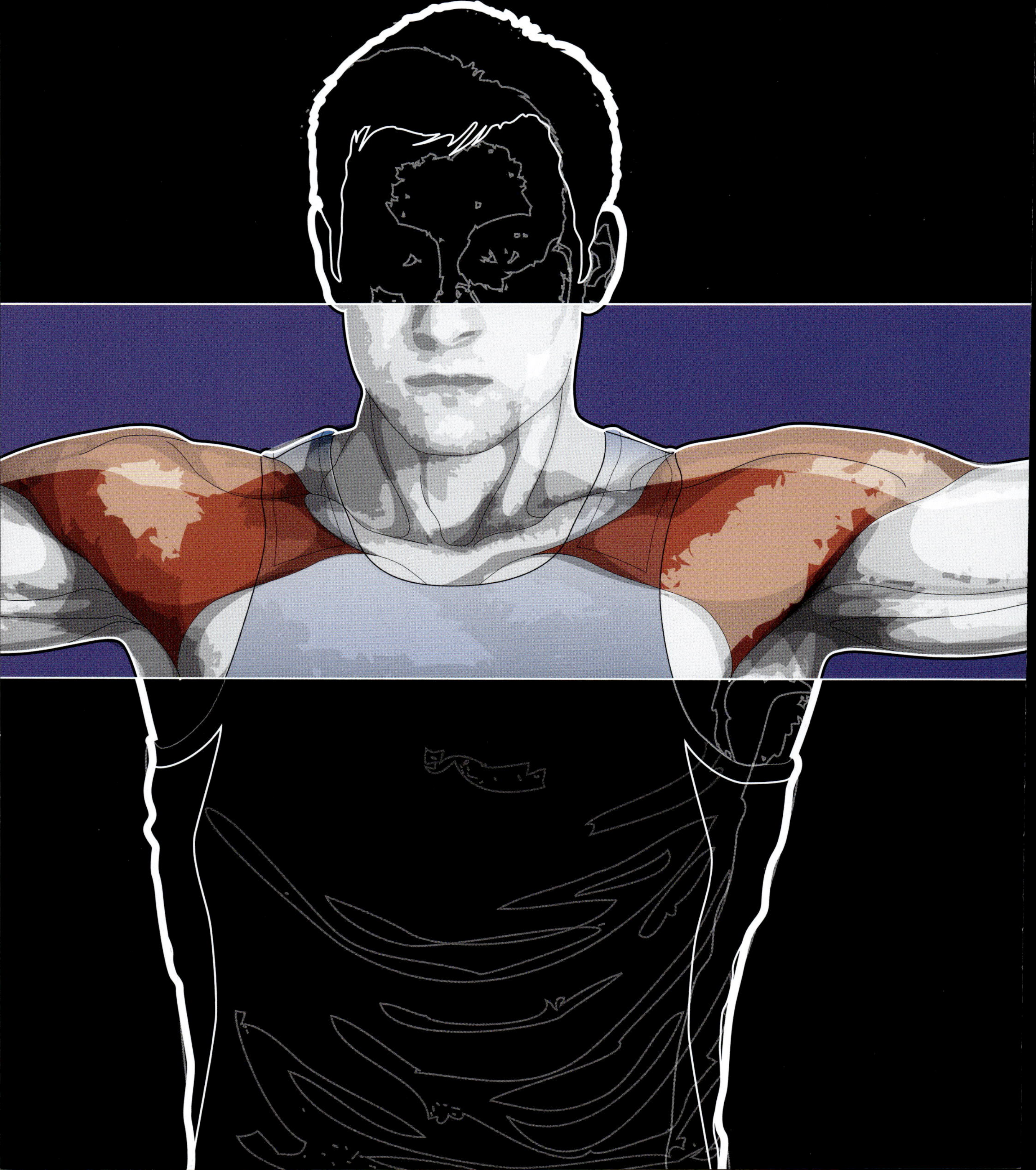

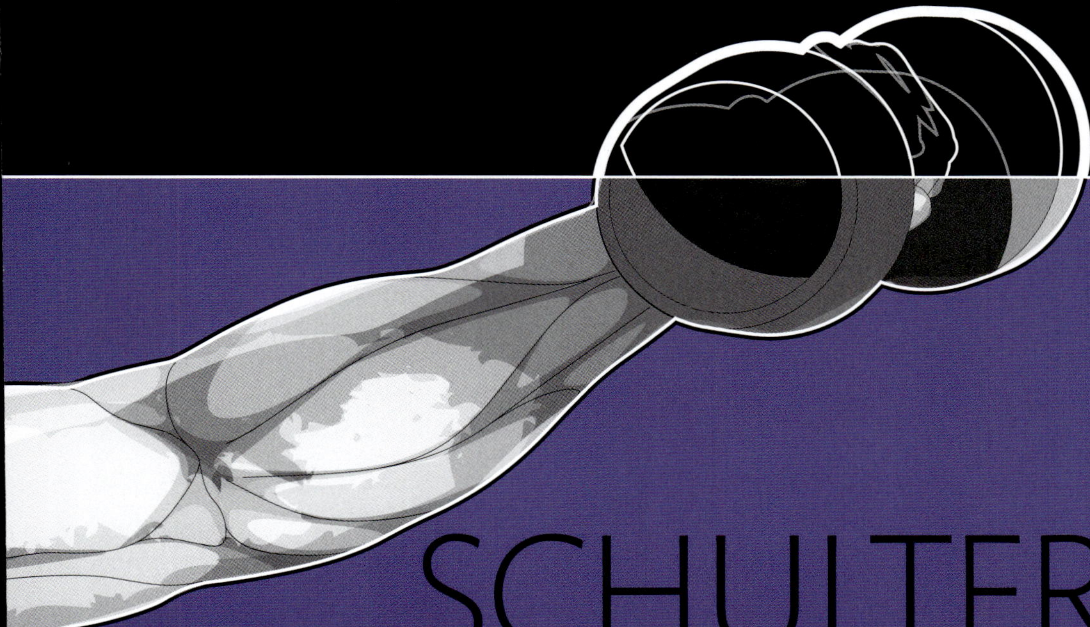

6

SCHULTERN

FRONTDRÜCKEN

ZIELMUSKELN

- Vorderer Deltamuskel
- Trizeps

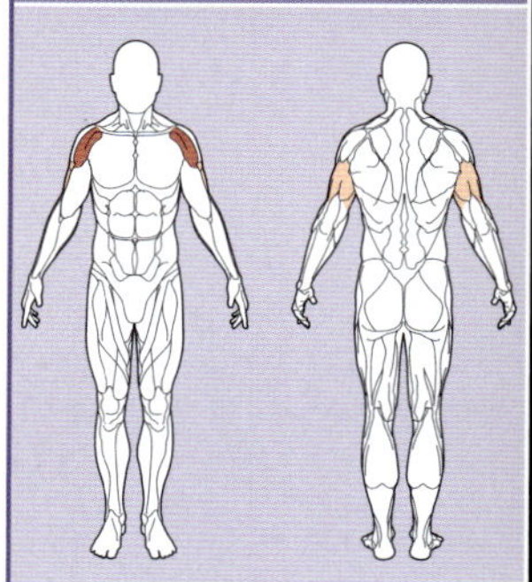

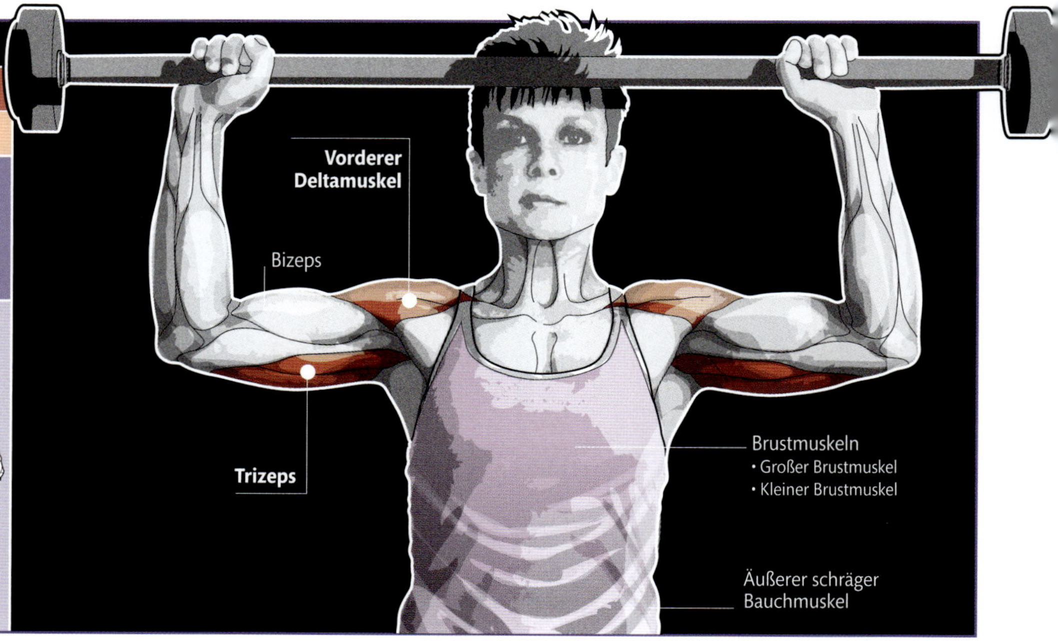

Das Frontdrücken ist einfach, aber effektiv. Auf dieser Basisübung bauen alle weiteren Schulterübungen auf.

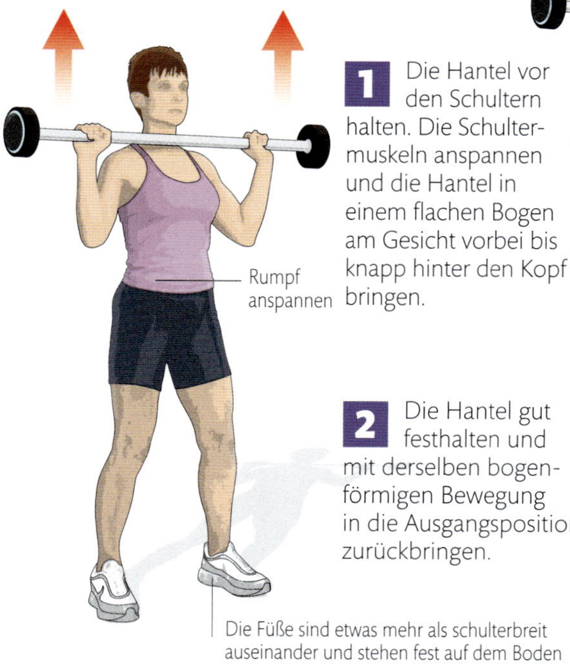
Rumpf anspannen
Die Füße sind etwas mehr als schulterbreit auseinander und stehen fest auf dem Boden

1 Die Hantel vor den Schultern halten. Die Schultermuskeln anspannen und die Hantel in einem flachen Bogen am Gesicht vorbei bis knapp hinter den Kopf bringen.

2 Die Hantel gut festhalten und mit derselben bogenförmigen Bewegung in die Ausgangsposition zurückbringen.

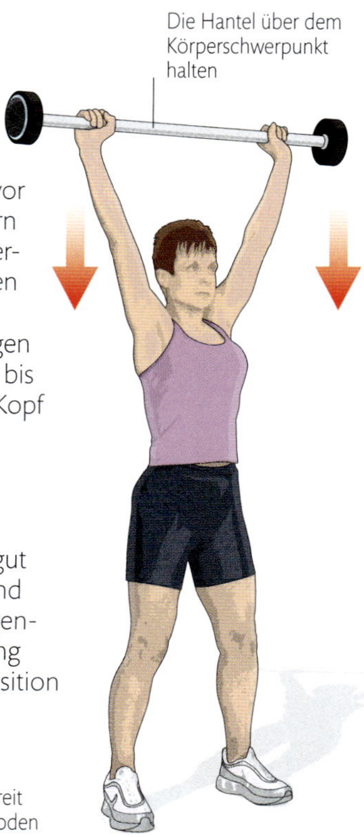
Die Hantel über dem Körperschwerpunkt halten

VORSICHT!

Achten Sie darauf, dass Ihr Rücken gerade bleibt. Wer den Rücken beugt, unterstützt die Schultern und macht die Übung weniger effektiv, außerdem wird dann die untere Wirbelsäule extrem belastet. Die Handgelenke stabilisieren und stets direkt unter der Hantel halten – wenn man sie anwinkelt, riskiert man Verletzungen. Außerdem den Kopf etwas zurücknehmen, wenn Sie die Hantel heben, damit Sie sich nicht am Kinn stoßen.

VARIANTE

Frontdrücken kann auch im Sitzen durchgeführt werden. So vermeiden Sie es, mit den Beinen »nachzuhelfen«, und das Training geht noch gezielter auf die Arme. Den Rücken gerade halten und die Füße fest auf dem Boden abstellen.

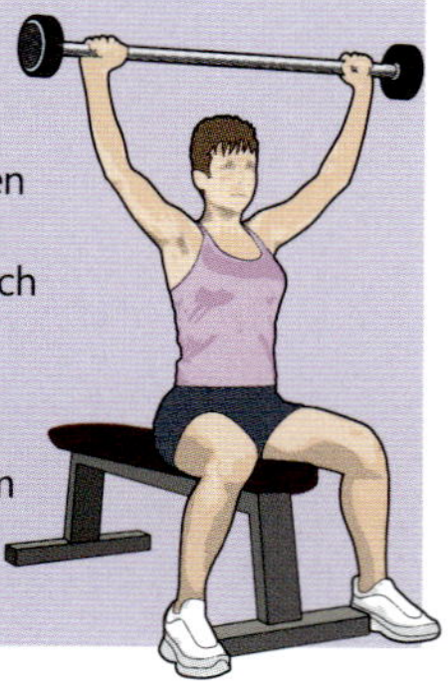

SCHULTERPRESSEN MIT KURZHANTELN

ZIELMUSKELN

- Vorderer Deltamuskel
- Trizeps

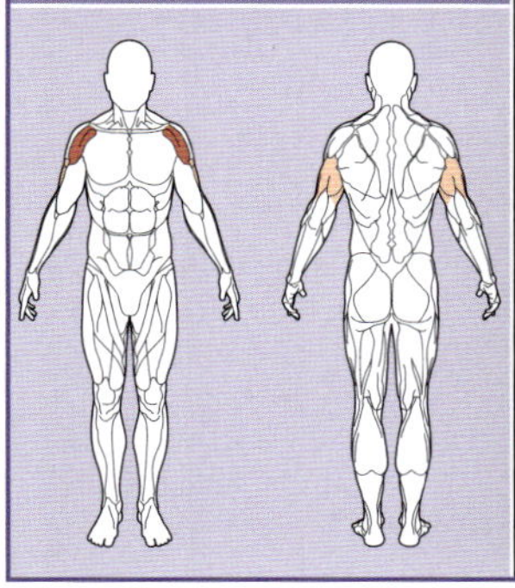

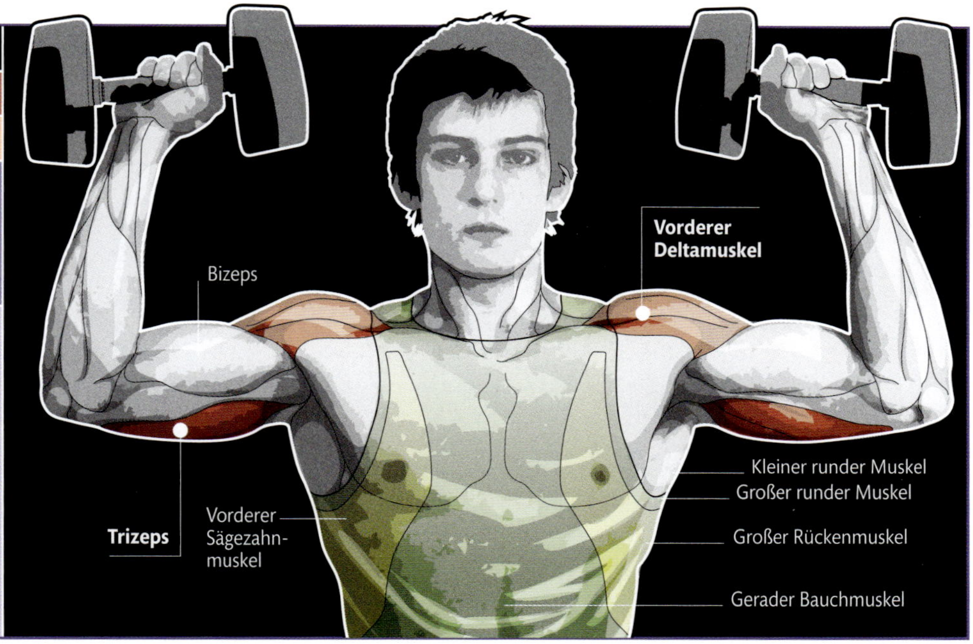

Sie können diese Variante des Schulterpressens im Sitzen, im Stehen oder mit beiden Armen im Wechsel ausführen. Gegenüber dem Frontdrücken hat diese Übung den Vorteil, dass Sie die Hantel nicht um das Gesicht herumführen.

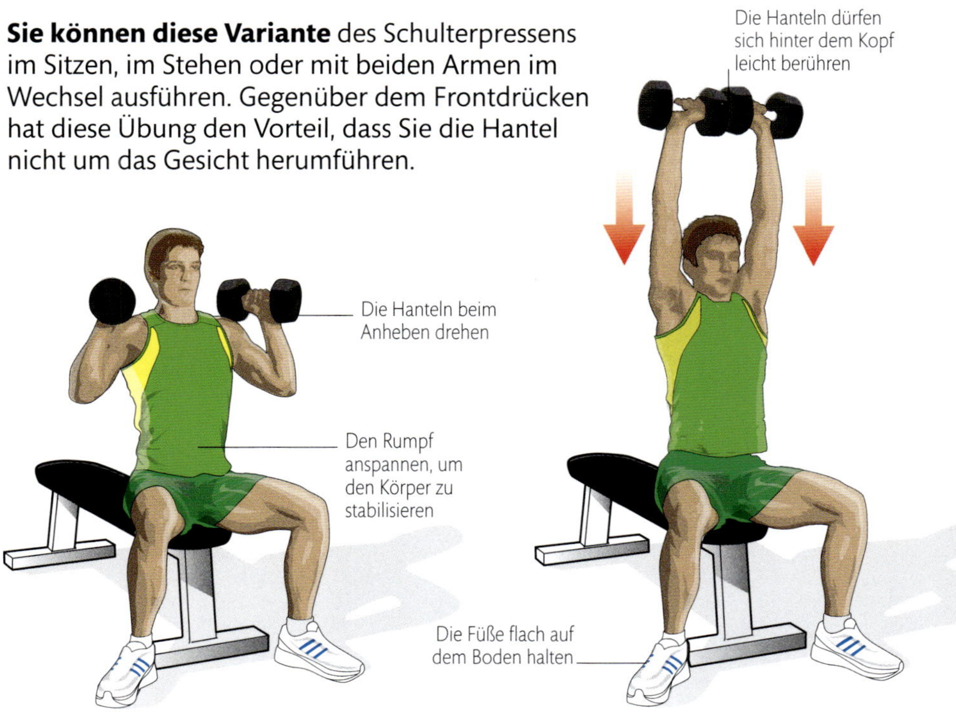

Die Hanteln dürfen sich hinter dem Kopf leicht berühren
Die Hanteln beim Anheben drehen
Den Rumpf anspannen, um den Körper zu stabilisieren
Die Füße flach auf dem Boden halten

1 Auf das Ende einer Bank setzen, die Kurzhanteln auf Schulterhöhe halten und beim Ausatmen mit den Schultermuskeln auf Armlänge hochdrücken.

2 Die Hanteln oben kurz halten, ohne die Arme durchzudrücken. Dann langsam und kontrolliert in die Ausgangsposition zurückkehren.

VARIANTE

Wenn Sie sich noch nicht zutrauen, mit freien Gewichten zu trainieren, können Sie das Schulterpressen auch an einer Maschine üben. Das ist allerdings weniger effektiv als das Schulterpressen im Sitzen oder Stehen, da Ihr Körper von der Maschine gestützt wird. Dabei immer nur an Maschinen trainieren, die auf Ihre Körpergröße und Gliedmaßenlänge eingestellt sind!

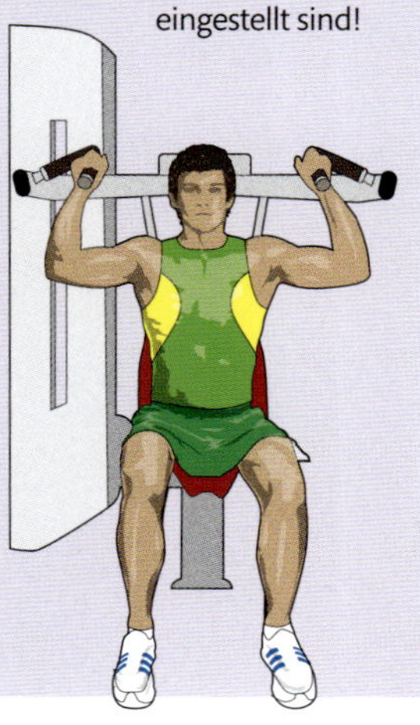

RUDERN AUFRECHT

ZIELMUSKELN

- Kapuzenmuskel
- Vorderer Deltamuskel
- Bizeps

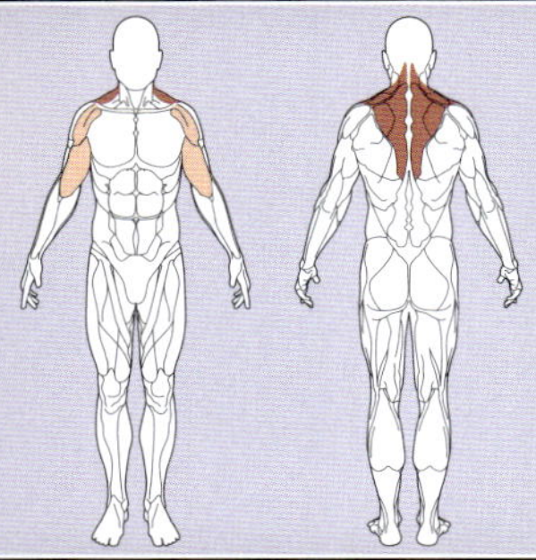

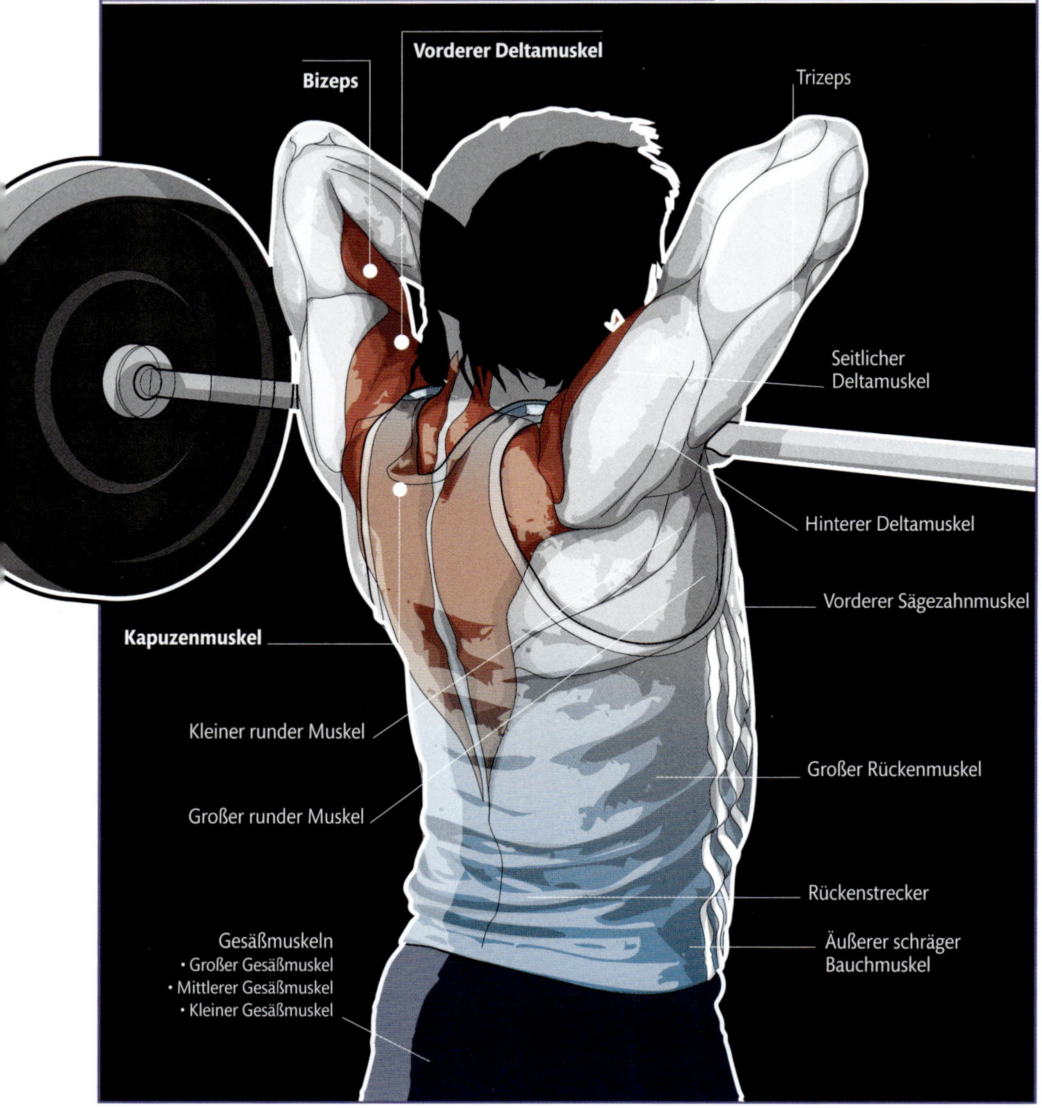

Diese Übung kräftigt den Schulterbereich sowie den oberen Rücken und trägt somit zu einer verbesserten Haltung bei. Bei schmerzenden oder steifen Schultern sollten Sie allerdings lieber darauf verzichten!

VARIANTE

Wenn Sie mit Kurzhanteln aufrecht rudern, können Sie jeden Arm einzeln trainieren, und die Oberarme sind nie höher als parallel zum Boden. Das macht die Übung sicherer, weil Ihre Rotatorenmanschetten einem viel geringeren Verletzungsrisiko ausgesetzt sind.

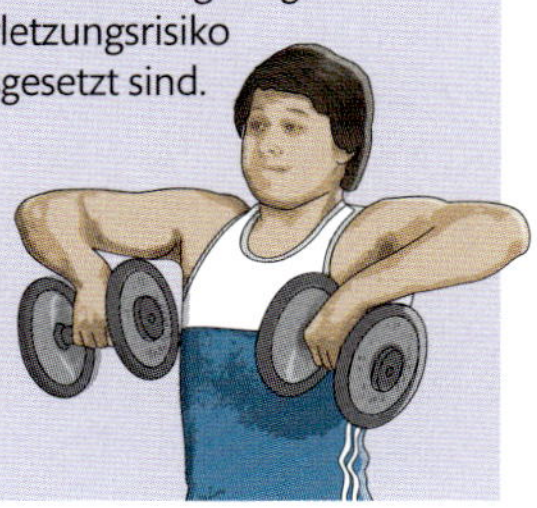

VARIANTE

Ein gleichmäßigeres und stabileres Widerstandstraining als mit der Langhantel bietet Ihnen das Training am Kabelzug. Befestigen Sie diesen ganz unten, stellen Sie sich nah an das Gerät und ziehen Sie den Griff dicht an den Körper heran. Mit einem engen Griff kräftigen Sie den oberen Rücken, mit einem weiteren Griff die Schultern.

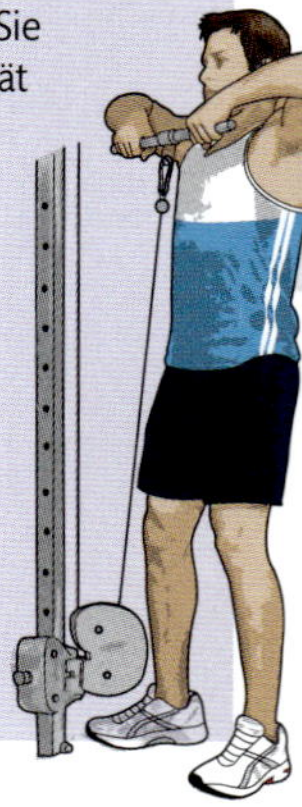

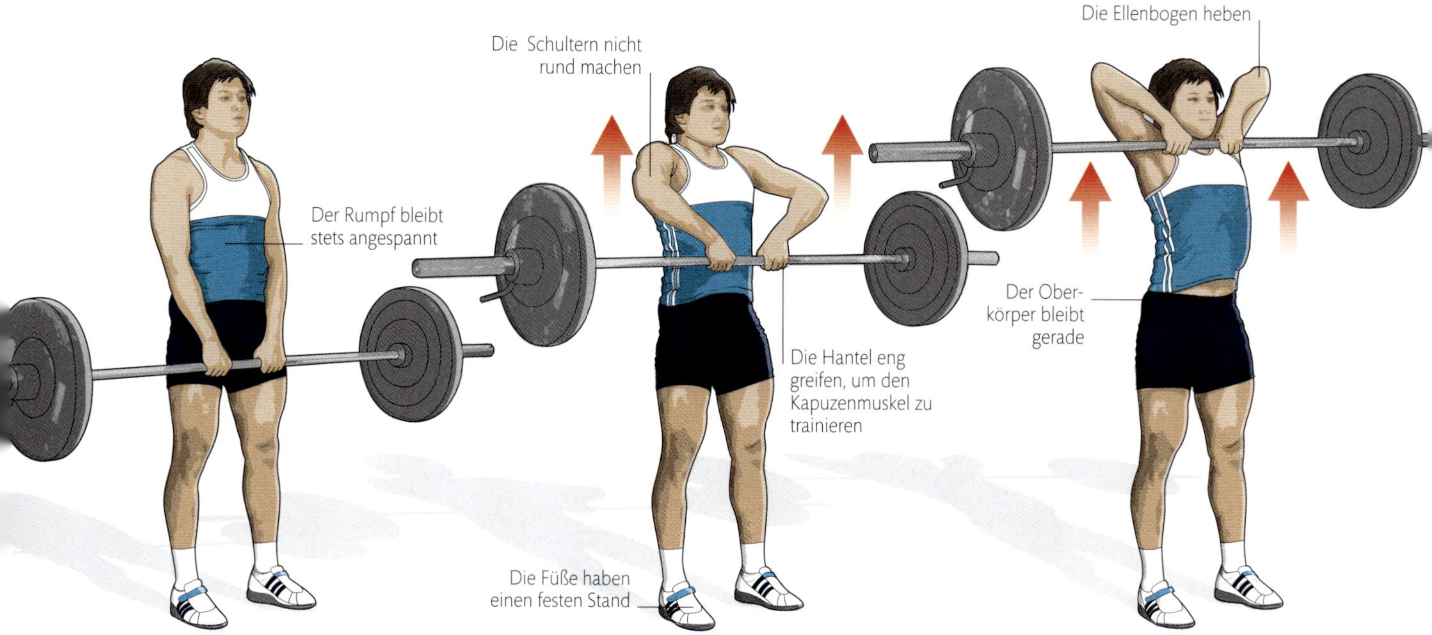
Der Rumpf bleibt stets angespannt
Die Schultern nicht rund machen
Die Hantel eng greifen, um den Kapuzenmuskel zu trainieren
Die Füße haben einen festen Stand
Die Ellenbogen heben
Der Oberkörper bleibt gerade

1 Die Füße stehen hüftbreit. Die Hantel im engen Obergriff halten, die Handflächen zeigen zum Körper. Die Hantel heben und auf den Oberschenkeln ruhen lassen.

2 Die Hantel langsam zum Kinn ziehen. Eng am Körper halten. Die Ellenbogen sind oberhalb der Stange und zeigen nach oben. Der Rücken ist angespannt und gerade.

3 Die Hantel kontinuierlich weiter anheben, bis sie auf Kinnhöhe ist. Die Hände unter Ellenbogenniveau halten. Am Ende der Bewegung die Position kurz halten.

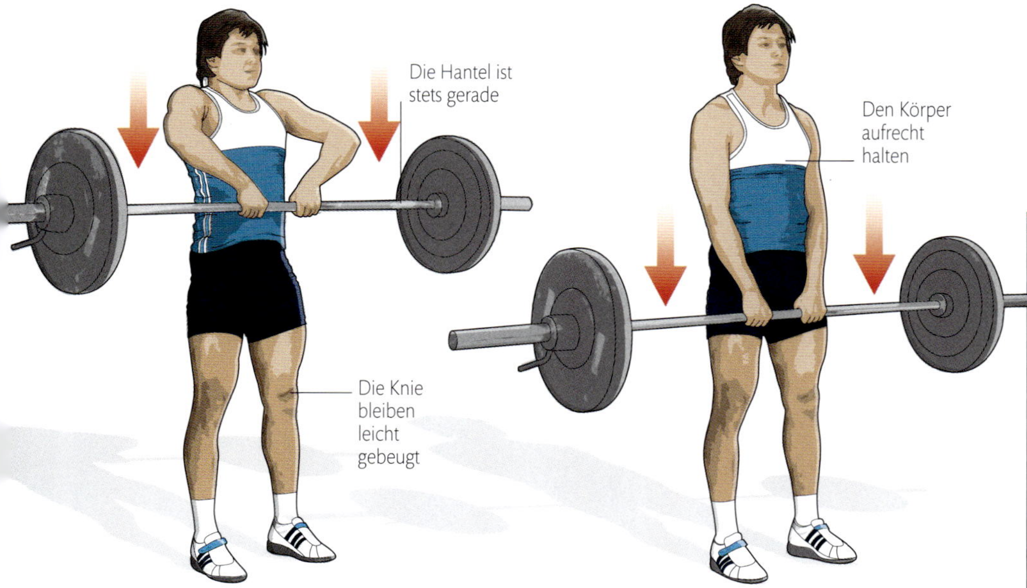
Die Hantel ist stets gerade
Die Knie bleiben leicht gebeugt
Den Körper aufrecht halten

4 Die Hantel langsam und kontrolliert senken, nicht fallen lassen. Die Ellenbogen bleiben über der Hantel, der Rücken ist gerade und angespannt.

5 In die Ausgangsposition zurückkehren und dabei langsam ausatmen. Die Arme ganz strecken. Die Hantel erst am Ende eines Satzes ablegen.

VORSICHT!

Für das aufrechte Rudern müssen Sie gut in Form sein, um keine Rücken- und Schulterverletzungen zu riskieren. Bei Schulterproblemen sollten Sie auf diese Übung verzichten! Bleiben Sie innerhalb Ihrer Grenzen, fallen Sie nie ins Hohlkreuz und bewegen Sie sich nicht ruckartig. Wenn Sie fürchten, sich zu verletzen, heben Sie die Hantel nur bis zur Brustmitte – das vermeidet die extreme Innenrotation am Ende der Bewegung. Übung bei Schmerzen sofort abbrechen!

SCHULTERHEBEN MIT KURZHANTELN

ZIELMUSKELN
- Kapuzenmuskel
- Rautenmuskel

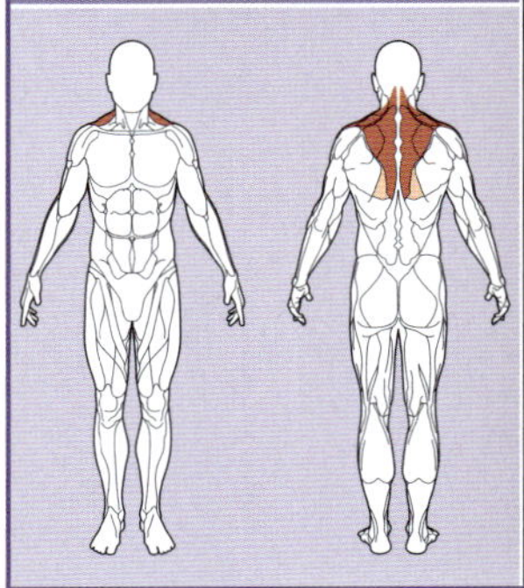

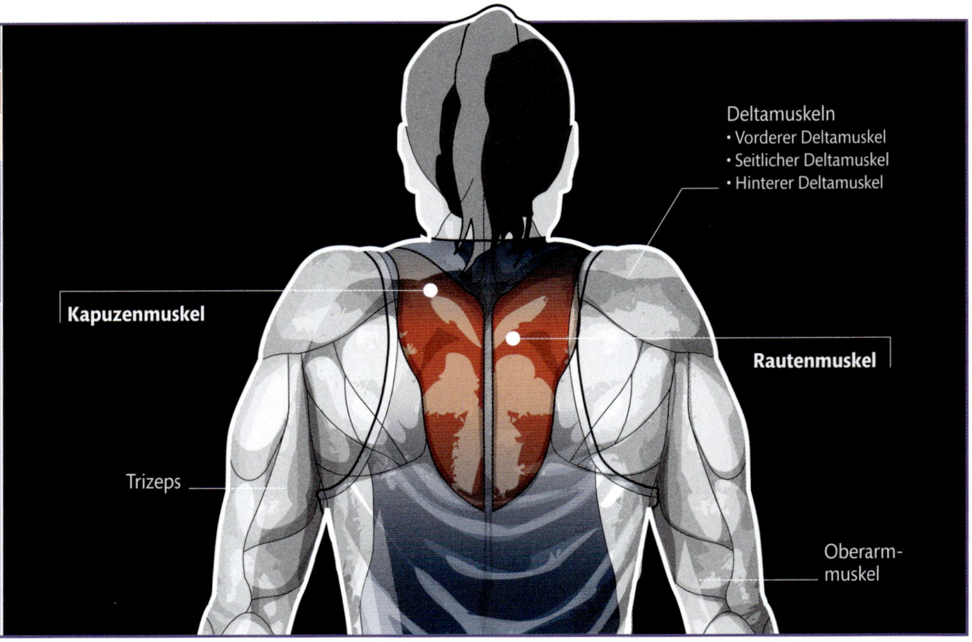

Diese sehr gezielte Übung trainiert den Kapuzenmuskel, der hinten im Nacken liegt. Ein kräftiger Kapuzenmuskel schützt Nacken und Wirbelsäule. Das ist insbesondere für alle Kontaktsportarten von Vorteil.

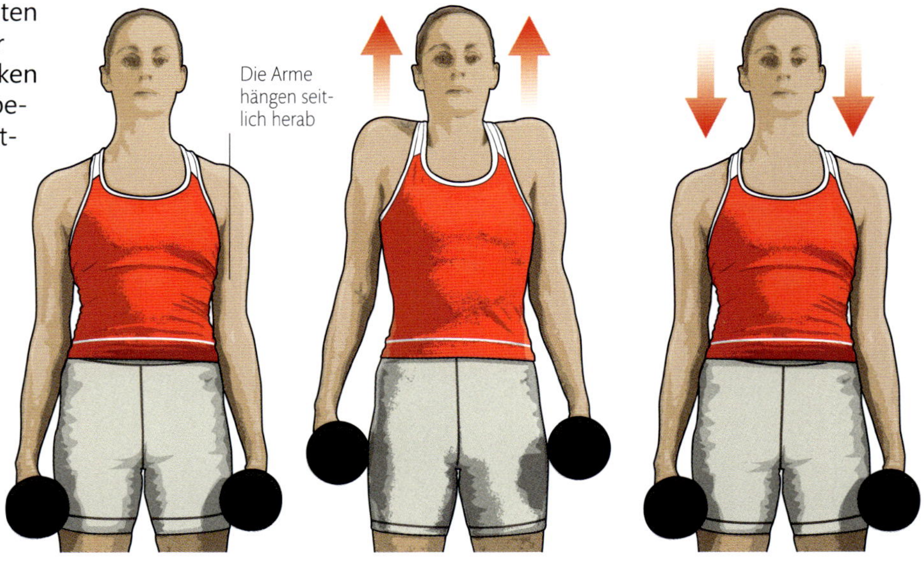

1 Aufrecht stehen. Die Kurzhanteln hängen seitlich herab. Die Beine stehen schulterbreit auseinander, die Knie sind leicht gebeugt. Die Bauchmuskeln anspannen und den Brustkorb anheben.

2 Die Kurzhanteln im Obergriff halten und mit den Daumen um ihre Stange greifen. Die Schultern senkrecht nach oben Richtung Ohren ziehen. Die Arme gehen mit.

3 Die Gewichte eine bis zwei Sekunden oben halten, dann mit der umgekehrten senkrechten Bewegung langsam und kontrolliert in die Ausgangsposition zurückkehren.

VARIANTE

Sie können das Schulterheben auch mit einer Langhantel üben, die Sie im Obergriff vor den Oberschenkeln halten. Die Bewegung ist senkrecht, genau wie bei der Kurzhantelvariante. Machen Sie keine ruckartigen Bewegungen und fallen Sie nicht ins Hohlkreuz, sonst ist das Training für den Kapuzenmuskel wesentlich weniger effektiv.

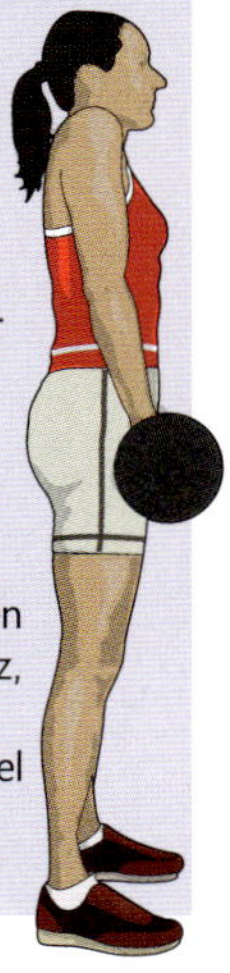

SCHULTERHEBEN AUS DEM HANG

ZIELMUSKELN

- Kapuzenmuskel
- Rautenmuskel
- Zweiköpfiger Wadenmuskel

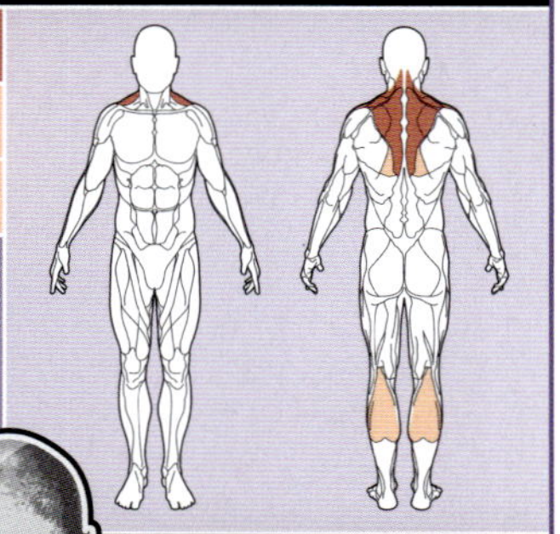

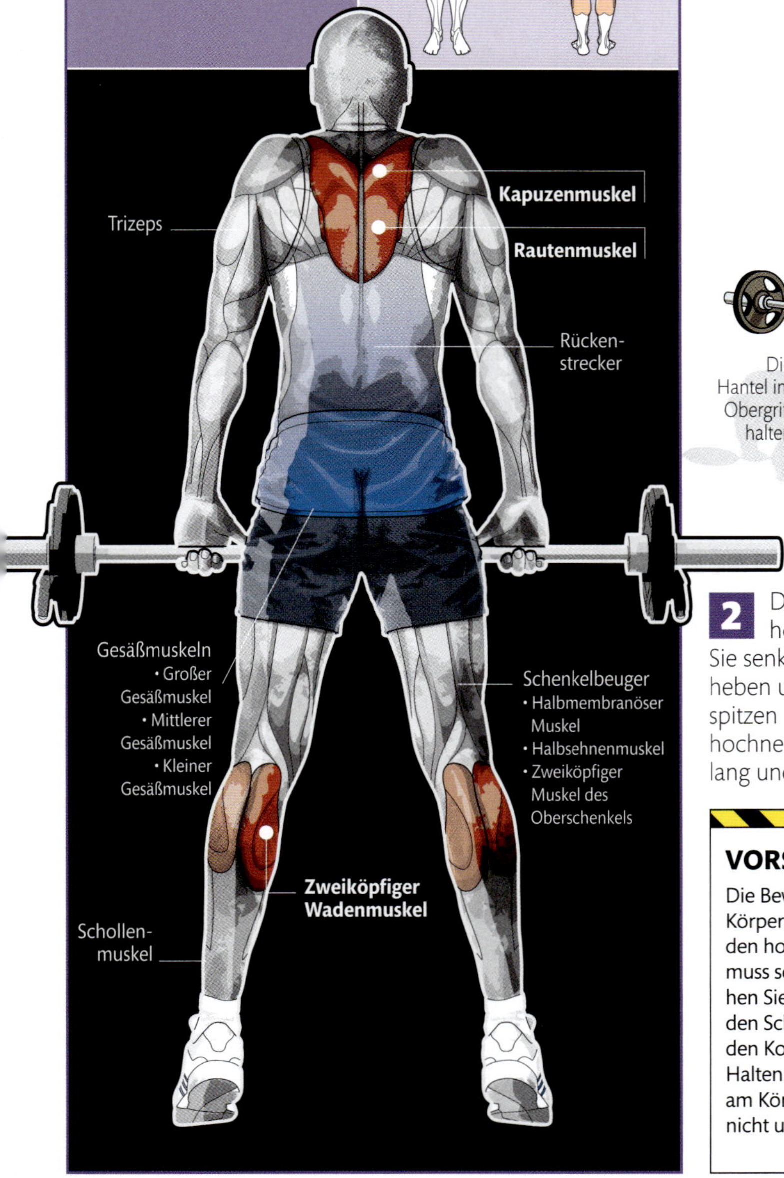

Diese Weiterentwicklung des Schulterhebens trainiert den Kapuzenmuskel. Darüber hinaus wird der ganze Körper nach oben gezogen. Eine ausgezeichnete Übung für die Schnellkraft!

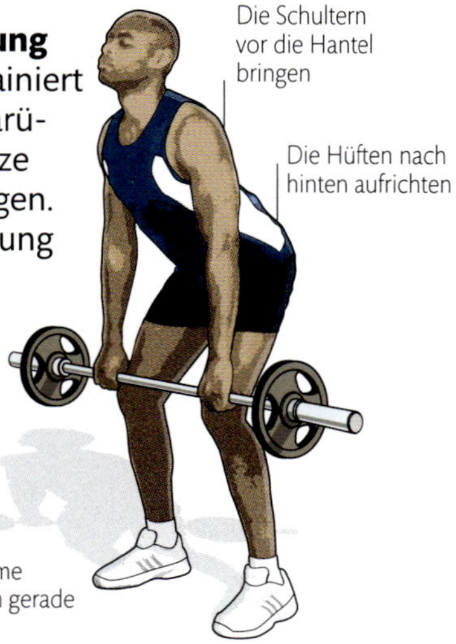

1 Die Hantel im Stehen halten, die Arme sind neben den Oberschenkeln. Die Schultern heben, Knie und Hüfte beugen und die Hantel bis knapp über die Knie ablassen.

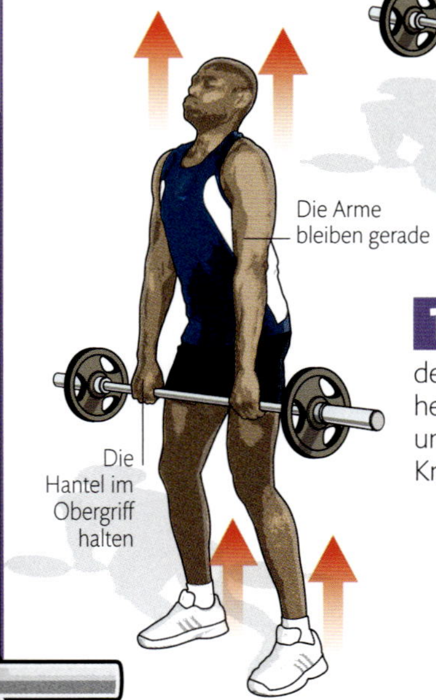

2 Den Körper schnell hochziehen, indem Sie senkrecht die Schultern heben und auf die Zehenspitzen kommen. Die Hüften hochnehmen, die Arme aber lang und gestreckt lassen.

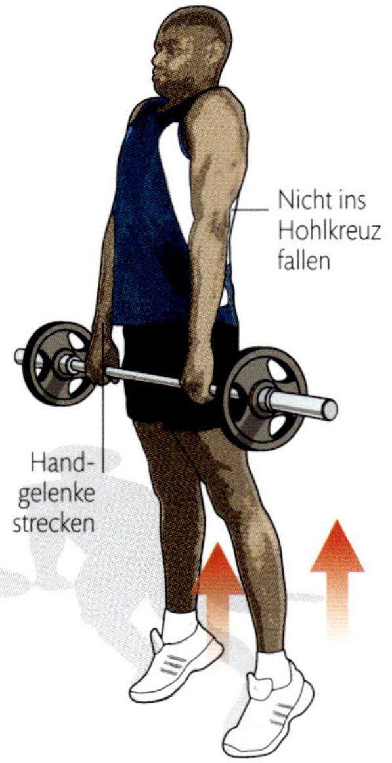

3 Ist der ganze Körper gestreckt, die Knie beugen, die Hüften aufrichten und die Hantel kontrolliert in die Ausgangsposition zurückbringen.

VORSICHT!

Die Bewegungsrichtung des Körpers in die Endposition mit den hochgezogenen Schultern muss senkrecht sein. Widerstehen Sie der Versuchung, mit den Schultern zu »rollen« oder den Kopf zurückzunehmen. Halten Sie die Hantel stets nah am Körper, damit der Rücken nicht unnötig belastet wird.

FRONTHEBEN MIT KURZHANTELN

ZIELMUSKELN

- **Vorderer Deltamuskel**
- **Seitlicher Deltamuskel**

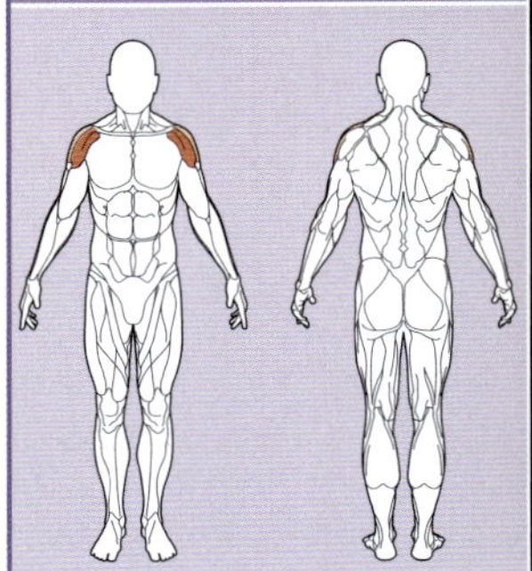

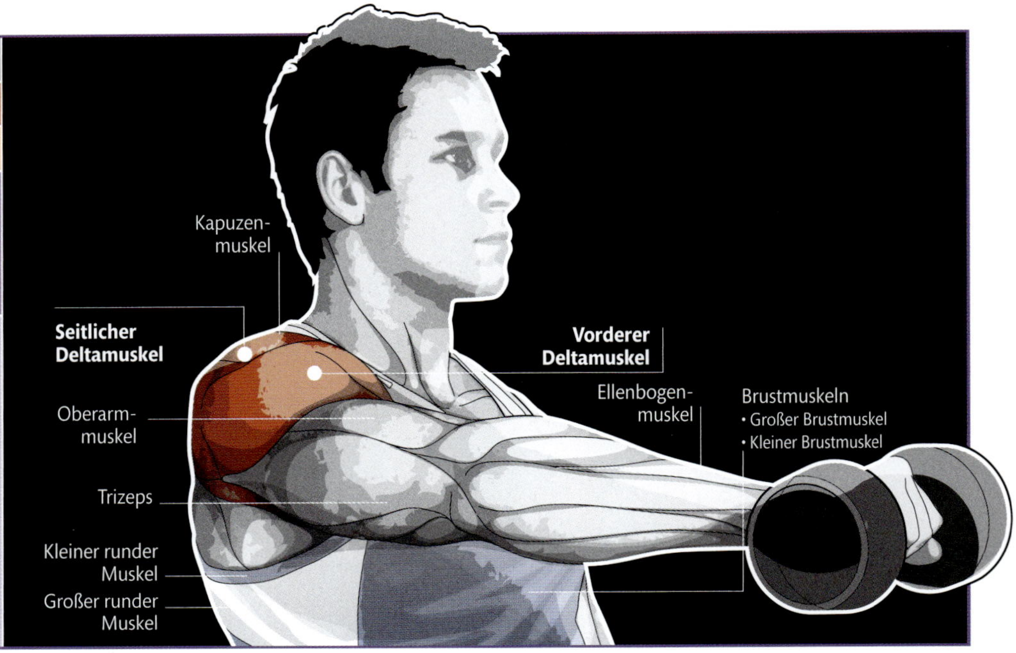

Diese Übung entwickelt und modelliert die kleineren Schultermuskeln. Diese bringen Sie in Form für andere Übungen. Sie können beide Arme gleichzeitig oder im Wechsel heben.

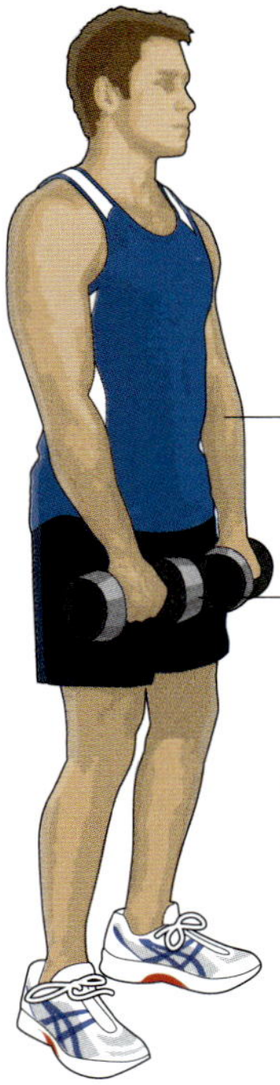

Die Ellenbogen leicht beugen
Die Hanteln ruhen auf den Oberschenkeln

1 Aufrecht stehen, die Füße sind hüftbreit auseinander, die Knie leicht gebeugt. Die Hanteln im Obergriff halten.

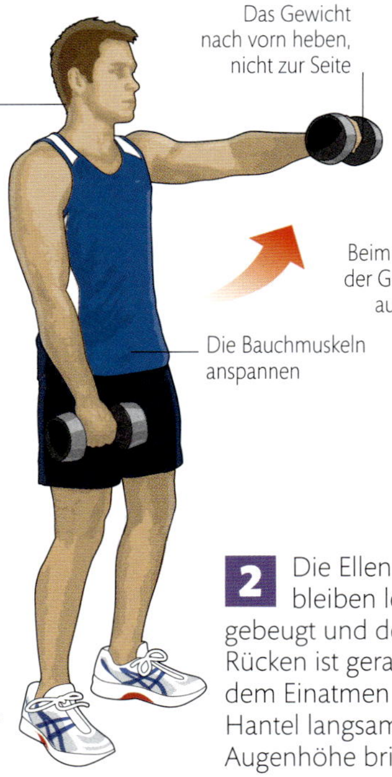

Den Kopf gerade halten und nach vorn blicken
Das Gewicht nach vorn heben, nicht zur Seite
Die Bauchmuskeln anspannen

2 Die Ellenbogen bleiben leicht gebeugt und der Rücken ist gerade. Mit dem Einatmen eine Hantel langsam auf Augenhöhe bringen.

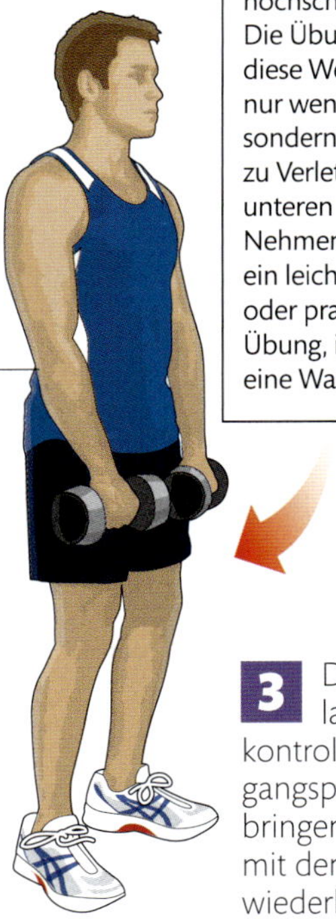

Beim Senken der Gewichte ausatmen

3 Die Hantel langsam und kontrolliert in die Ausgangsposition zurückbringen. Die Bewegung mit dem anderen Arm wiederholen.

VORSICHT!

Nicht zurücklehnen und dabei die Hantel hochschwingen! Die Übung ist auf diese Weise nicht nur wenig effektiv, sondern kann auch zu Verletzungen am unteren Rücken führen. Nehmen Sie lieber ein leichteres Gewicht oder praktizieren Sie die Übung, indem Sie sich an eine Wand lehnen.

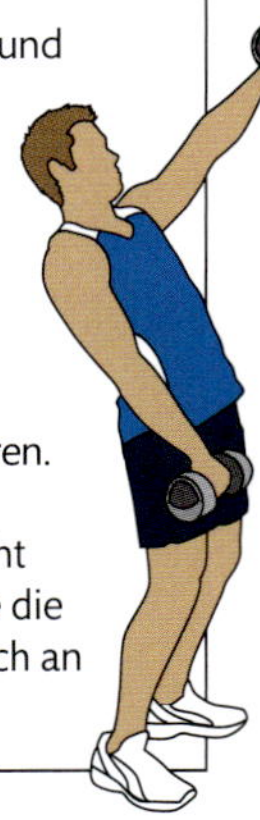

SEITHEBEN MIT KURZHANTELN

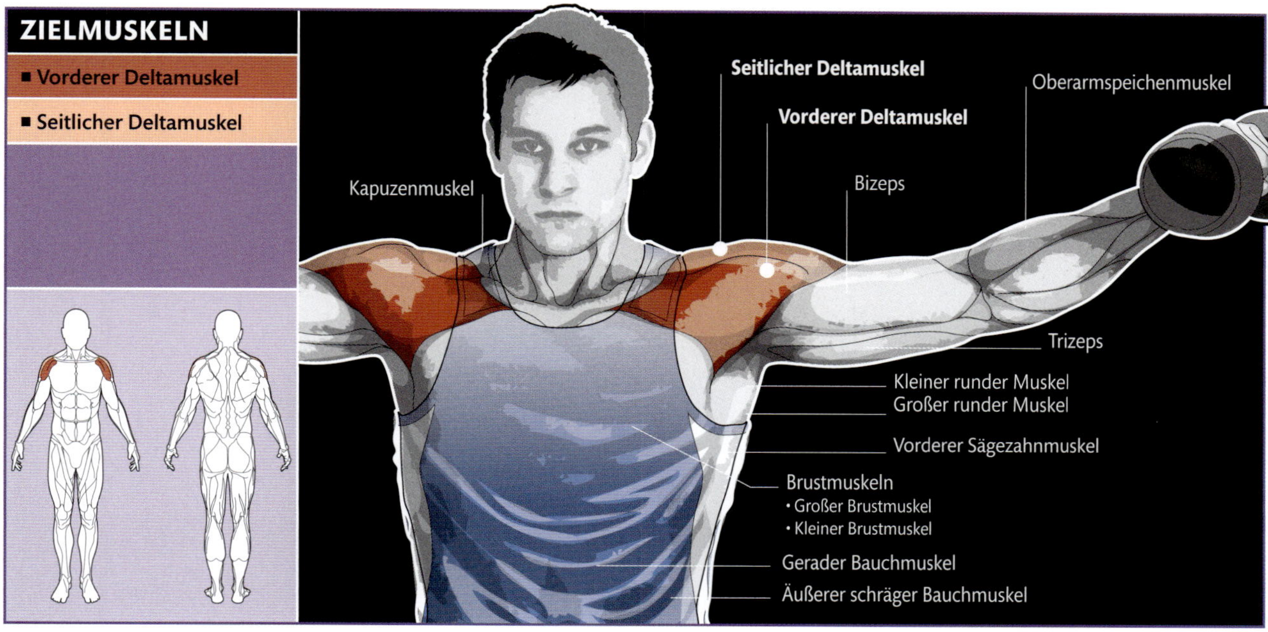

Das ist eine gute Übung für einen breiten oberen Rücken. Sie bringt Wettbewerbsvorteile für Schlag- und Mannschaftssportarten, bei denen die Kombination von Kraft und Geschwindigkeit eine Rolle spielt.

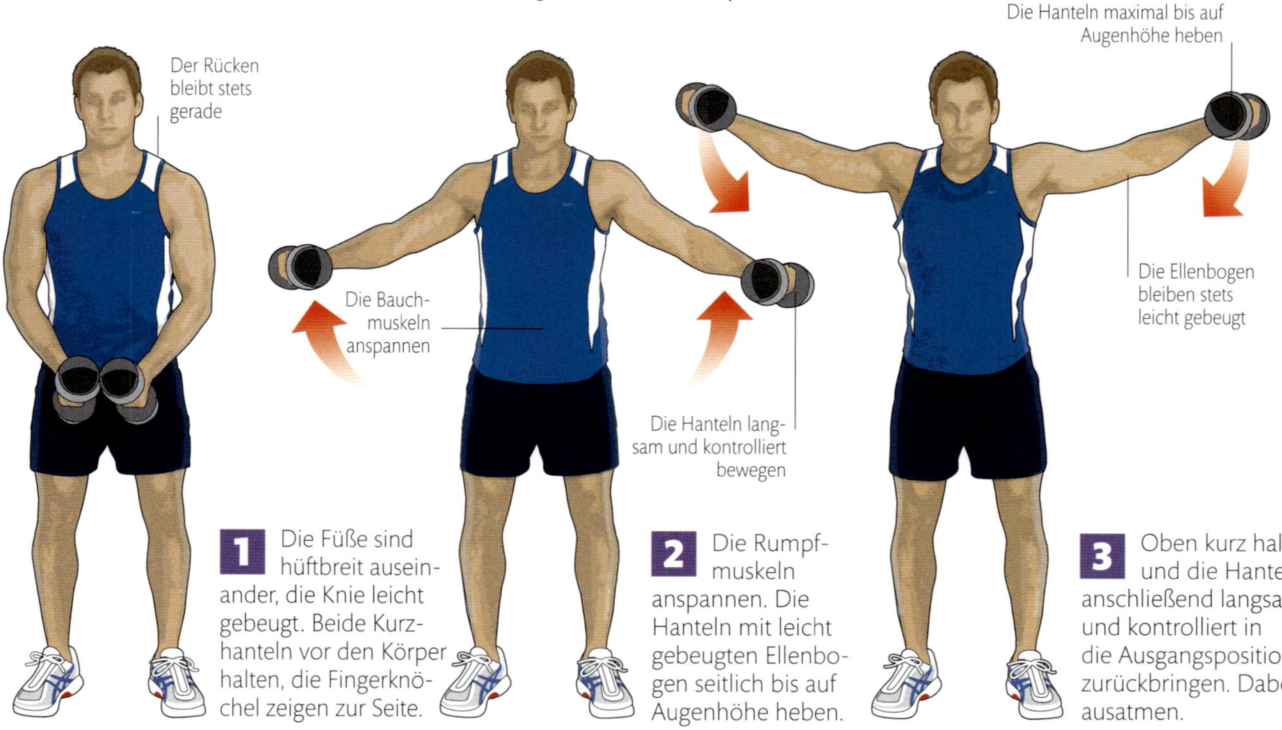
Der Rücken bleibt stets gerade
Die Bauchmuskeln anspannen
Die Hanteln langsam und kontrolliert bewegen
Die Hanteln maximal bis auf Augenhöhe heben
Die Ellenbogen bleiben stets leicht gebeugt

1 Die Füße sind hüftbreit auseinander, die Knie leicht gebeugt. Beide Kurzhanteln vor den Körper halten, die Fingerknöchel zeigen zur Seite.

2 Die Rumpfmuskeln anspannen. Die Hanteln mit leicht gebeugten Ellenbogen seitlich bis auf Augenhöhe heben.

3 Oben kurz halten und die Hanteln anschließend langsam und kontrolliert in die Ausgangsposition zurückbringen. Dabei ausatmen.

SEITHEBEN NACH HINTEN

ZIELMUSKELN

- Hinterer Deltamuskel
- Seitlicher Deltamuskel
- Vorderer Deltamuskel
- Rautenmuskel

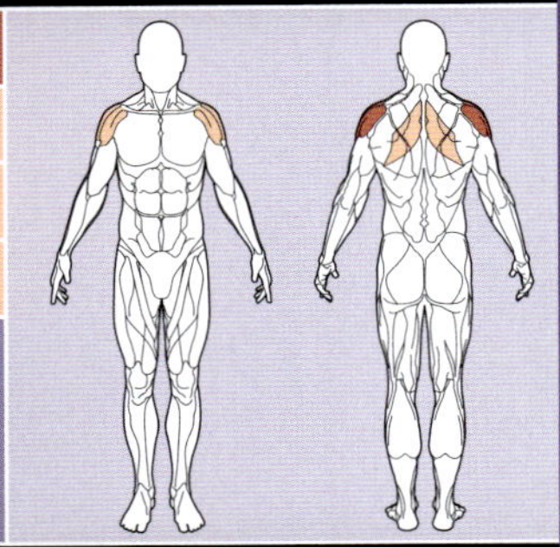

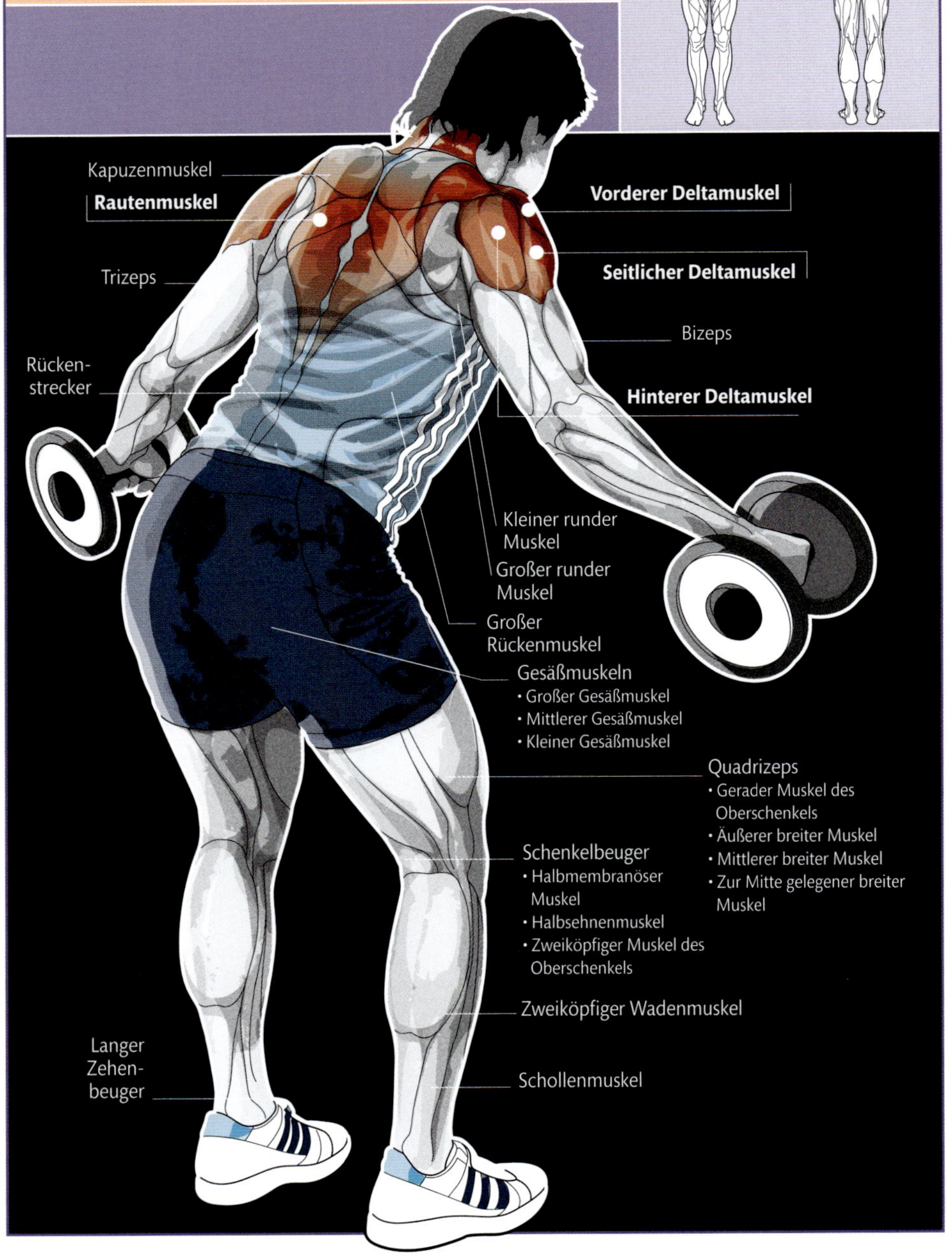

Das ist eine großartige, reine Kraftübung für die Schultern und Muskeln der Rückenmitte – vor allem den Rautenmuskel. Die Übung lässt sich im Stehen, im Sitzen oder liegend ausführen. Achten Sie in jedem Fall auf eine korrekte Haltung, damit Sie nicht die größeren Rückenmuskeln mit einbeziehen.

VARIANTE

Wenn Sie die Übung auf der Bank in Bauchlage durchführen, werden vor allem der seitliche Deltamuskel und der Rautenmuskel beansprucht. Fixiert man dabei die Beine, wird das Training noch gezielter. Die Übung lässt sich auch auf einem Bankende sitzend ausführen. Mit vorgebeugtem Oberkörper trainieren Sie die hinteren Deltamuskeln, mit aufrechtem Oberkörper die seitlichen Deltamuskeln.

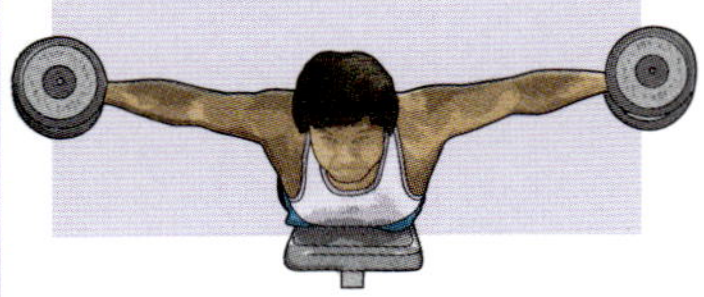

VORSICHT!

Wenn Sie bei dieser Übung den Rücken krümmen, riskieren Sie Rücken- und Wirbelsäulenverletzungen. Führen Sie die Bewegungen langsam und gleichmäßig aus. Knie, Kopf oder Wirbelsäule sollten Sie möglichst ruhig halten. Die Ellenbogen bleiben die ganze Übung hindurch leicht gebeugt. Nicht die Schultern heben.

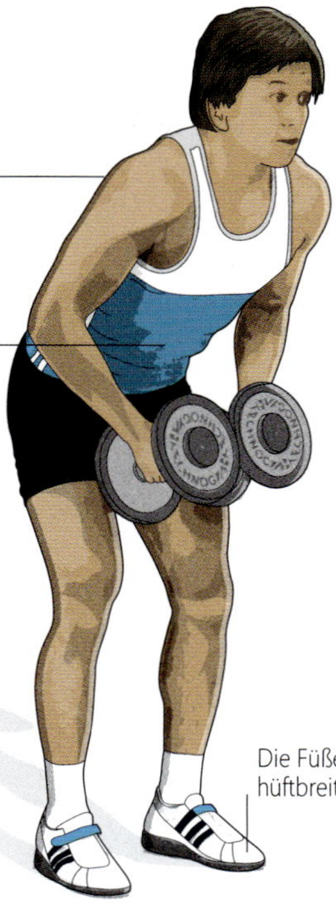
Den Rücken gerade halten
Bauch- und Rückenmuskeln anspannen
Die Füße stehen hüftbreit

1 Die Knie leicht beugen und den Oberkörper mit geradem Rücken vorbeugen. Der Kopf ist gerade und der Blick schräg nach unten gerichtet. Die Ellenbogen leicht beugen. Die Hantelscheiben ruhen auf den Oberschenkeln.

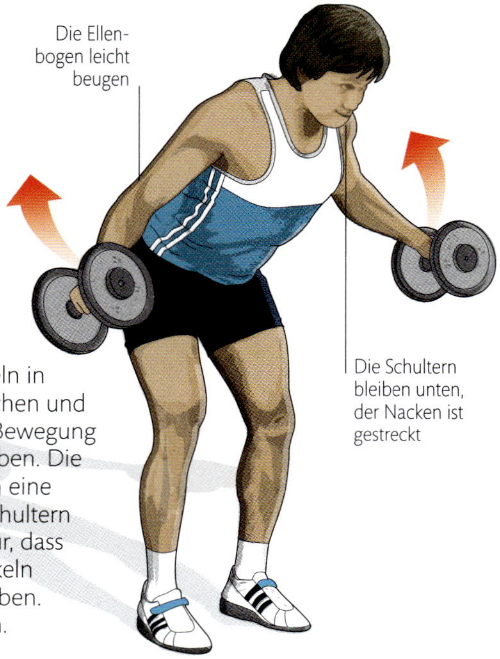
Die Ellenbogen leicht beugen
Die Schultern bleiben unten, der Nacken ist gestreckt

2 Die Hanteln in einer weichen und gleichmäßigen Bewegung symmetrisch heben. Die Gewichte bilden eine Linie mit den Schultern und sorgen dafür, dass die Rückenmuskeln angespannt bleiben. Dabei ausatmen.

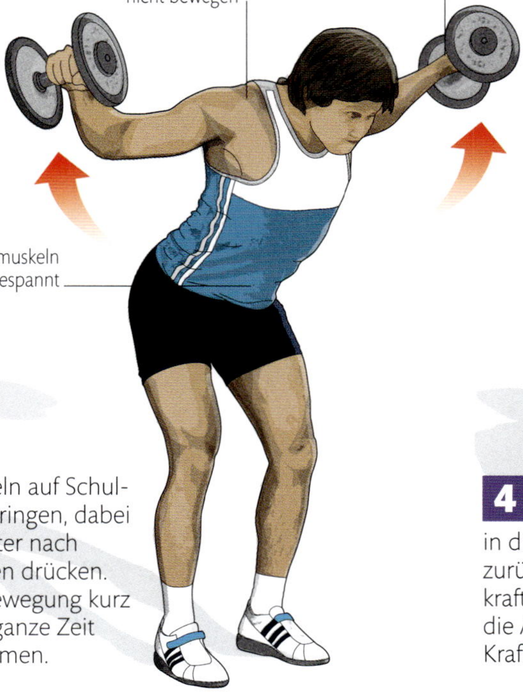
Den Oberkörper beim Heben nicht bewegen
Die Hanteln auf Schulterhöhe oder etwas weiter heben
Die Rumpfmuskeln bleiben angespannt

3 Die Hanteln auf Schulterhöhe bringen, dabei die Schulterblätter nach hinten und unten drücken. Am Ende der Bewegung kurz halten und die ganze Zeit normal weiteratmen.

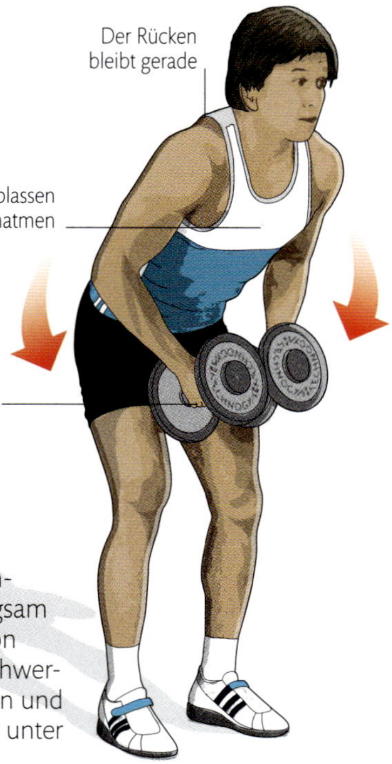

4 Die Hanteln kontrolliert und langsam in die Ausgangsposition zurückbringen. Der Schwerkraft Widerstand leisten und die Abwärtsbewegung unter Krafteinsatz führen.

AUSSENROTATORENTRAINING VERTIKAL

ZIELMUSKELN

- Untergrätenmuskel
- Obergrätenmuskel
- Großer runder Muskel
- Kleiner runder Muskel
- Unterschulterblattmuskel

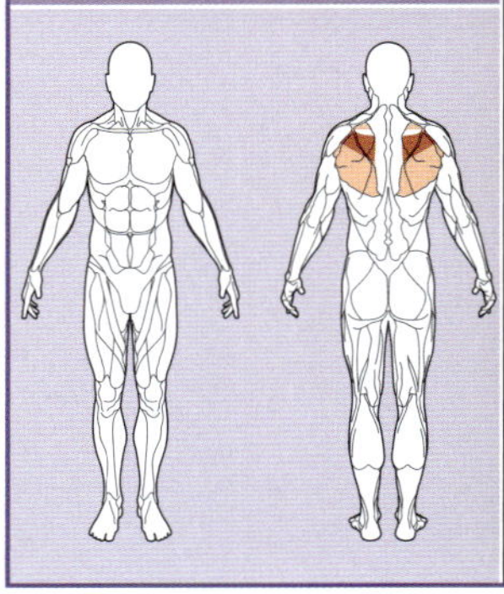

Die Rotatorenmanschette stabilisiert Schulterbewegungen und kommt bei Wurfsportarten zum Einsatz. Diese Übung trainiert die Rotatorenmanschette und beugt Verletzungen vor.

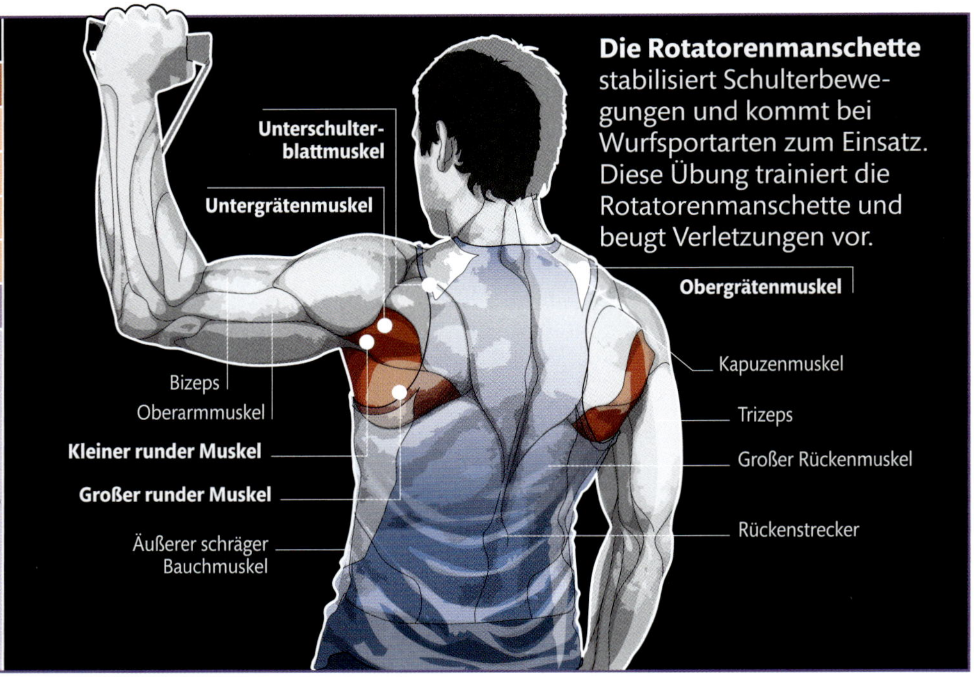

AUSSENROTATORENTRAINING MIT KURZHANTEL

ZIELMUSKELN

- Untergrätenmuskel
- Obergrätenmuskel
- Großer runder Muskel
- Kleiner runder Muskel

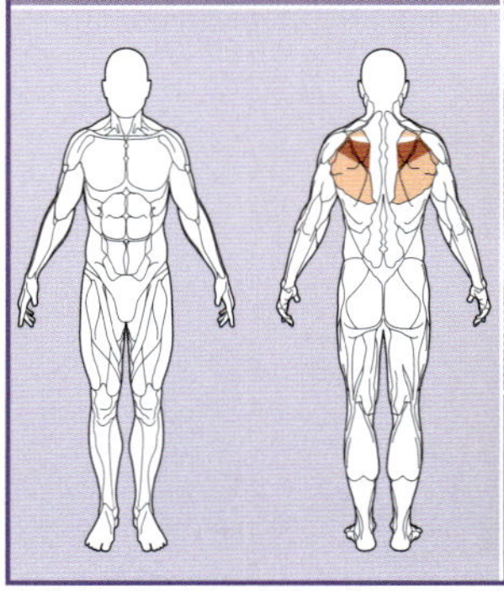

Ähnlich wie das Außenrotatorentraining vertikal (s. oben) isoliert diese Übung die Muskeln seitlich des oberen Rückens und der Schultern.

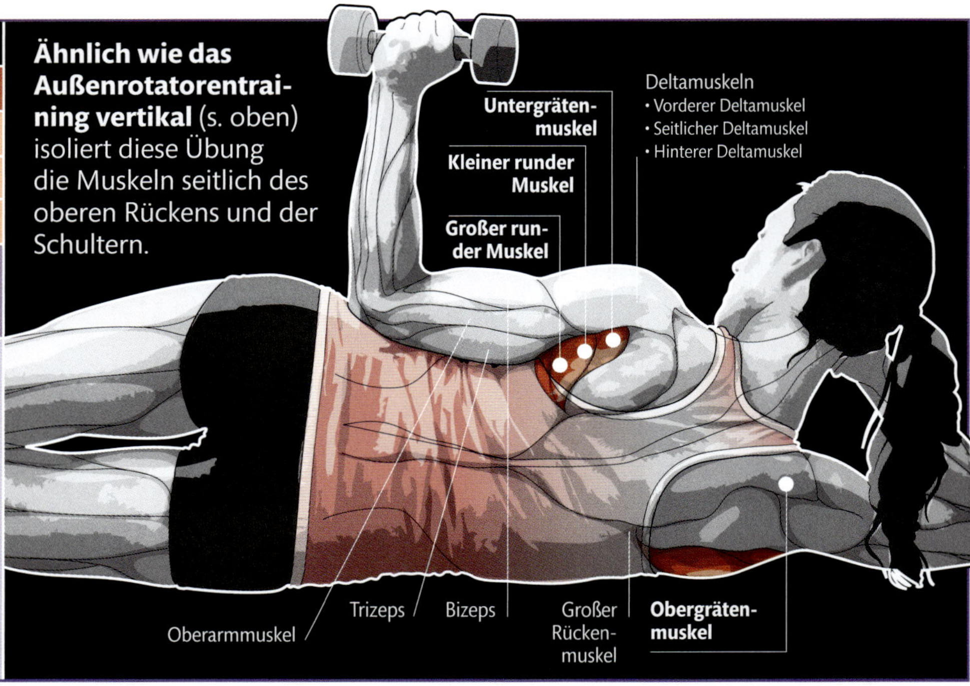

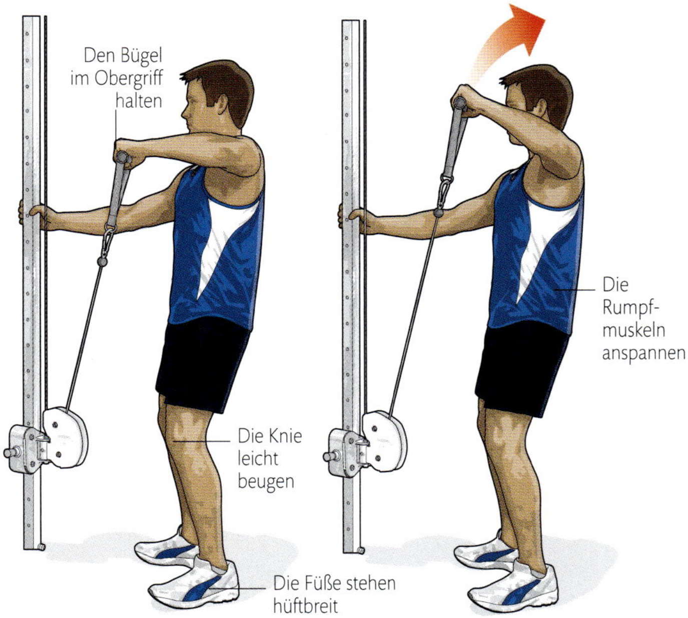
Den Bügel im Obergriff halten
Die Knie leicht beugen
Die Füße stehen hüftbreit
Die Rumpfmuskeln anspannen
Den Unterarm in die Senkrechte bringen

1 Vor dem Kabelzug stehen. Den Bügelgriff mit einer Hand greifen und den Ellenbogen auf Schulterhöhe seitlich anheben.

2 Den Oberarm ruhig halten. Den Unterarm langsam in die Vertikale bringen und dabei normal weiteratmen.

3 Den Unterarm in die Ausgangsposition zurückbringen, dabei normal weiteratmen. Den Satz beenden und mit dem anderen Arm wiederholen.

VARIANTE

Sie können den Bewegungsradius dieser Übung erhöhen, indem Sie mit Kurzhanteln auf einer Bank trainieren. Legen Sie sich bäuchlings auf eine Schrägbank im 45°-Winkel und bewegen Sie den Unterarm wie beschrieben. Nehmen Sie diese Übung in Ihre Trainingsroutine auf. Sie wird häufig vernachlässigt, weil die beanspruchten Muskeln tief liegen und das Erscheinungsbild nicht direkt verändern. Dabei ist es wichtig, die Rotatorenmanschetten zu stärken, da sie leicht verletzt werden.

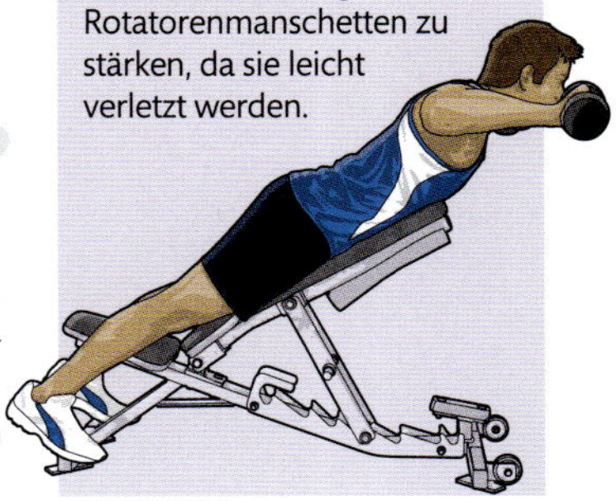

1 Legen Sie sich auf einer Übungsmatte auf die Seite, nicht nach vorn oder nach hinten kippen. Der Oberarm des Trainingsarms liegt auf dem Körper, der Unterarm davor. Eine Hantel im Obergriff halten. Ober- und Unterarm bilden einen rechten Winkel.

2 Den Oberarm möglichst nicht bewegen, den Ellenbogen in die Seite drücken. Dann den Unterarm weich und kontrolliert in einem bequemen Bewegungsradius bis in die Senkrechte anheben.

3 Den Ellenbogen weiter im rechten Winkel in die Seite drücken, mit der Hantel langsam in die Ausgangsposition zurückkehren und den Satz beenden. Die Übung anschließend mit dem anderen Arm wiederholen.

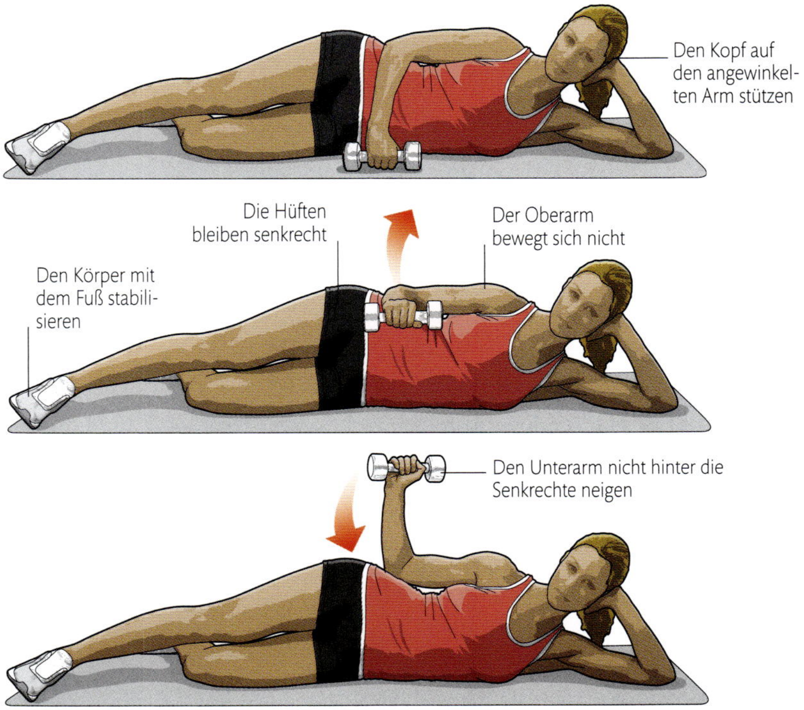

INNENROTATORENTRAINING

ZIELMUSKELN
■ Brustmuskeln
■ Obergrätenmuskel
■ Untergrätenmuskel
■ Unterschulterblattmuskel
■ Großer runder Muskel
■ Kleiner runder Muskel

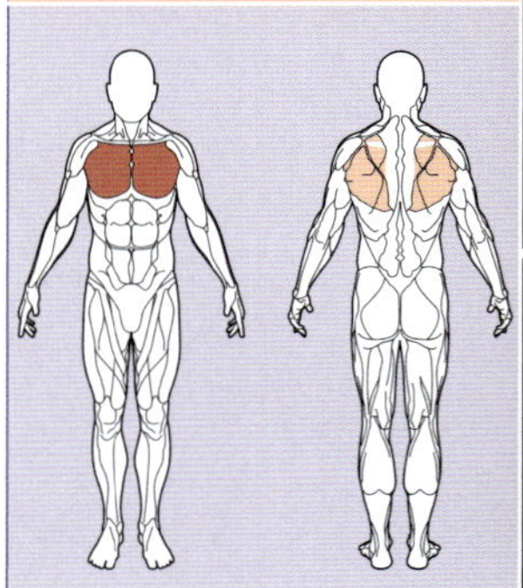

Diese Übung kräftigt die Rotatorenmanschetten und die Brustmuskeln. Die einfache Zugübung wird meist zum Bodybuilding oder als Reha-Maßnahme bei Verletzungen der Rotatorenmanschette eingesetzt.

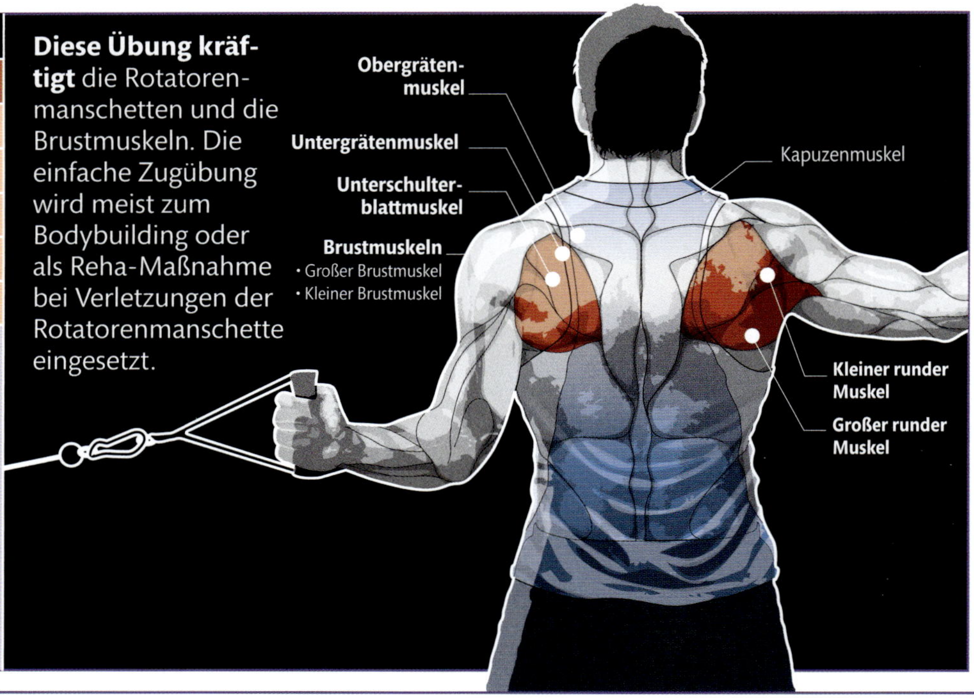

AUSSENROTATORENTRAINING HORIZONTALTAL

ZIELMUSKELN
■ Untergrätenmuskel
■ Obergrätenmuskel
■ Unterschulterblattmuskel
■ Großer runder Muskel
■ Kleiner runder Muskel

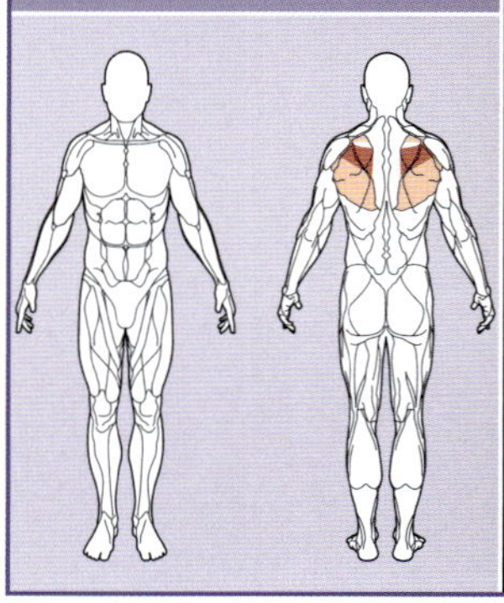

Diese Übung trainiert die Muskeln auf der Schulterrückseite. Sie ist eine beliebte Reha-Übung nach Schulterverletzungen, aber auch eine gute Vorbereitung auf Wurf- und Schlagsportarten.

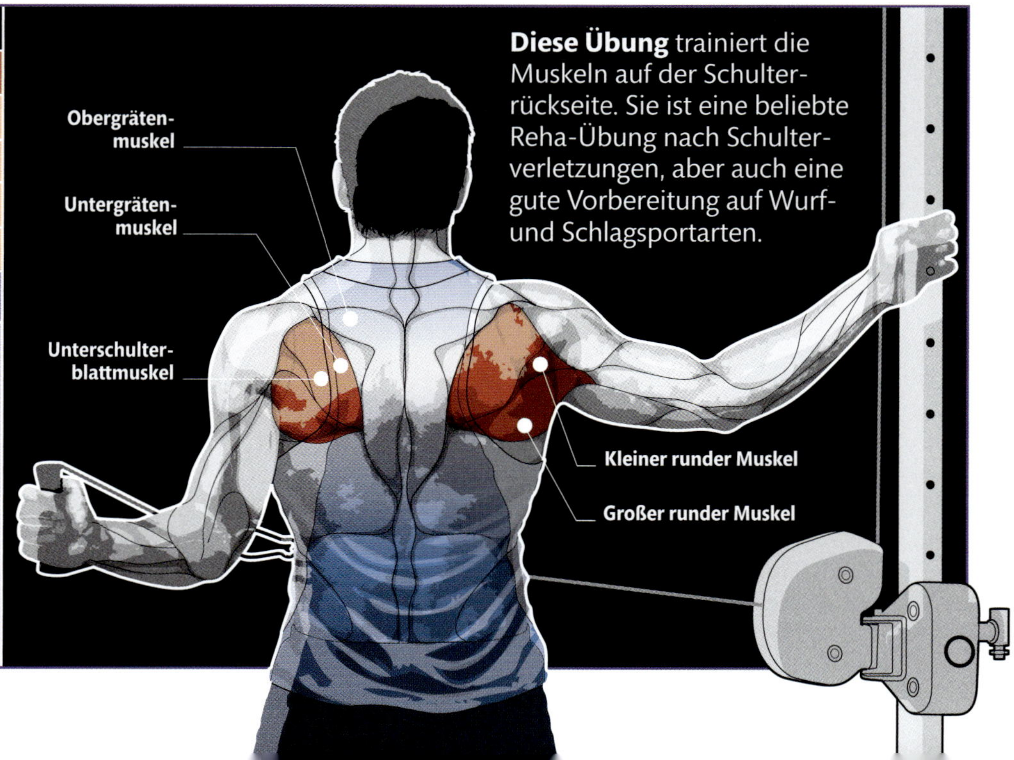

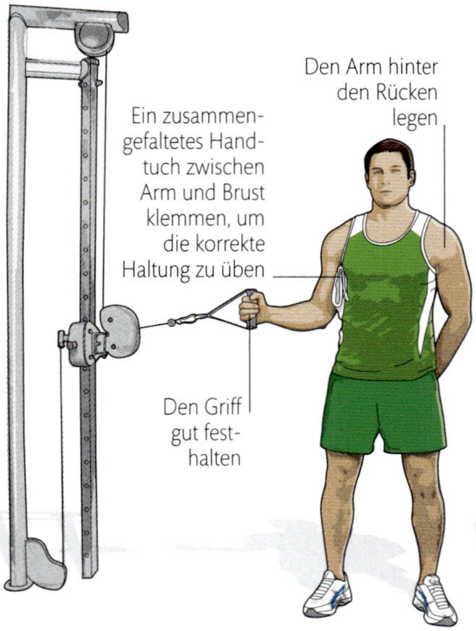

1 Stellen Sie sich neben den etwa in Taillenhöhe befestigten Kabelzug. Ober- und Unterarm im rechten Winkel halten, den Unterarm wegstrecken.

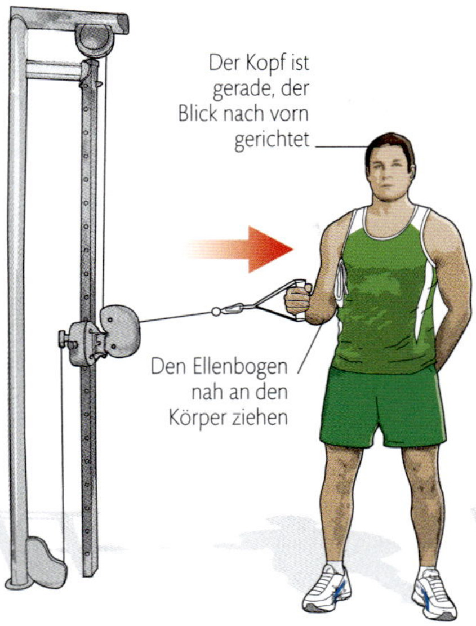

2 Schultern, Hüften und Füße bilden eine gerade Linie. Den Griff langsam und kontrolliert Richtung Körpermitte ziehen.

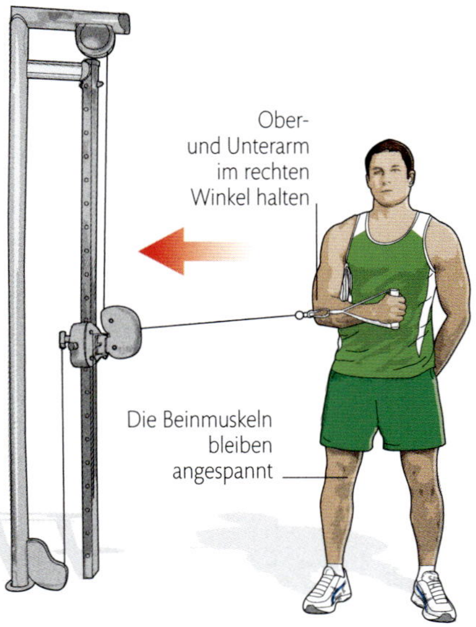

3 Den Unterarm möglichst nah zur Körpermitte bringen. Langsam in Position 1 zurückkehren. Den Satz beenden und den anderen Arm trainieren.

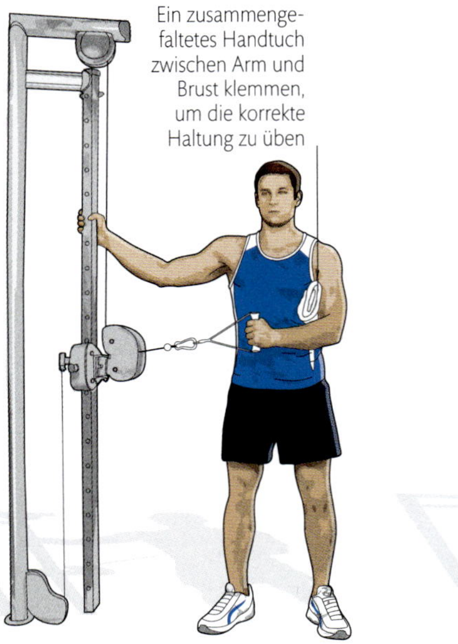

1 Stellen Sie sich neben einen Kabelzug, der etwa in Taillenhöhe befestigt ist. Den Griff so halten, dass die Fingerknöchel zum Kabelzug zeigen.

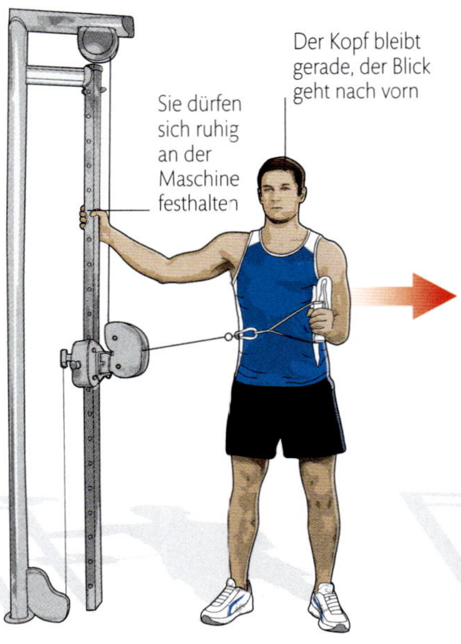

2 Schultern, Hüften und Füße bilden eine gerade Linie. Der gebeugte Ellenbogen liegt eng am Körper, den Unterarm vom Körper wegbewegen.

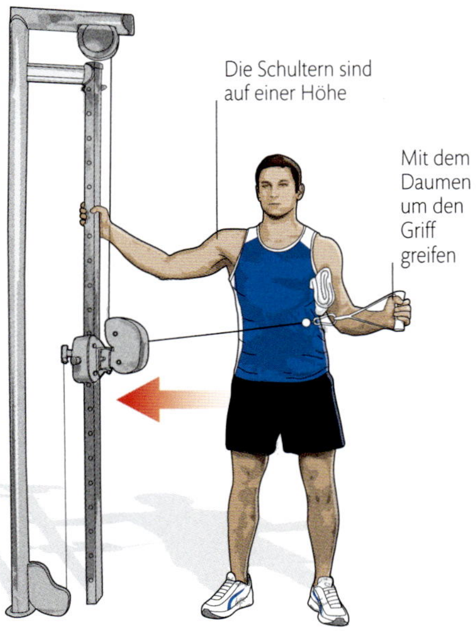

3 Am Ende der Bewegung kontrolliert in Position 1 zurückkehren. Den Satz beenden und die Übung mit dem anderen Arm wiederholen.

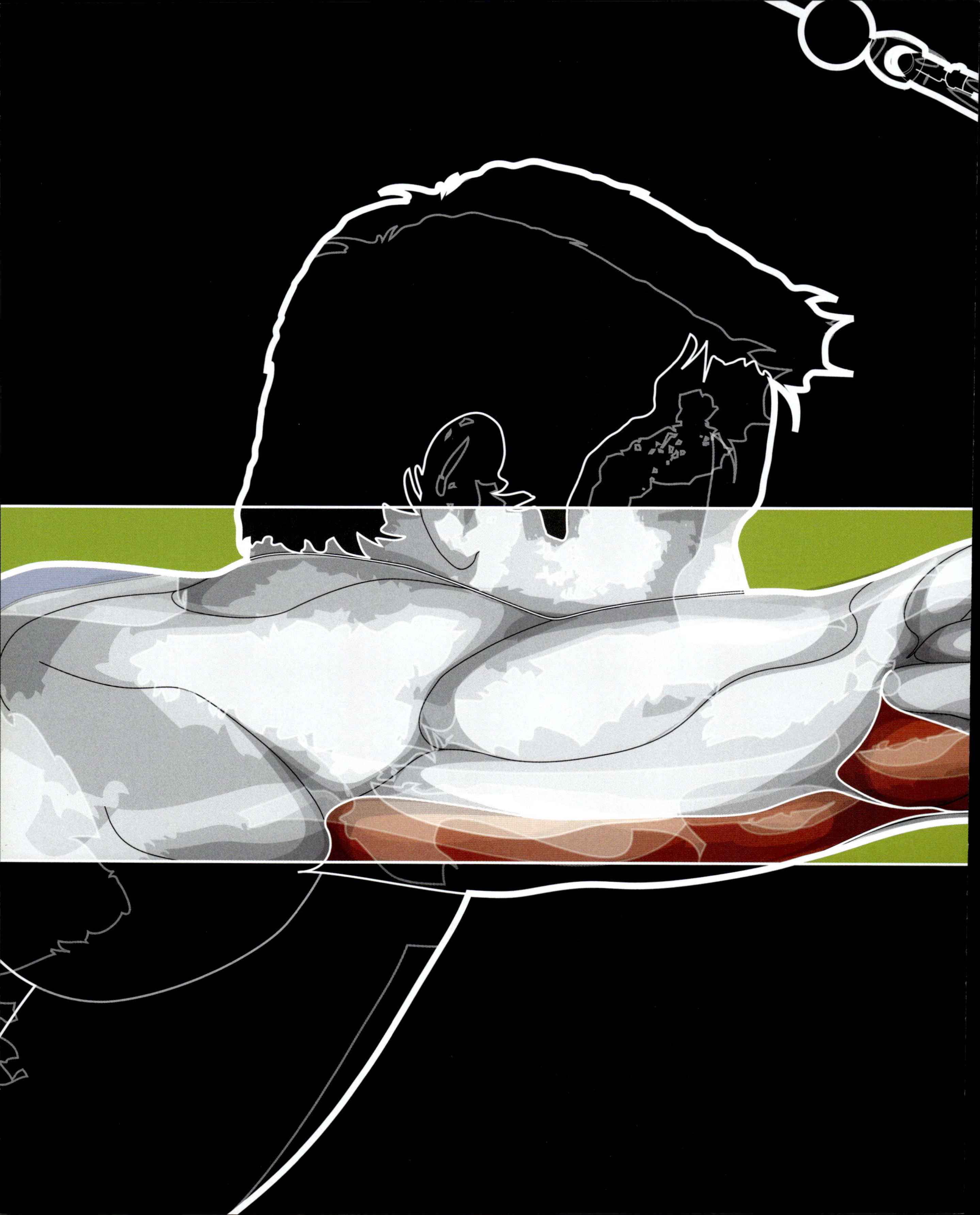

7 ARME

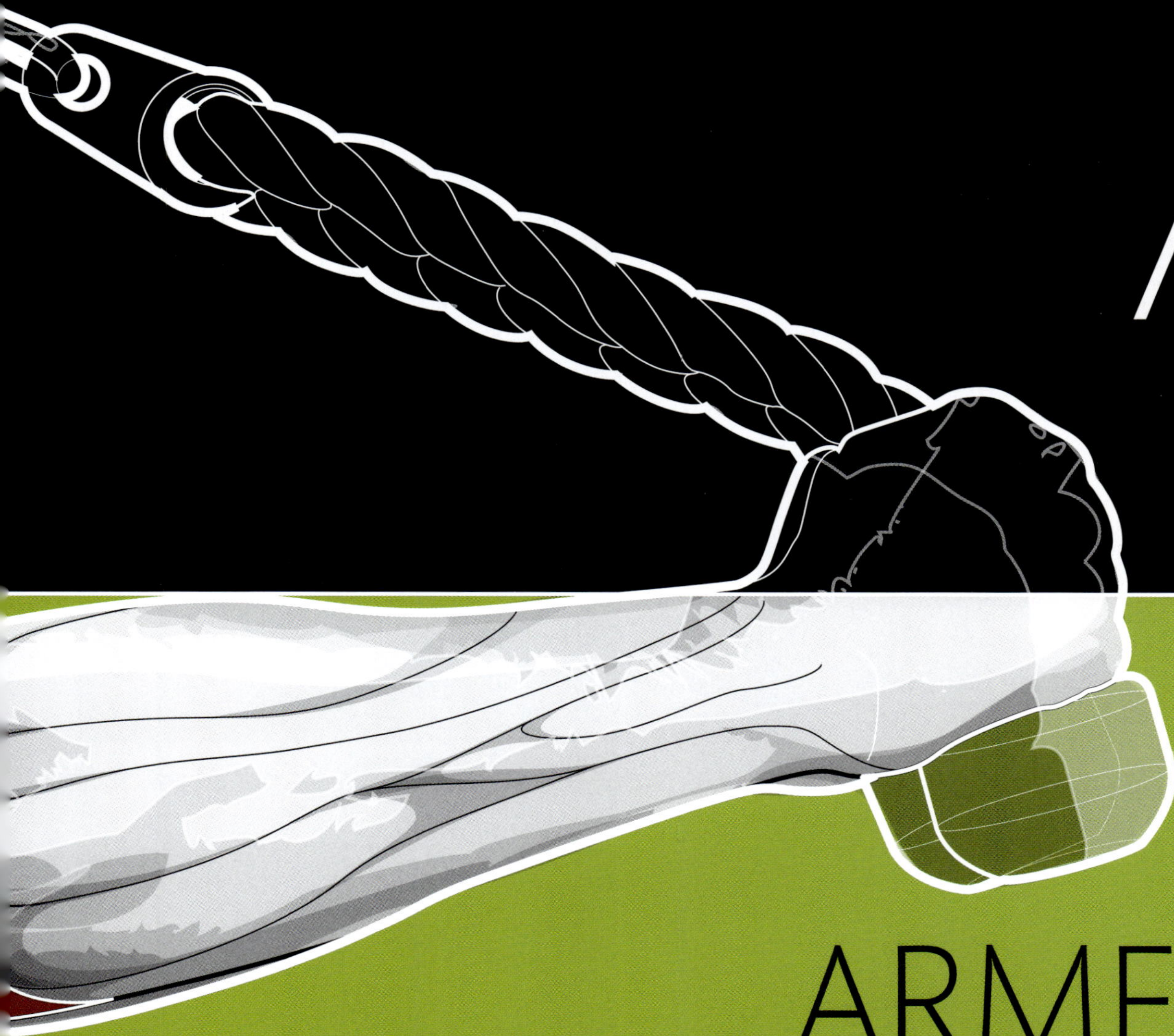

BANKDIP

ZIELMUSKELN

- Vorderer Deltamuskel
- Trizeps
- Brustmuskeln

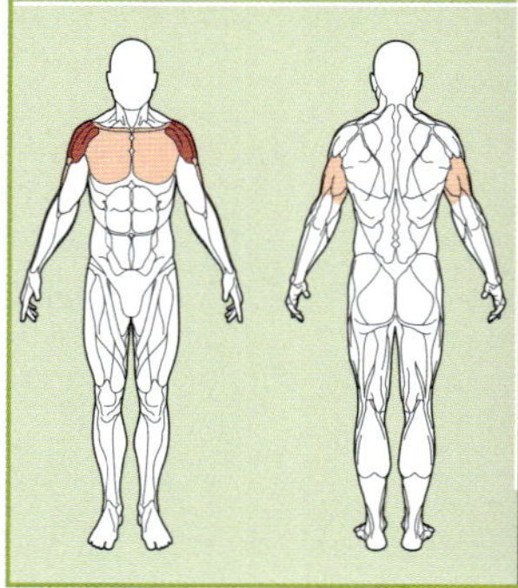

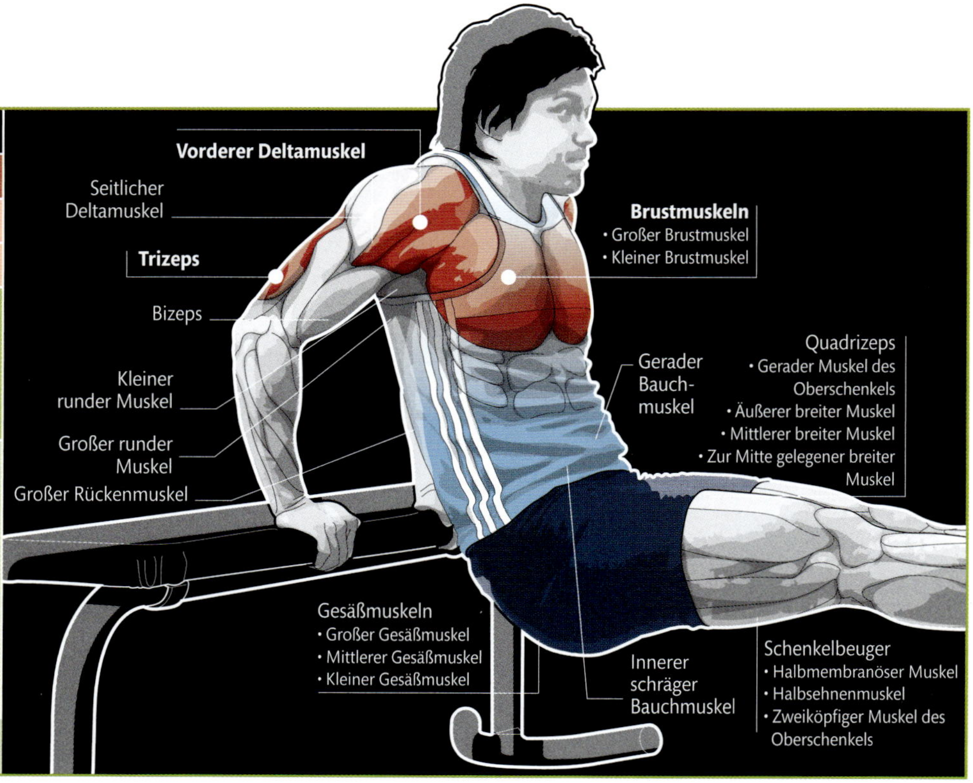

Bankdips sind eine gute Übung für den ganzen Oberkörper und bereiten hervorragend auf das Bankdrücken vor. Sie können die Übung mit nur einer Bank ausführen, eine zweite Bank für die Füße vereinfacht jedoch die Bewegung.

VORSICHT!

Achten Sie darauf, dass die Bänke stabil genug sind, um Ihr Gewicht zu tragen, und die richtige Höhe haben, um Ihnen einen vollen Bewegungsradius zu ermöglichen. Die Schultergelenke dürfen nicht über ihren normalen Bewegungsspielraum hinaus beansprucht werden. Den Rücken nicht krümmen. Er darf sich nicht zu weit von der Kante der Bank entfernen.

1 Die Bänke parallel zueinander aufstellen. Im Obergriff auf die höhere Bank stützen. Die Fersen auf die niedrigere Bank legen, die Füße schließen. Die Arme beugen, um den Körper möglichst weit Richtung Boden zu senken. Sie sollten eine Dehnung in Brust oder Schultern spüren.

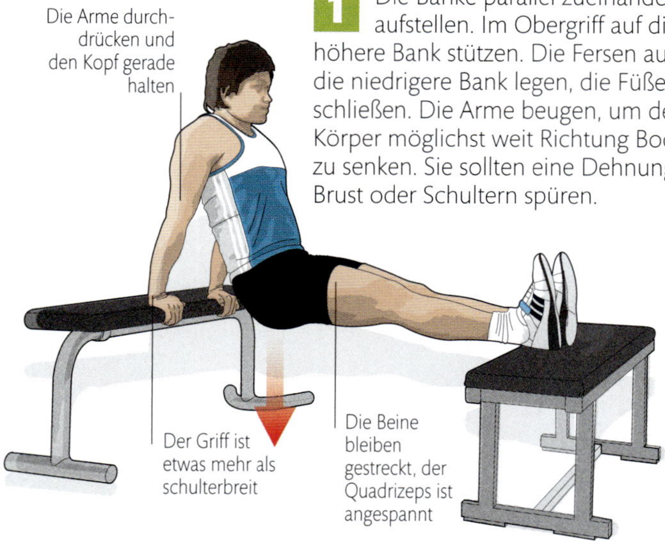

2 Ihre Schulterbeweglichkeit bestimmt, wie tief Sie gehen können. Die Arme am tiefsten Punkt wieder strecken und kontrolliert in die Ausgangsposition zurückkehren.

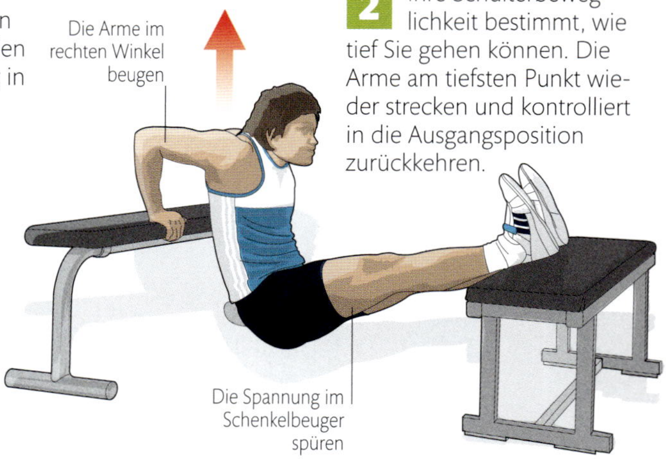

Die Arme im rechten Winkel beugen
Die Spannung im Schenkelbeuger spüren

BARRENDIP

ZIELMUSKELN

- Trizeps
- Vorderer Deltamuskel
- Brustmuskeln

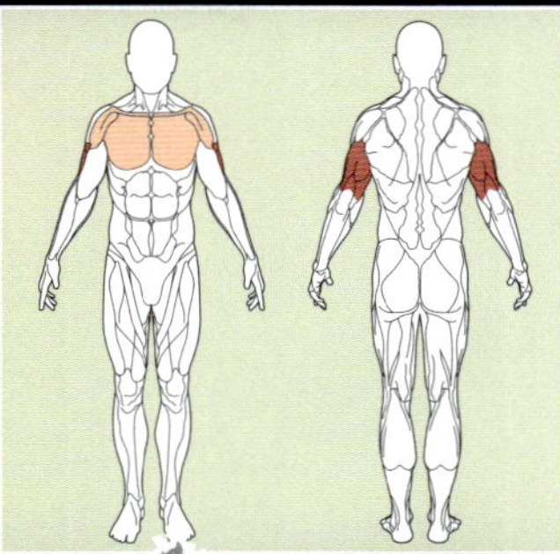

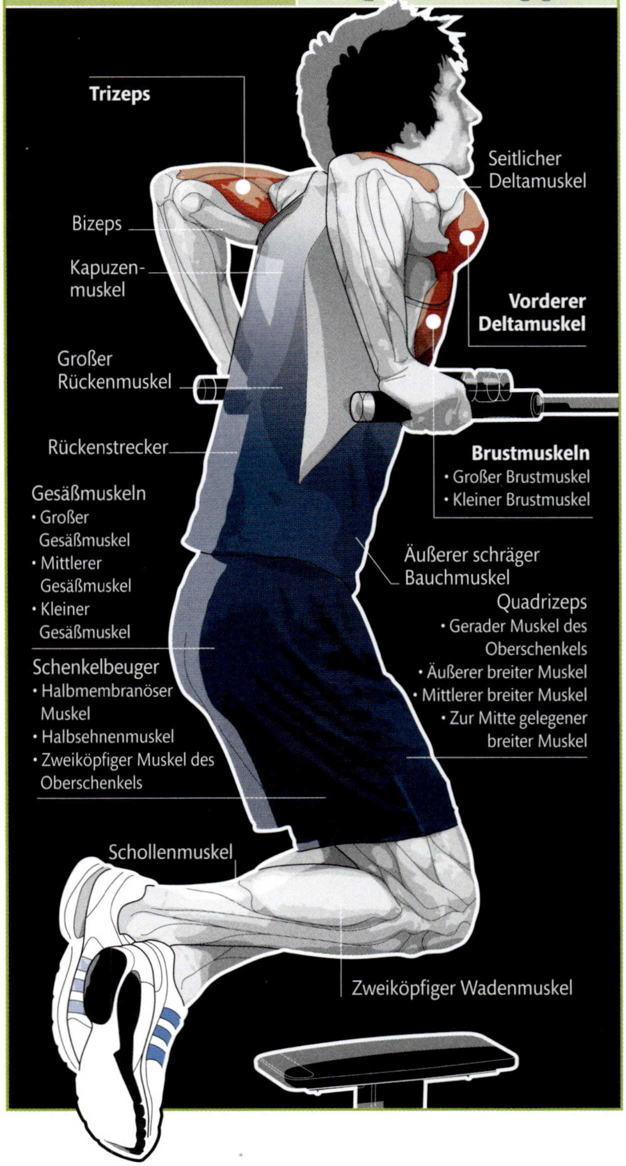

Barrendips sorgen für Kraft im Oberkörper und sind ein ideales Training für Wurfsportarten. Mit der Übung kommen Sie in Form – als Anfänger stützt Sie das Kniepolster an der Dipmaschine, indem es einen Teil Ihres Gewichts trägt.

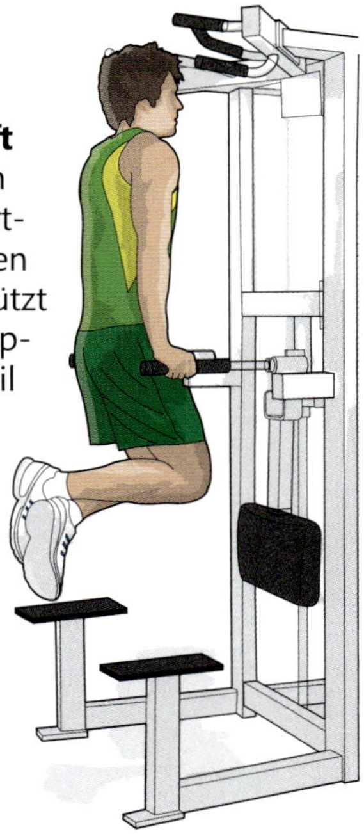

1 Die Griffe mit einander zugewandten Handflächen greifen. Das Gewicht mit durchgedrückten Armen stemmen. Die Füße verschränken, um den Körper zu stabilisieren.

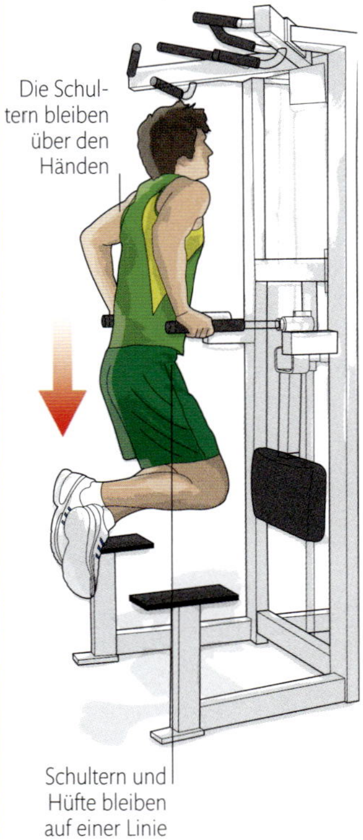

Die Schultern bleiben über den Händen
Schultern und Hüfte bleiben auf einer Linie

2 Tief einatmen und den Körper gerade halten. Die Ellenbogen beugen und den Körper zwischen den Griffen absenken. Dabei möglichst aufrecht bleiben.

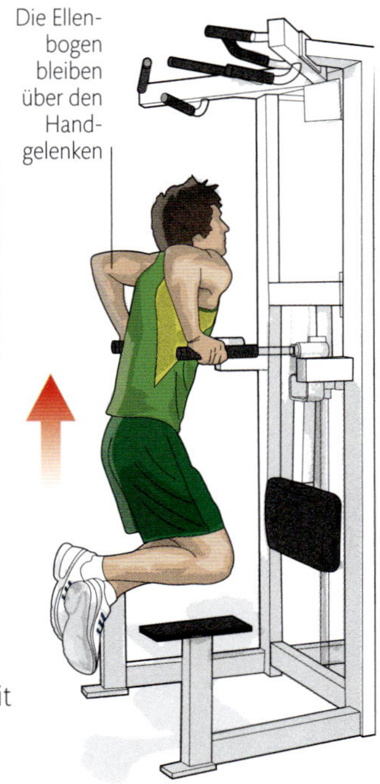

3 Wenn Sie Ihren Körper nicht weiter absenken können oder sich Ihre Oberarme parallel zum Boden befinden, drücken Sie sich mit dem Ausatmen zurück in die Ausgangsposition.

TRIZEPSSTRECKEN MIT KURZHANTEL

ZIELMUSKELN

- Trizeps
- Ellenbogenmuskel

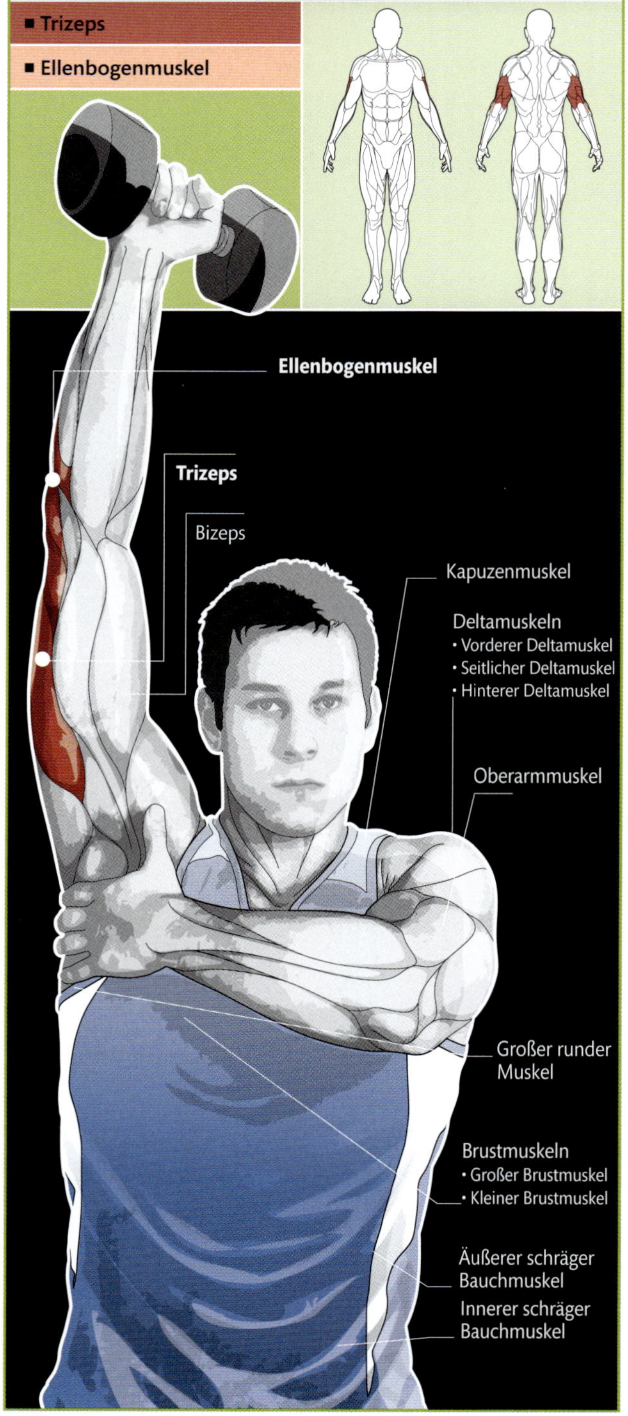

Diese Übung trainiert den Trizeps, der die meiste Muskelmasse am Oberarm ausmacht. Wird sie statt im Sitzen oder Liegen im Stehen ausgeführt, werden auch die Rumpfmuskeln beteiligt. Das kräftigt zusätzlich noch den Oberkörper.

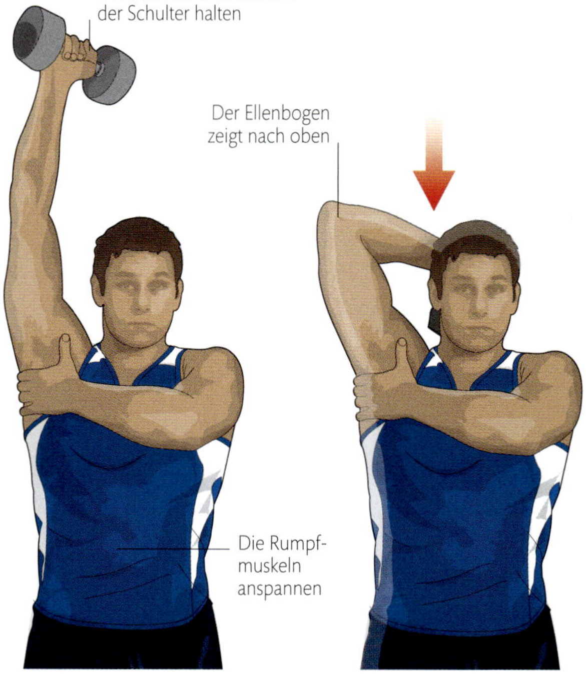

1 Die Füße stehen hüftbreit und die Knie sind locker. Die Kurzhantel mit einer Hand auf Armlänge über den Kopf strecken. Den freien Arm quer vor den Oberkörper legen.

2 Die Hantel hinter dem Kopf ablassen. Der Rücken bleibt dabei gerade. Am Ende der Bewegung kurz pausieren, dann die Hantel langsam in die Ausgangsposition zurückbringen.

VARIANTE

Anfängern kann es schwerfallen, das Gleichgewicht zu halten, wenn sie diese Übung im Stehen durchführen. Um Ihre Stabilität zu verbessern, können Sie sich mit Ihrer freien Hand festhalten oder die Übung auf einer Bank sitzend ausführen. Eine Rückenlehne ist dabei von Vorteil.

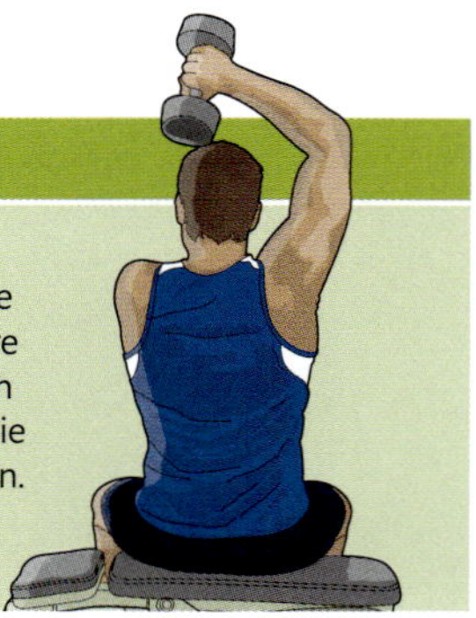

TRIZEPSSTRECKEN MIT LANGHANTEL

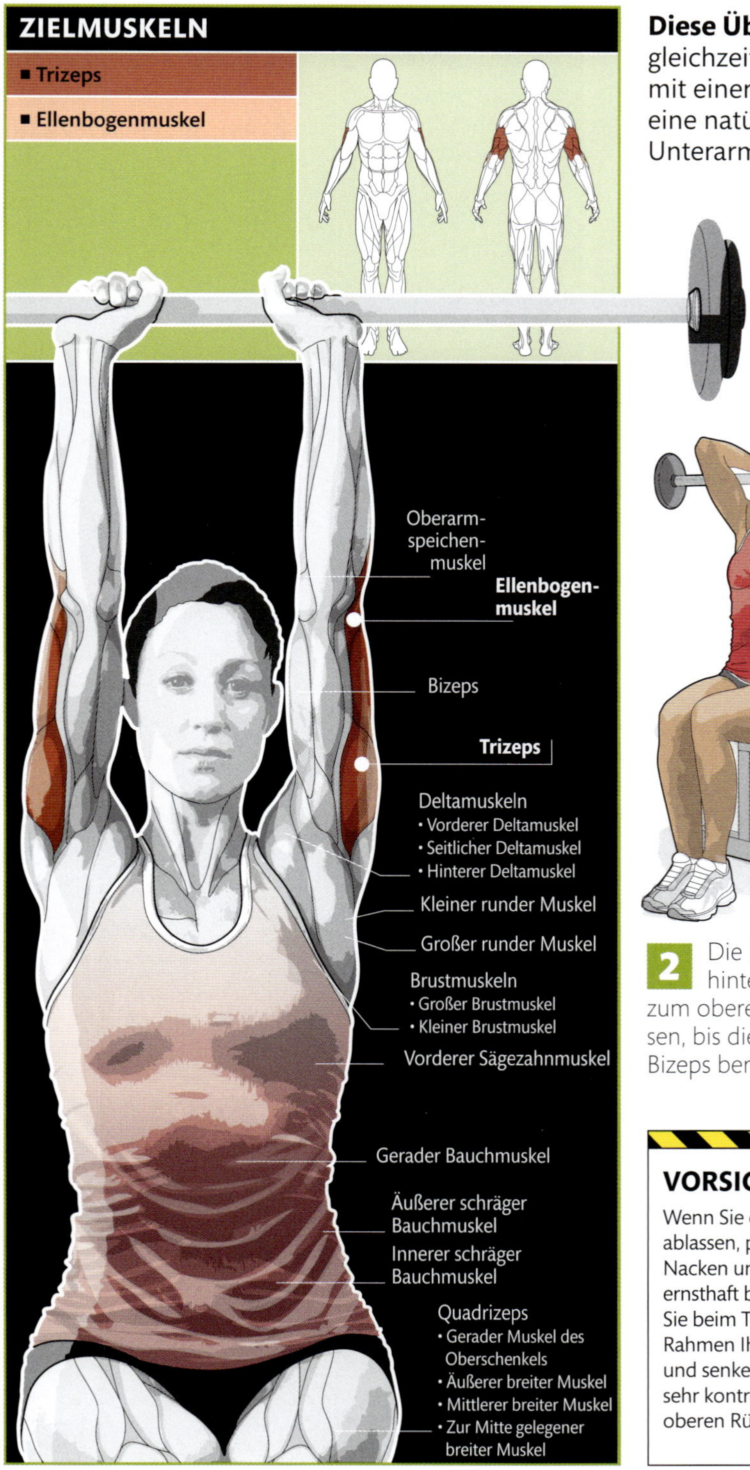

Diese Übung trainiert den Trizeps beider Arme gleichzeitig. Sie können sie mit einer normalen oder mit einer SZ-Langhantel ausführen. Letztere erlaubt eine natürlichere Haltung von Handgelenken und Unterarmen.

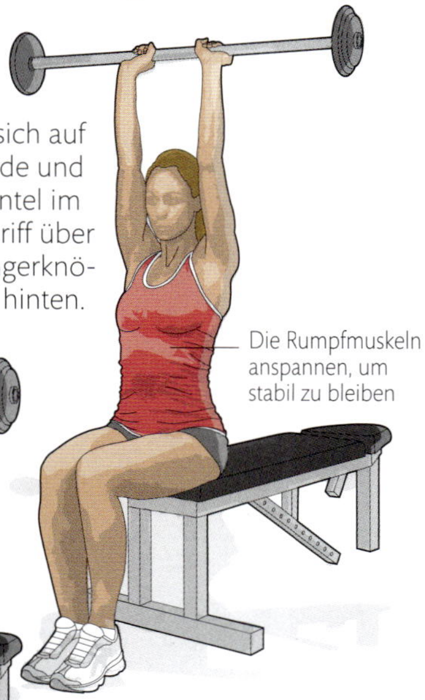

1 Setzen Sie sich auf ein Bankende und halten Sie die Hantel im schulterbreiten Griff über den Kopf. Die Fingerknöchel zeigen nach hinten.

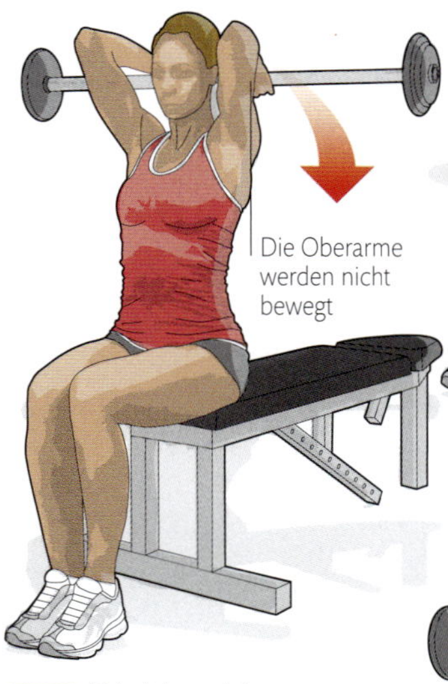

2 Die Hantel langsam hinter dem Kopf bis zum oberen Rücken ablassen, bis die Unterarme den Bizeps berühren.

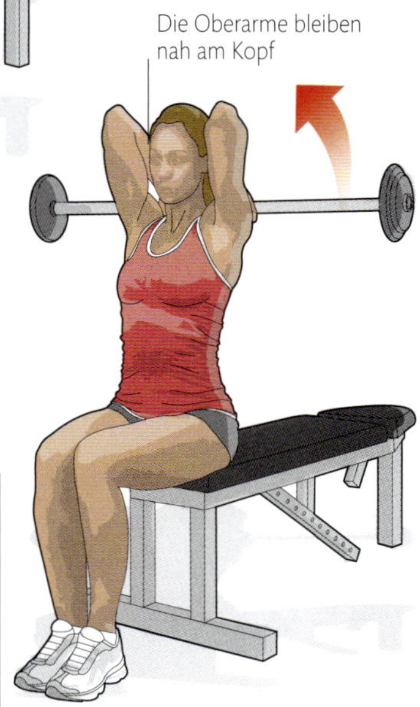

3 Die Rumpfmuskeln anspannen, die Unterarme strecken und kontrolliert in die Ausgangsposition zurückkehren.

VORSICHT!

Wenn Sie die Hantel zu schnell ablassen, prallt sie auf den Nacken und kann die Wirbel ernsthaft beschädigen. Bleiben Sie beim Training immer im Rahmen Ihrer Möglichkeiten und senken Sie das Gewicht sehr kontrolliert auf Höhe des oberen Rückens ab.

TRIZEPSSTRECKEN IM LIEGEN

ZIELMUSKELN

- Trizeps
- Ellenbogenmuskel

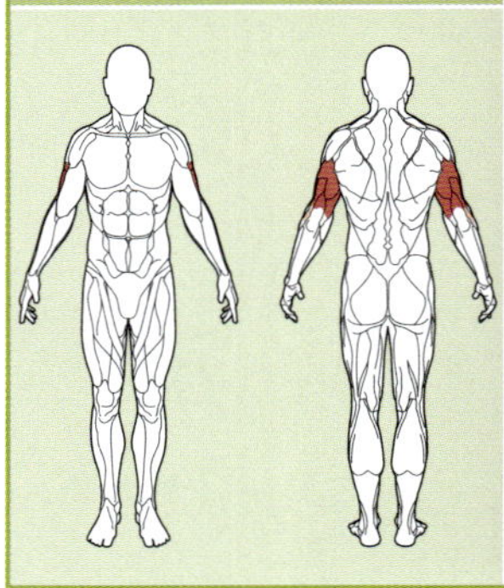

Diese Übung ist auch als »Skullcrusher« bekannt, da die Hantel sehr nah an den Kopf geführt wird. Sie ist sehr effektiv für den Trizeps und erfordert eine korrekte Technik.

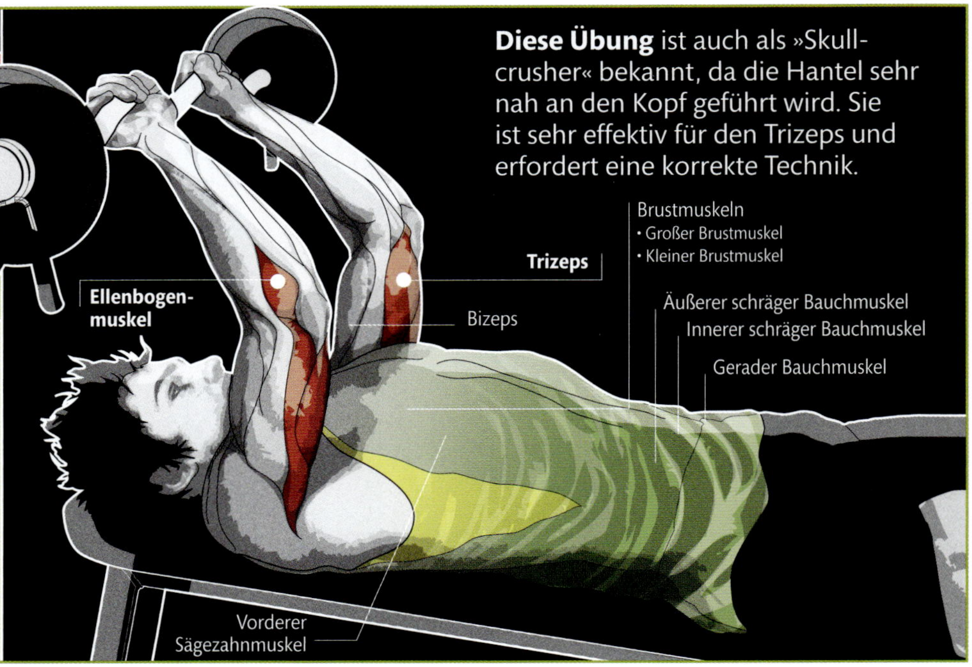

TRIZEPS-KICKBACK

ZIELMUSKELN

- Trizeps
- Ellenbogenmuskel

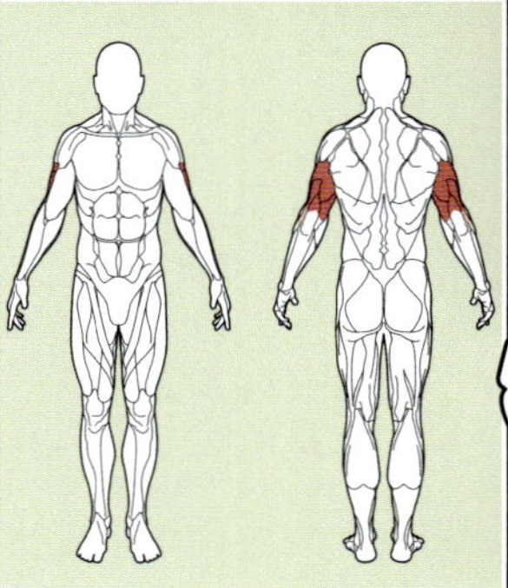

Wenn Sie sich gut abstützen, trainiert die Übung gezielt den Trizeps. Ein gerader Rücken und eine korrekte Ausführung sind wichtig. Die Haltung möglichst im Spiegel kontrollieren.

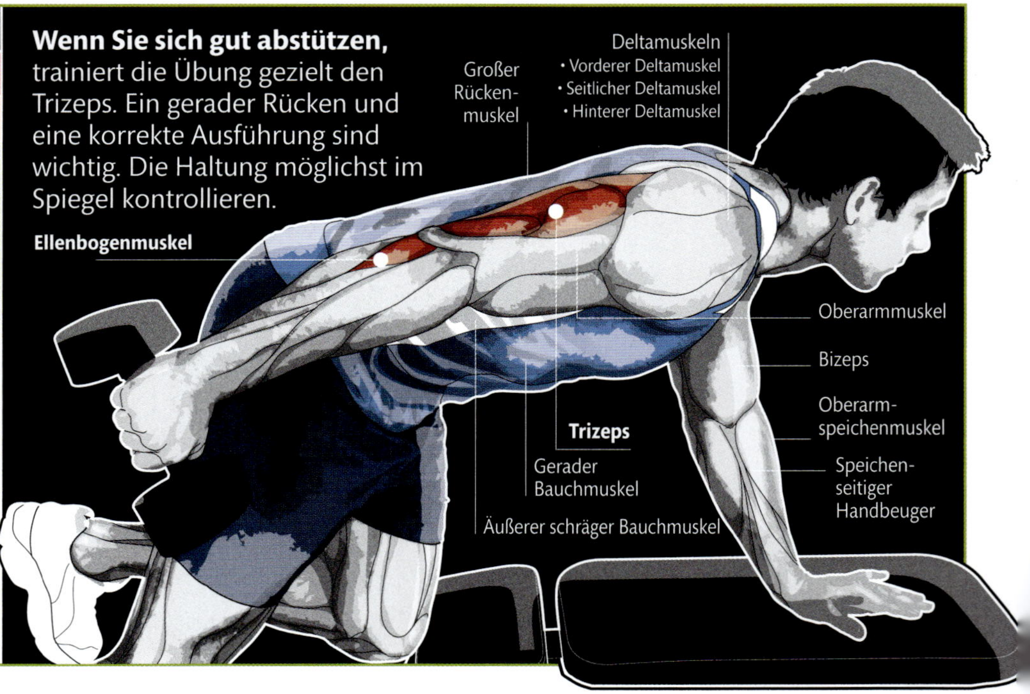

VORSICHT!

Kontrollieren Sie die Bewegung genau und nähern Sie die Hantel dem Kopf nur ganz langsam, damit Sie sich nicht den Schädel einschlagen! Die Hantel immer zur Stirn, nie zur Nase hin führen, um die Handgelenke etwas weniger stark zu belasten.

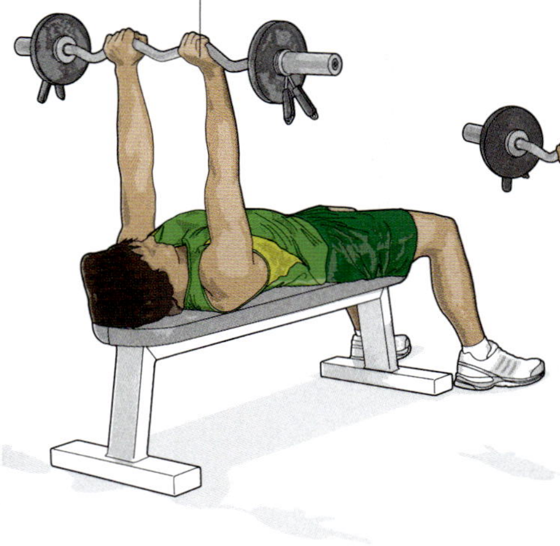
Die Fingerknöchel zeigen nach hinten

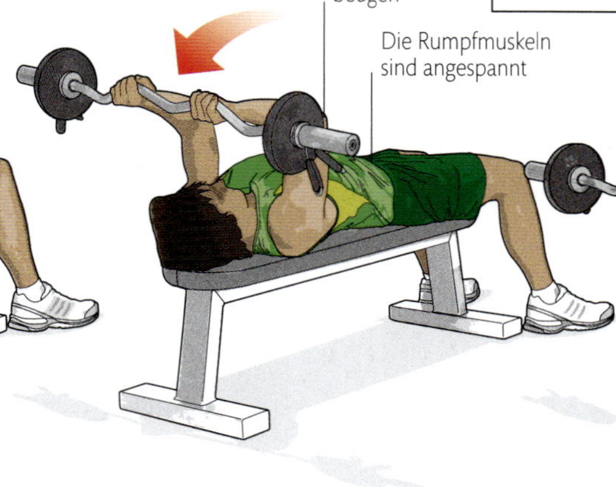
Nur das Ellenbogengelenk beugen
Die Rumpfmuskeln sind angespannt

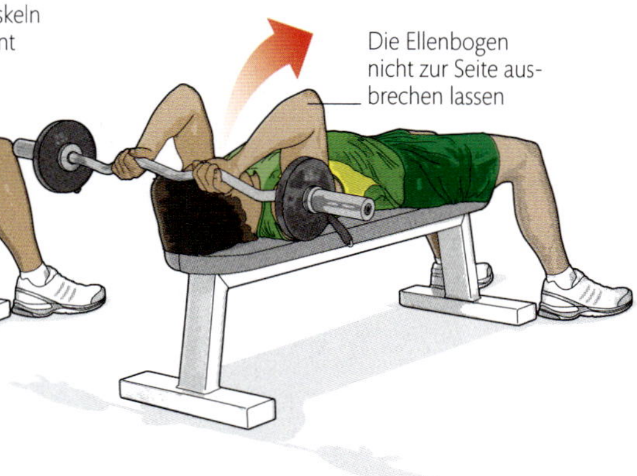

1 Auf eine Bank legen und die Füße flach auf dem Boden aufstellen. Die SZ-Langhantel schulterbreit halten, die Arme über der Brust strecken.

2 Schultern und Rumpf stabilisieren. Nur die Ellenbogen beugen, nicht die Schultern, und die Hantel langsam bis knapp über die Stirn senken.

3 Am Ende der Bewegung pausieren, dann die Unterarme langsam strecken und kontrolliert in die Ausgangsposition zurückkehren.

VORSICHT!

Die Hantel langsam heben und ablassen. Wenn man mit Schwung arbeitet, verdreht sich der Rumpf, und der untere Rücken ist verletzungsgefährdet.

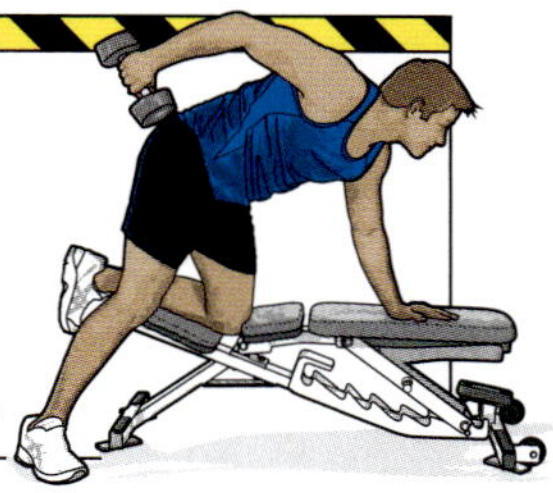

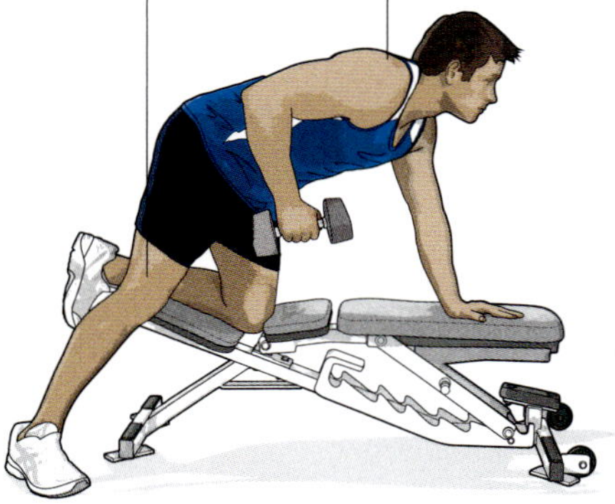
Auf der Bank knien, um den Körper zu stabilisieren
Oberarm und Rücken sind parallel

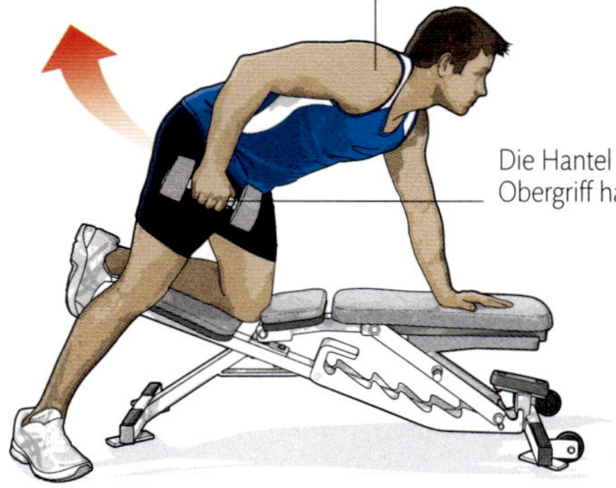

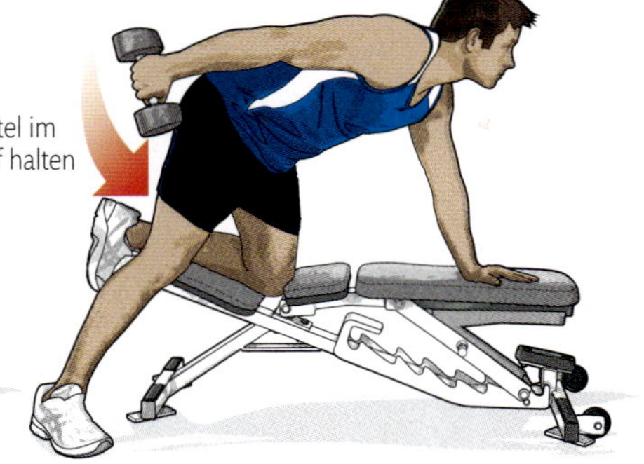

1 Das linke Knie und die linke Hand auf die Bank stützen. Aus der Hüfte vorbeugen und mit der rechten Hand eine Kurzhantel greifen.

2 Alle Muskeln anspannen. Den Trainingsarm aus dem Ellenbogengelenk heraus strecken, das Gewicht kontrolliert in die Horizontale bringen.

3 Oben kurz pausieren, dann langsam in die Ausgangsposition zurückkehren. Den Satz beenden und die Übung mit dem anderen Arm wiederholen.

BANKDRÜCKEN IM ENGEN GRIFF

ZIELMUSKELN

- Trizeps
- Deltamuskeln
- Brustmuskeln

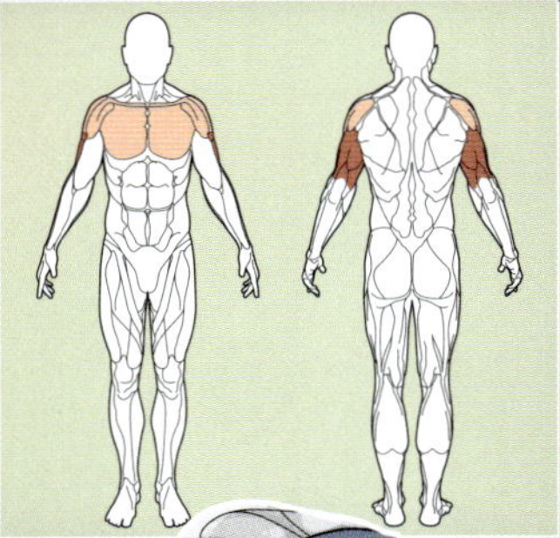

Auf den ersten Blick erinnert diese Übung an das normale Bankdrücken, aber indem man in einem engen Griff trainiert, beansprucht man Trizeps und vorderen Deltamuskel mehr als die Brustmuskeln. Die Übung vergrößert den Trizeps und ist ideal für Kraftdreikämpfer.

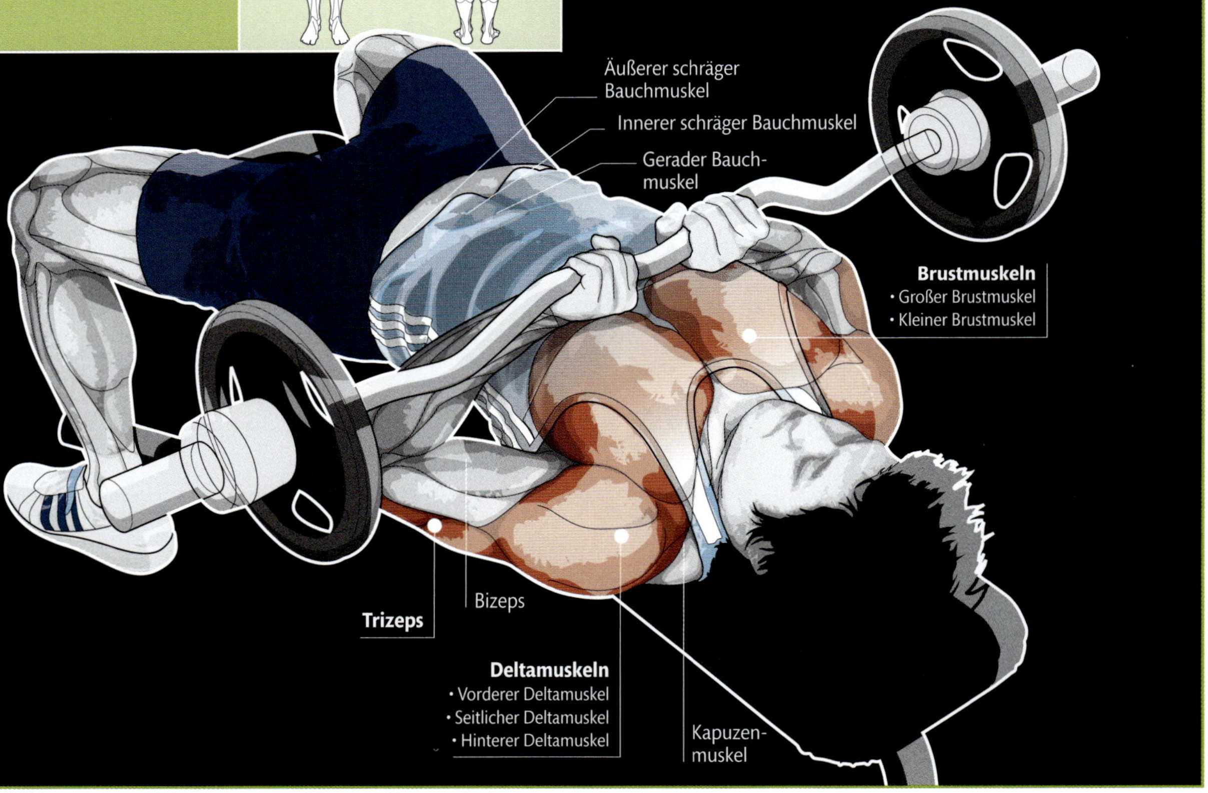

VARIANTE

Sie können für diese Übung auch eine Olympiahantel oder eine gerade Hantel verwenden. Halten Sie diese etwas enger als schulterbreit, aber wiederum auch nicht zu eng, denn dann wird die Übung weniger effektiv für den Trizeps und belastet die Handgelenke übermäßig stark.

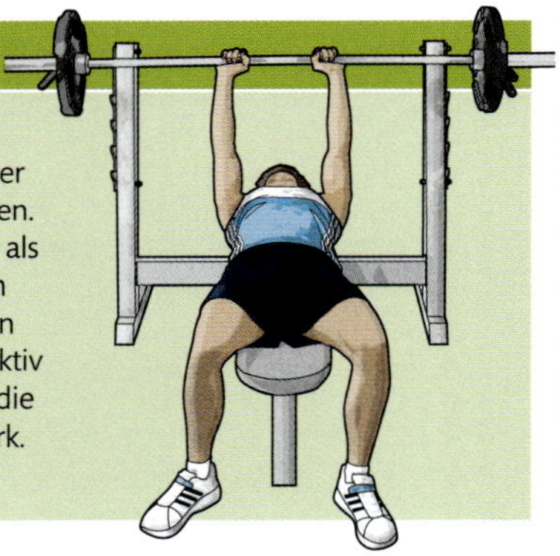

VARIANTE

Die Liegestütze im engen Griff ist eine verwandte Übung, die den Trizeps mit etwa zwei Dritteln Ihres Körpergewichts trainiert. Mithilfe der Position Ihrer Hände und der Richtung, in die Ihre Ellenbogen zeigen, können Sie Trizeps und Deltamuskeln gut isolieren. Diese Übung ist außerdem sicher und erfordert keinerlei Ausrüstung.

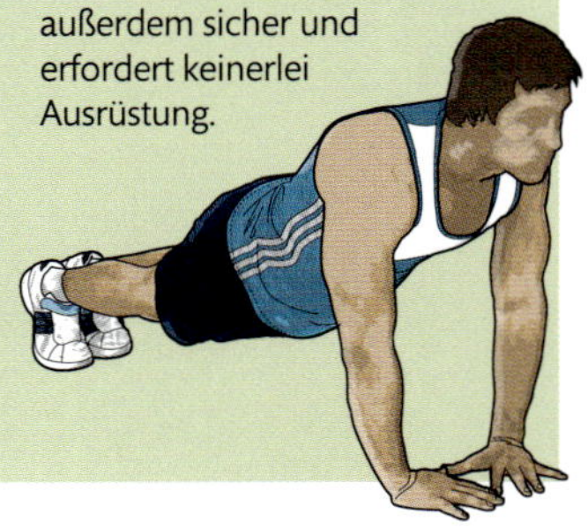

1 Legen Sie sich mit dem Rücken auf die Bank, die Füße stehen fest auf dem Boden. Eine SZ-Hantel im Obergriff etwas enger als schulterbreit halten. Die Arme strecken und die Hantel über dem oberen Brustbereich halten.

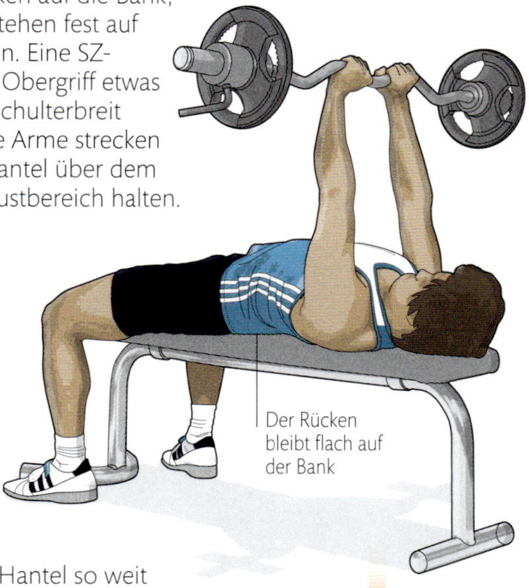
Der Rücken bleibt flach auf der Bank

2 Achten Sie darauf, dass die Hantel stabil ist und Sie sie kontrollieren können. Die Ellenbogen anwinkeln und die Hantel zur Brust senken, dabei einatmen.

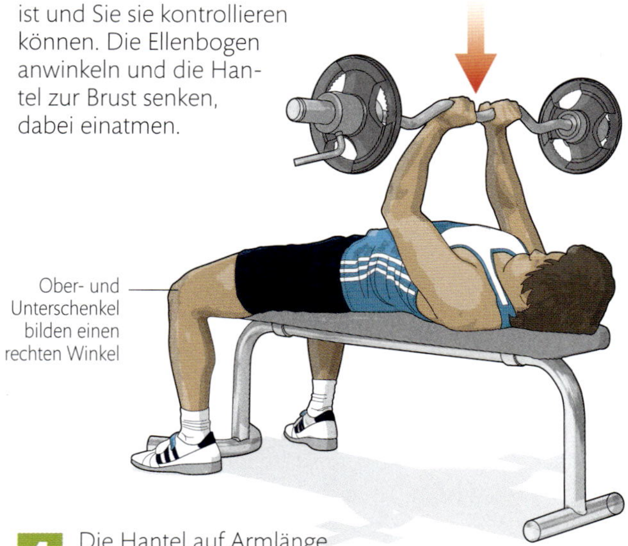
Ober- und Unterschenkel bilden einen rechten Winkel

3 Die Hantel so weit senken, bis die Hände die Brust berühren. Die Ellenbogen dürfen nicht zur Seite hin ausbrechen, sonst werden überwiegend die Brustmuskeln trainiert.

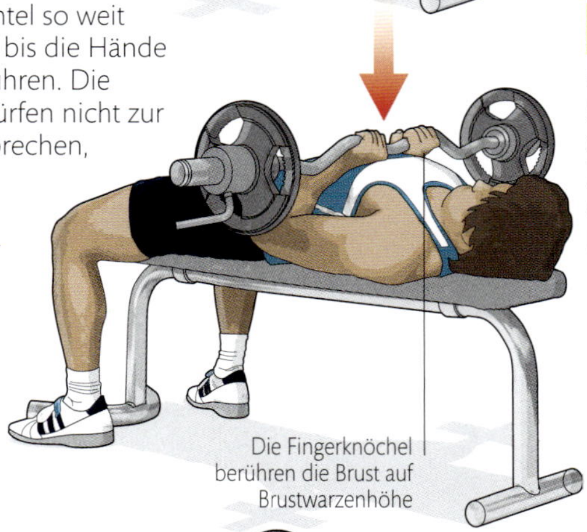
Die Fingerknöchel berühren die Brust auf Brustwarzenhöhe

4 Die Hantel auf Armlänge strecken, die Bewegung erfolgt senkrecht zu den Schultern. Dabei ausatmen, die Ellenbogen bleiben eng am Körper, die Füße sind gegen den Boden gedrückt.

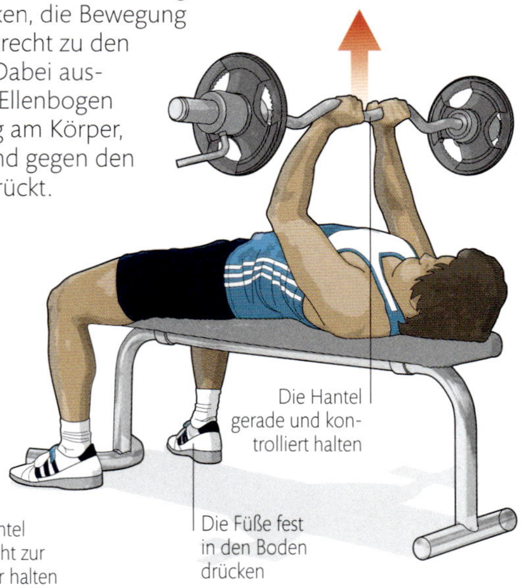
Die Hantel gerade und kontrolliert halten
Die Füße fest in den Boden drücken

5 In die Ausgangsposition zurückkehren und die Arme dabei ganz durchdrücken.

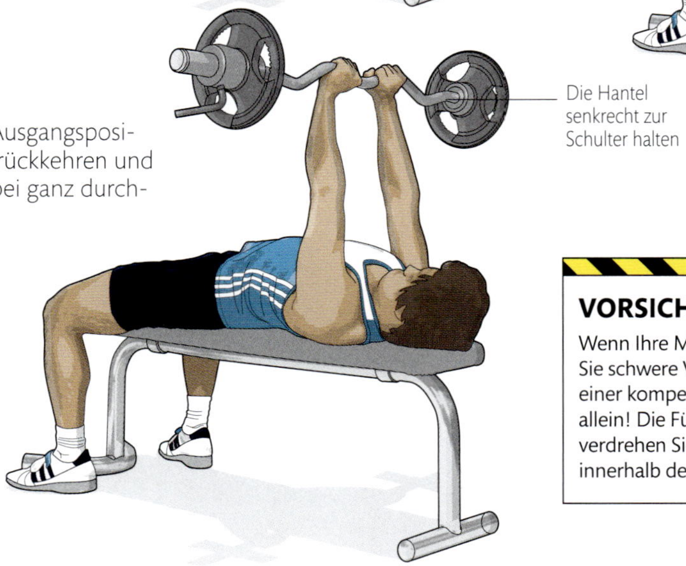
Die Hantel senkrecht zur Schulter halten

VORSICHT!

Wenn Ihre Muskeln bei dieser Übung versagen, riskieren Sie schwere Verletzungen! Trainieren Sie nur in Gegenwart einer kompetenten, erfahrenen Aufsichtsperson – niemals allein! Die Füße haben ständig Bodenkontakt, denn sonst verdrehen Sie den unteren Rücken und verletzen sich. Nur innerhalb der eigenen Grenzen trainieren!

TRIZEPSDRÜCKEN

ZIELMUSKELN

- Trizeps
- Ellenbogenmuskel

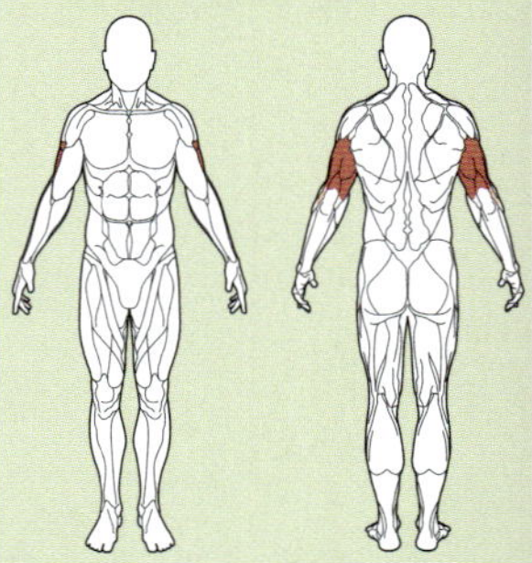

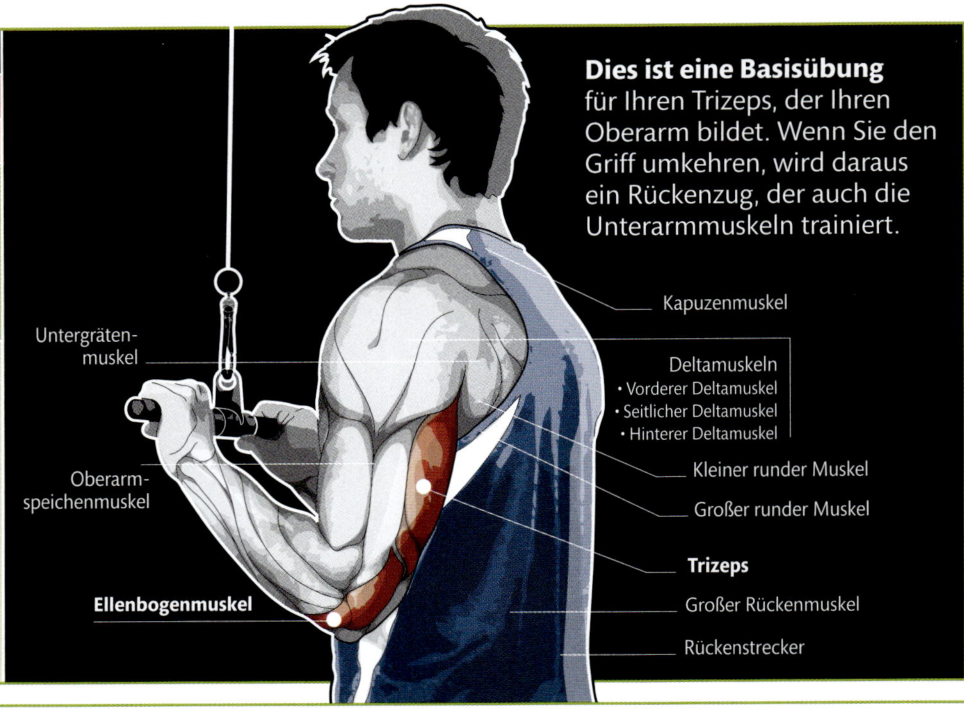

Dies ist eine Basisübung für Ihren Trizeps, der Ihren Oberarm bildet. Wenn Sie den Griff umkehren, wird daraus ein Rückenzug, der auch die Unterarmmuskeln trainiert.

TRIZEPSSTRECKEN ÜBER KOPF

ZIELMUSKELN

- Trizeps
- Ellenbogenmuskel

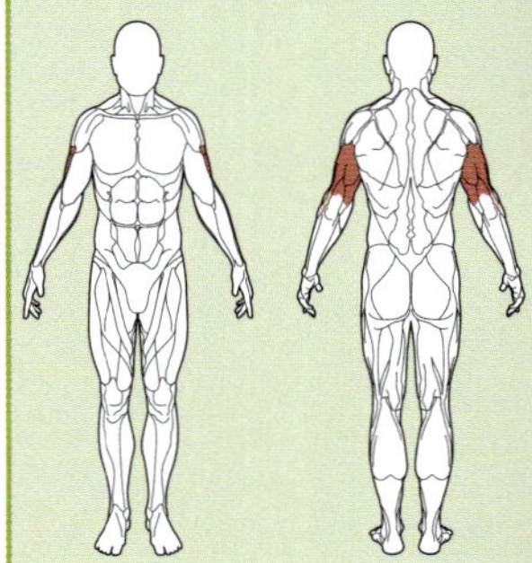

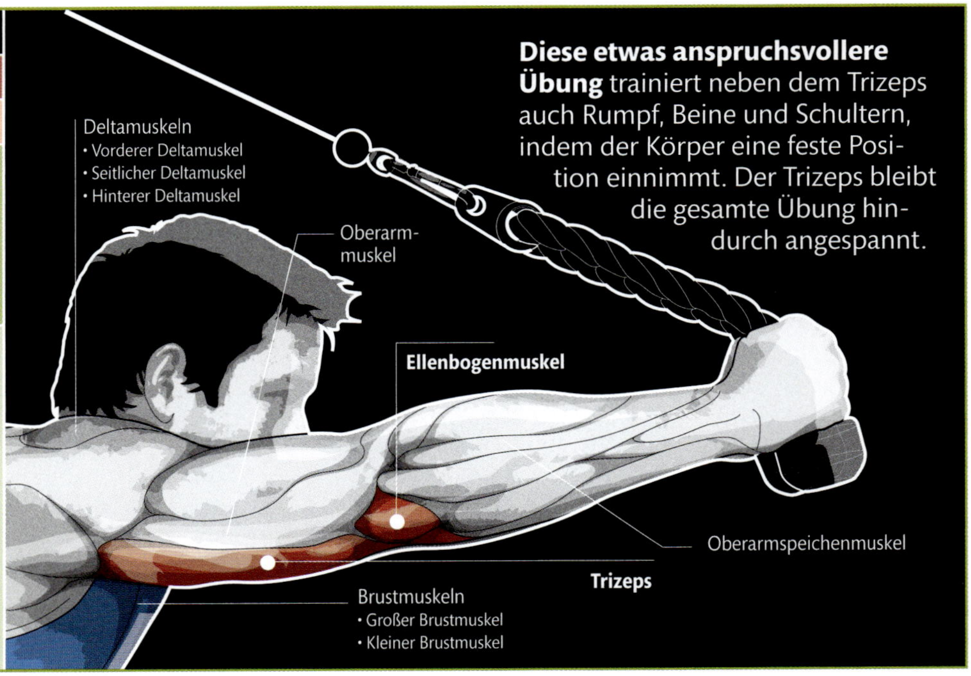

Diese etwas anspruchsvollere Übung trainiert neben dem Trizeps auch Rumpf, Beine und Schultern, indem der Körper eine feste Position einnimmt. Der Trizeps bleibt die gesamte Übung hindurch angespannt.

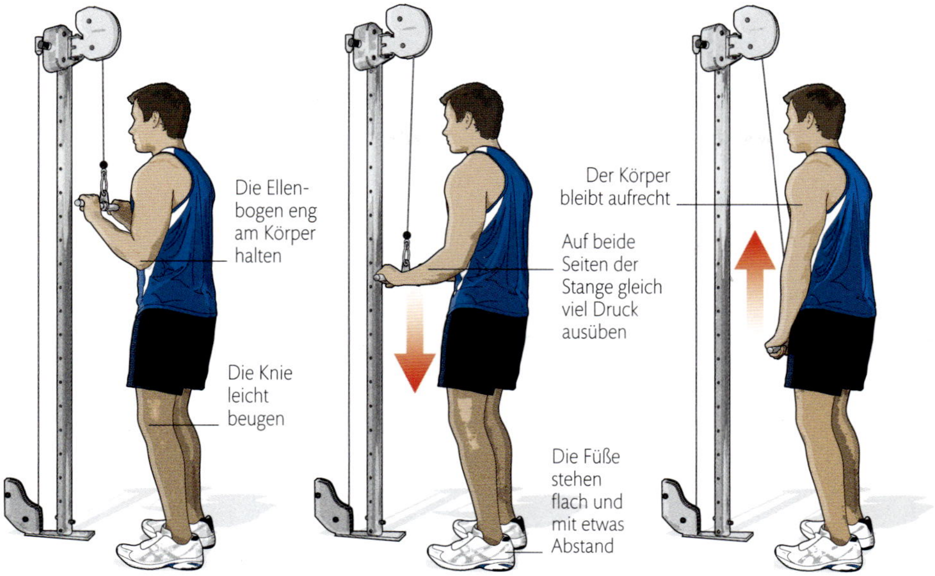

1 Den Kabelzug oben befestigen, das gewünschte Gewicht wählen und die Stange mit beiden Händen im Obergriff halten.

2 Die Stange langsam und kontrolliert aus dem Ellenbogengelenk nach unten drücken. Rumpf, Beine und Hüften bewegen sich nicht.

3 Unten pausieren, während der Trizeps maximal kontrahiert ist, dann langsam in die Ausgangsposition zurückkehren.

VARIANTE

Sie können das Trizepsdrücken auch mit Seil, V-Griff oder Bügel ausführen (Letzteres, um die Arme einzeln zu trainieren, wenn sie ungleich entwickelt sind). Das Grundprinzip bleibt gleich: Die Bewegung erfolgt aus dem Ellenbogen, der eng am Körper anliegt.

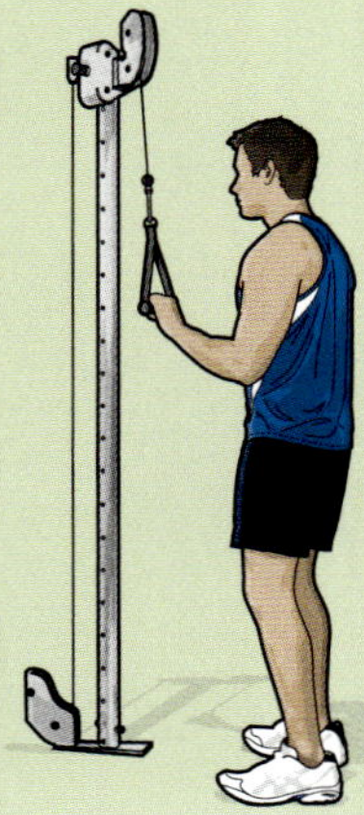

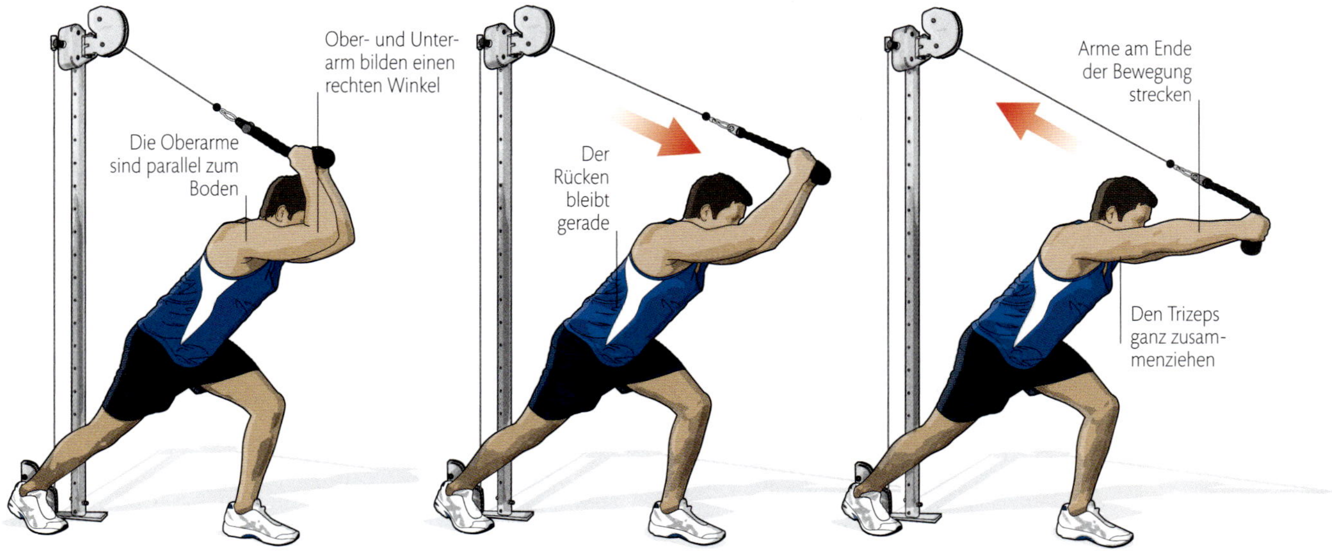
Ober- und Unter-
arm bilden einen
rechten Winkel
Die Oberarme
sind parallel zum
Boden
Der
Rücken
bleibt
gerade
Arme am Ende
der Bewegung
strecken
Den Trizeps
ganz zusam-
menziehen

1 Das gewünschte Gewicht wählen und ein Seil am Kabelzug befestigen. In den Ausfallschritt gehen und die Beine anspannen. Das Seil so greifen, dass die Ellenbogen nach vorn zeigen und die Arme nah am Kopf sind.

2 Bauch- und Rumpfmuskeln anspannen, die Arme strecken und den Trizeps in einem langsamen, kontrollierten Zug zusammenziehen. Oberkörper und Hüften bleiben in ihrer Position.

3 Die Arme ganz strecken, bis der Trizeps vollständig kontrahiert ist, dabei ausatmen. Langsam und kontrolliert in die Ausgangsposition zurückkehren. Die Hände bleiben nah am Kopf, der Stand ist stabil.

ARMBEUGE MIT LANGHANTEL

ZIELMUSKELN

- Bizeps
- Oberarmmuskel

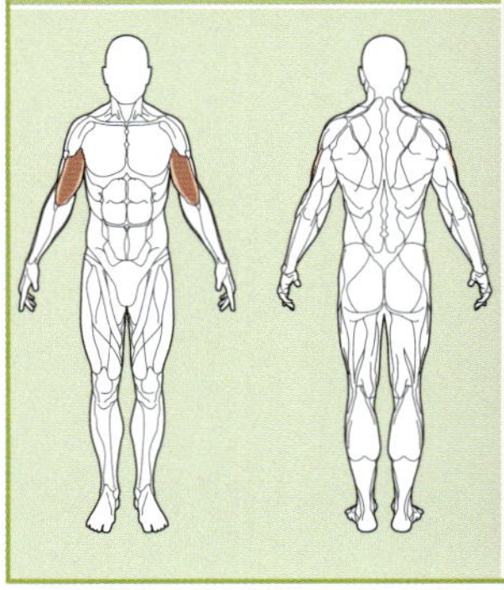

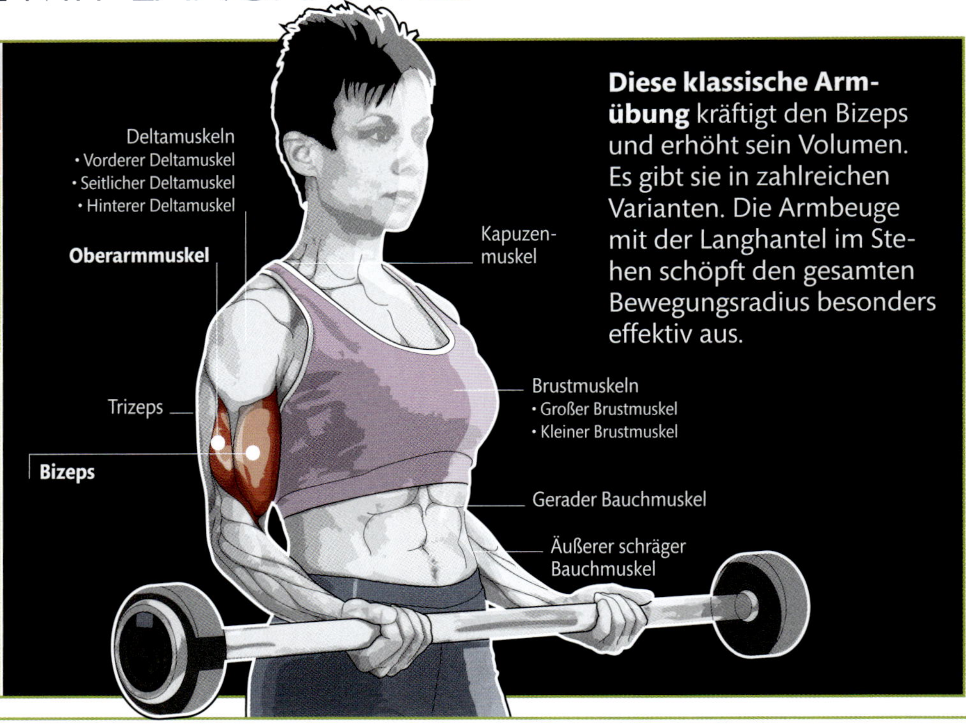

Diese klassische Armübung kräftigt den Bizeps und erhöht sein Volumen. Es gibt sie in zahlreichen Varianten. Die Armbeuge mit der Langhantel im Stehen schöpft den gesamten Bewegungsradius besonders effektiv aus.

HAMMERGRIFF-ARMBEUGE

ZIELMUSKELN

- Bizeps
- Oberarmmuskel
- Oberarmspeichenmuskel

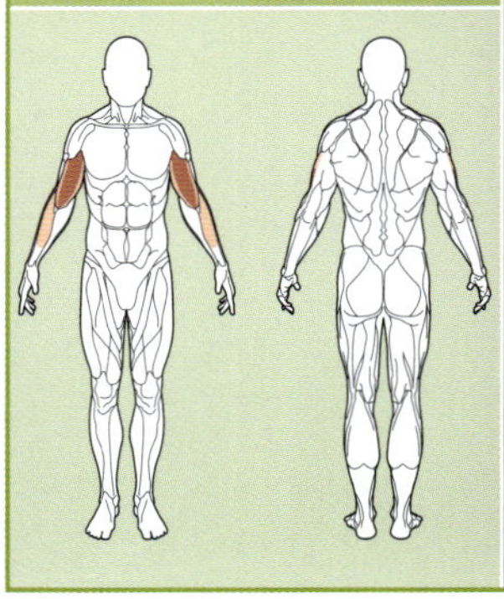

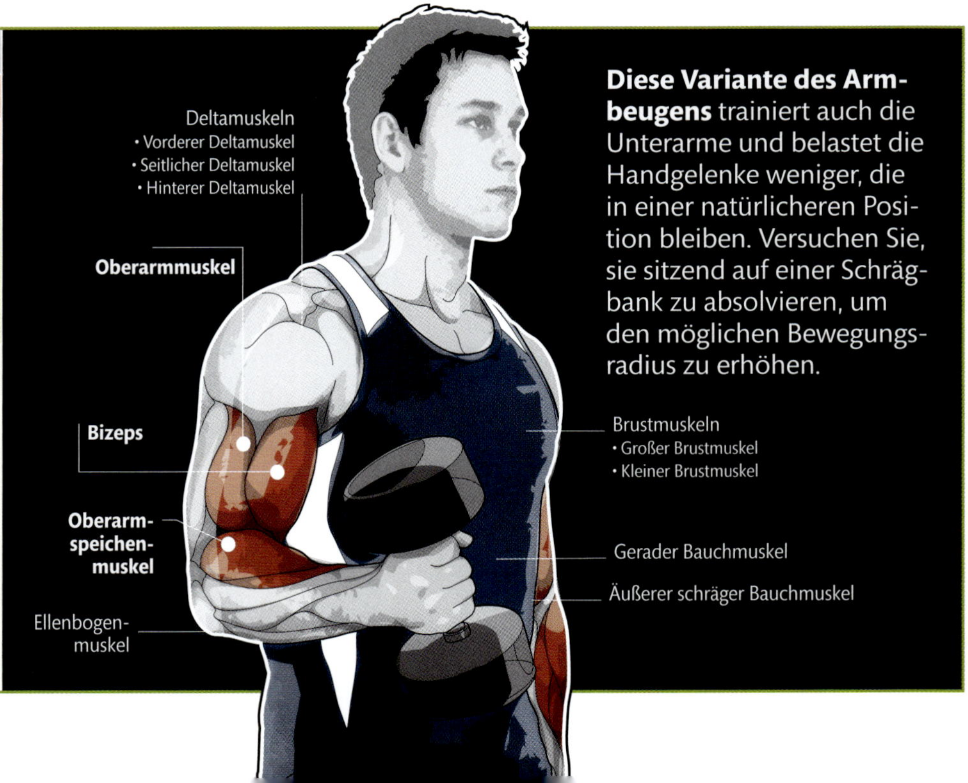

Diese Variante des Armbeugens trainiert auch die Unterarme und belastet die Handgelenke weniger, die in einer natürlicheren Position bleiben. Versuchen Sie, sie sitzend auf einer Schrägbank zu absolvieren, um den möglichen Bewegungsradius zu erhöhen.

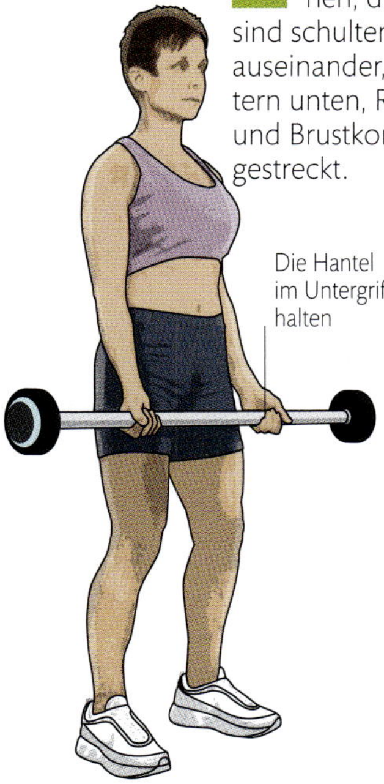

1 Aufrecht stehen, die Füße sind schulterbreit auseinander, die Schultern unten, Rücken und Brustkorb sind gestreckt.

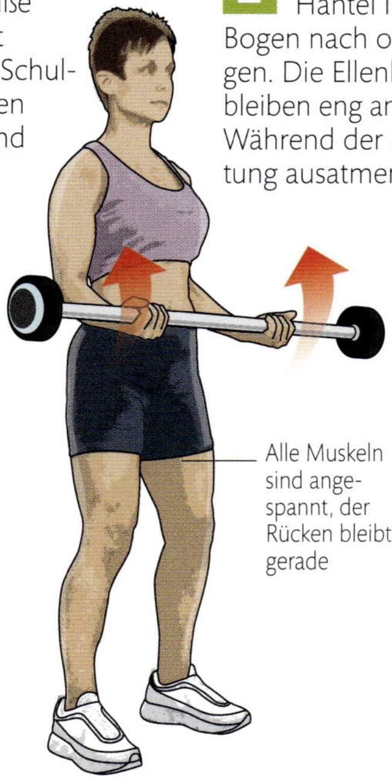

2 Einatmen und die Hantel in einem Bogen nach oben bringen. Die Ellenbogen bleiben eng am Körper. Während der Belastung ausatmen.

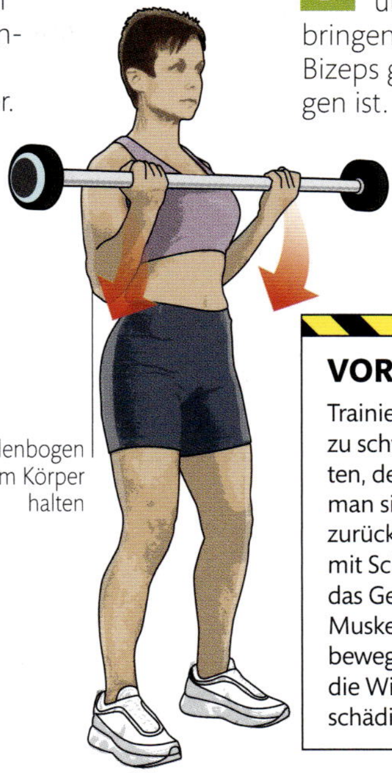

3 Die Hantel bis knapp unter das Schlüsselbein bringen. Pausieren, wenn der Bizeps ganz zusammengezogen ist. Die Ellenbogen sollten senkrecht nach unten zeigen. In die Ausgangsposition zurückkehren.

VORSICHT!

Trainieren Sie nicht mit zu schweren Gewichten, denn dann lehnt man sich automatisch zurück und arbeitet mit Schwung, statt das Gewicht mit Muskelkraft zu bewegen. Das kann die Wirbelsäule schädigen.

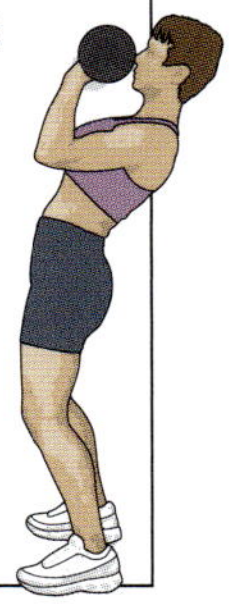

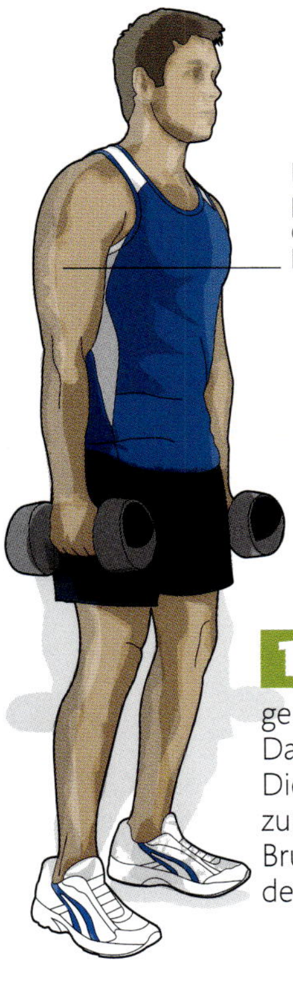

1 Aufrecht stehen, die Hanteln hängen seitlich herab, die Daumen sind innen. Die Schultern werden zurückgenommen, der Brustkorb ist gehoben, der Rücken gerade.

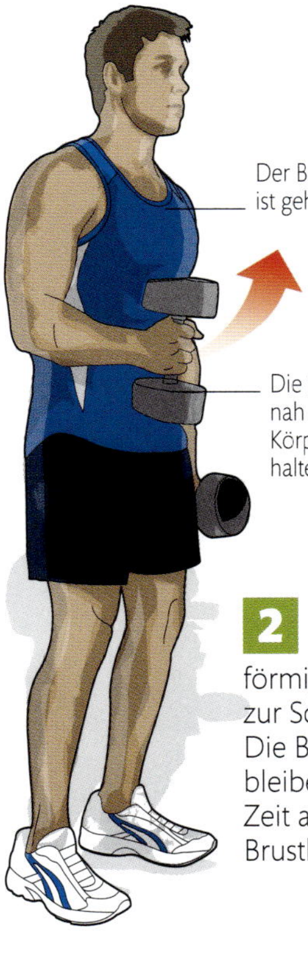

2 Die Hantel in einer bogenförmigen Bewegung zur Schulter heben. Die Bauchmuskeln bleiben die ganze Zeit angespannt, der Brustkorb angehoben.

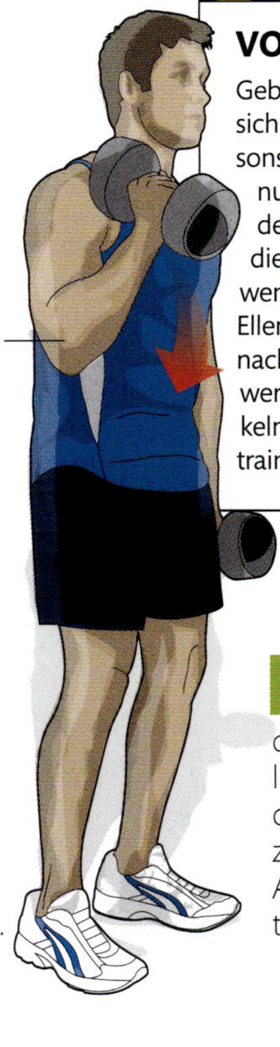

3 Oben kurz pausieren, bevor Sie das Gewicht kontrolliert und langsam in die Ausgangsposition zurückbringen. Beide Arme im Wechsel trainieren.

VORSICHT!

Geben Sie acht, dass Sie sich nicht zurücklehnen – sonst riskieren Sie nicht nur eine Verletzung des unteren Rückens, die Übung ist auch weniger effektiv. Die Ellenbogen dürfen nicht nach vorn zeigen, sonst werden die Deltamuskeln und nicht der Bizeps trainiert.

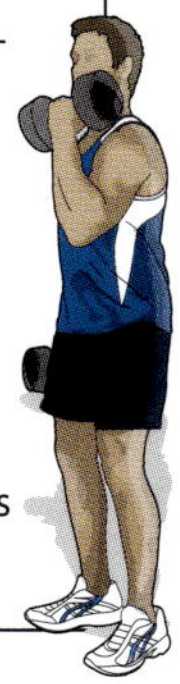

ARMBEUGE MIT KURZHANTEL AUF DER SCHRÄGBANK

ZIELMUSKELN
- Bizeps
- Oberarmmuskel
- Tiefer Fingerbeuger

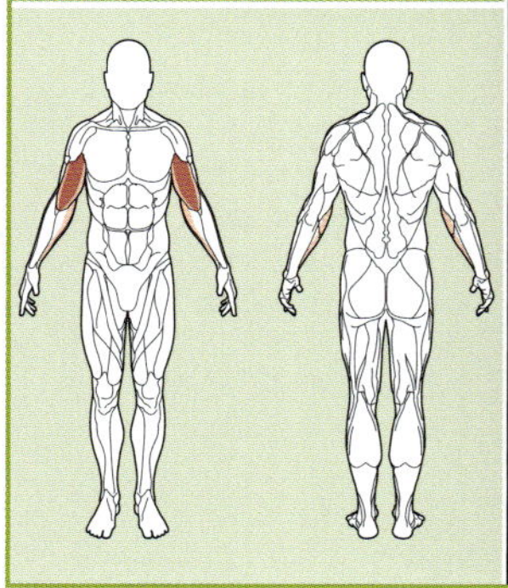

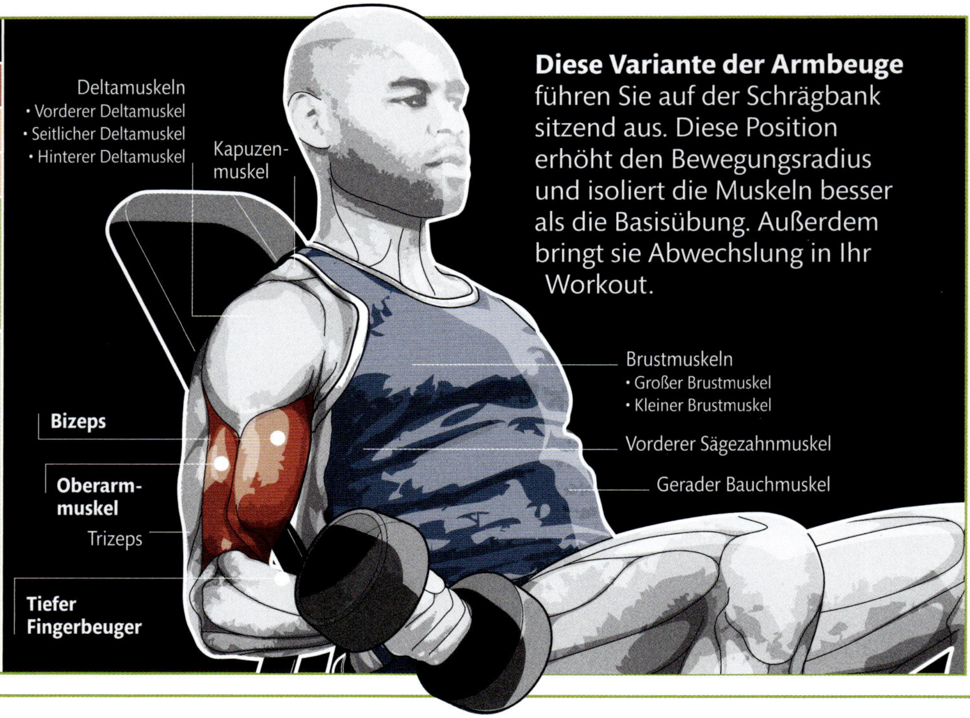

Diese Variante der Armbeuge führen Sie auf der Schrägbank sitzend aus. Diese Position erhöht den Bewegungsradius und isoliert die Muskeln besser als die Basisübung. Außerdem bringt sie Abwechslung in Ihr Workout.

KONZENTRATIONS-ARMBEUGE

ZIELMUSKELN
- Bizeps
- Oberarmmuskel

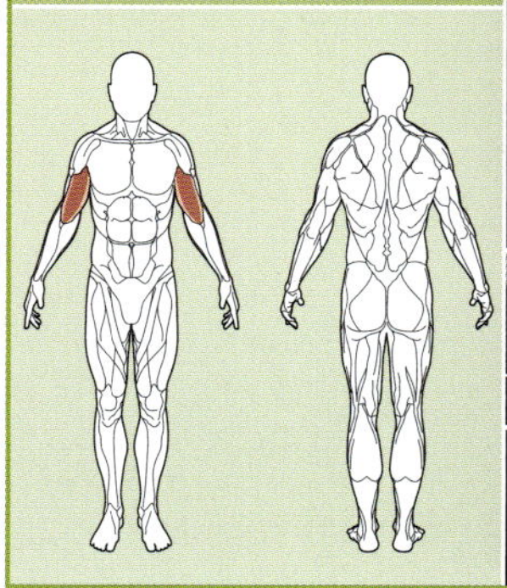

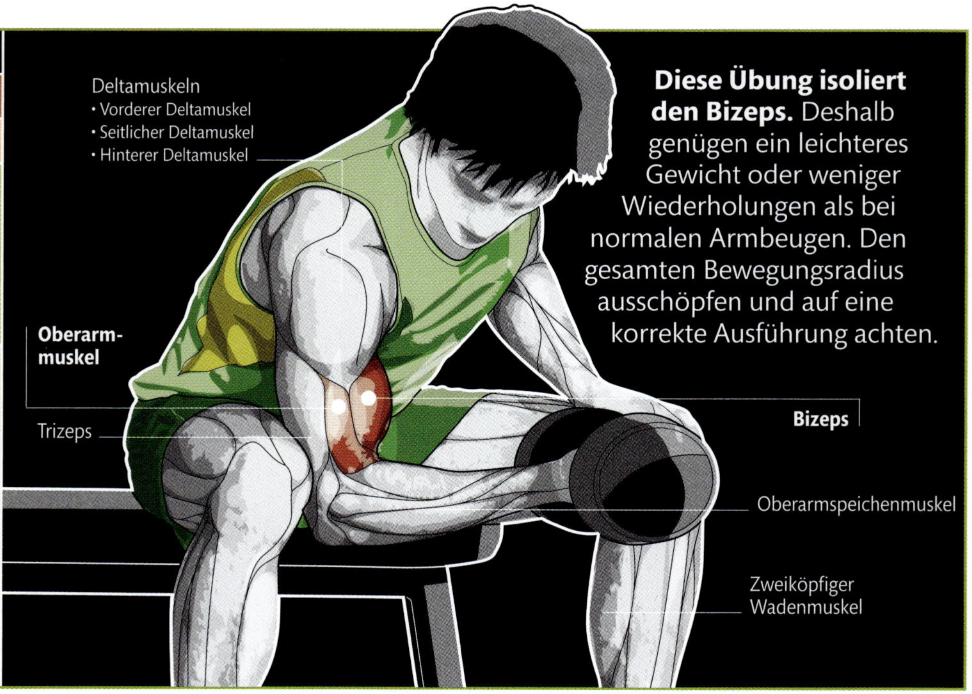

Diese Übung isoliert den Bizeps. Deshalb genügen ein leichteres Gewicht oder weniger Wiederholungen als bei normalen Armbeugen. Den gesamten Bewegungsradius ausschöpfen und auf eine korrekte Ausführung achten.

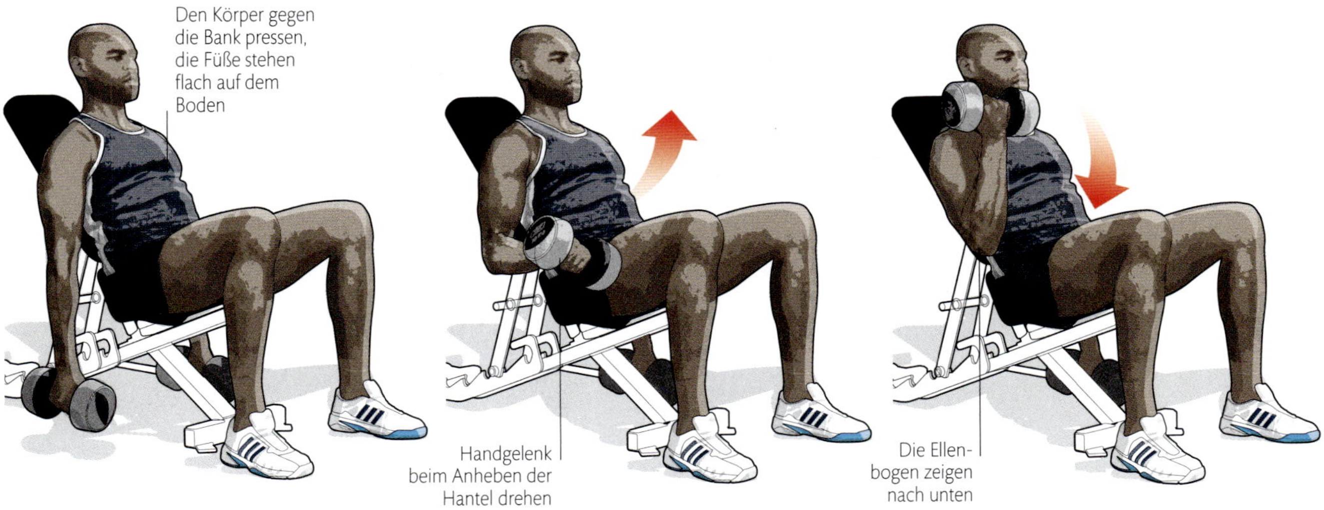

1 Nehmen Sie auf einer im 45°-Winkel geneigten Schrägbank Platz. Jede Hand hält eine Kurzhantel, die Arme hängen seitlich herab. Der Rücken muss gut gestützt sein.

2 Eine Hantel in einer bogenförmigen Bewegung zur Schulter heben, ohne damit Schwung zu holen. Dabei die Innenseite des Handgelenks zum Oberarm drehen.

3 Oben kurz pausieren und anschließend kontrolliert und langsam in die Ausgangsposition zurückkehren. Die Übung mit dem anderen Arm wiederholen.

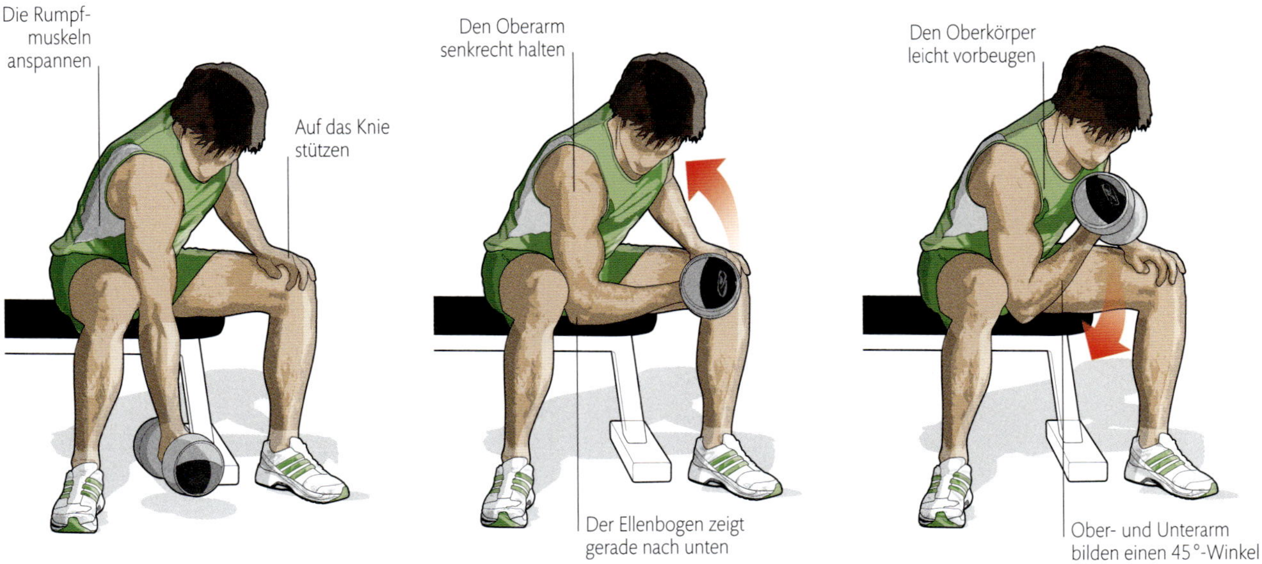

1 Auf einem Bankende sitzen, die Oberschenkel sind parallel zum Boden. Die Oberarmaußenseite gegen die Schenkelinnenseite lehnen und den Arm hängen lassen.

2 Den Arm mit der Hantel beugen und das Gewicht heben. Der Ellenbogen bewegt sich nicht nach vorn und die Oberarmaußenseite bleibt in Kontakt mit der Schenkelinnenseite.

3 Halten, wenn der Bizeps ganz kontrahiert ist und Ober- und Unterarm im 45°-Winkel sind. Kontrolliert in Position 1 zurückkehren, den Satz beenden und den anderen Arm trainieren.

ARMBEUGE AM BIZEPS-CURLPULT

ZIELMUSKELN

- Bizeps
- Oberarmmuskel
- Oberarmspeichenmuskel

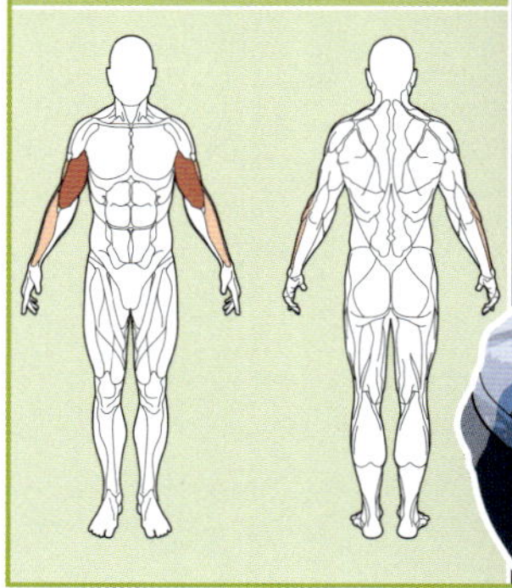

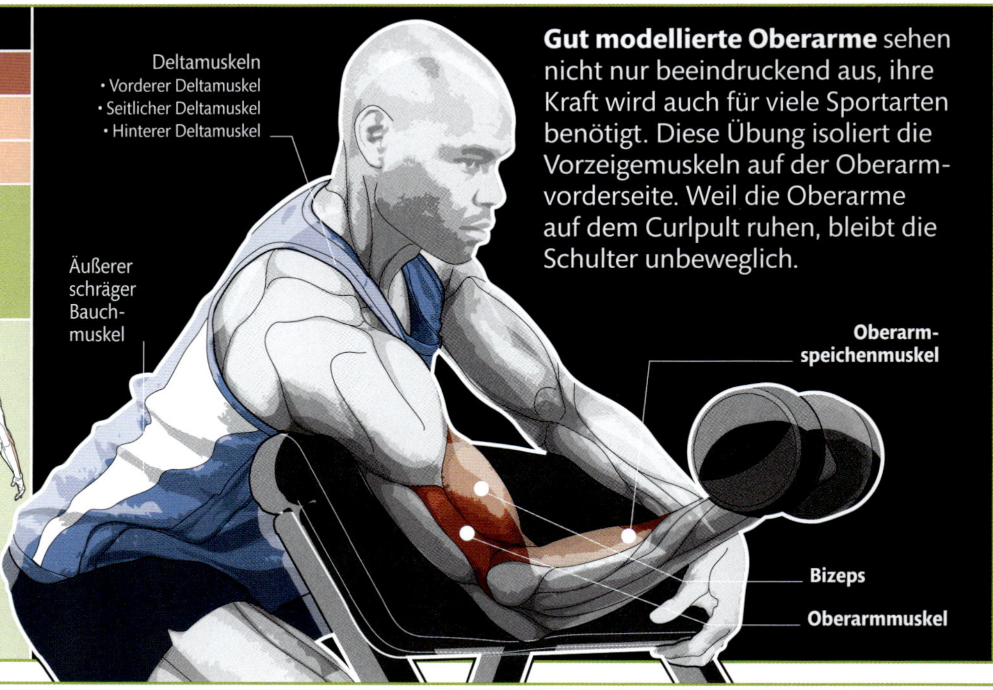

Gut modellierte Oberarme sehen nicht nur beeindruckend aus, ihre Kraft wird auch für viele Sportarten benötigt. Diese Übung isoliert die Vorzeigemuskeln auf der Oberarmvorderseite. Weil die Oberarme auf dem Curlpult ruhen, bleibt die Schulter unbeweglich.

ARMBEUGE AM KABELZUG

ZIELMUSKELN

- Bizeps
- Oberarmmuskel
- Oberarmspeichenmuskel

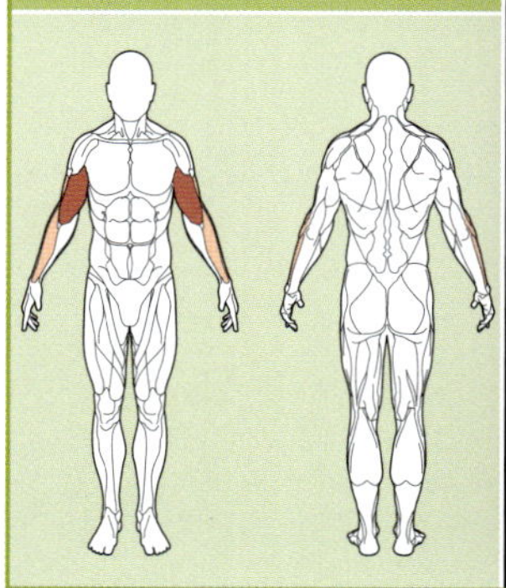

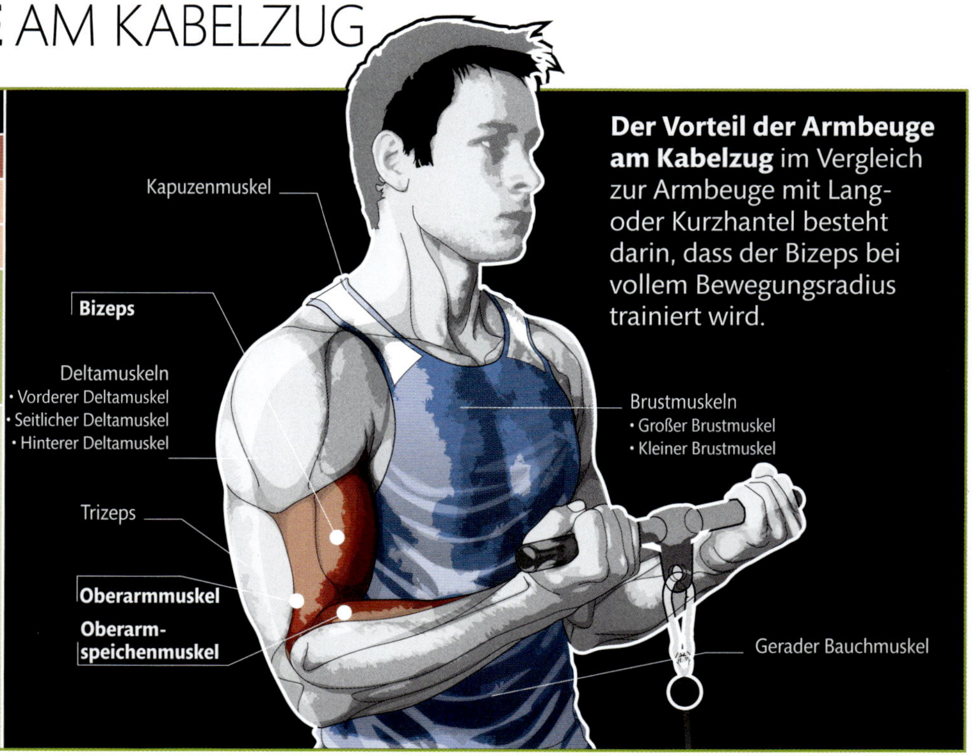

Der Vorteil der Armbeuge am Kabelzug im Vergleich zur Armbeuge mit Lang- oder Kurzhantel besteht darin, dass der Bizeps bei vollem Bewegungsradius trainiert wird.

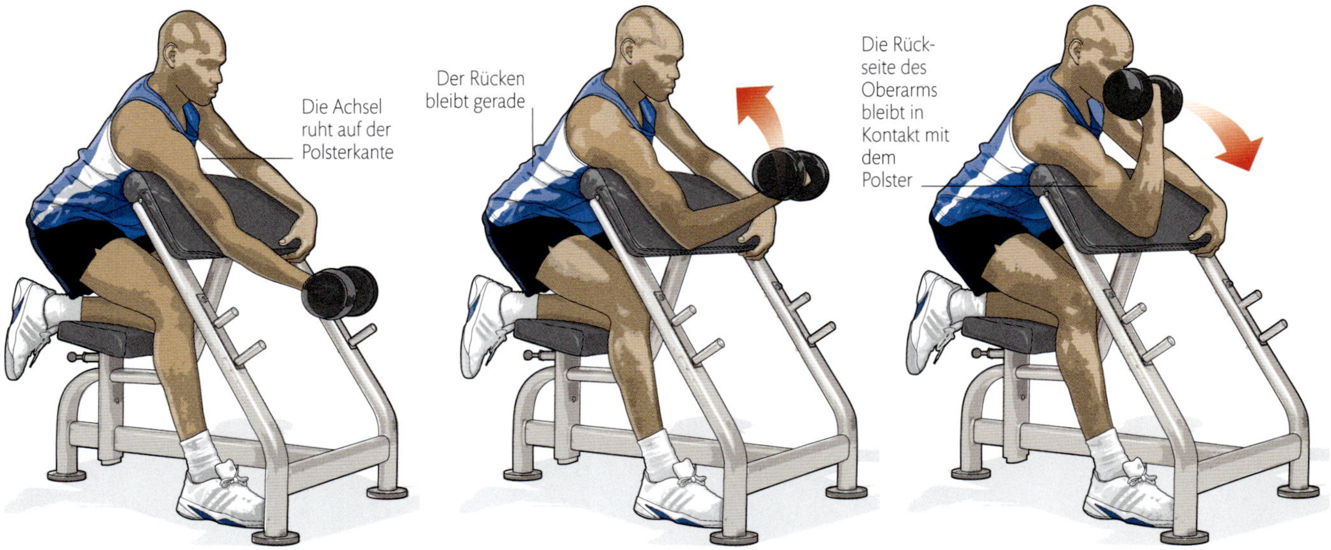
Die Achsel ruht auf der Polsterkante
Der Rücken bleibt gerade
Die Rückseite des Oberarms bleibt in Kontakt mit dem Polster

1 Setzen oder knien Sie sich auf die Bank, die Oberarmrückseite ruht auf dem Polster. Die Hantel so halten, dass die Handfläche nach oben zeigt.

2 Die Hantel langsam und kontrolliert zur Schulter anheben und dabei den gesamten Bewegungsradius ausschöpfen. Tief einatmen.

3 Die Hantel langsam und kontrolliert in die Ausgangsposition zurückbringen. Den Satz beenden und die Übung mit dem anderen Arm wiederholen.

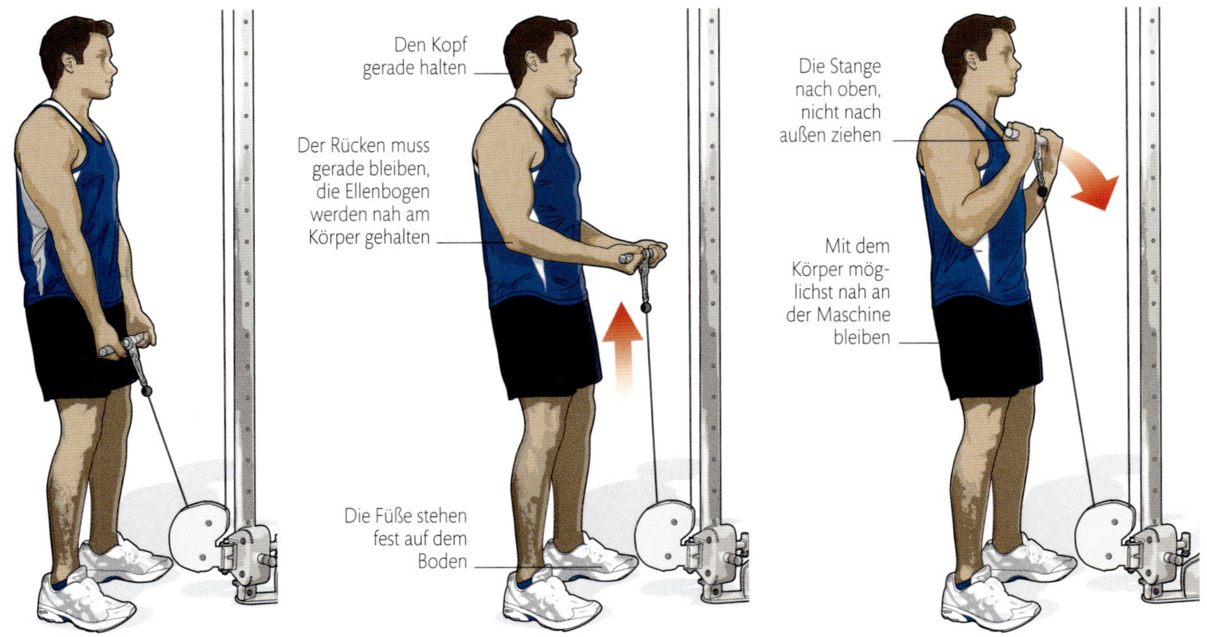
Den Kopf gerade halten
Der Rücken muss gerade bleiben, die Ellenbogen werden nah am Körper gehalten
Die Füße stehen fest auf dem Boden
Die Stange nach oben, nicht nach außen ziehen
Mit dem Körper möglichst nah an der Maschine bleiben

1 Den Kabelzug unten befestigen. Die Füße stehen hüftbreit, die Knie leicht gebeugt. Die Stange so greifen, dass die Handflächen nach vorn zeigen.

2 Die Stange langsam zur Brust ziehen. Die Bewegung erfolgt aus dem Ellenbogengelenk. Dabei ausatmen und nicht zurücklehnen.

3 Oben kurz pausieren. Dann die Stange langsam senken, bis sie sich wieder in Position 1 auf Höhe der Oberschenkel befindet.

ARMBEUGE IM OBERGRIFF MIT LANGHANTEL

ZIELMUSKELN

- Bizeps
- Oberarmspeichenmuskel

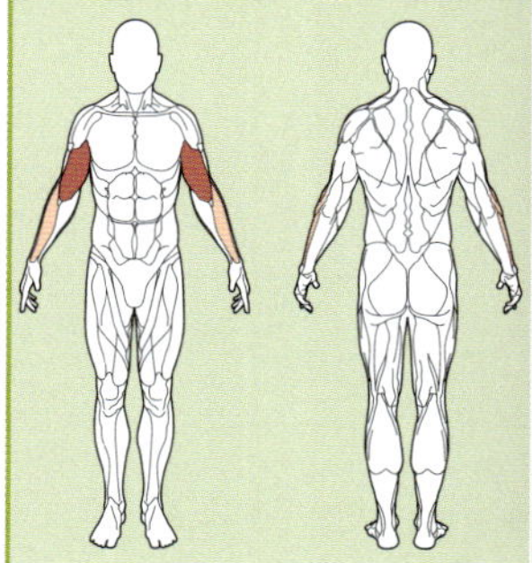

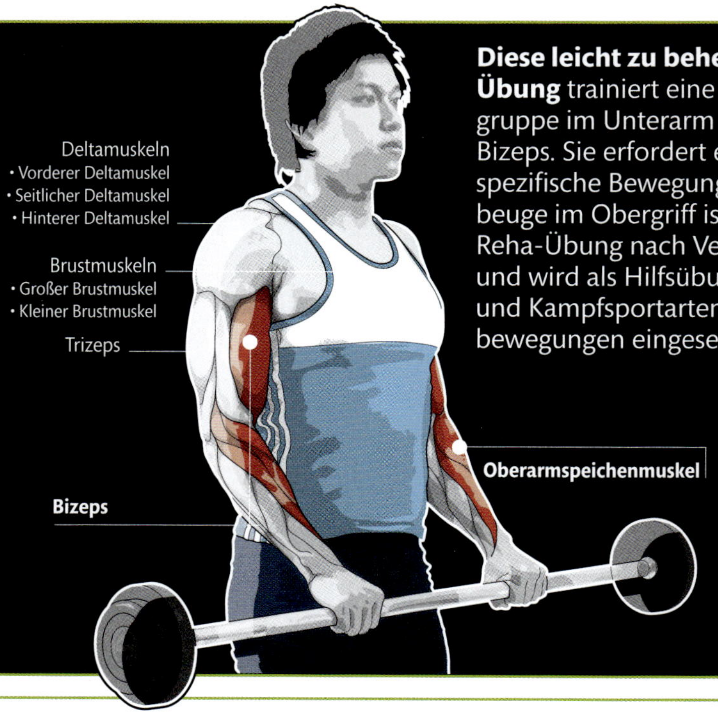

Diese leicht zu beherrschende Übung trainiert eine kleine Muskelgruppe im Unterarm sowie den Bizeps. Sie erfordert eine sehr spezifische Bewegung. Die Armbeuge im Obergriff ist eine beliebte Reha-Übung nach Verletzungen und wird als Hilfsübung für Kontakt- und Kampfsportarten mit Greifbewegungen eingesetzt.

ARMBEUGE IM OBERGRIFF AM KABELZUG

ZIELMUSKELN

- Bizeps
- Oberarmspeichenmuskel

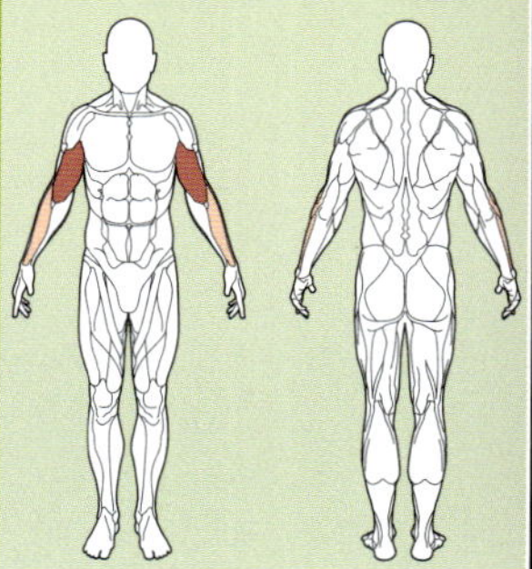

Wenn man den Kabelzug unten befestigt und eine kurze Stange wählt, ist die Übung etwas einfacher als mit freien Gewichten (s. oben). Die konstante Spannung des Kabelzugs stellt für die Unterarmmuskeln eine andersartige Beanspruchung dar.

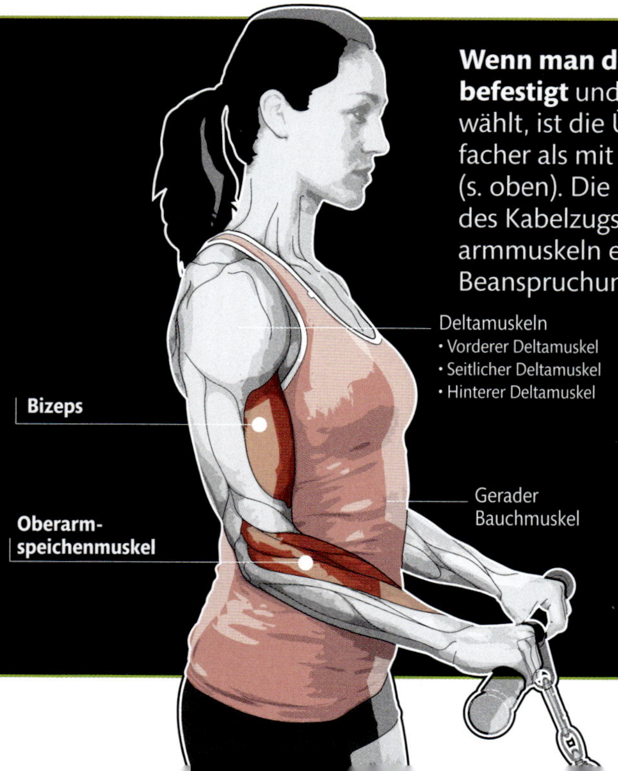

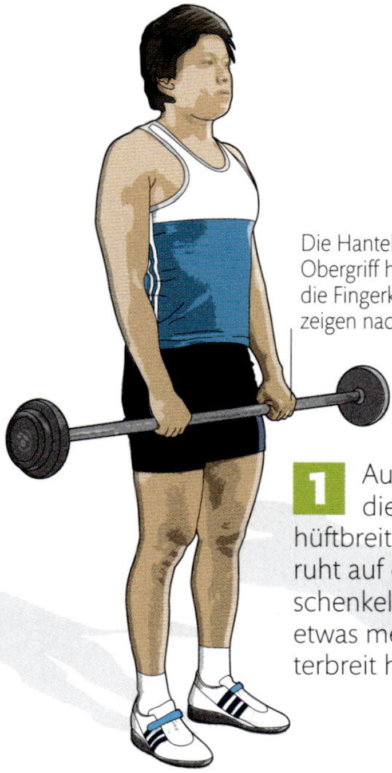

1 Aufrecht stehen, die Füße stehen hüftbreit, die Hantel ruht auf den Oberschenkeln. Die Hantel etwas mehr als schulterbreit halten.

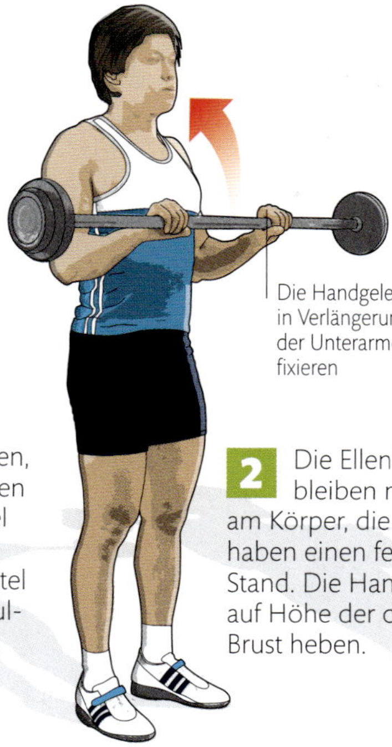

2 Die Ellenbogen bleiben nah am Körper, die Füße haben einen festen Stand. Die Hantel auf Höhe der oberen Brust heben.

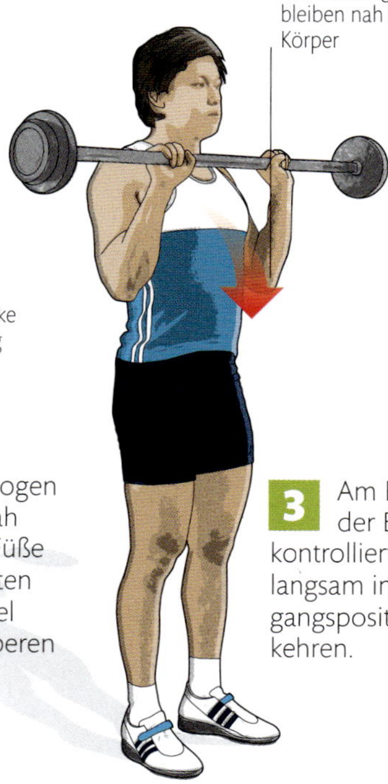

3 Am Endpunkt der Bewegung kontrolliert und langsam in die Ausgangsposition zurückkehren.

1 Der Kabelzug ist unten befestigt, die Füße stehen hüftbreit. Die Stange im Obergriff halten, die Fingerknöchel zeigen nach vorn.

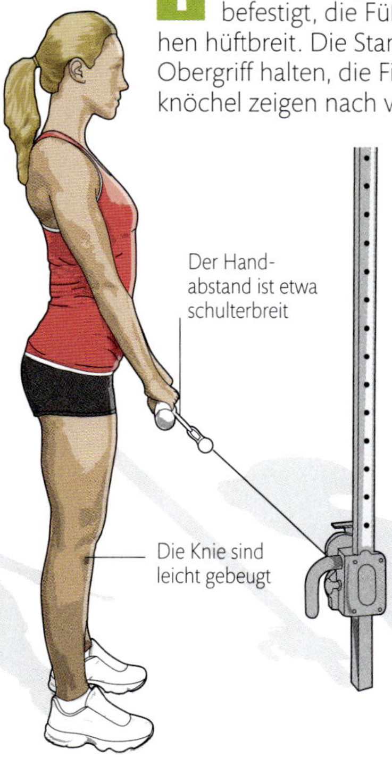

2 Die Stange zum oberen Brustbereich ziehen. Die Ellenbogen bleiben dabei nah am Körper.

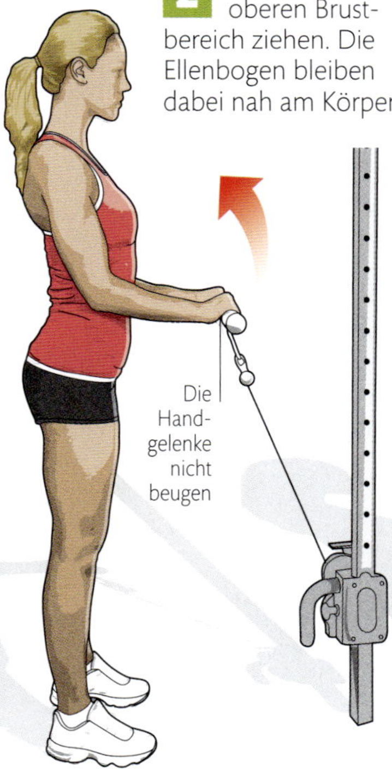

3 Wenn die Stange die Brust berührt, kurz pausieren. Dann kontrolliert in Position 1 zurückkehren.

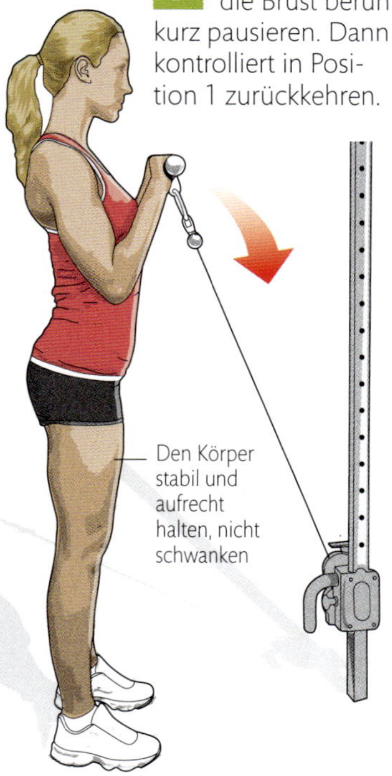

HANDGELENKSTRECKEN

ZIELMUSKELN

- Langer speichenseitiger Handstrecker
- Kurzer speichenseitiger Handstrecker
- Ellenseitiger Handstrecker

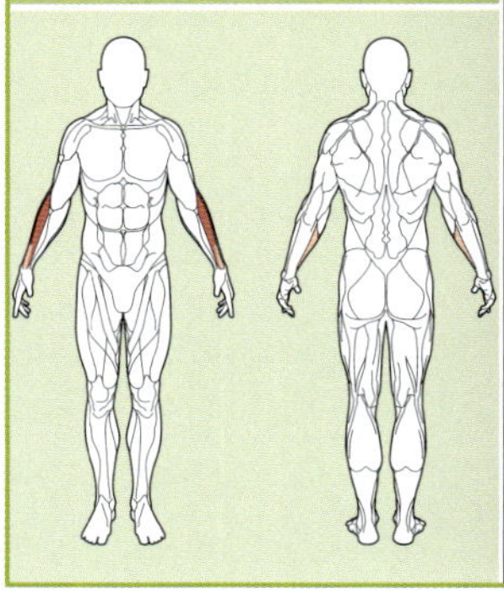

Beim Training mit schweren Gewichten stellt ein schwacher Griff ein Problem dar. Diese Übung kräftigt die Unterarme, sodass die großen Muskelgruppen länger mit schwereren Gewichten belastet werden können.

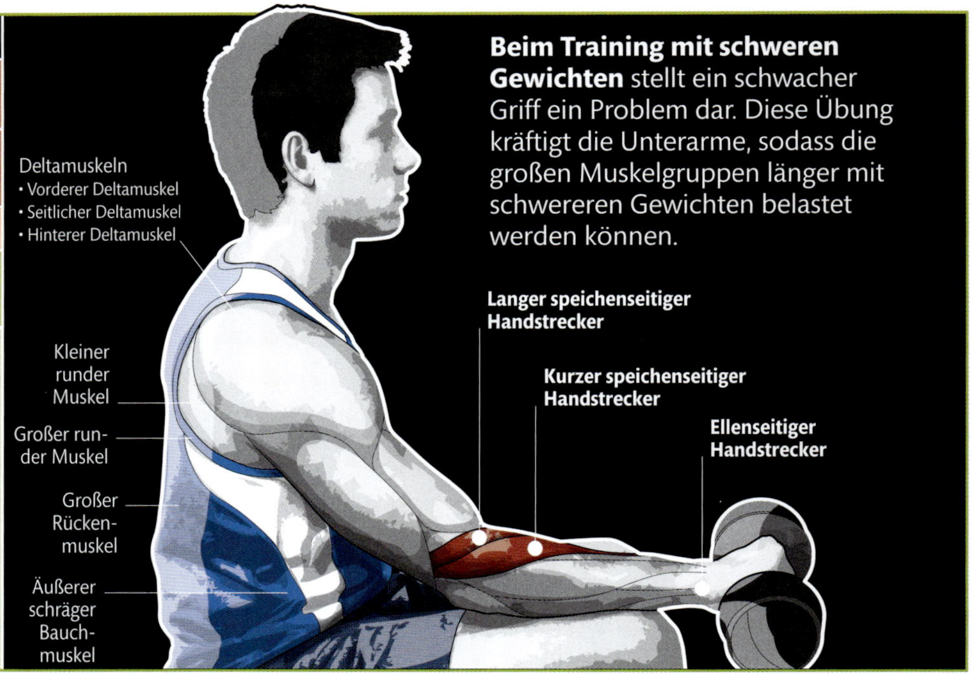

HANDGELENKBEUGEN

ZIELMUSKELN

- Langer Hohlhandmuskel
- Speichenseitiger Handbeuger
- Ellenseitiger Handbeuger
- Tiefer Fingerbeuger

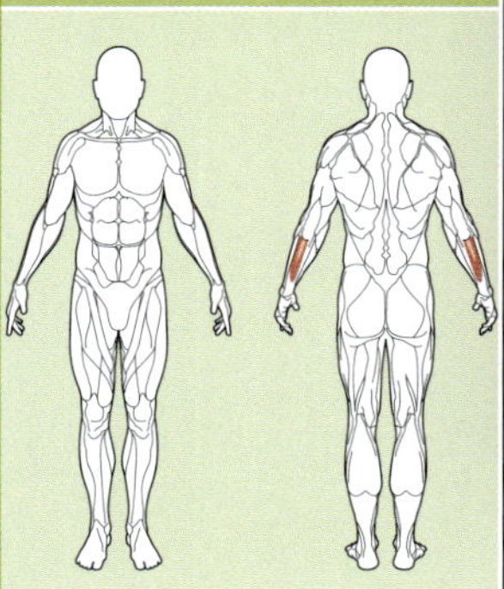

Diese Übung isoliert die Unterarme. Von ihr profitiert jeder, der schwer hebt – sei es am Arbeitsplatz oder bei einem sportlichen Wettkampf.

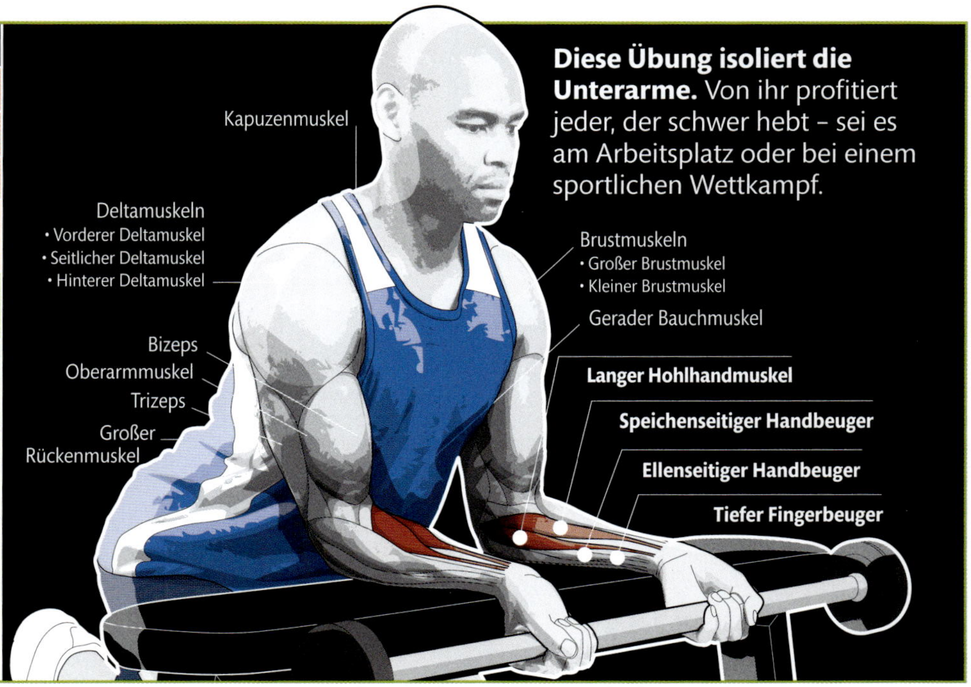

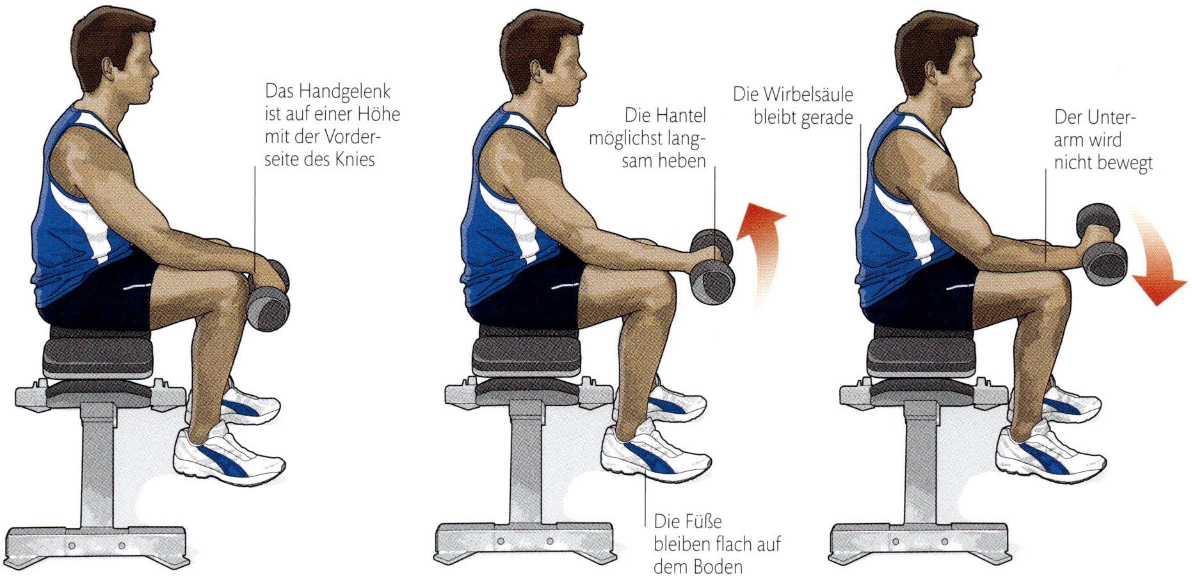

1 Setzen Sie sich auf eine Bank und greifen Sie eine Hantel im Obergriff. Der Unterarm ruht längs auf dem Oberschenkel.

2 Der Unterarm wird nicht bewegt, wenn Sie die Hantel nun langsam und kontrolliert aus dem Handgelenk über die Horizontale hinaus anheben.

3 Die Hantel nur aus dem Handgelenk langsam in die Ausgangsposition zurückbringen. Den Satz beenden und die Übung mit dem anderen Arm wiederholen.

VORSICHT!

Den Griff beim Ablassen fest schließen, sonst riskieren Sie, Ihre Handgelenke zu verletzen oder das Gewicht fallen zu lassen.

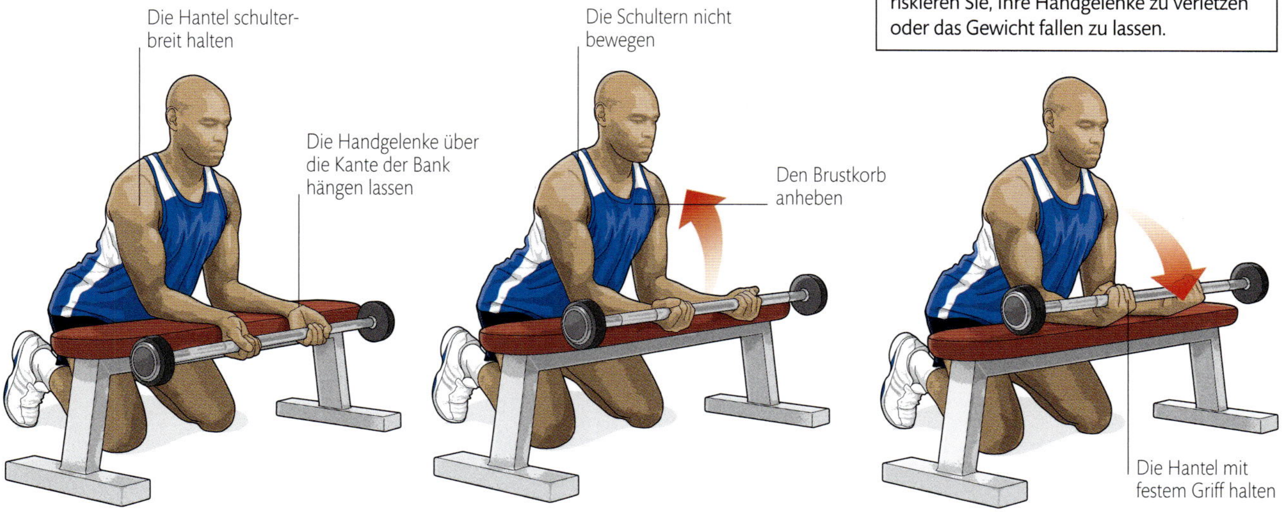
Die Hantel schulterbreit halten
Die Handgelenke über die Kante der Bank hängen lassen
Die Schultern nicht bewegen
Den Brustkorb anheben
Die Hantel mit festem Griff halten

1 Auf einer Matte vor eine Bank knien. Die Hantel so halten, dass die Handflächen nach oben zeigen. Die Unterarme ruhen auf dem Bankpolster.

2 Die Unterarme werden nicht bewegt. Die Hantel aus den Handgelenken heraus so hoch heben, wie es Ihnen möglich ist.

3 Die Hantel langsam in die Ausgangsposition zurückbringen, ohne die Arme zu strecken oder den Rumpf vorzubeugen. Die Hantel stets gut festhalten.

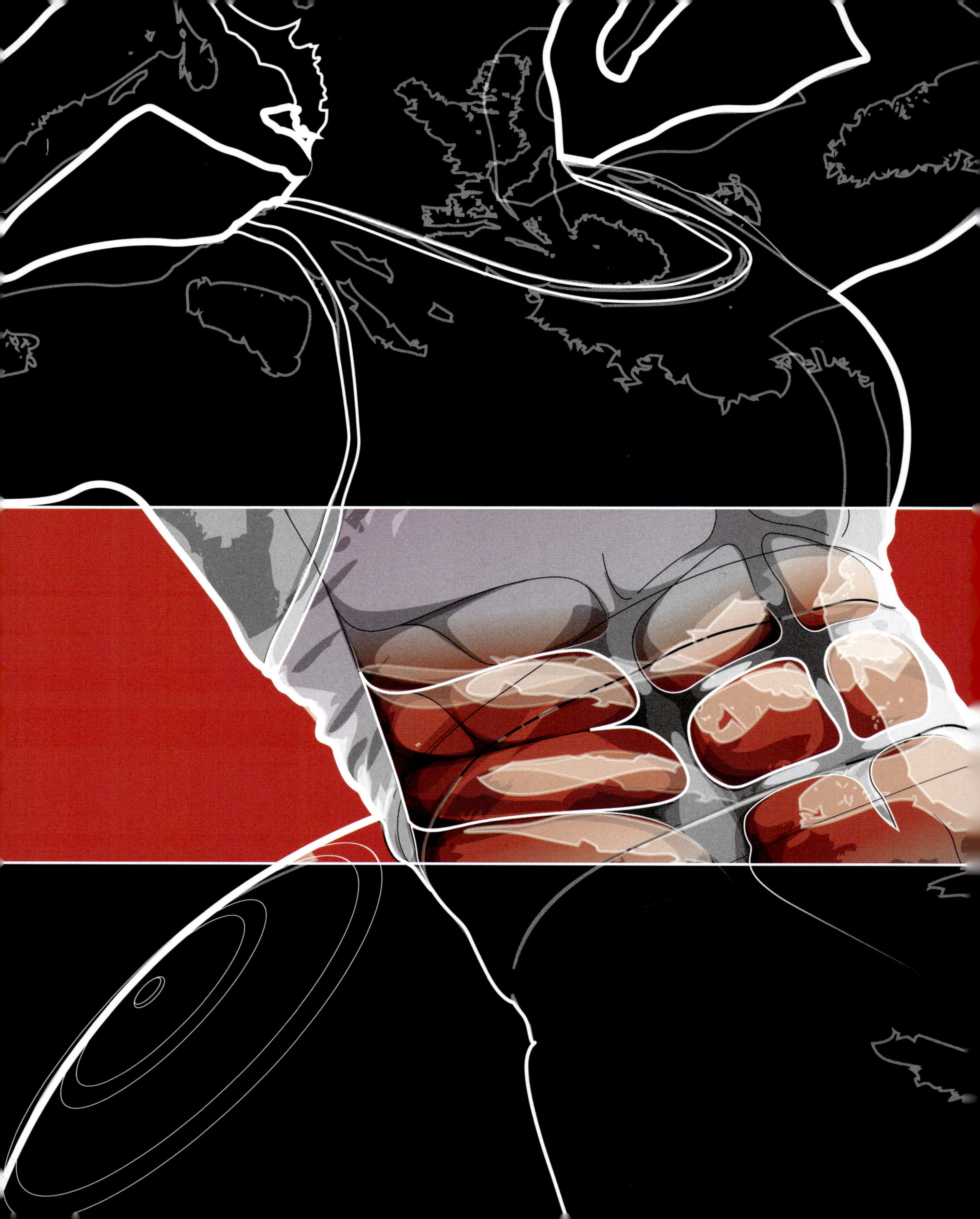

8

RUMPF- UND BAUCHMUSKELN

BAUCHPRESSEN

ZIELMUSKELN

- Gerader Bauchmuskel
- Äußerer schräger Bauchmuskel

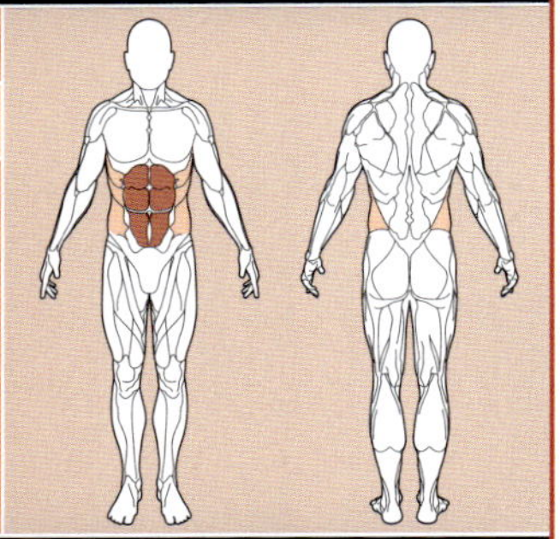

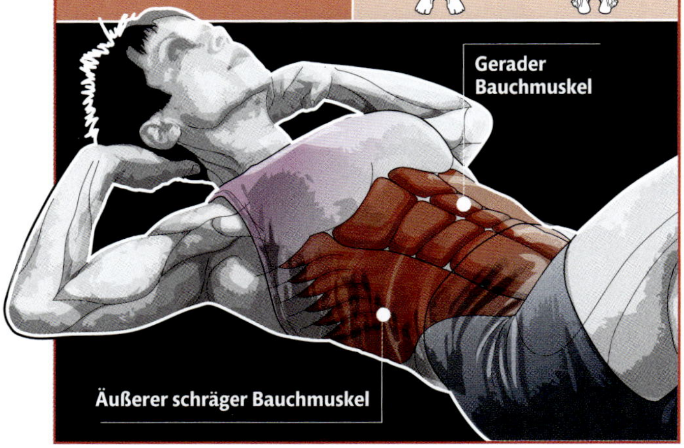

Das Bauchpressen ist eine einfache, sehr beliebte Basisübung. Sie sorgt für kräftige Rumpfmuskeln und verbessert die Haltung – vorausgesetzt, die Ausführung ist korrekt.

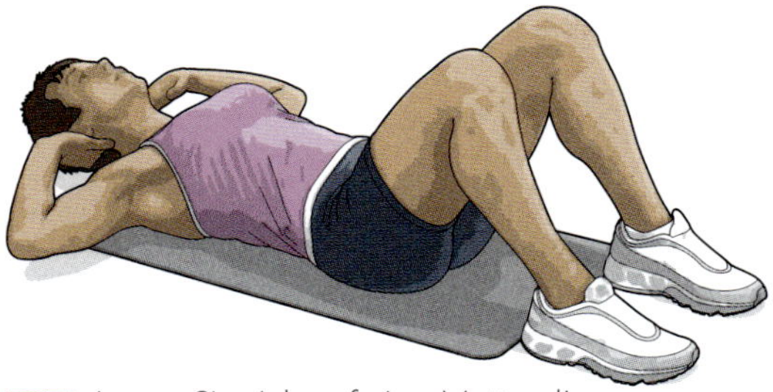

1 Legen Sie sich auf eine Matte, die Knie sind gebeugt, die Füße flach. Die Hände liegen seitlich am Kopf.

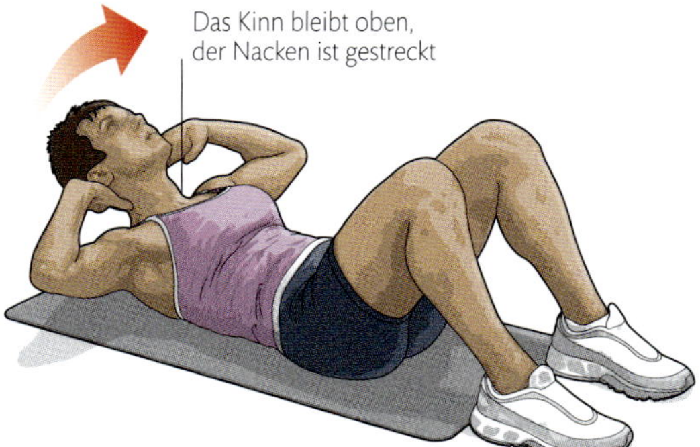
Das Kinn bleibt oben,
der Nacken ist gestreckt

2 Die Rumpfmuskeln anspannen, Schultern und oberen Rücken vom Boden lösen. Die Position kurz halten.

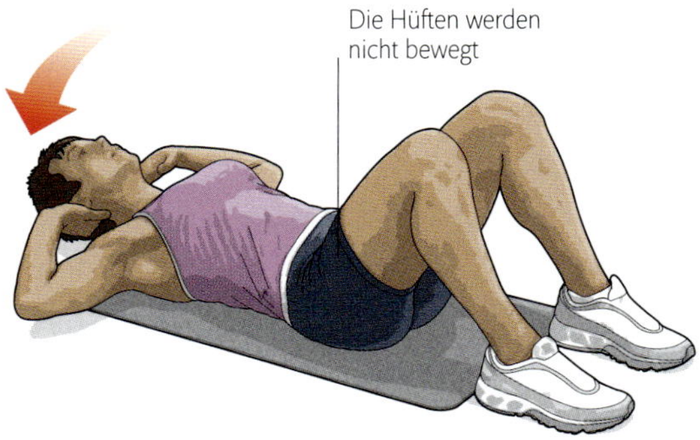
Die Hüften werden
nicht bewegt

3 Den Oberkörper wieder langsam und kontrolliert zum Boden absenken, dabei aber nicht in die Schwerkraft fallen lassen.

VARIANTE

Um den Bauch noch effektiver zu trainieren, halten Sie oben inne und streichen mit den Handflächen an den Oberschenkeln ab und wieder auf. Der Bewegungsradius ist gering, aber wenn Sie das Bauchpressen mit jedem Mal verstärken, bringt das zusätzliche Kraft. Bei jeder Wiederholung etwa fünf »Mini-Bauchpressen« einbauen.

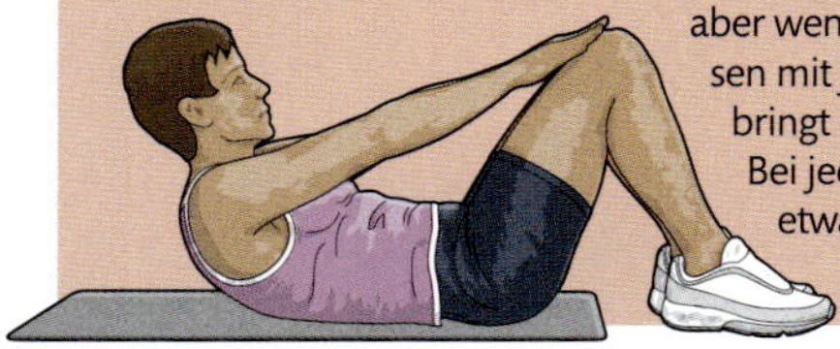

VARIANTE

Um die äußeren schrägen Bauchmuskeln zu trainieren, drehen Sie den Oberkörper leicht ein. Dabei bringen Sie abwechselnd Ihren linken Ellenbogen zum rechten Knie und umgekehrt.

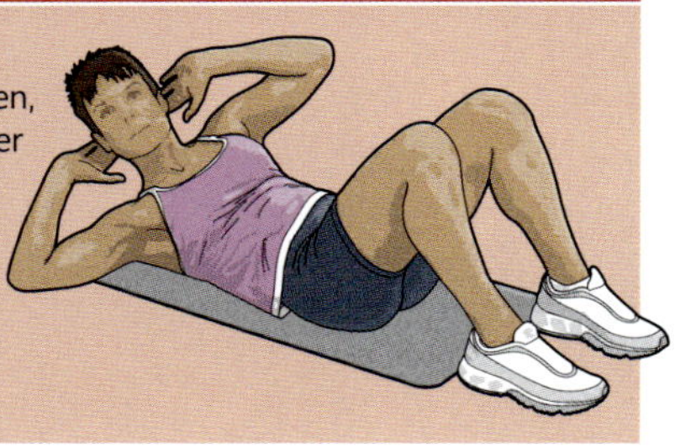

RUMPFBEUGE

ZIELMUSKELN

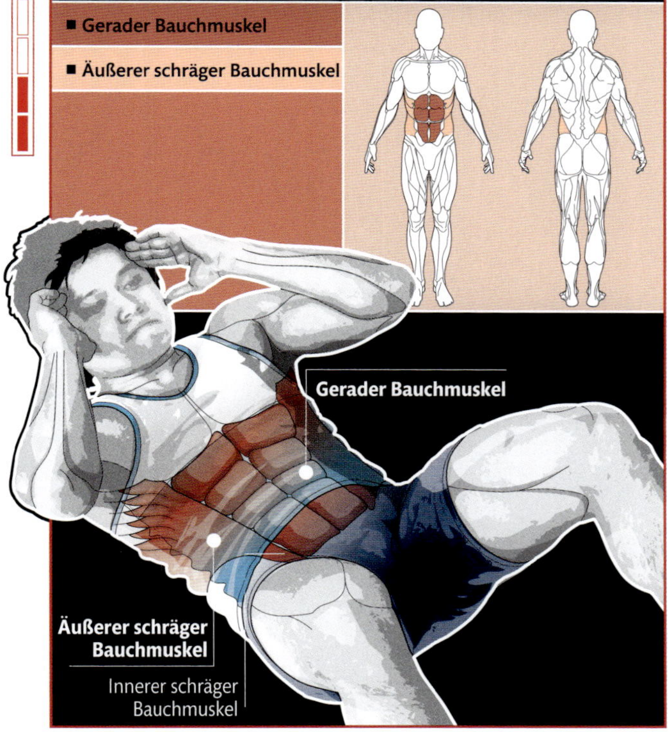

Die klassische Rumpfbeuge ist noch heute Teil vieler Trainingsprogramme. Sie ist eine ausgezeichnete Bauchübung – allerdings nicht bei Problemen im unteren Rücken oder bei schwachen Rumpfmuskeln.

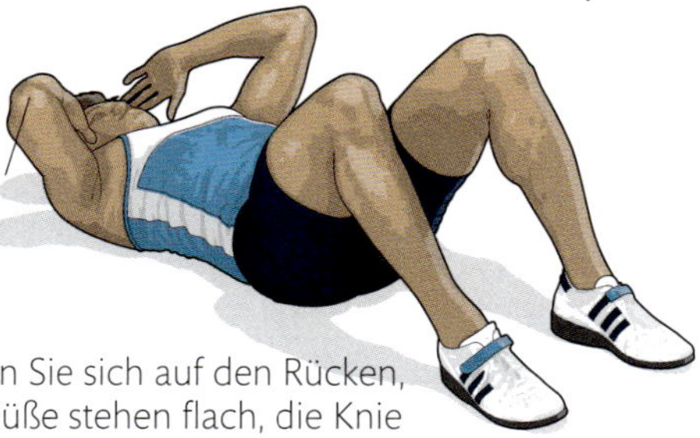
Ellenbogen beugen und die Finger an die Schläfen legen

1 Legen Sie sich auf den Rücken, die Füße stehen flach, die Knie sind gebeugt, damit die Wirbelsäule nicht unnötig belastet wird.

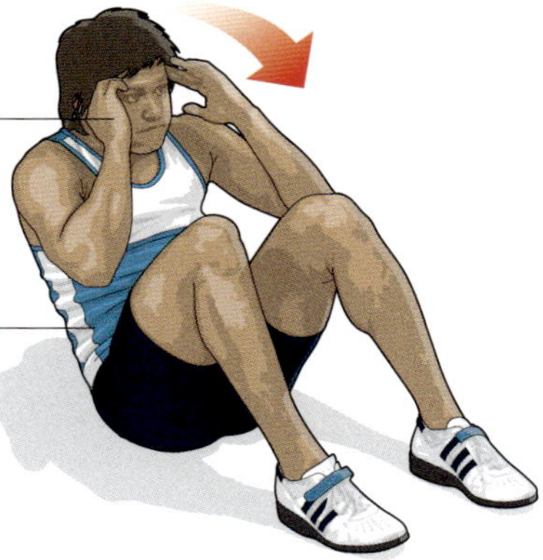
Nicht mit Schwung hochkommen
Bauchmuskeln fest anspannen und beim Aufrichten ausatmen

2 Die Rumpfmuskeln anspannen, den Oberkörper so vom Boden lösen, dass nur noch das Gesäß und die Füße den Boden berühren.

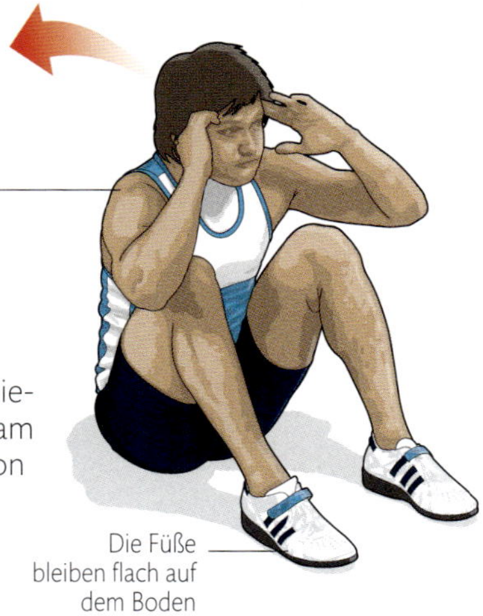
Schultern nach innen bringen
Die Füße bleiben flach auf dem Boden

3 Oben kurz pausieren, dann langsam in die Ausgangsposition absenken.

VARIANTE

Wenn Sie die Position der Arme ändern, verändert sich der Schwierigkeitsgrad. Sind die Arme zu den Knien gestreckt, ist der Widerstand am geringsten. Verschränkt man sie stattdessen vor der Brust oder hinter dem Kopf, wird es anstrengender. Fortgeschrittene halten eine Gewichtsplatte vor die Brust.

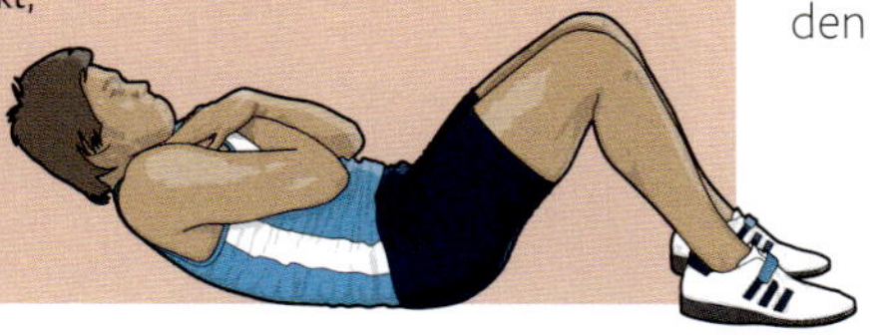

VARIANTE

Wenn Sie die Beine auf eine Bank oder eine andere erhöhte Plattform legen, isoliert das die Bauchmuskeln von den Hüftbeugern und trainiert sie noch effektiver.

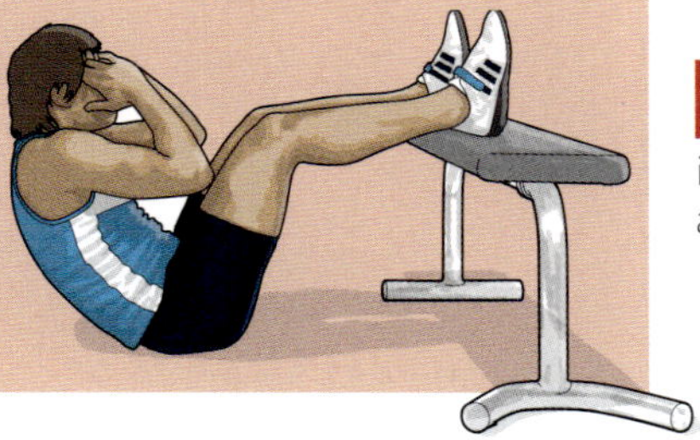

VERKEHRTES BAUCHPRESSEN

ZIELMUSKELN

- Gerader Bauchmuskel
- Äußerer schräger Bauchmuskel
- Lenden-Darmbein-Muskel
- Gerader Muskel des Oberschenkels

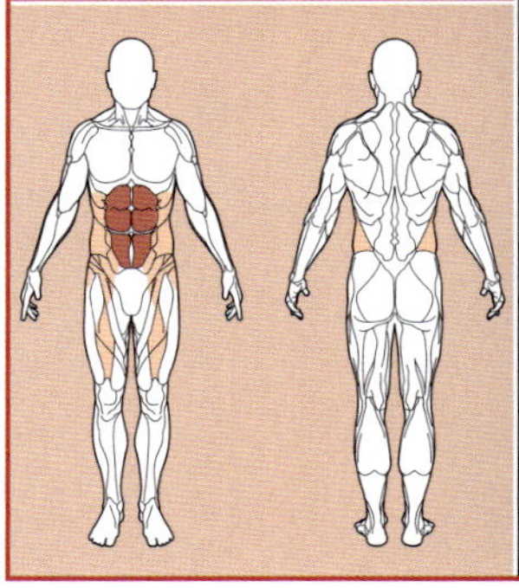

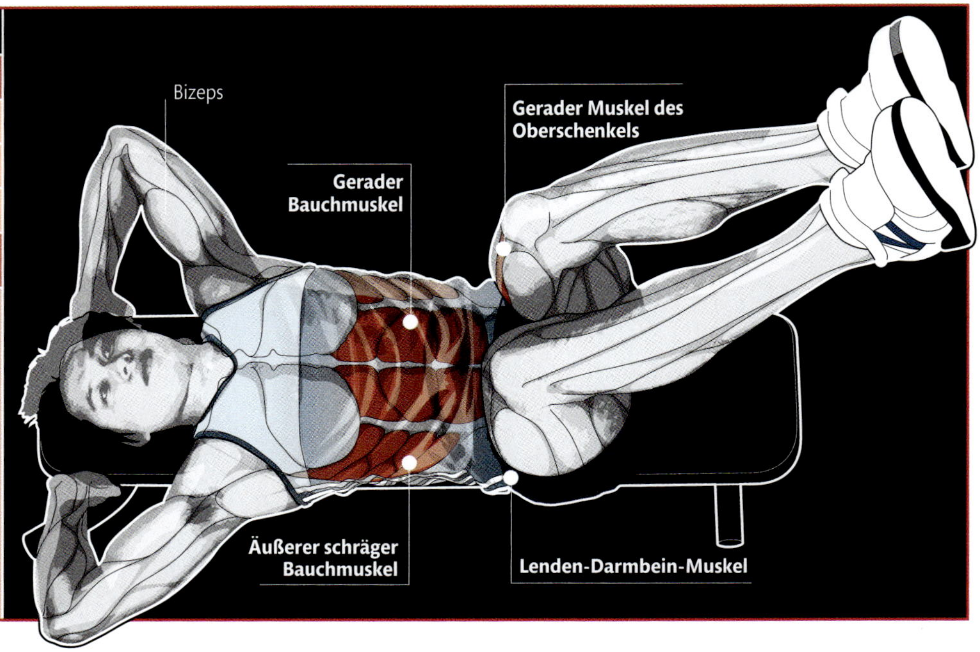

Bei dieser Version des Bauchpressens bewegt man die Beine, nicht den Oberkörper. Die Übung trainiert die unteren Bauchmuskeln, die geraden Muskel der Oberschenkel und die Hüftbeuger. Sie ist für viele Sportarten als allgemeines Konditionstraining zu empfehlen.

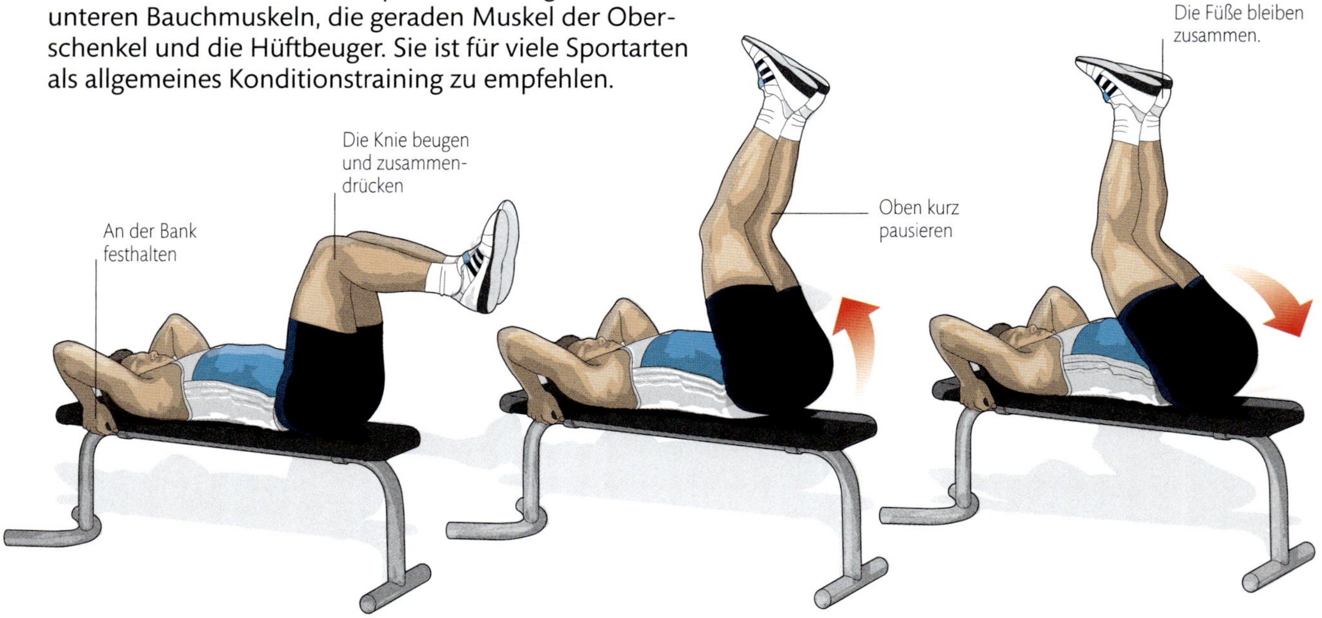

1 Legen Sie sich mit Kopf, Schultern und Gesäß auf eine stabile Bank. Hüften und Knie im rechten Winkel beugen.

2 Die Beine strecken und das Gesäß langsam von der Bank lösen, und zwar mithilfe der Bauchmuskeln und nicht mit Schwung.

3 Die Bauchmuskeln anspannen und mit den Beinen langsam in die Ausgangsposition zurückkehren. Das Gesäß sollte nur knapp auf der Bank aufliegen.

BAUCHPRESSEN SCHRÄG

ZIELMUSKELN

- Gerader Bauchmuskel
- Äußerer schräger Bauchmuskel

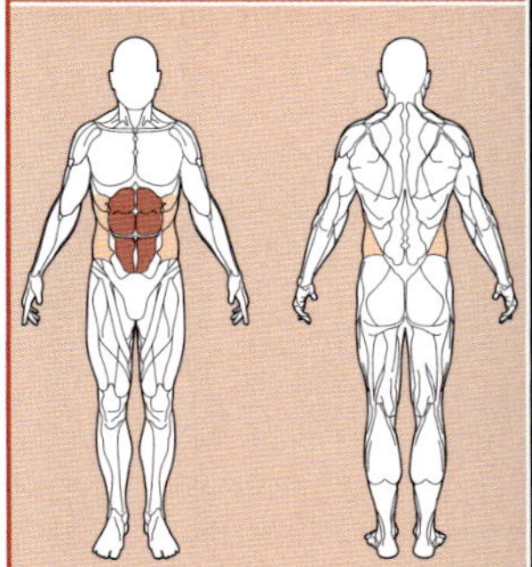

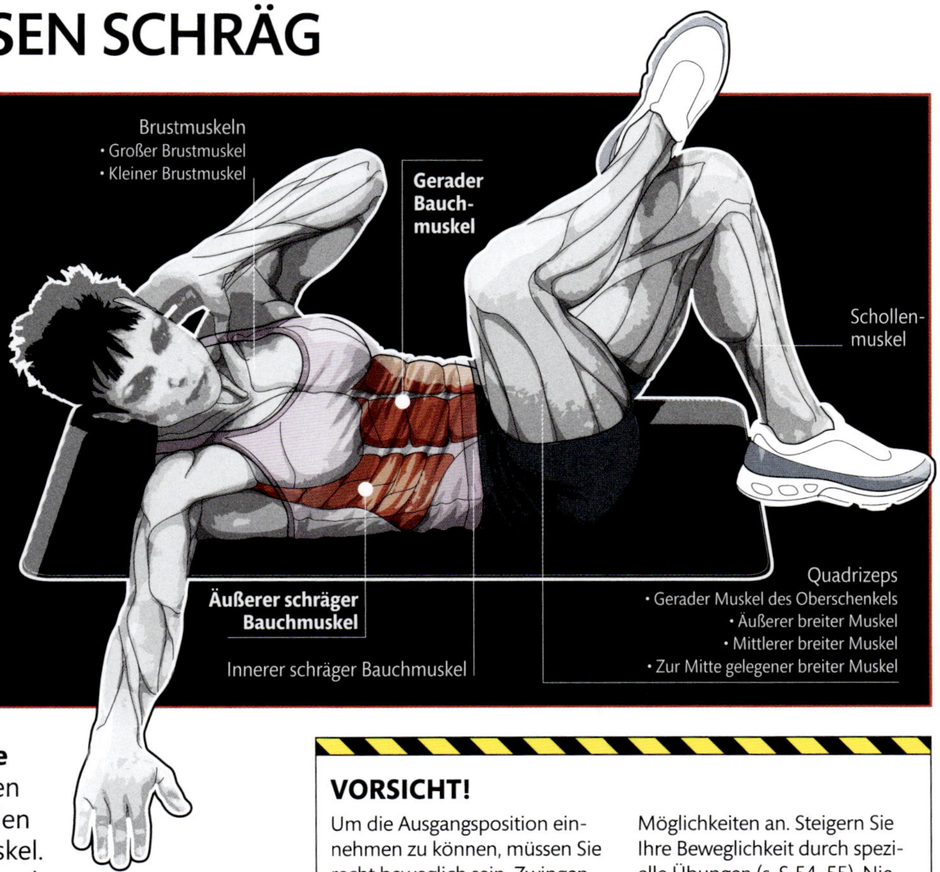

Diese recht anspruchsvolle Übung trainiert vor allem den geraden Bauchmuskel und den äußeren schrägen Bauchmuskel. Sie ist gut für die Kondition und für zahlreiche Sportarten.

VORSICHT!

Um die Ausgangsposition einnehmen zu können, müssen Sie recht beweglich sein. Zwingen Sie Ihren Körper nicht in eine unangenehme Haltung, sondern passen Sie die Übung Ihren Möglichkeiten an. Steigern Sie Ihre Beweglichkeit durch spezielle Übungen (s. S. 54–55). Nie an Kopf oder Nacken ziehen, das kann zu Verletzungen der Wirbelsäule führen.

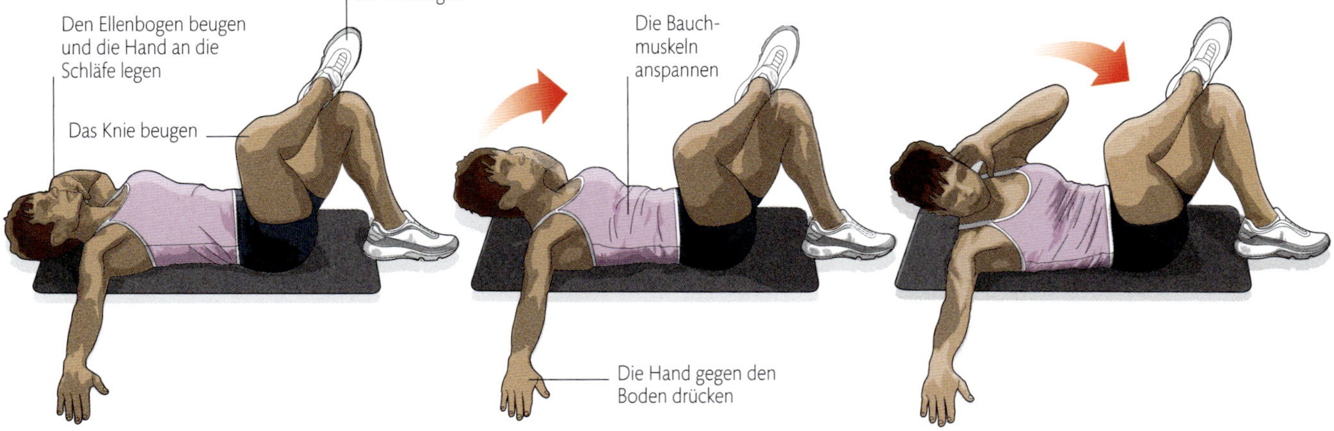

1 Legen Sie sich auf eine Matte, die Knie sind gebeugt. Den rechten Arm strecken, das rechte Bein auf das linke Knie legen.

2 Den Kopf heben und zum gebeugten Knie blicken. Gleichzeitig die Bauchmuskeln anspannen und den linken Ellenbogen heben.

3 Den linken Ellenbogen in Richtung des rechten Knies heben. Kurz pausieren und kontrolliert in die Ausgangsposition zurückkehren.

BAUCHPRESSEN MIT ERHÖHTEN BEINEN

ZIELMUSKELN
- Gerader Bauchmuskel
- Äußerer schräger Bauchmuskel
- Querer Bauchmuskel

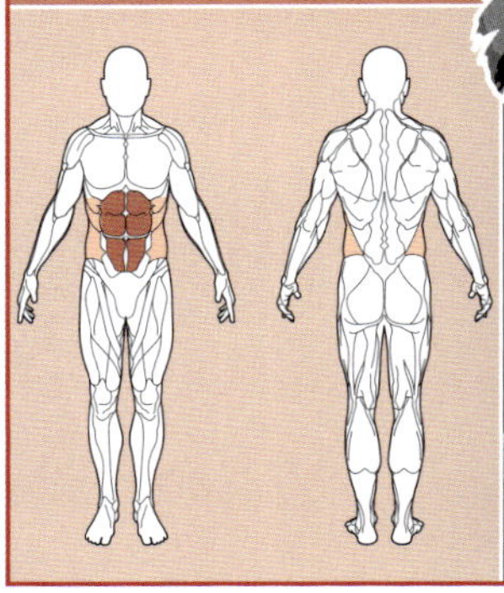

Diese eher leichte Übung trainiert vor allem den oberen Teil des geraden Bauchmuskels und nimmt den Druck vom unteren Rücken. Führen Sie sie mit gebeugten Knien und fest verankerten Füßen aus.

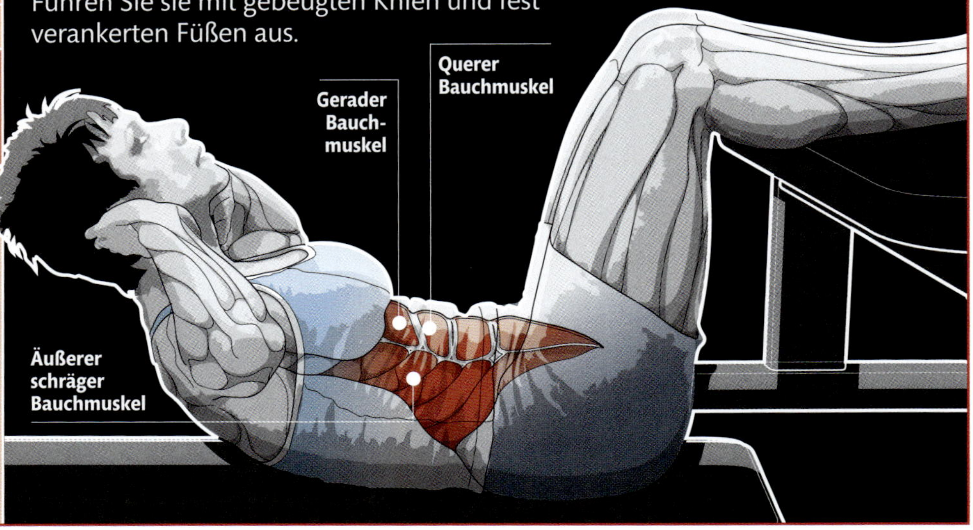

BAUCHPRESSEN MIT BALL

ZIELMUSKELN
- Gerader Bauchmuskel
- Äußerer schräger Bauchmuskel

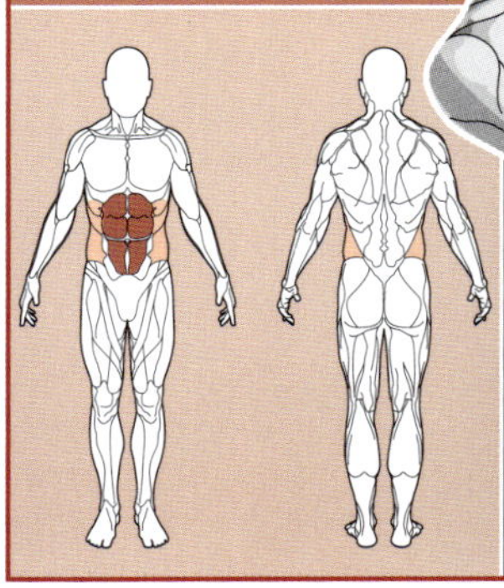

Wenn Sie die Bauchpressen auf einem Gymnastikball trainieren, müssen Sie die Bauch- und Rumpfmuskeln ständig anspannen. Die tiefe Rumpfmuskulatur spielt bei der Stabilisierung des Körpers auf dem beweglichen Ball eine wichtige Rolle.

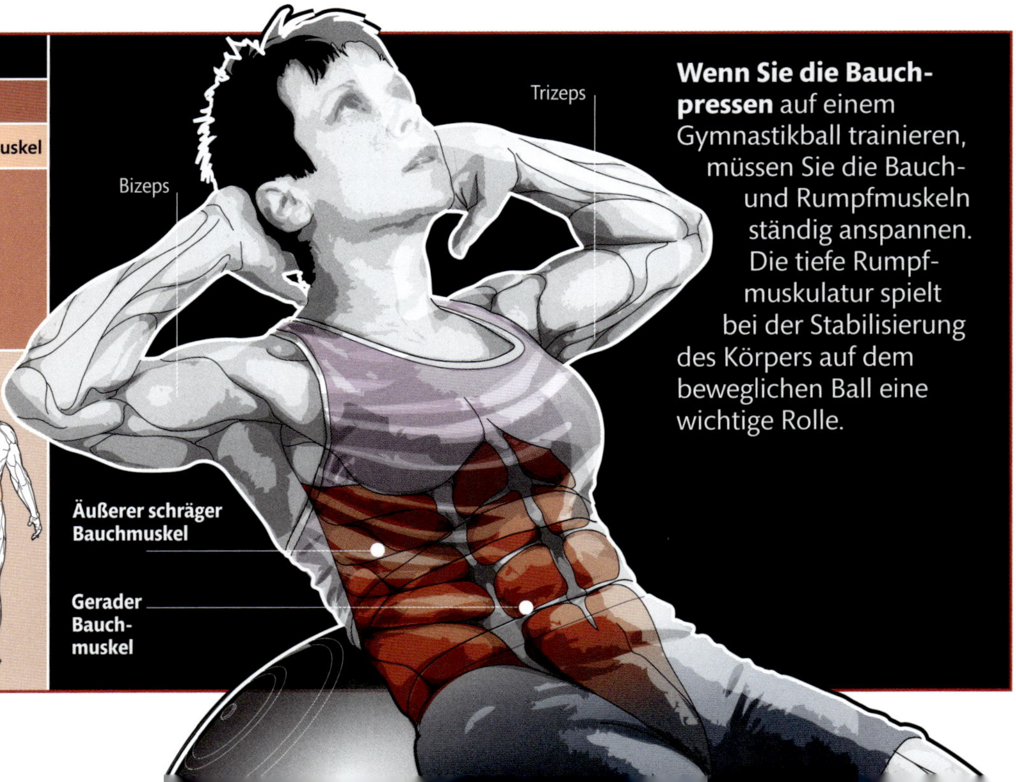

VARIANTE

Drehen Sie den Rumpf leicht zur Seite, wenn Sie mit dem Oberkörper hochkommen. Das trainiert zusätzlich die äußeren und inneren schrägen Bauchmuskeln.

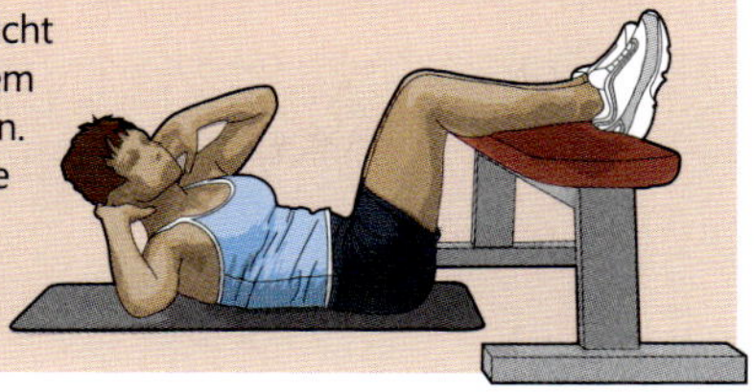

VORSICHT!

Die Füße einfach nur auf die Bank legen, nicht unter der Bank einhaken, um einen Hebel zu erzeugen. Das belastet den unteren Rücken. Auch nicht an Kopf oder Nacken ziehen! Achten Sie darauf, dass der untere Rücken und das Gesäß stets Kontakt zum Boden haben. Kopf und Arme nicht nach vorn reißen, wenn die Bauchmuskeln zu ermüden beginnen.

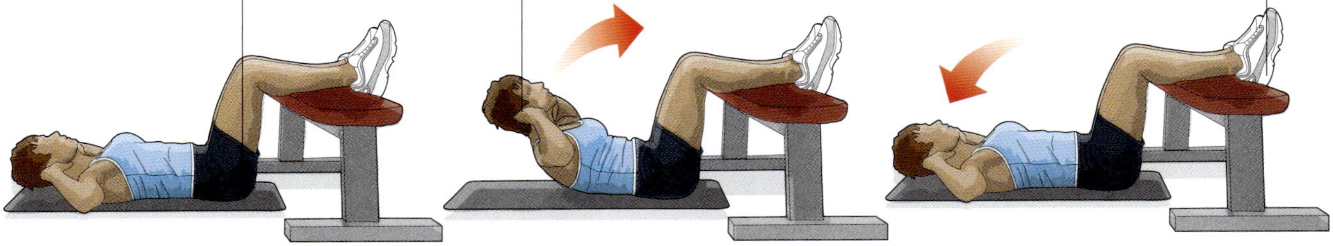
Den Kopf als Erstes anheben. Schultern und Po bleiben am Boden
Die Hände seitlich an den Kopf legen
Die Fersen an der hinteren Kante der Bank einhaken

1 Legen Sie sich auf eine Matte. Die Knie sind im 90°-Winkel gebeugt, die Waden liegen auf der Bank, die Fersen hängen über die hintere Kante.

2 Tief einatmen und die Schultern vom Boden heben. Die Bauchmuskeln aktiv zusammenziehen und den Oberkörper zu den Knien bringen.

3 Ausatmen und am Ende der Bewegung kurz pausieren. Dann kontrolliert und langsam in die Ausgangsposition zurückkehren.

VORSICHT!

Achten Sie darauf, dass Sie auf dem Ball nicht das Gleichgewicht verlieren. Die Füße fest in den Boden drücken. Den Kopf nicht nach vorn ziehen, wenn Sie mit dem Oberkörper hochkommen, und langsam und konzentriert bewegen.

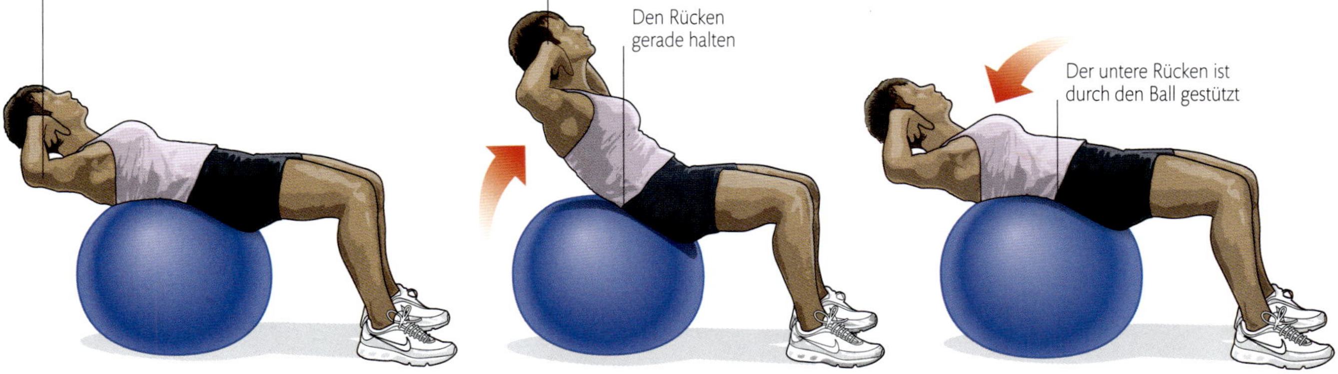
Die Ellenbogen zur Seite strecken
Die Hände seitlich an den Kopf legen
Den Rücken gerade halten
Der untere Rücken ist durch den Ball gestützt

1 Die Füße stehen flach auf dem Boden, Ober- und Unterschenkel bilden einen rechten Winkel. Die Hände liegen seitlich am Kopf.

2 Den unteren Rücken in den Ball drücken, die Bauchmuskeln anspannen und die Schultern heben. Dabei die Bauchmuskeln Richtung Hüften pressen.

3 Den Oberkörper kontrolliert in die Ausgangsposition zurückführen, die Bauchmuskeln angespannt lassen. Nicht auf den Ball zurückfallen lassen!

BAUCHPRESSEN SCHRÄG MIT BALL

ZIELMUSKELN

- Gerader Bauchmuskel
- Äußerer schräger Bauchmuskel
- Innerer schräger Bauchmuskel

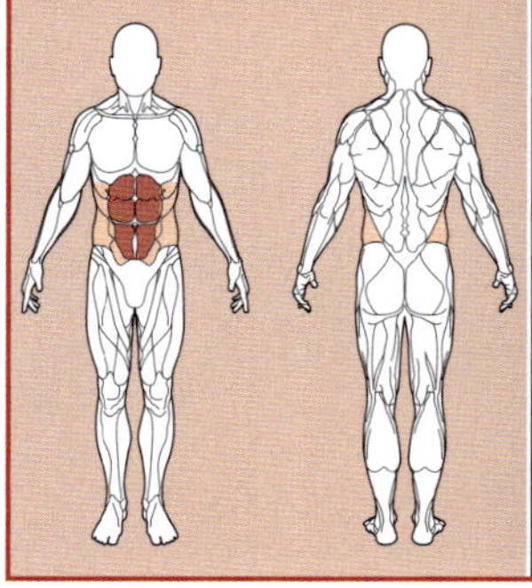

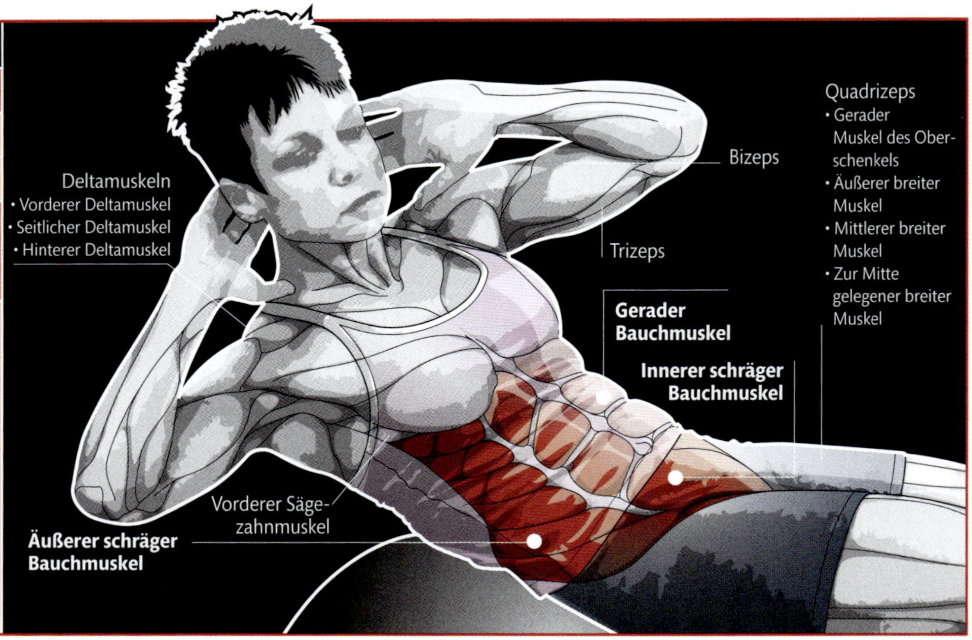

Diese Übung kräftigt neben den Bauchmuskeln auch die Muskeln, die den Oberkörper drehen. Außerdem wird das Gleichgewicht trainiert, wovon man bei der Ausübung von Sportarten wie Golf oder Surfen profitiert.

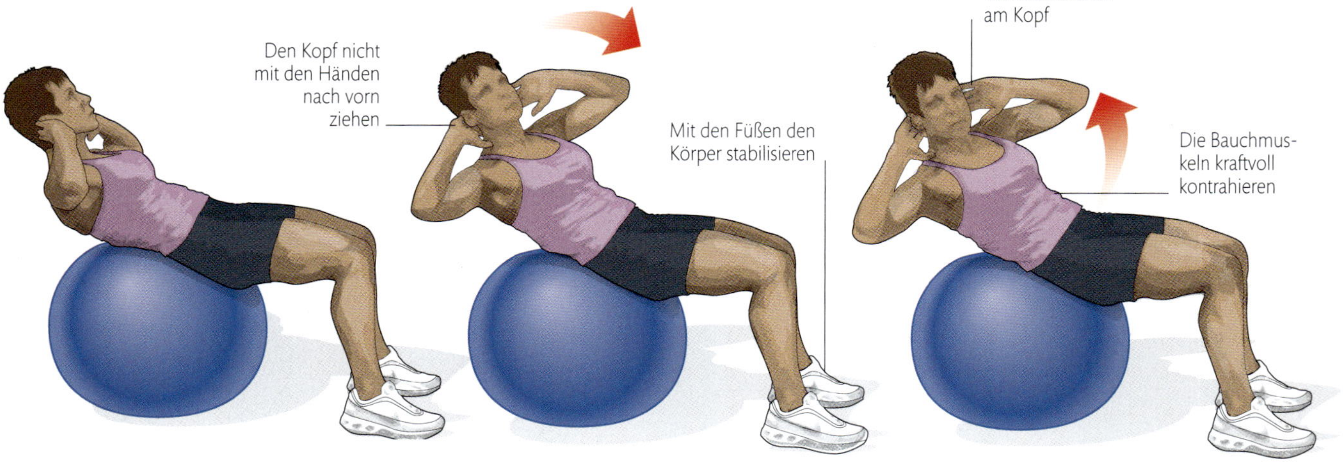
Den Kopf nicht mit den Händen nach vorn ziehen
Mit den Füßen den Körper stabilisieren
Die Finger liegen ohne Ausübung von Kraft seitlich am Kopf
Die Bauchmuskeln kraftvoll kontrahieren

1 Legen Sie sich auf den Ball, der untere Rücken ist gut gestützt, die Füße stehen flach auf dem Boden, die Knie sind im rechten Winkel gebeugt. Die Hände seitlich an den Kopf legen.

2 Wenn Ihr Körper stabil ist, den Oberkörper anheben. Etwa auf halber Höhe den Rumpf zu einer Seite drehen und die Ellenbogen seitlich abstrecken, um die Balance zu halten.

3 Am Ende der Bewegung kurz pausieren, dann langsam in die Ausgangsposition zurückkehren. Der Unterkörper blebit die ganze Übung hindurch statisch.

LIEGESTÜTZE MIT BALL

ZIELMUSKELN
- **Gerader Bauchmuskel**
- **Brustmuskeln**
- **Trizeps**

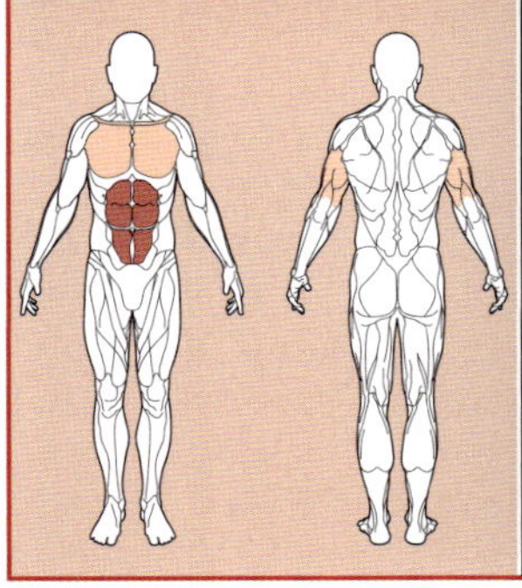

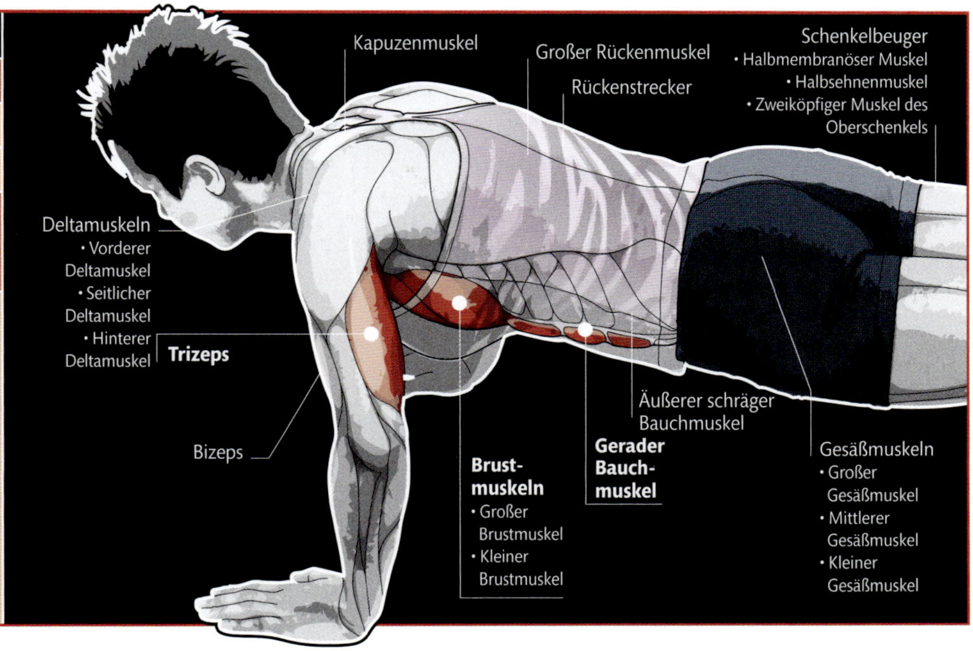

Bei dieser Übung liegen die Füße auf einem Gymnastikball, um Brust, Schultern und Oberarme härter als bei normalen Liegestützen (s. S. 120) zu trainieren. Rumpf-, Oberkörper- und Hüftmuskeln sind ständig aktiv, um den Körper auf dem Ball zu stabilisieren.

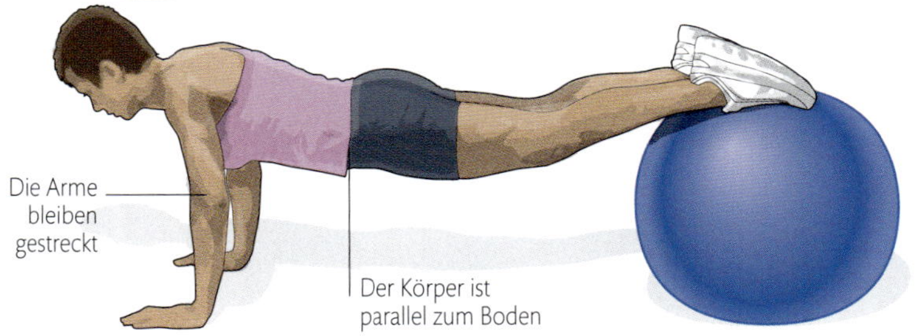

1 Die Füße so auf den Ball legen, dass der Körper von den gestreckten Zehen und den Händen gestützt wird. Die Hände sollten sich unterhalb der Schultergelenke befinden.

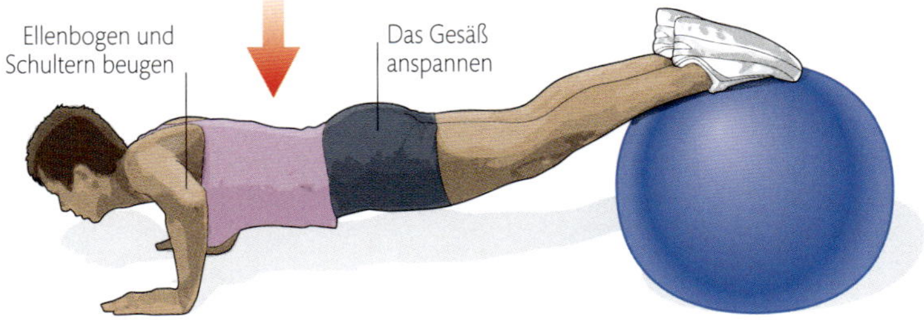

2 Den Körper durchgehend angespannt lassen und möglichst weit nach unten bringen. Anschließend in die Ausgangsposition zurückstemmen.

VORSICHT!

Der Körper muss während der gesamten Übung gestreckt bleiben. Hängen Sie in der Körpermitte nicht durch, denn das belastet den Rücken stark. Beim Hochstemmen ausatmen und beim Absenken einatmen.

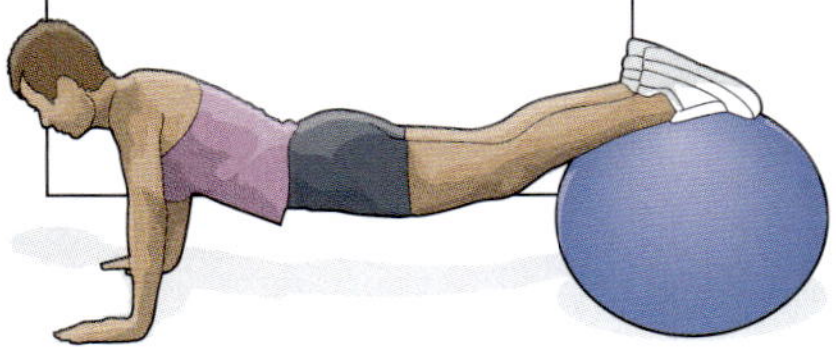

KLAPPMESSER MIT BALL

ZIELMUSKELN

- **Lenden-Darmbeinmuskel**
- **Gerader Bauchmuskel**

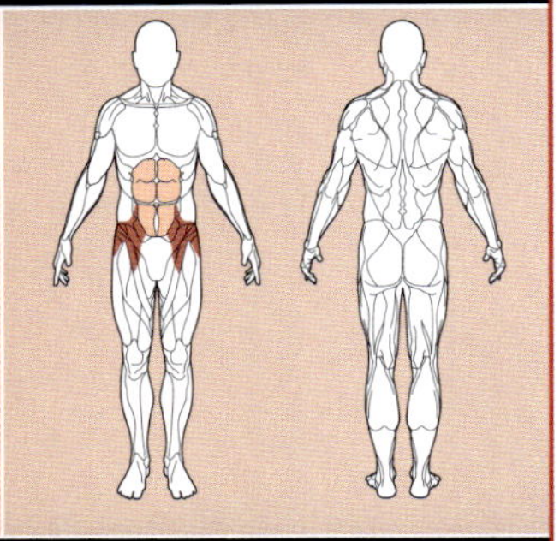

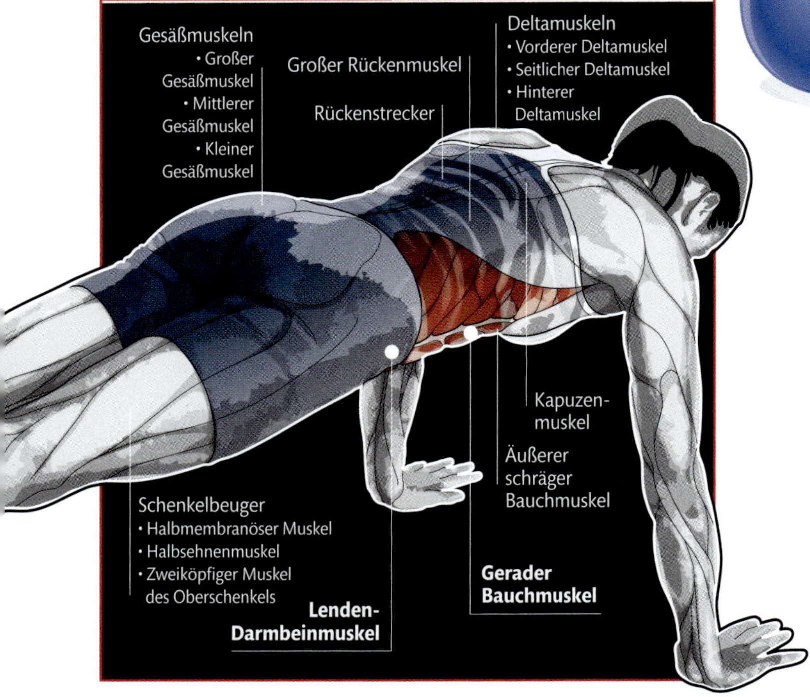

Diese wertvolle, aber relativ anspruchsvolle Übung erfordert ein gutes Gleichgewicht. Sie trainiert die Rumpfmuskeln, die die Hüften beugen, sowie die Bauchmuskeln.

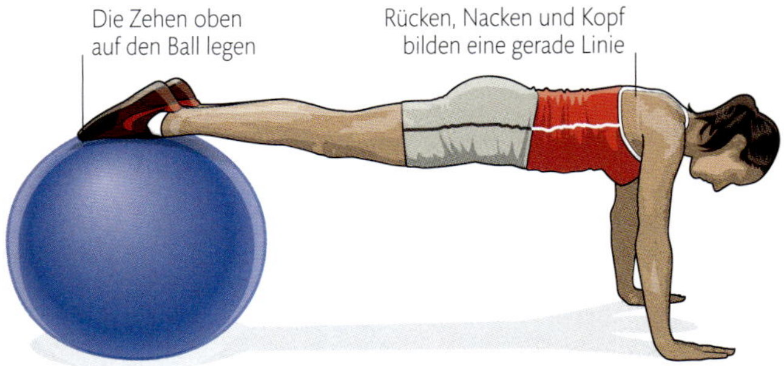

Die Zehen oben auf den Ball legen
Rücken, Nacken und Kopf bilden eine gerade Linie

1 Begeben Sie sich in die Liegestützposition (s. S. 168). Die Hände liegen flach auf dem Boden, die Füße oben auf dem Ball. Kopf und Wirbelsäule bilden eine gerade Linie.

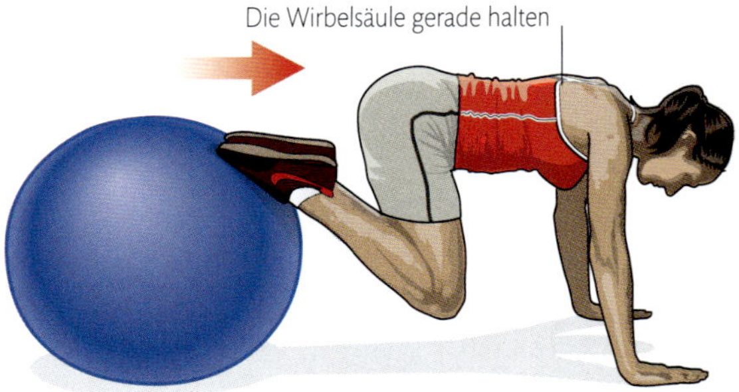

2 Die Knie an die Brust ziehen und die Wirbelsäule gerade lassen, wenn der Ball nach vorn rollt. Dabei gehen die Hüften ein wenig nach oben.

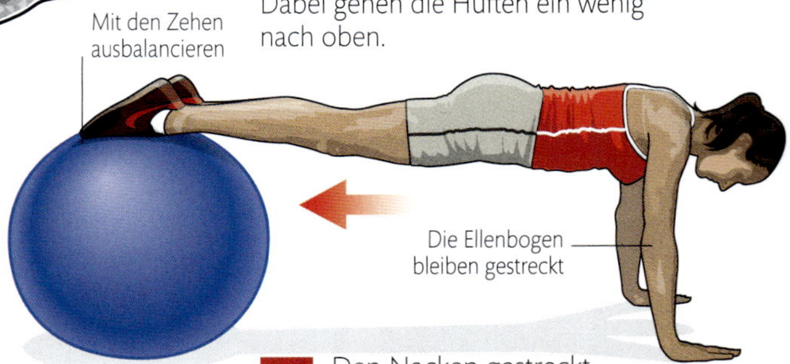

3 Den Nacken gestreckt lassen. Den Ball in die Ausgangsposition zurückrollen, indem Sie Knie und Beine wieder strecken.

VORSICHT!

Achten Sie darauf, dass Sie Knie und Ellenbogen nicht beugen. Auch die Schultern nicht zu den Ohren ziehen, denn das belastet den Rücken. Wählen Sie einen Ball, dessen Durchmesser etwa Ihrer Armlänge entspricht. Wenn Sie die Liegestützposition einnehmen, sollte Ihr Rücken parallel zum Boden sein.

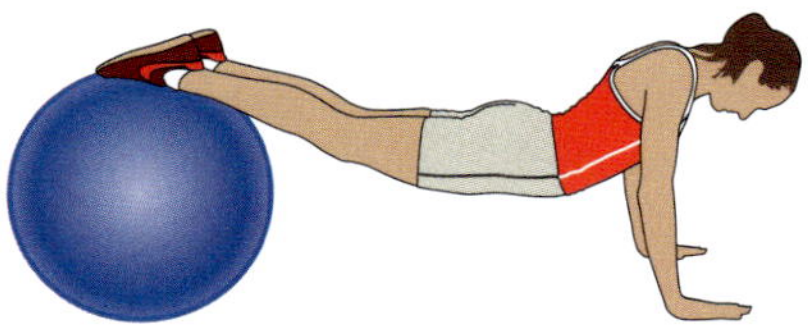

RÜCKENSTRECKEN MIT BALL

ZIELMUSKELN

- Rückenstrecker
- Gesäßmuskeln
- Schenkelbeuger

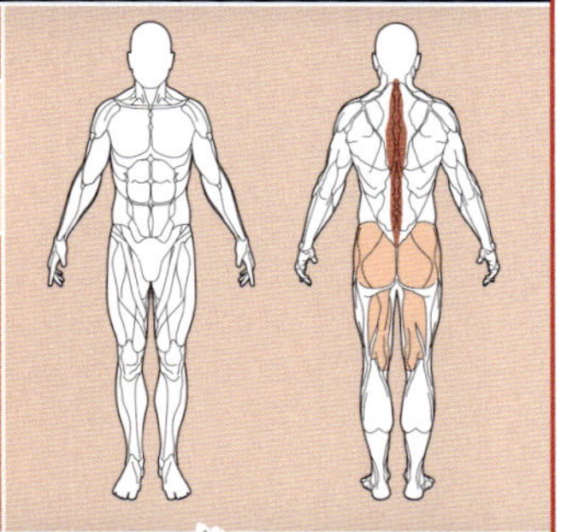

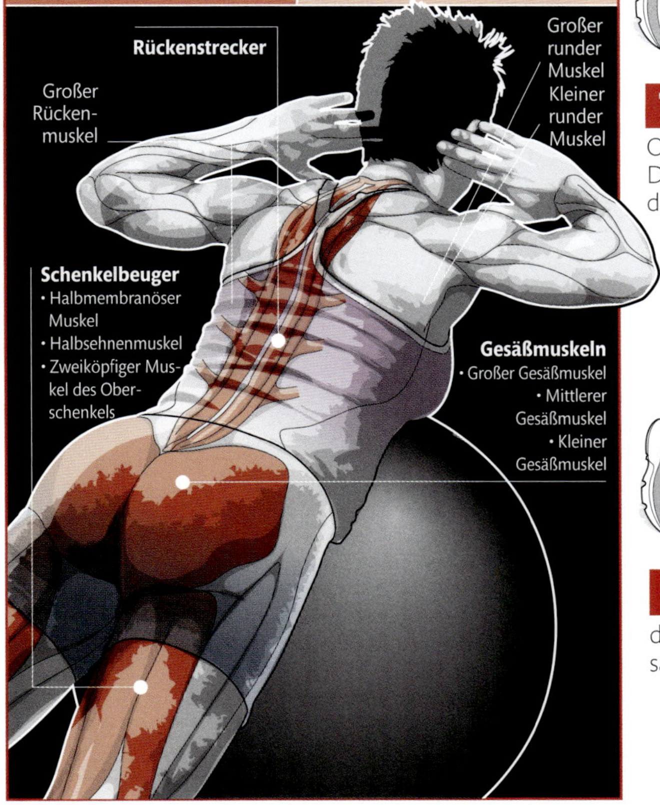

VORSICHT!

Bevor Sie mit der Übung beginnen, sollten Sie überprüfen, ob der Ball die richtige Größe für Sie hat. Sie müssen den Boden mit gestreckten Armen berühren können, wenn Sie auf dem Ball liegen. Langsam und kontrolliert bewegen. Wenn Sie den Oberkörper zu schnell strecken, riskieren Sie Wirbelstauchungen und Ischiasprobleme. Strecken Sie den Oberkörper nicht über das normale Maß, denn das birgt Verletzungsgefahr.

Diese Übung hilft, den Oberkörper auszubalancieren, indem die gegenüber den Bauchmuskeln arbeitenden unteren Rückenmuskeln trainiert werden. Ein kräftiger Oberkörper schützt vor Rückenverletzungen.

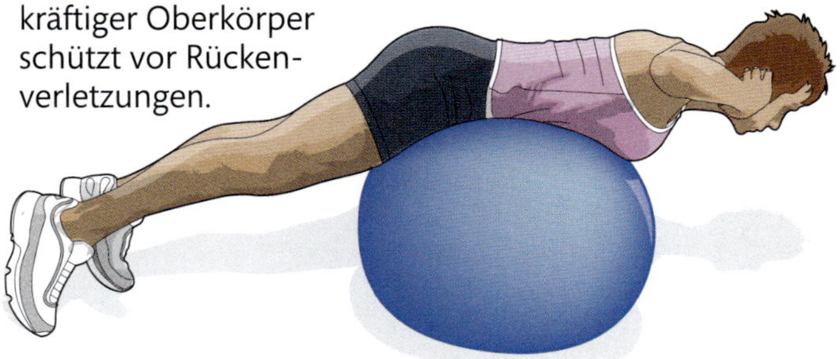

1 Legen Sie sich mit den Bauchmuskeln und den Oberschenkeln »um« den Ball. Die Zehenspitzen berühren den Boden.

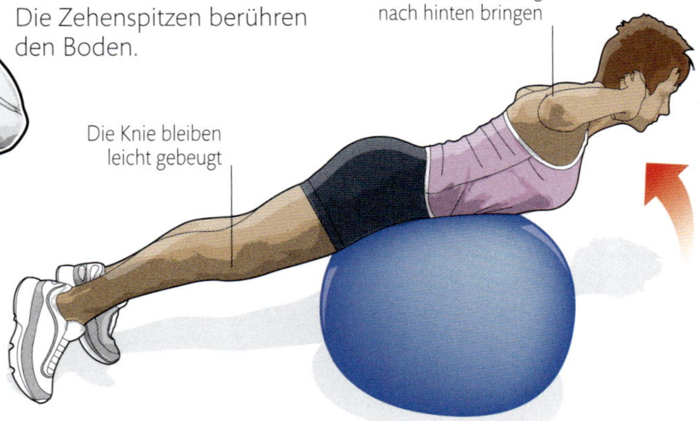
Die Ellenbogen beim Aufrichten ein wenig nach hinten bringen
Die Knie bleiben leicht gebeugt

2 Die Fingerspitzen berühren seitlich den Kopf. Mit dem Einatmen den Körper langsam strecken und aufrichten.

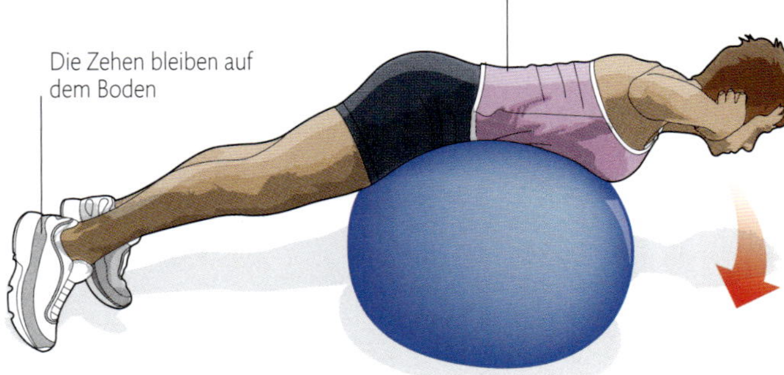

3 Mit dem Ausatmen den Oberkörper langsam und kontrolliert in die Ausgangsposition zurückbringen.

SEITBEUGE

ZIELMUSKELN

- Äußerer schräger Bauchmuskel
- Innerer schräger Bauchmuskel
- Vorderer Sägezahnmuskel

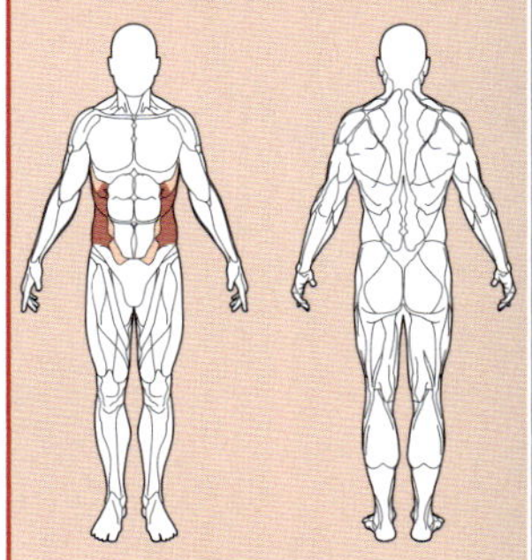

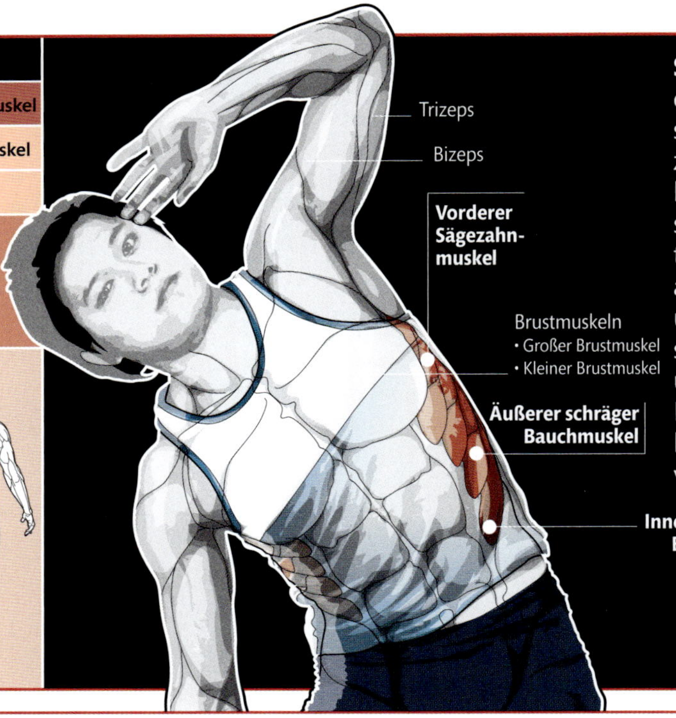

Seitbeugen sind die einfachste Methode, die schrägen Bauchmuskeln zu trainieren. Sie stabilisieren den Rumpf und sorgen für eine gute Haltung, die wiederum für alle anderen Widerstandsübungen wichtig ist. Die schrägen Bauchmuskeln unterstützen kräftige Drehbewegungen, wie sie bei vielen Wurfsportarten vorkommen.

SEITBEUGE AUF DER RÖMISCHEN LIEGE

ZIELMUSKELN

- Äußerer schräger Bauchmuskel
- Innerer schräger Bauchmuskel
- Vorderer Sägezahnmuskel

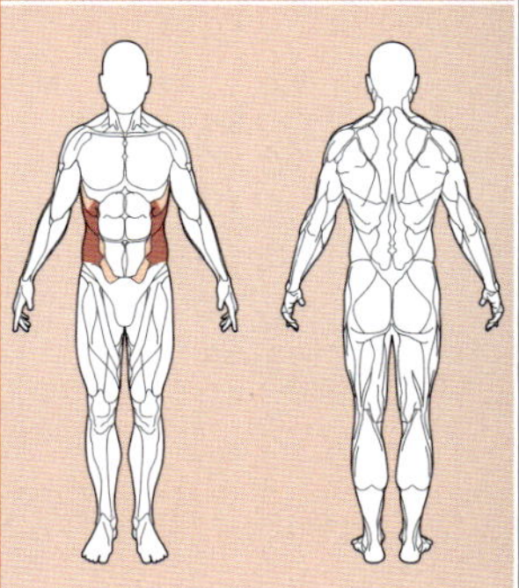

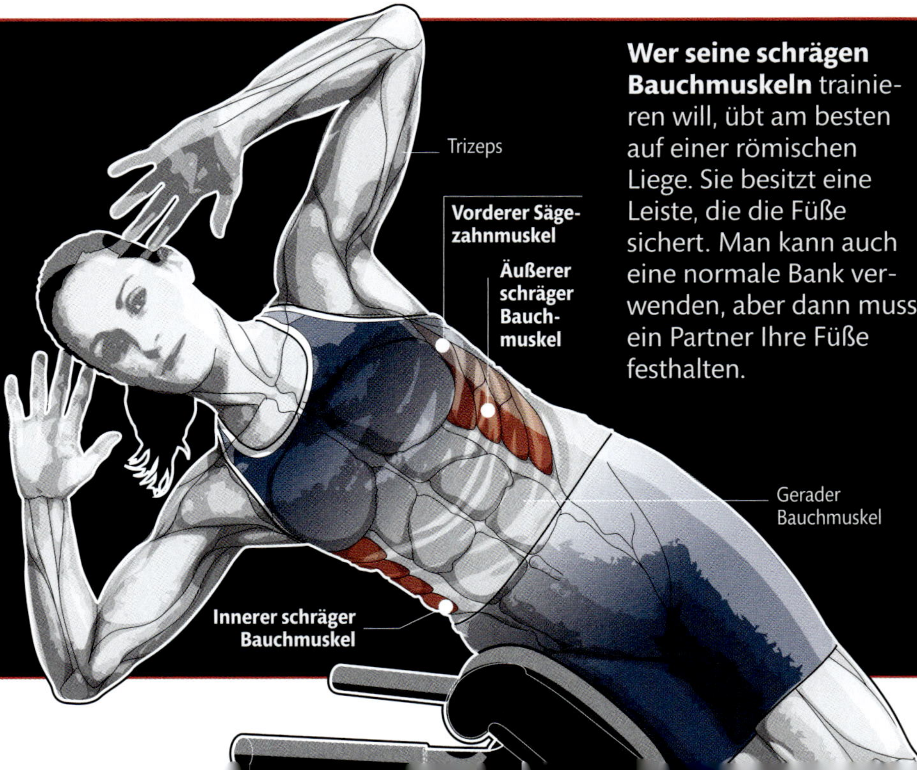

Wer seine schrägen Bauchmuskeln trainieren will, übt am besten auf einer römischen Liege. Sie besitzt eine Leiste, die die Füße sichert. Man kann auch eine normale Bank verwenden, aber dann muss ein Partner Ihre Füße festhalten.

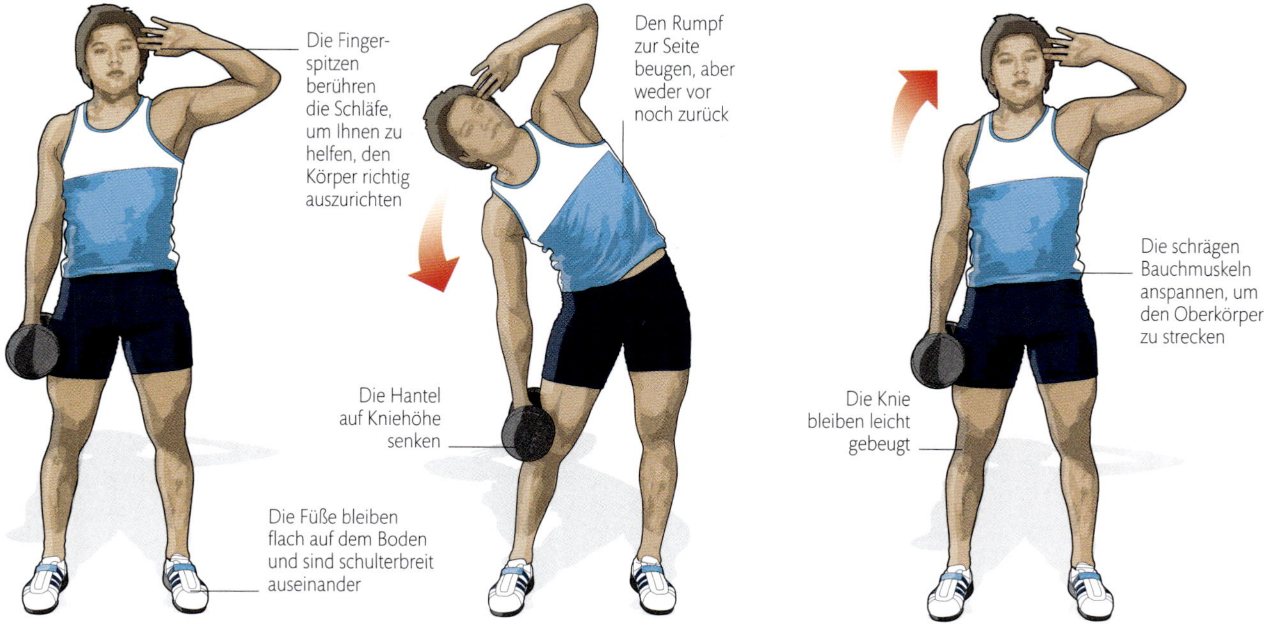
Die Fingerspitzen berühren die Schläfe, um Ihnen zu helfen, den Körper richtig auszurichten
Die Füße bleiben flach auf dem Boden und sind schulterbreit auseinander
Den Rumpf zur Seite beugen, aber weder vor noch zurück
Die Hantel auf Kniehöhe senken
Die schrägen Bauchmuskeln anspannen, um den Oberkörper zu strecken
Die Knie bleiben leicht gebeugt

1 Aufrecht stehen, die Knie sind leicht gebeugt, eine Hantel ruht auf der Oberschenkelaußenseite. Der sie haltende Arm bleibt gerade.

2 Langsam seitlich beugen und die Hantel außen am Oberschenkel bis auf Kniehöhe absenken, dabei einatmen. Das Gewicht nicht schwenken.

3 Den Oberkörper aufrichten, indem Sie die dem Gewicht gegenüberliegenden schrägen Bauchmuskeln anspannen. Dabei ausatmen.

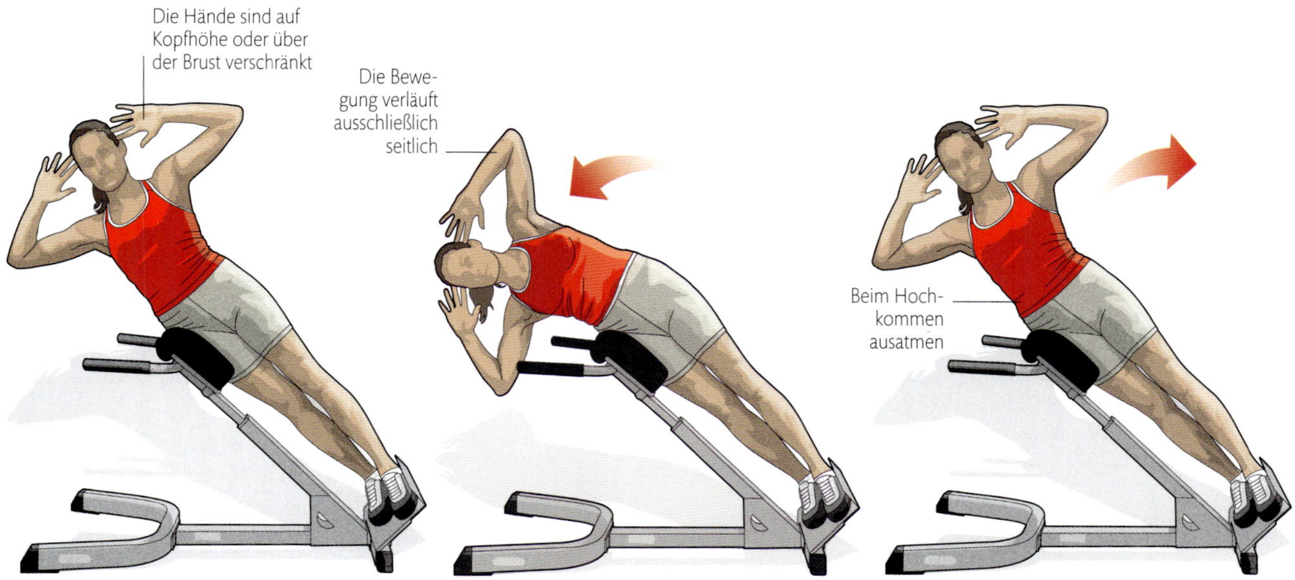
Die Hände sind auf Kopfhöhe oder über der Brust verschränkt
Die Bewegung verläuft ausschließlich seitlich
Beim Hochkommen ausatmen

1 Legen Sie sich seitlich auf die römische Liege. Stellen Sie sie so ein, dass sich der Oberkörper aus der Hüfte heraus nach unten beugen kann.

2 Beugen Sie sich langsam seitlich nur so weit Richtung Boden, wie es angenehm ist. Nicht vor- oder zurückbeugen. Dabei einatmen.

3 Am Ende der Bewegung kurz pausieren, dann langsam in Position 1 zurückkehren. Den Satz beenden und zur anderen Seite wiederholen.

UNTERARMSTÜTZ VORWÄRTS

ZIELMUSKELN

- Rückenstrecker
- Äußerer schräger Bauchmuskel
- Innerer schräger Bauchmuskel
- Gerader Bauchmuskel
- Quadrizeps

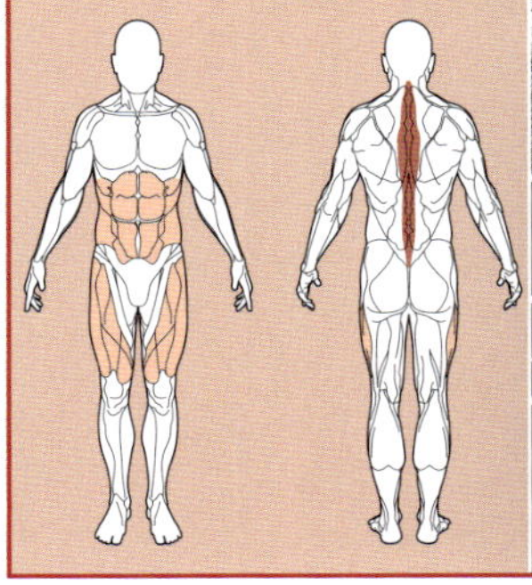

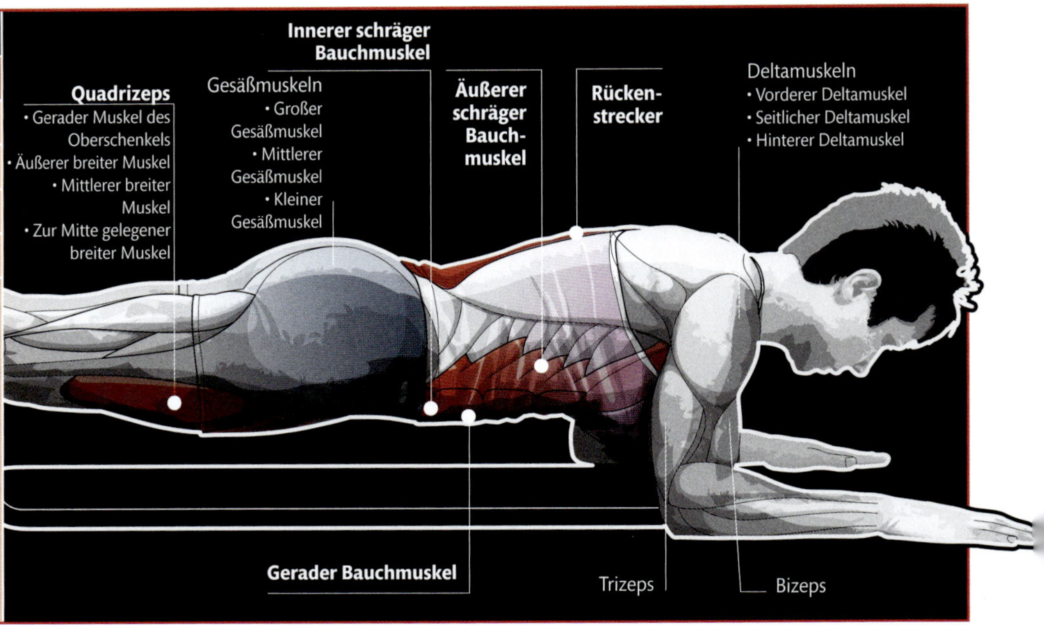

Diese statische Bodenübung wird auch Brücke genannt. Sie trainiert die Rumpfmuskeln sowie viele große Muskelgruppen des Ober- und Unterkörpers in einer statischen Haltung. Damit lässt sich gut Problemen am unteren Rücken vorbeugen.

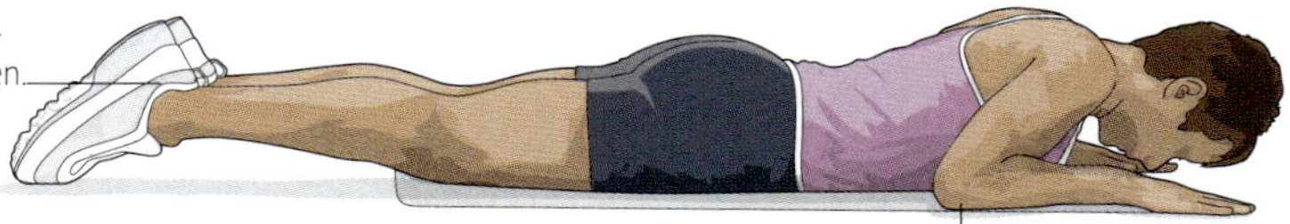
Die Füße bleiben zusammen
Die Unterarme liegen auf dem Boden

1 Gehen Sie auf einer Matte in Bauchlage. Die Ellenbogen liegen neben dem Körper, die Hände flach neben dem gerade gehaltenen Kopf.

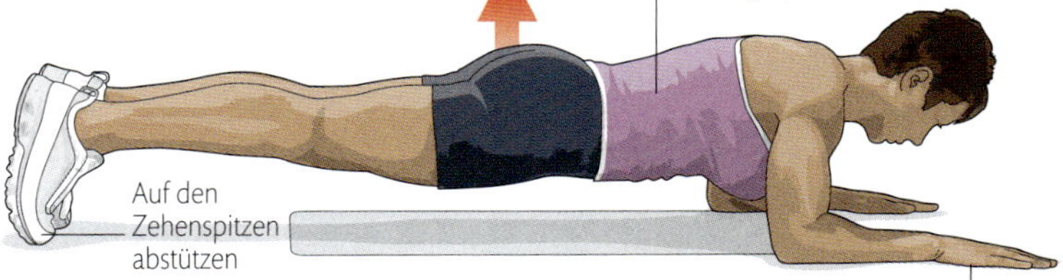

2 Spannen Sie die Rumpf- und Beinmuskeln an, und heben Sie den Körper. Das Gewicht liegt auf Unterarmen und Zehen. Normal weiteratmen.

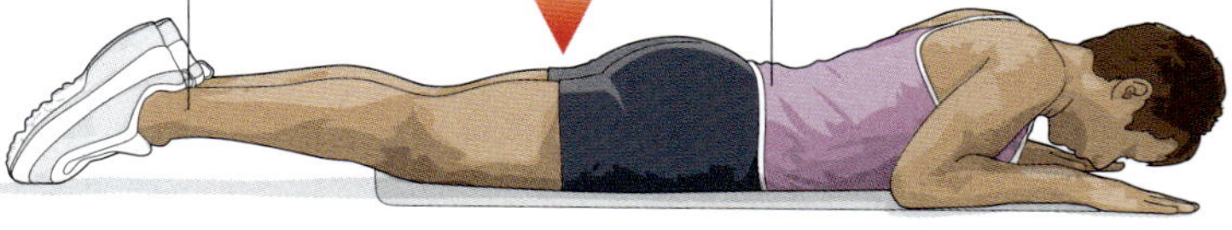
Die Knöchel strecken
In die Bauchlage zurückkehren

3 Zu Anfang etwa 20 Sekunden im Unterarmstütz bleiben, dann langsam und kontrolliert in die Ausgangsposition zurückkehren.

VARIANTE

Noch anstrengender wird die Übung, wenn Sie gleichzeitig einen Arm und das gegenüberliegende Bein strecken. Dies ist ein ausgezeichnetes Gleichgewichtstraining. Einfacher wird der Unterarmstütz dagegen, wenn Sie Ihren Unterkörper nicht mit den Zehen, sondern mit den Knien abstützen.

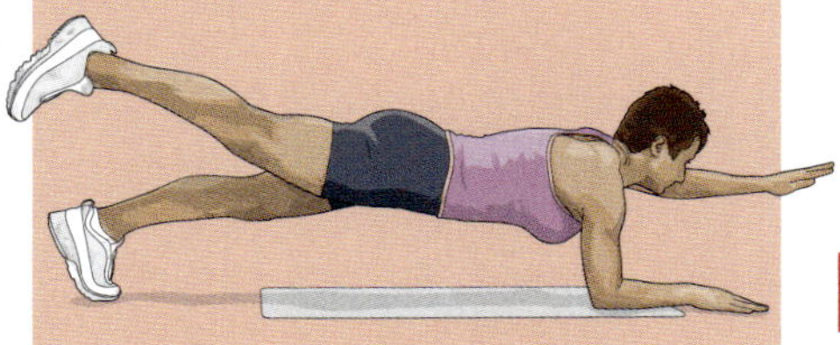

UNTERARMSTÜTZ SEITWÄRTS

ZIELMUSKELN

- Äußerer schräger Bauchmuskel
- Innerer schräger Bauchmuskel
- Quadrizeps

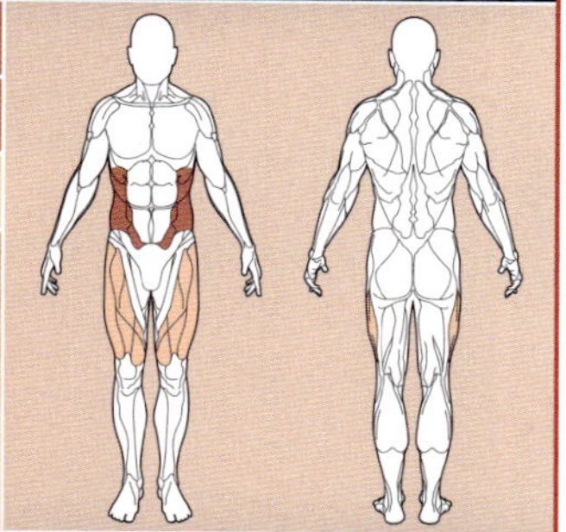

Das ist eine hervorragende Übung, um die Muskeln seitlich am Oberkörper zu trainieren. Diese sind für eine gute Haltung wichtig. Der Unterarmstütz seitwärts modelliert die Taille und lässt sich leicht zu Hause durchführen.

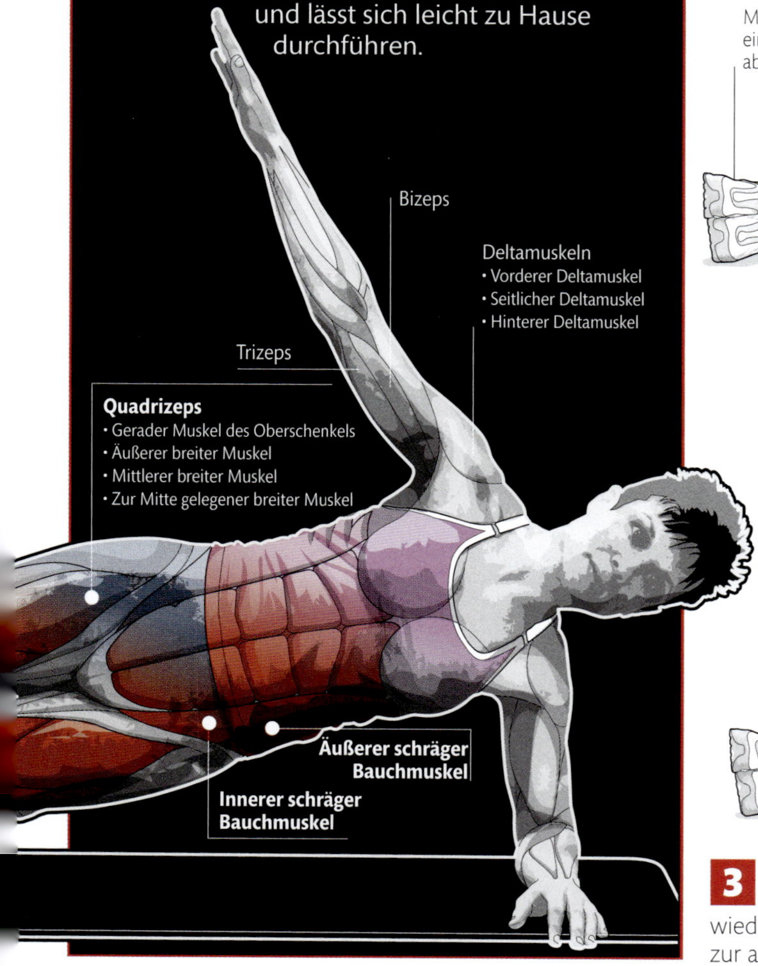

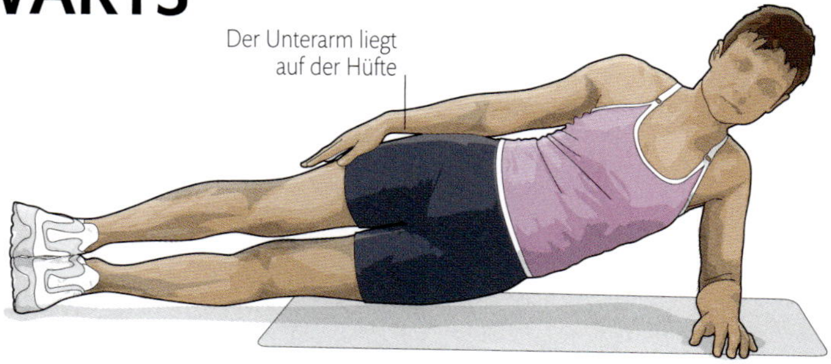
Der Unterarm liegt auf der Hüfte

1 Legen Sie sich auf die Seite, und stützen Sie sich auf einen Fuß und einen Unterarm. Der Oberarm ist senkrecht zum Boden und der Unterarm senkrecht zum Körper. Die Beine sind gestreckt.

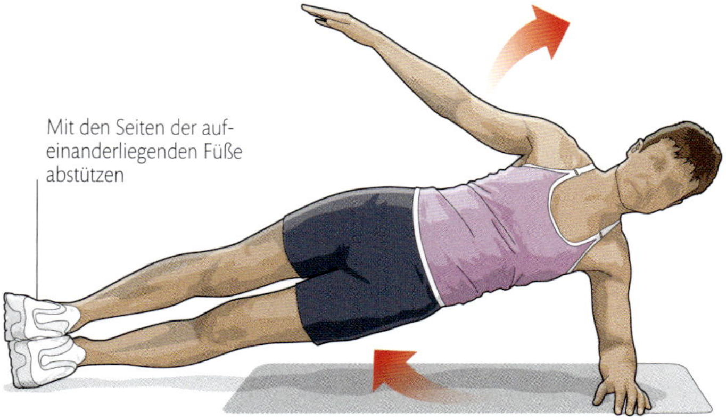
Mit den Seiten der aufeinanderliegenden Füße abstützen

2 Die Hüfte sanft vom Boden lösen, bis Kopf und Wirbelsäule eine gerade Linie bilden. Gleichzeitig den oberen Arm in eine senkrechte Position bringen und dabei normal weiteratmen.

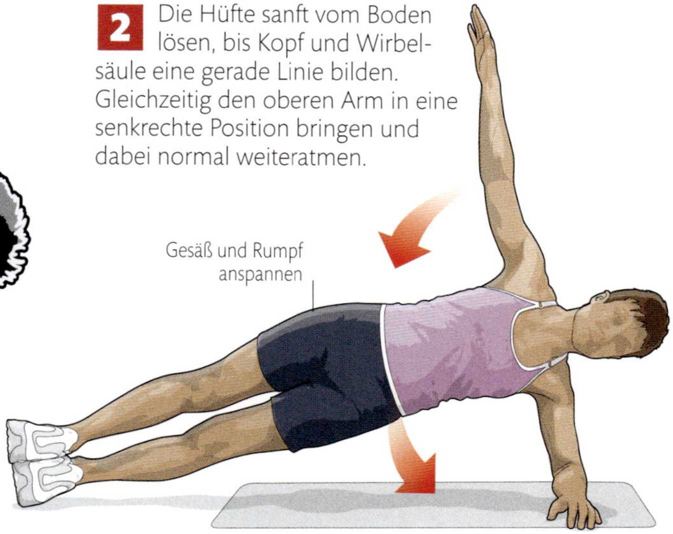
Gesäß und Rumpf anspannen

3 Die Position 20 Sekunden halten, dann Oberarm und Hüfte langsam wieder absenken. Den Satz beenden und zur anderen Seite wiederholen.

BEINSTRECKEN AUF DER BANK

ZIELMUSKELN

- Gerader Bauchmuskel

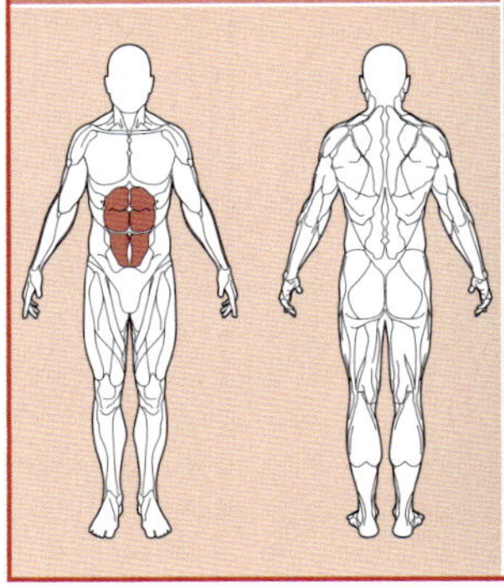

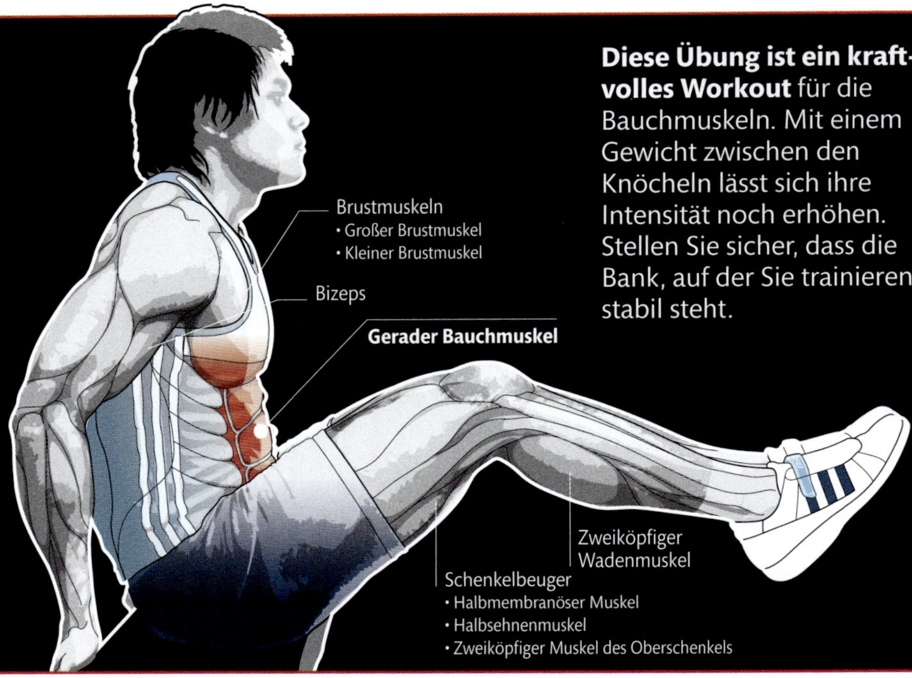

Diese Übung ist ein kraftvolles Workout für die Bauchmuskeln. Mit einem Gewicht zwischen den Knöcheln lässt sich ihre Intensität noch erhöhen. Stellen Sie sicher, dass die Bank, auf der Sie trainieren, stabil steht.

EINARMIGES KREUZHEBEN

ZIELMUSKELN

- Quadrizeps
- Äußerer schräger Bauchmuskel
- Querer Bauchmuskel
- Schenkelbeuger
- Gesäßmuskeln

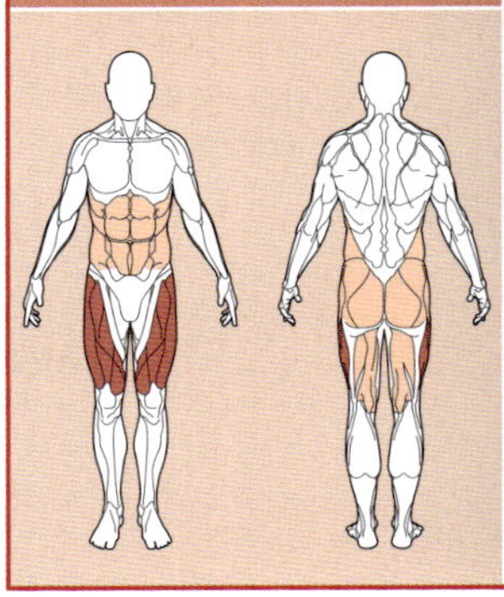

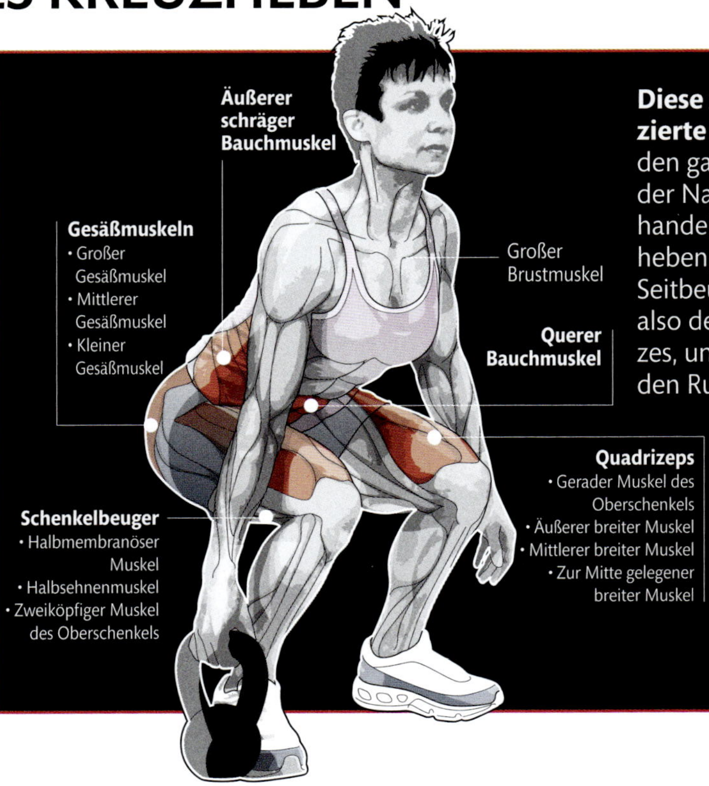

Diese zu selten praktizierte Übung trainiert den ganzen Körper. Wie der Name schon sagt, handelt es sich um Kreuzheben, nicht um eine Seitbeuge. Bewegen Sie also den Körper als Ganzes, und beugen Sie nicht den Rumpf.

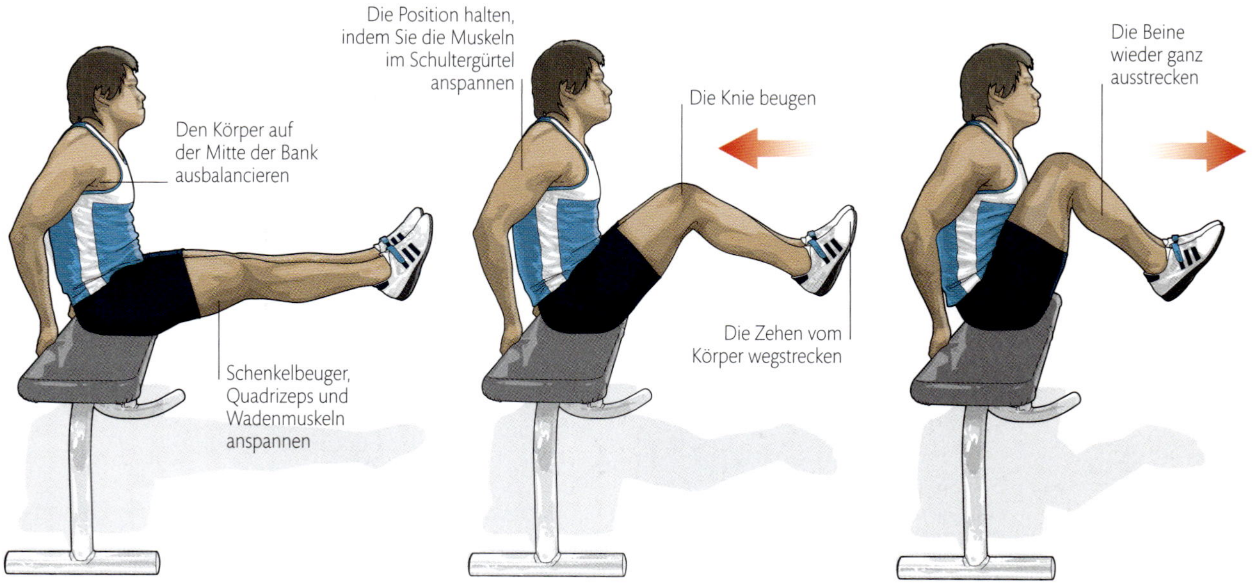
Den Körper auf der Mitte der Bank ausbalancieren
Schenkelbeuger, Quadrizeps und Wadenmuskeln anspannen
Die Position halten, indem Sie die Muskeln im Schultergürtel anspannen
Die Knie beugen
Die Zehen vom Körper wegstrecken
Die Beine wieder ganz ausstrecken

1 Setzen Sie sich auf die Bank und halten Sie sich an der hinteren Kante fest. Beide Beine gleichzeitig heben, die Zehen sind gestreckt.

2 Füße und Knie geschlossen halten, Knie beugen und an die Brust ziehen. Den Oberkörper leicht vorbeugen, um das Gleichgewicht zu halten.

3 Die Knie möglichst nah an den Körper ziehen. Dann Hüfte und Knie strecken, den Oberkörper leicht zurücklehnen und in Position 1 zurückkehren.

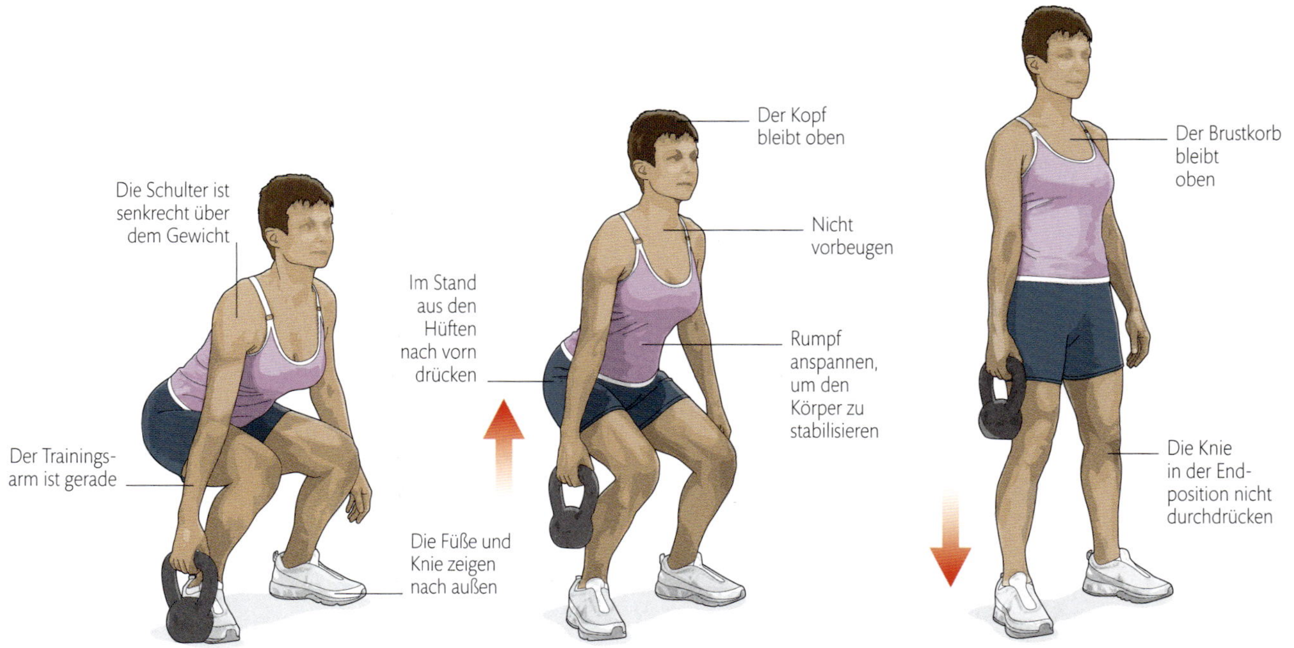

1 In der Ausgangsposition ist die Kugelhantel an der Fußaußenseite, die Hüften sind höher als die Knie, der Rücken ist flach und angespannt.

2 Die richtige Haltung während der Übung beibehalten. Kräftig mit den Beinen hochdrücken, als würden Sie die Füße in den Boden pressen.

3 Aufrecht stehen, das Gewicht ist außen am Oberschenkel. In Position 1 zurückkehren, den Satz beenden und mit der anderen Seite wiederholen.

HOLZHACKEN

ZIELMUSKELN

- Äußerer schräger Bauchmuskel
- Brustmuskeln
- Vorderer Sägezahnmuskel
- Obergrätenmuskel
- Großer runder Muskel
- Kleiner runder Muskel

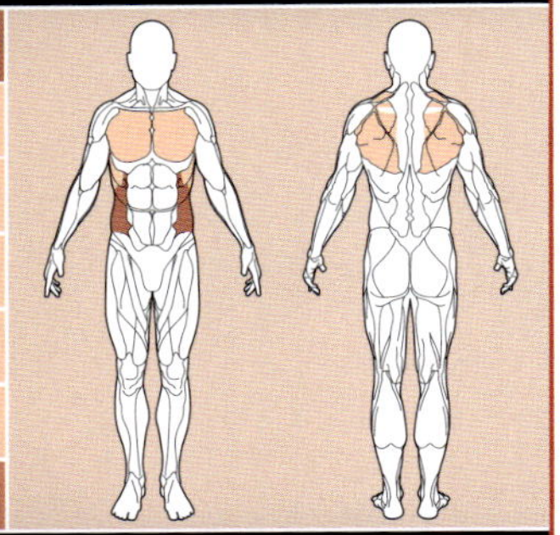

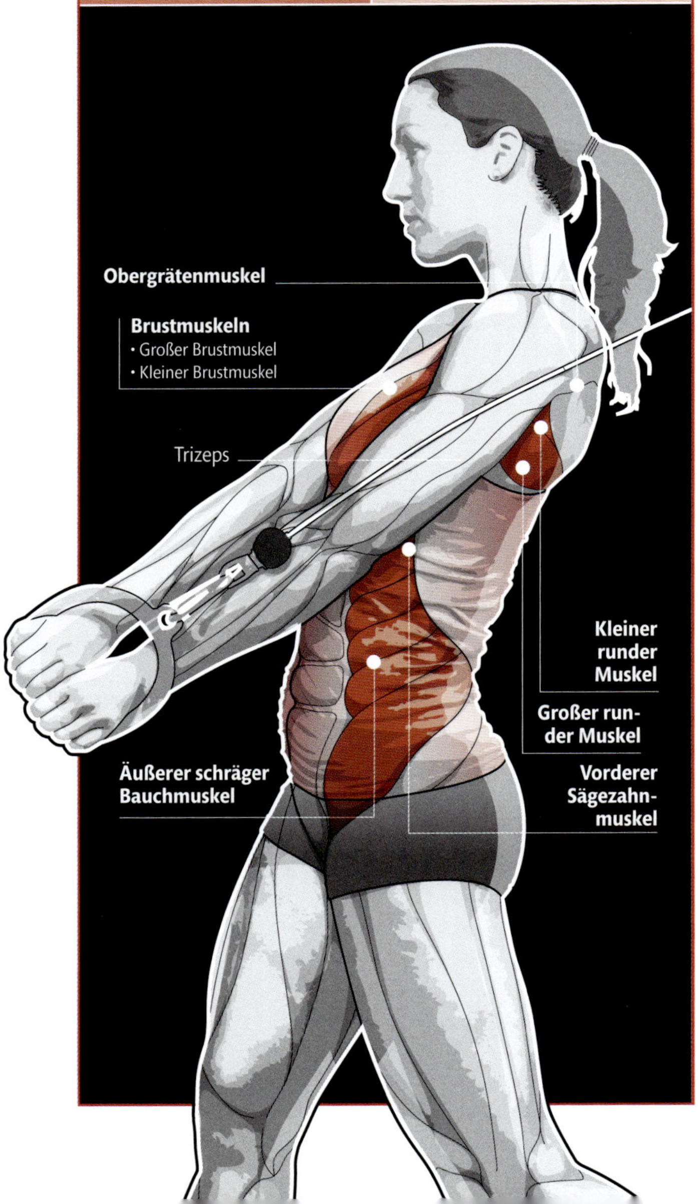

Diese kräftige Drehübung entwickelt die Rumpfmuskeln und ist ein ideales Training für Wurf- oder Schlagsportarten, bei denen Drehbewegungen zum Einsatz kommen.

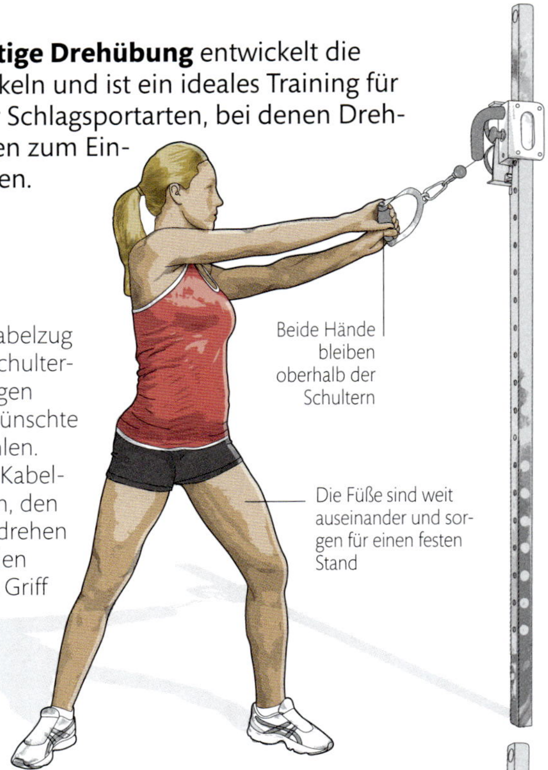
Beide Hände bleiben oberhalb der Schultern
Die Füße sind weit auseinander und sorgen für einen festen Stand

1 Den Kabelzug über Schulterhöhe befestigen und das gewünschte Gewicht wählen. Seitlich zum Kabelzug aufstellen, den Oberkörper drehen und mit beiden Händen den Griff nehmen.

4 Die Arme gestreckt lassen und die Drehung fortsetzen. Schultern und Hüften bleiben in einer Linie und der Kopf folgt der Bewegung der Hände.

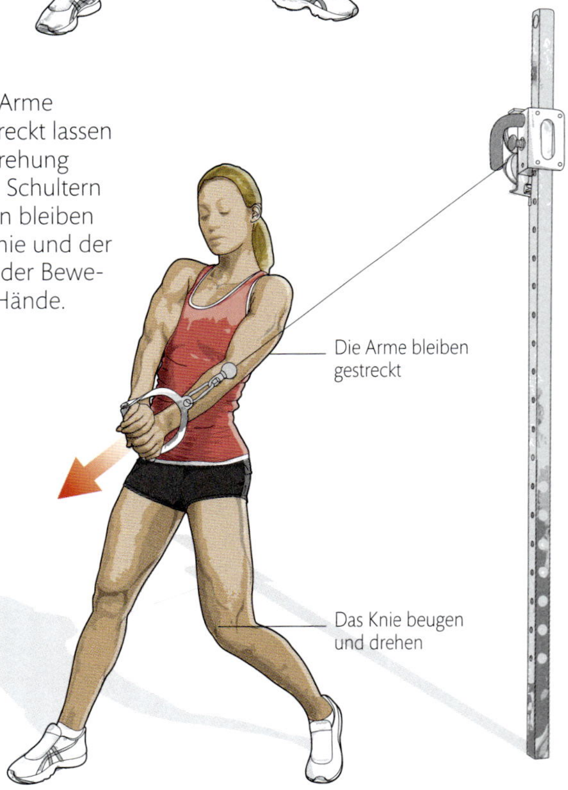
Die Arme bleiben gestreckt
Das Knie beugen und drehen

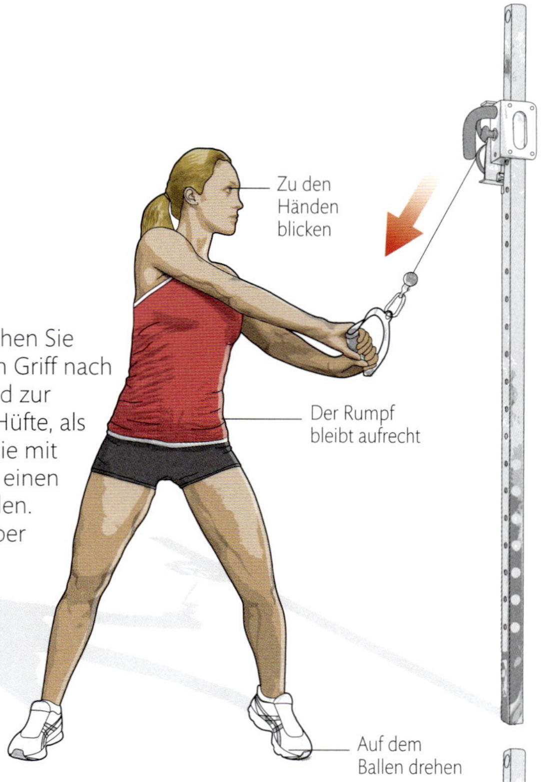
Zu den Händen blicken
Der Rumpf bleibt aufrecht
Auf dem Ballen drehen

2 Ziehen Sie den Griff nach unten und zur inneren Hüfte, als wollten Sie mit einer Axt einen Baum fällen. Den Körper zur Mitte drehen.

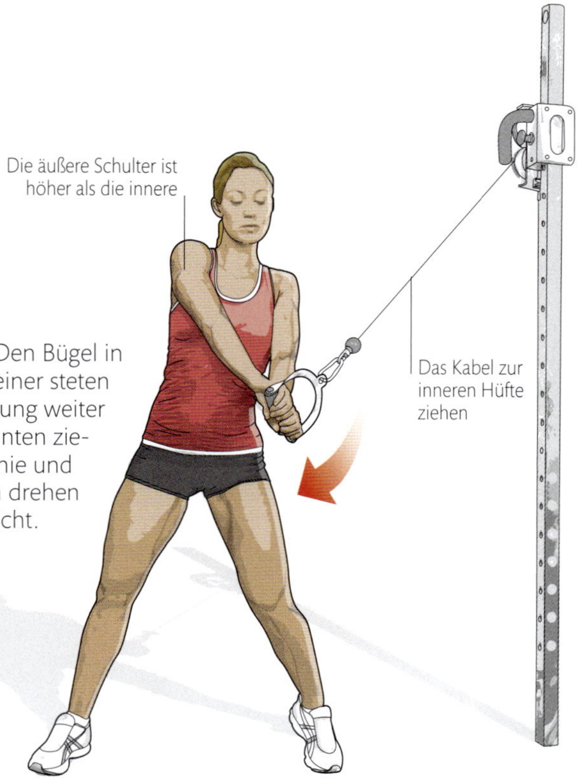
Die äußere Schulter ist höher als die innere
Das Kabel zur inneren Hüfte ziehen

3 Den Bügel in einer steten Bewegung weiter nach unten ziehen, Knie und Hüften drehen sich leicht.

5 Drehen Sie sich, bis Kopf, Schultern, Hüften und Hände eine gerade Linie bilden. In die Ausgangsposition zurückkehren, den Satz beenden und die Übung zur anderen Seite wiederholen.

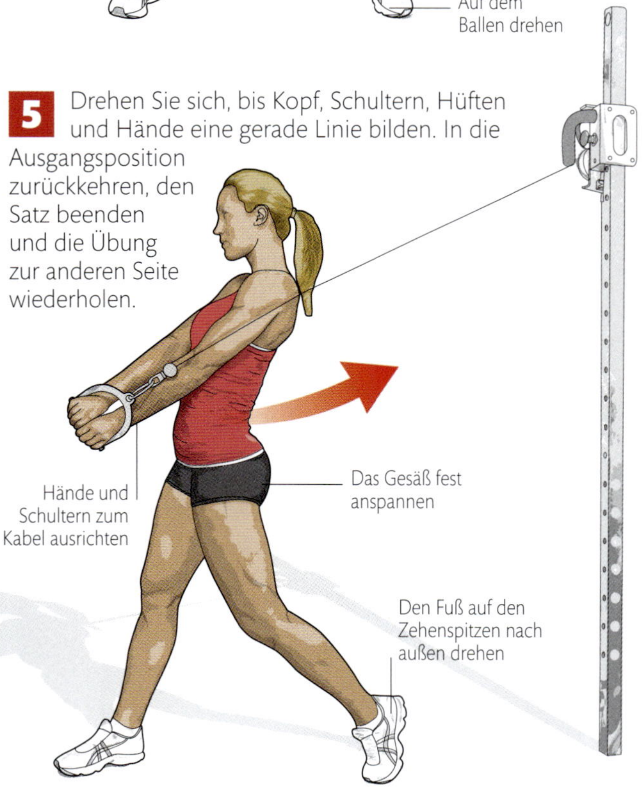
Hände und Schultern zum Kabel ausrichten
Das Gesäß fest anspannen
Den Fuß auf den Zehenspitzen nach außen drehen

VARIANTE

Statt des Bügels können Sie auch mit einer Stange trainieren. Zu Beginn sind Sie vom Kabelzug abgewandt, die Füße stehen hüftbreit. Drehen Sie sich mit gestreckten Armen zum Kabelzug, die Füße bleiben, wo sie sind. Am Ende der Bewegung sollten Sie über die Schulter zum Kabelzug blicken. Die Stange mit gestreckten Armen nach unten ziehen, bis sich Ihre nähere Hand auf Höhe der Hüfte gegenüber befindet.

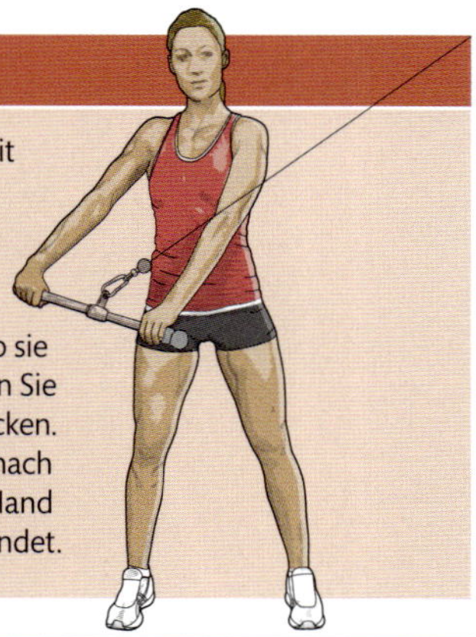

VORSICHT!

Wärmen Sie sich gründlich auf, bevor Sie mit dem Holzhacken beginnen. Die Übung setzt Ihren unteren Rücken starken Drehbewegungen aus, die zu Verletzungen führen können. Das Holzhacken baut schnell Kraft auf, insbesondere, wenn es flott ausgeführt wird. Trainieren Sie stets beide Seiten gleichmäßig, damit es zu keinen muskulären Ungleichheiten kommt.

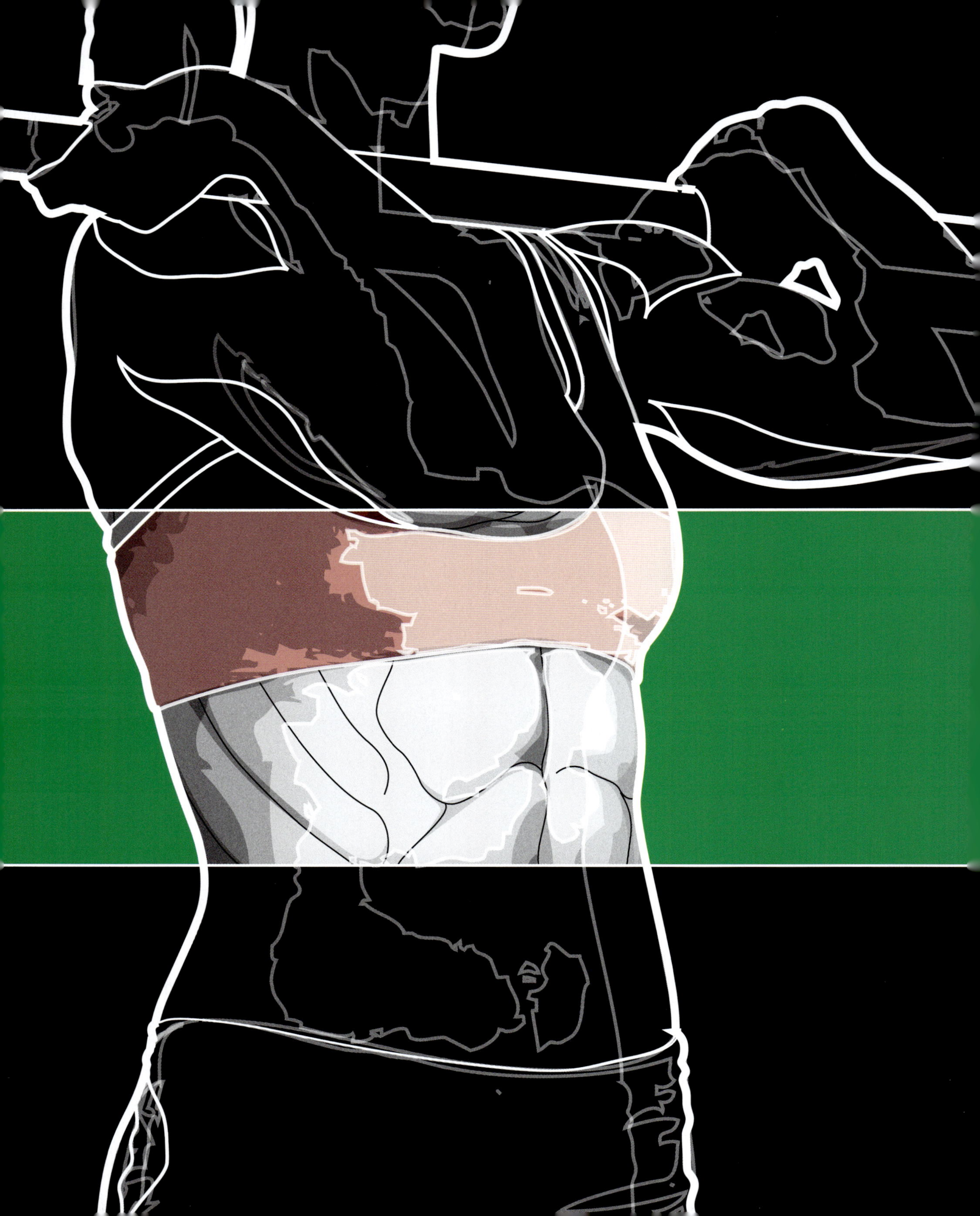

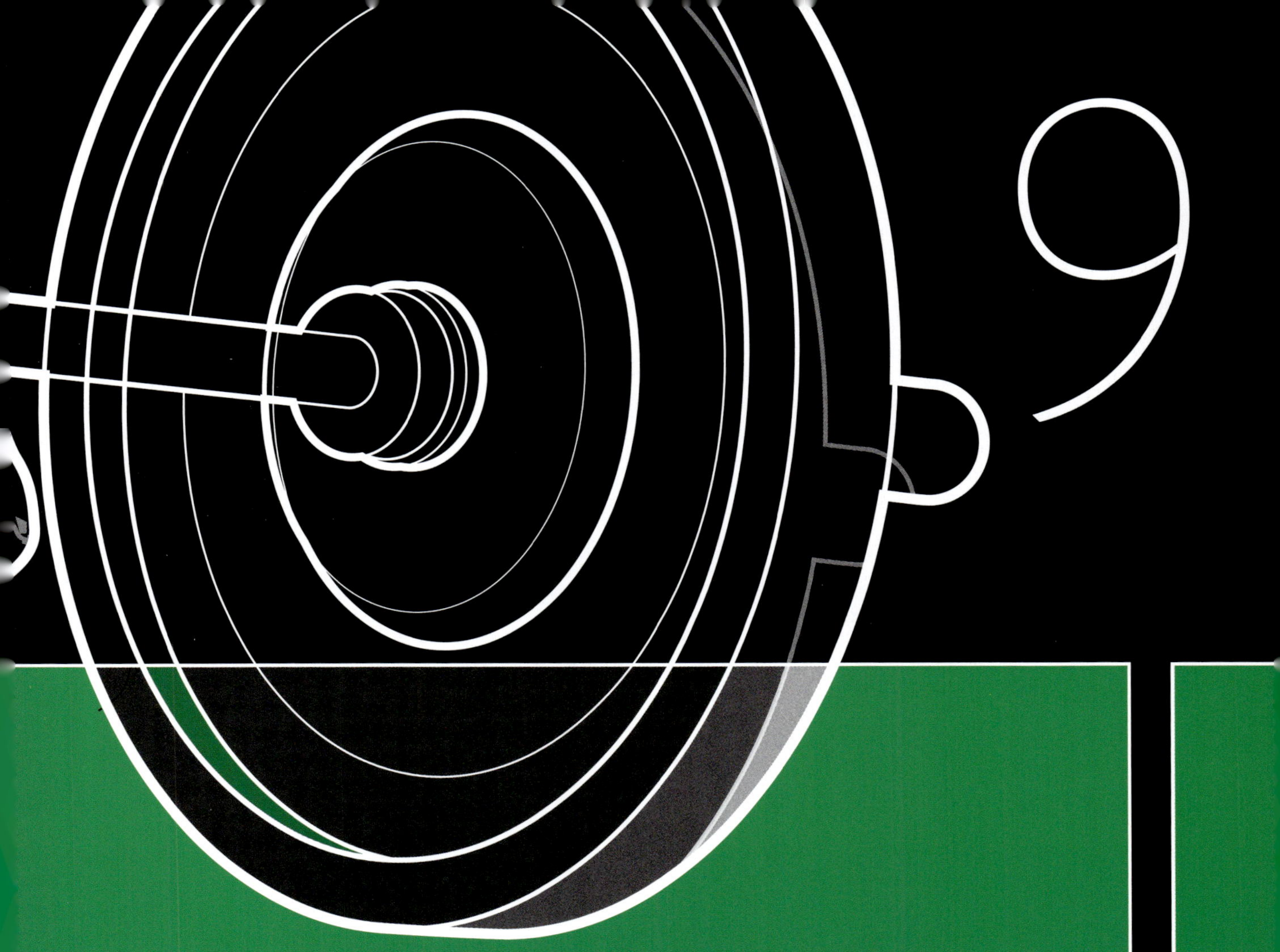

GEWICHTHEBEN

STANDUMSETZEN

ZIELMUSKELN	
■ Quadrizeps	■ Schollenmuskel
■ Schenkelbeuger	■ Gesäßmuskeln
■ Zweiköpfiger Wadenmuskel	■ Brustmuskeln
	■ Deltamuskeln

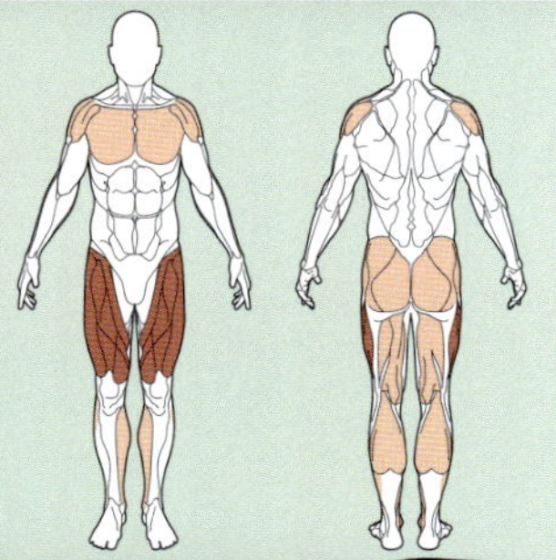

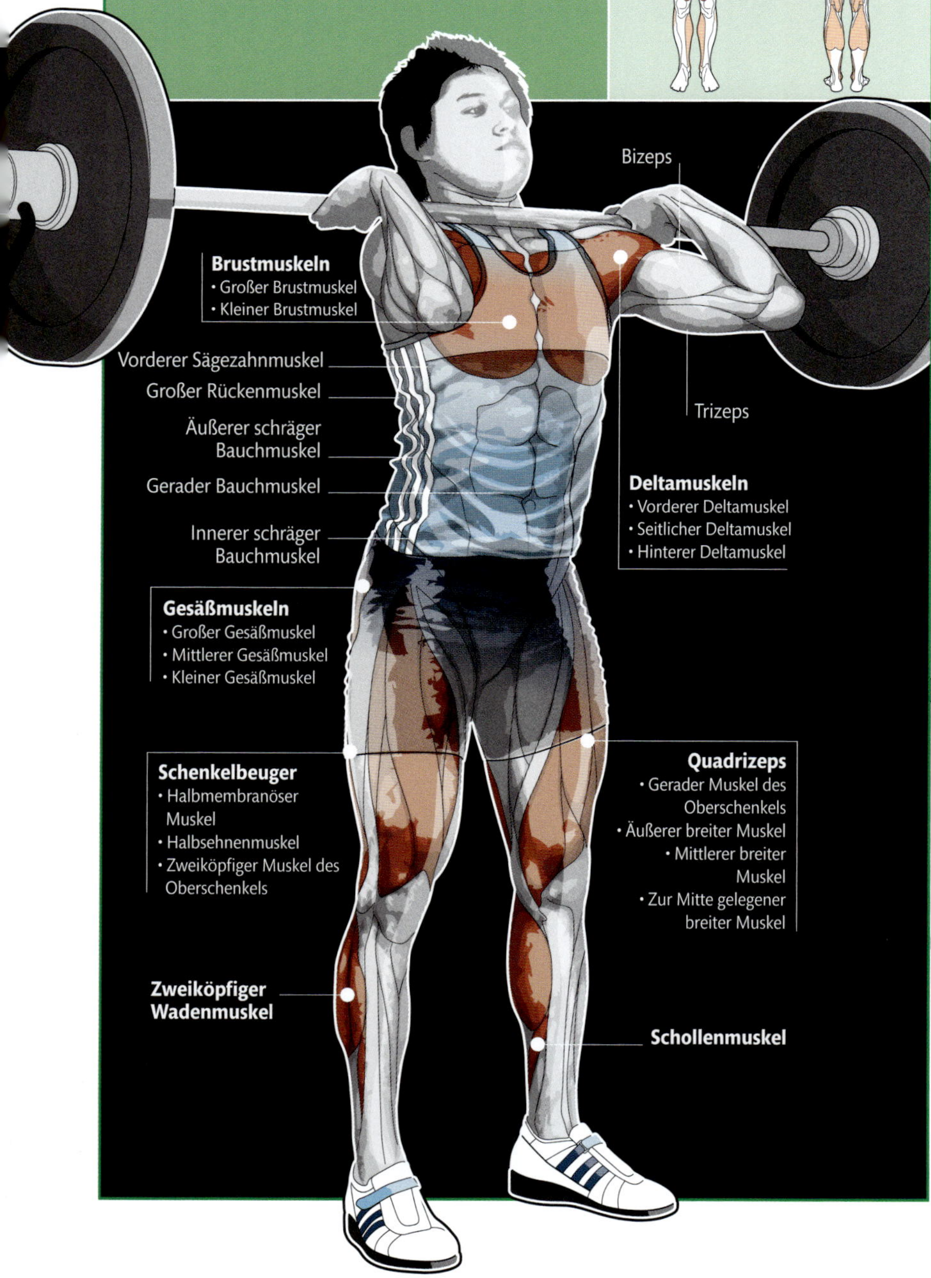

Diese technisch anspruchsvolle Übung ist fantastisch, um generell Kraft aufzubauen. Als Aufwärmübung verwenden Sie einfach leichtere Gewichte.

1 In die Hocke gehen, die Füße stehen hüftbreit unter der Langhantel. Die Hüften sind höher als die Knie. Die Hantel im Obergriff etwas mehr als schulterbreit greifen.

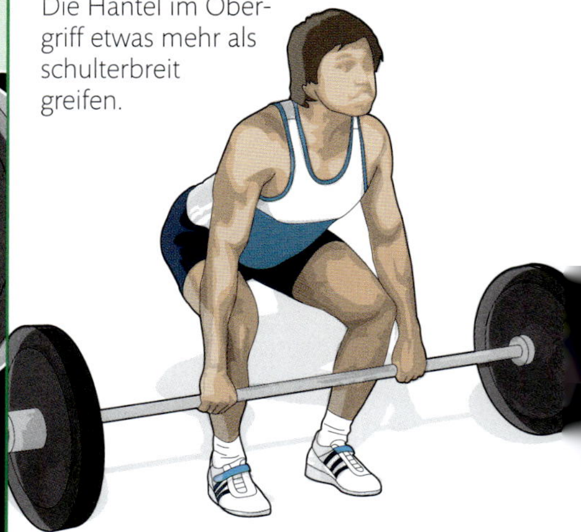

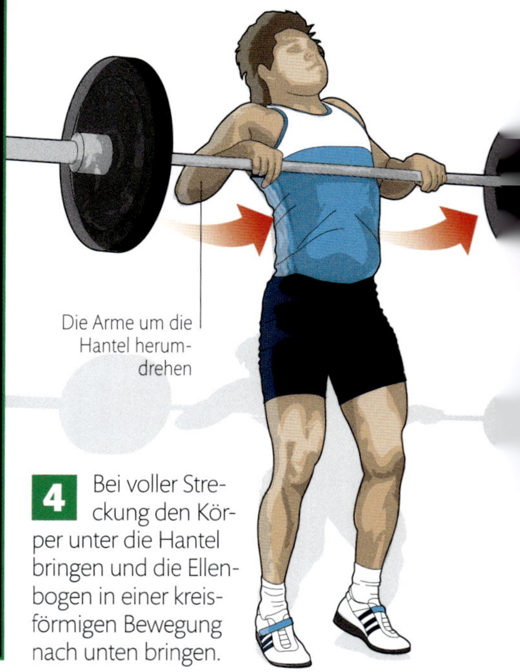

4 Bei voller Streckung den Körper unter die Hantel bringen und die Ellenbogen in einer kreisförmigen Bewegung nach unten bringen.

VORSICHT!

Alle dynamischen Gewichthebe-Übungen bedürfen einer Plattform. Diese komplexe Bewegung erfordert exzellente Technik, gutes Gleichgewicht und Kontrolle. Erst mit leichten Gewichten einüben, am besten unter Anleitung eines qualifizierten Trainers.

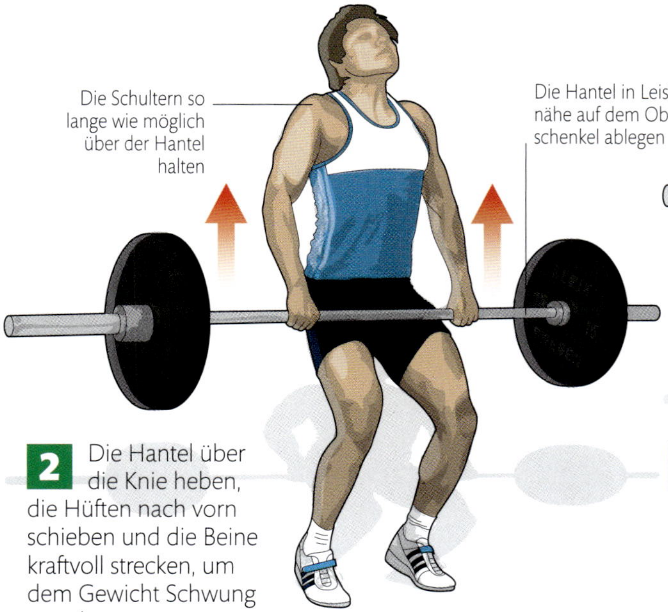
Die Schultern so lange wie möglich über der Hantel halten
Die Hantel in Leistennähe auf dem Oberschenkel ablegen

2 Die Hantel über die Knie heben, die Hüften nach vorn schieben und die Beine kraftvoll strecken, um dem Gewicht Schwung zu geben.

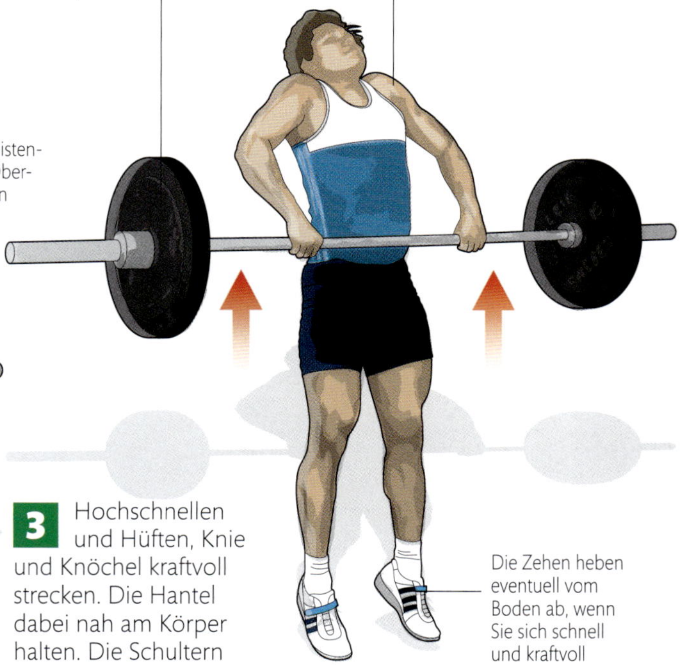
Die Hantel nah am Körper halten
Die Ellenbogen senken, wenn die Schultern ganz oben sind
Die Zehen heben eventuell vom Boden ab, wenn Sie sich schnell und kraftvoll hochstemmen

3 Hochschnellen und Hüften, Knie und Knöchel kraftvoll strecken. Die Hantel dabei nah am Körper halten. Die Schultern kräftig hochziehen.

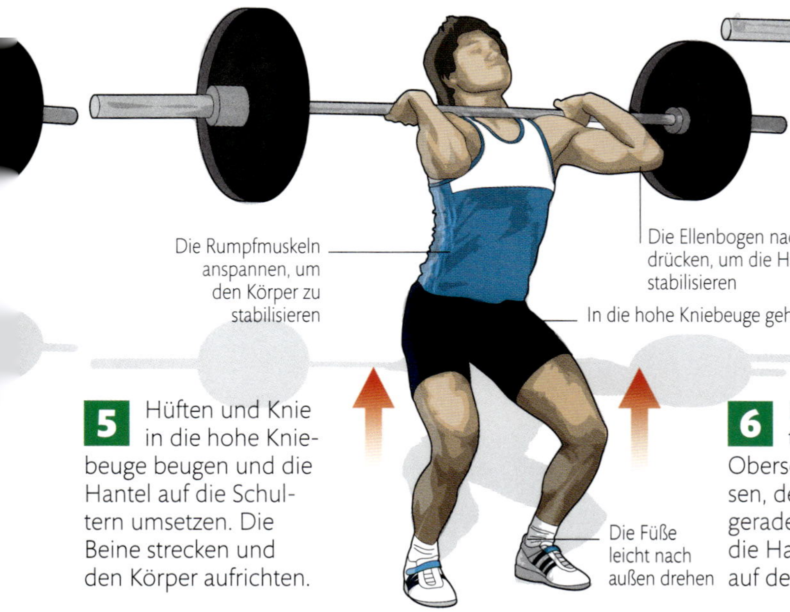
Die Rumpfmuskeln anspannen, um den Körper zu stabilisieren
Die Ellenbogen nach vorn drücken, um die Hantel zu stabilisieren
In die hohe Kniebeuge gehen
Die Füße leicht nach außen drehen

5 Hüften und Knie in die hohe Kniebeuge beugen und die Hantel auf die Schultern umsetzen. Die Beine strecken und den Körper aufrichten.

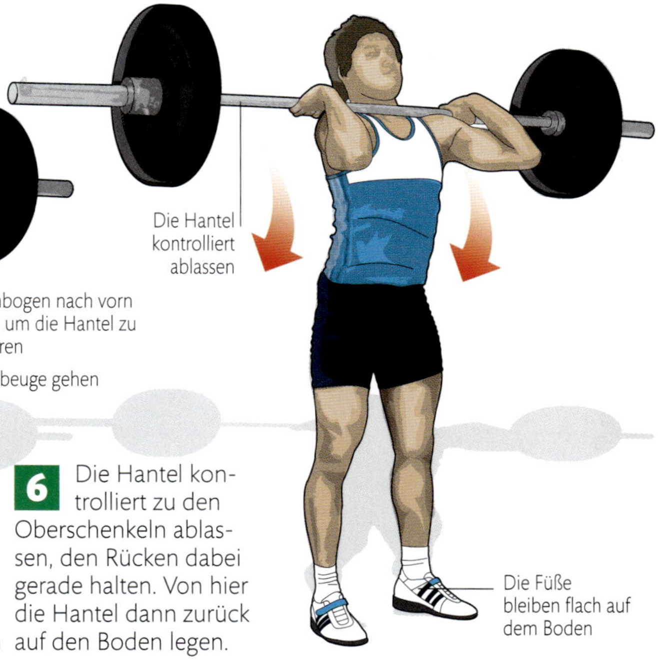
Die Hantel kontrolliert ablassen
Die Füße bleiben flach auf dem Boden

6 Die Hantel kontrolliert zu den Oberschenkeln ablassen, den Rücken dabei gerade halten. Von hier die Hantel dann zurück auf den Boden legen.

STANDREISSEN

ZIELMUSKELN

■ Quadrizeps	■ Gesäßmuskeln
■ Schenkelbeuger	■ Brustmuskeln
■ Zweiköpfiger Wadenmuskel	■ Trizeps
■ Schollenmuskel	■ Deltamuskeln

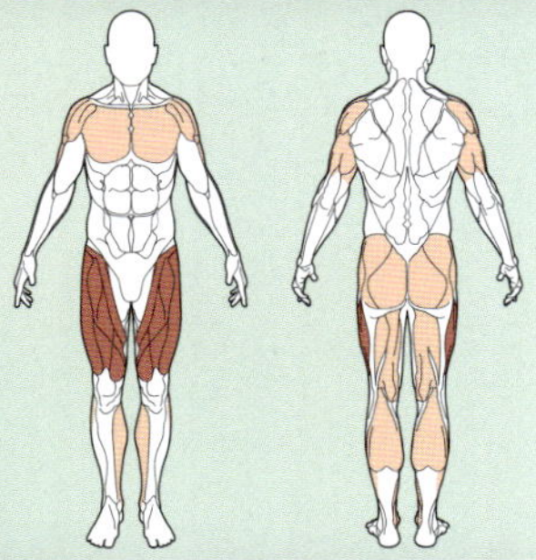

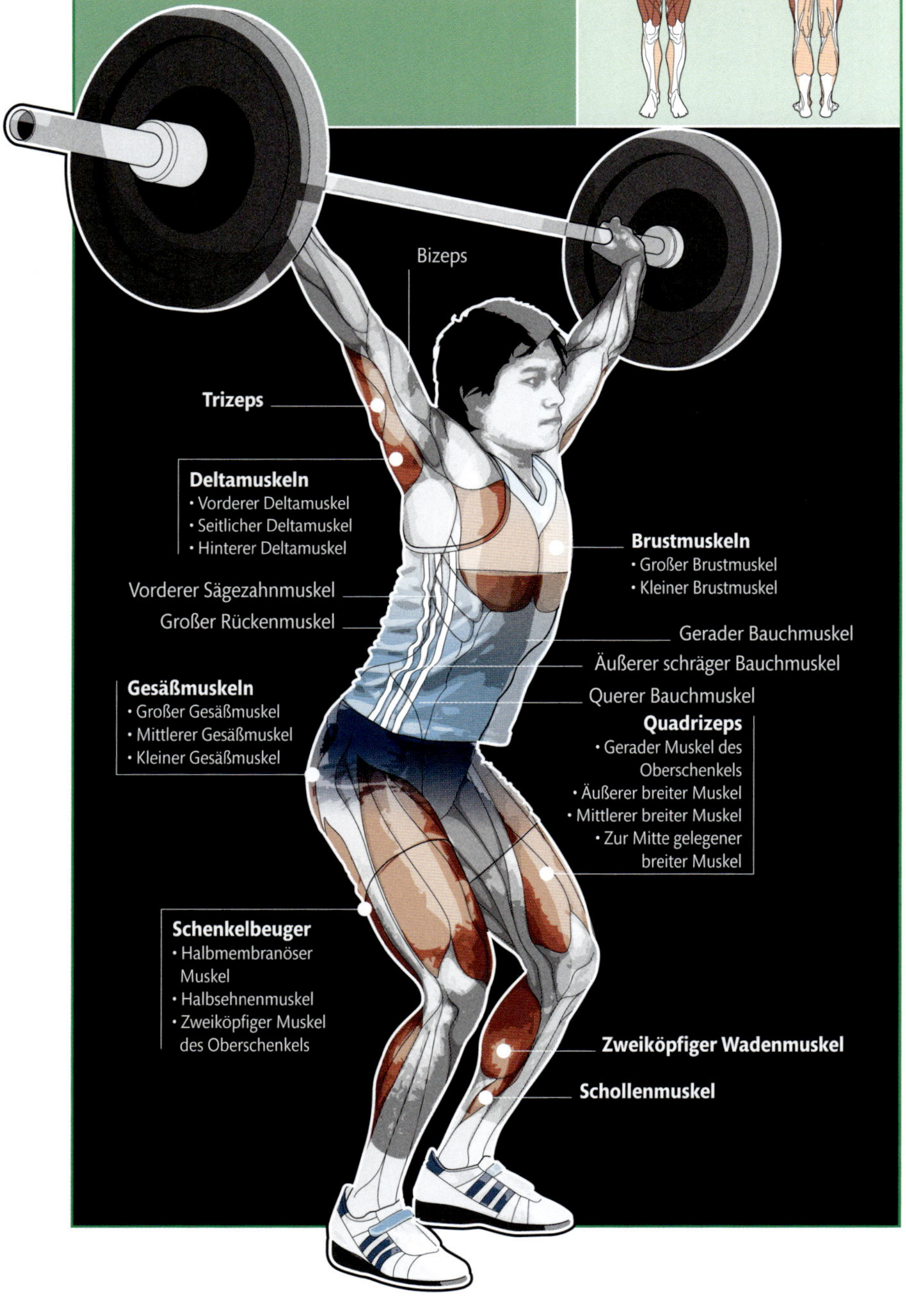

Diese schnelle, technisch anspruchsvolle Übung ist ein optimales Allround-Krafttraining. Üben Sie die Bewegung mit leichten Gewichten ein.

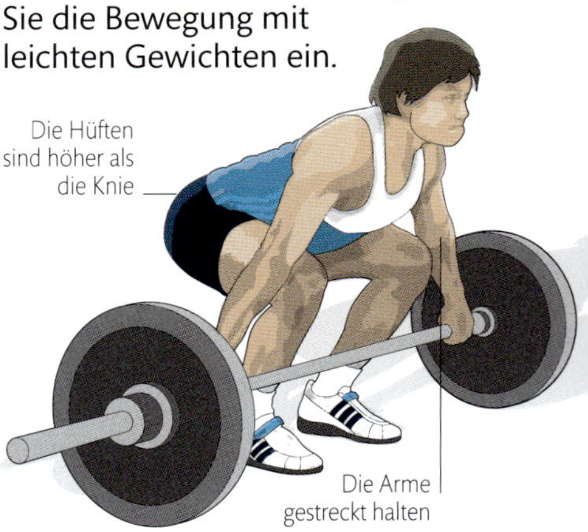
Die Hüften sind höher als die Knie
Die Arme gestreckt halten

1 So weit in die Hocke gehen, dass Sie die Hantel im Obergriff möglichst nah bei den Gewichtscheiben greifen können. Die Füße stehen hüftbreit unter der Hantel.

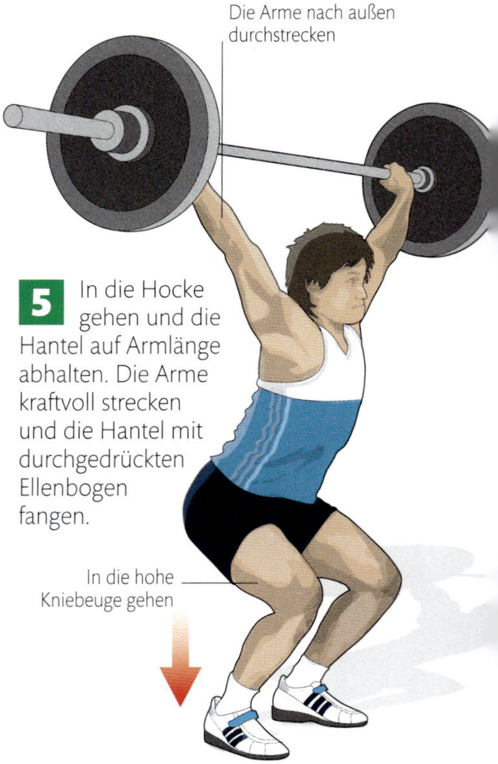
Die Arme nach außen durchstrecken
In die hohe Kniebeuge gehen

5 In die Hocke gehen und die Hantel auf Armlänge abhalten. Die Arme kraftvoll strecken und die Hantel mit durchgedrückten Ellenbogen fangen.

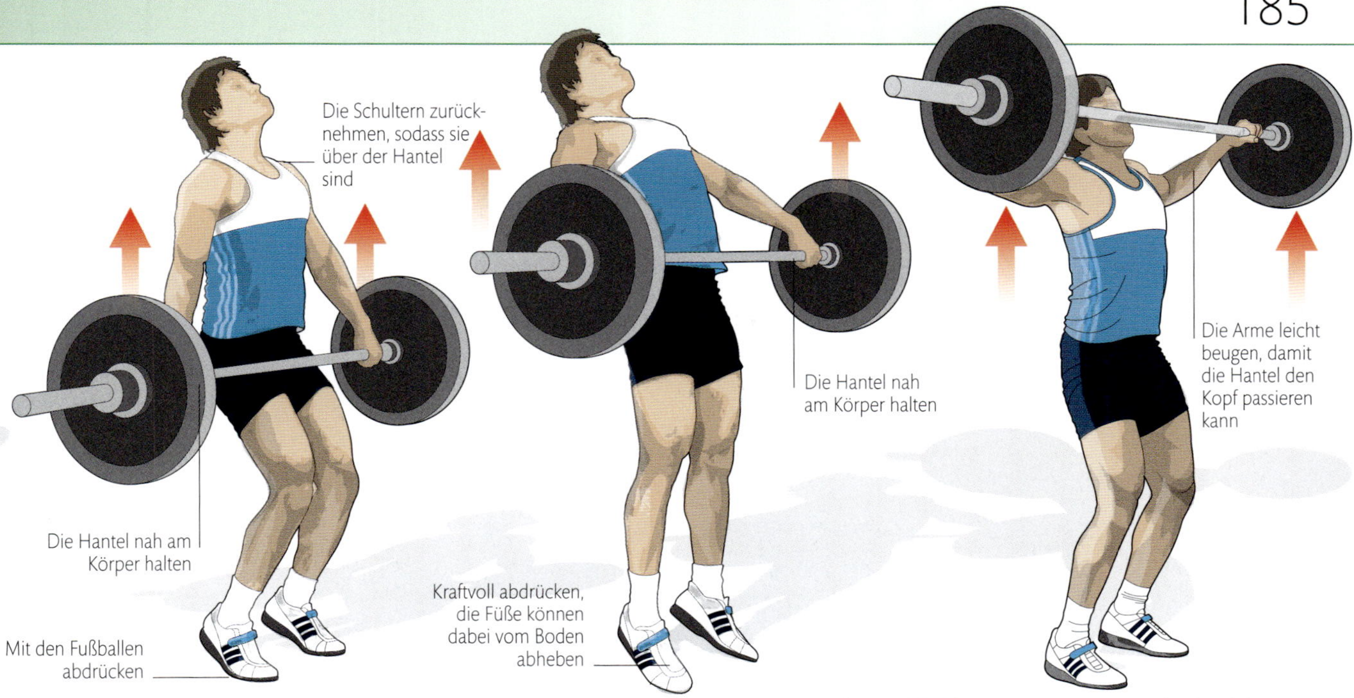
Die Schultern zurücknehmen, sodass sie über der Hantel sind
Die Hantel nah am Körper halten
Mit den Fußballen abdrücken
Kraftvoll abdrücken, die Füße können dabei vom Boden abheben
Die Hantel nah am Körper halten
Die Arme leicht beugen, damit die Hantel den Kopf passieren kann

2 Die Hantel über die Knie heben, die Hüften nach vorn schieben und die Beine vom Boden abdrücken, um dem Gewicht Schwung zu verleihen.

3 Hochschnellen und dabei Hüften, Knie und Knöchel kraftvoll strecken. Die Hantel nah am Körper halten. Die Schultern kräftig hochziehen.

4 Den Körper unter die hochkommende Hantel ducken, die Ellenbogen invertieren (= im Bogen senken) und unter die Hantel bringen.

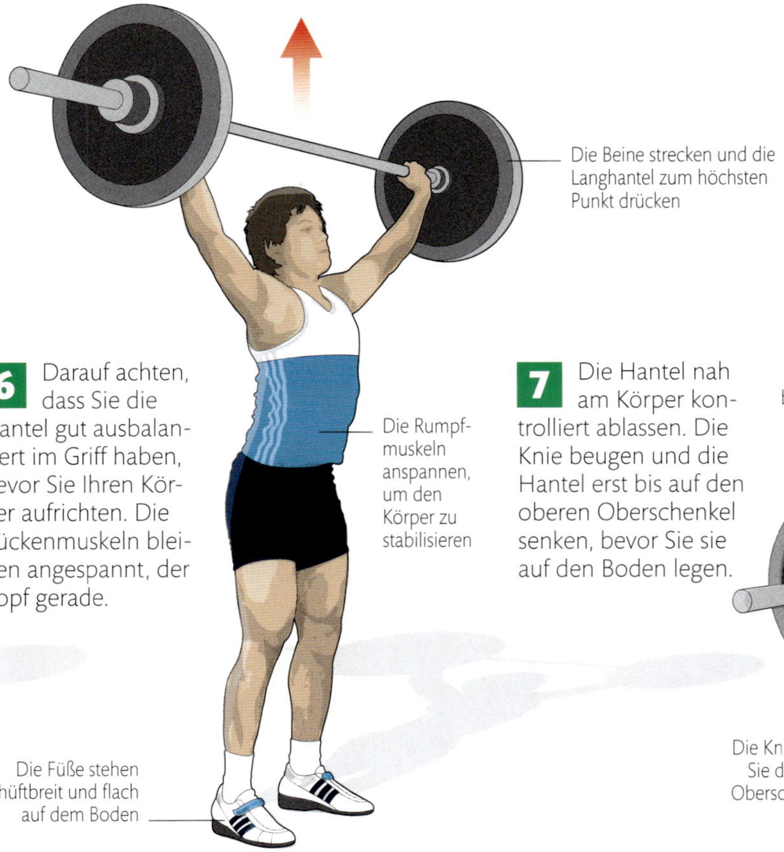
Die Beine strecken und die Langhantel zum höchsten Punkt drücken
Die Rumpfmuskeln anspannen, um den Körper zu stabilisieren
Die Füße stehen hüftbreit und flach auf dem Boden

6 Darauf achten, dass Sie die Hantel gut ausbalanciert im Griff haben, bevor Sie Ihren Körper aufrichten. Die Rückenmuskeln bleiben angespannt, der Kopf gerade.

VORSICHT!

Das Standreißen ist eine sehr schnelle Übung – noch schneller als das Standumsetzen. Bei fehlerhafter Technik riskieren Sie Rückenverletzungen. Der Rücken muss konstant angespannt und gerade sein.

7 Die Hantel nah am Körper kontrolliert ablassen. Die Knie beugen und die Hantel erst bis auf den oberen Oberschenkel senken, bevor Sie sie auf den Boden legen.

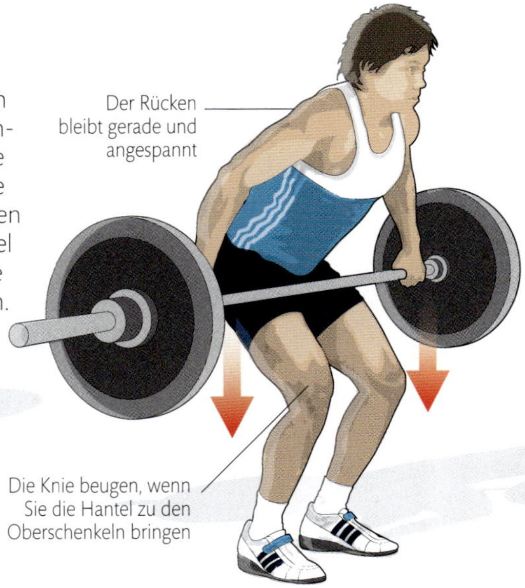
Der Rücken bleibt gerade und angespannt
Die Knie beugen, wenn Sie die Hantel zu den Oberschenkeln bringen

STANDUMSETZEN AUS DEM HANG

ZIELMUSKELN

■ Quadrizeps	■ Schollenmuskel
■ Schenkelbeuger	■ Gesäßmuskeln
■ Zweiköpfiger Wadenmuskel	■ Brustmuskeln
	■ Deltamuskeln

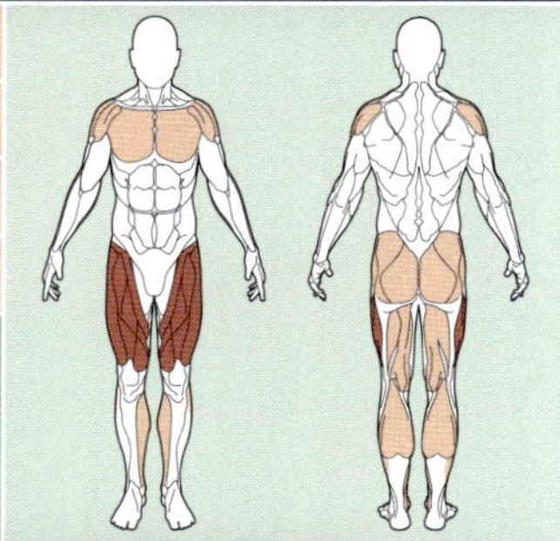

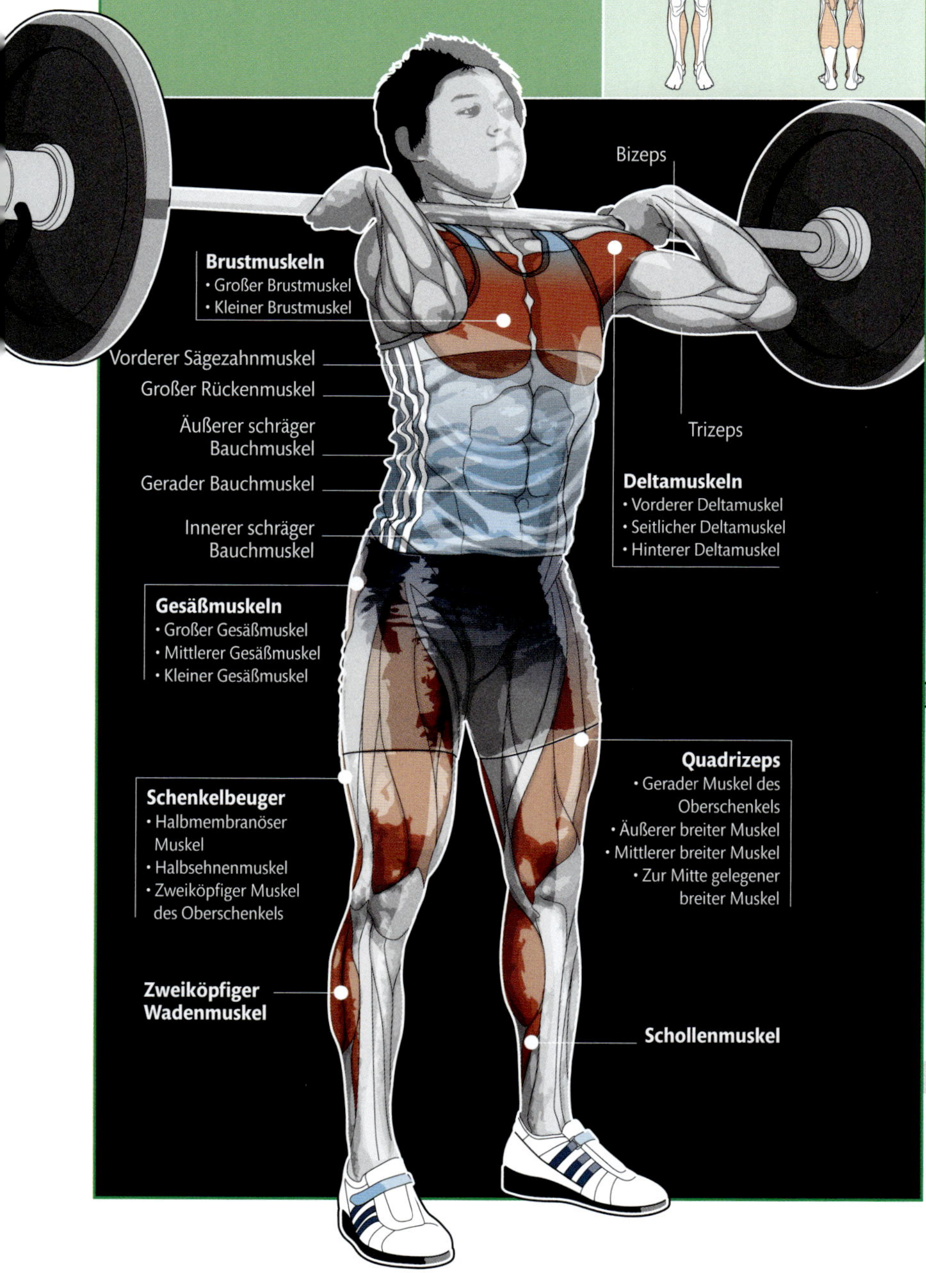

Diese dynamische Übung erfordert ein hohes Maß an Koordination und Kraft. Sie baut Muskeln fürs Gewichtheben und für viele weitere Sportarten auf.

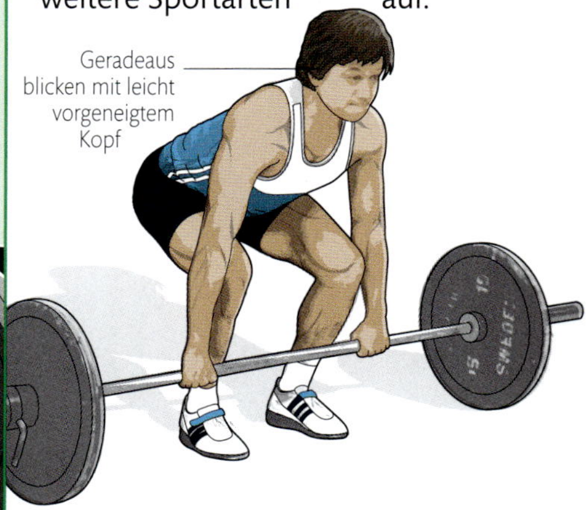

1 In die Hocke gehen, die Füße stehen hüftbreit auseinander. Die Hantel im Obergriff in Schulterbreite halten. Die Hüften höher als die Knie, die Schultern vor der Hantel.

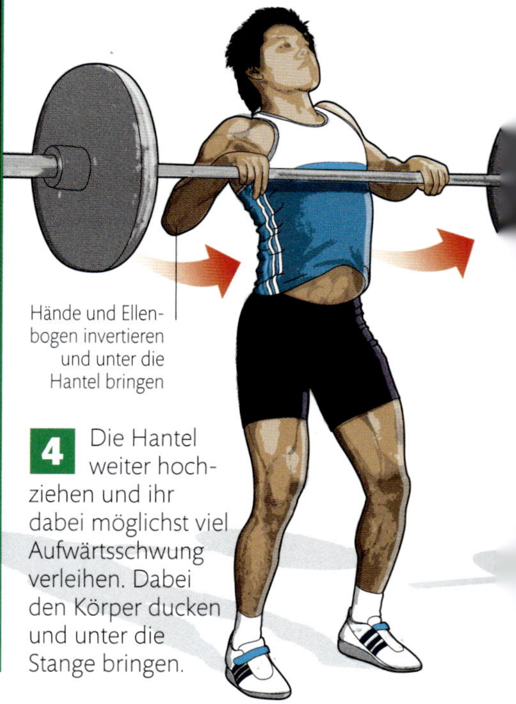

4 Die Hantel weiter hochziehen und ihr dabei möglichst viel Aufwärtsschwung verleihen. Dabei den Körper ducken und unter die Stange bringen.

VORSICHT!

Dies ist eine fortgeschrittene Übung, die den unteren Rücken stark belastet. Also vorher gut aufwärmen! Nie über die eigenen Grenzen gehen und die Technik nicht zugunsten eines höheren Gewichts vernachlässigen. Am Anfang das Gewicht nicht mit den Armen, sondern mit Beinen und Hüften heben.

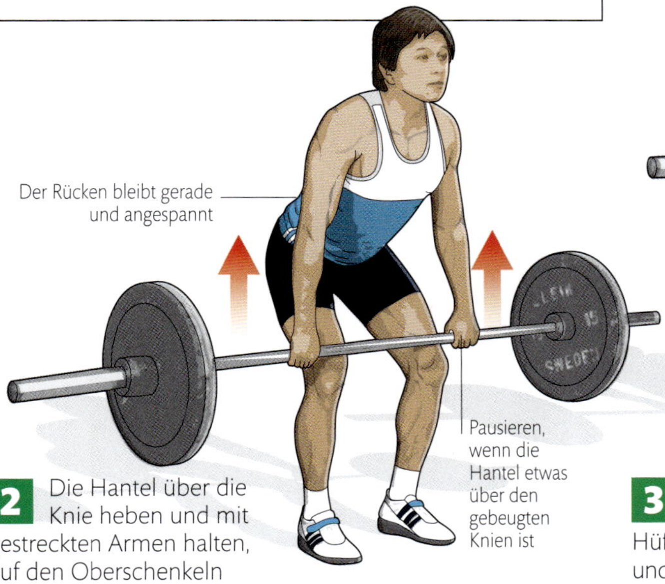
Der Rücken bleibt gerade und angespannt
Pausieren, wenn die Hantel etwas über den gebeugten Knien ist

2 Die Hantel über die Knie heben und mit gestreckten Armen halten, auf den Oberschenkeln ruhen lassen. Der Rücken bleibt gerade. Das ist der »Hang«, die Ausgangsposition für diese Übung.

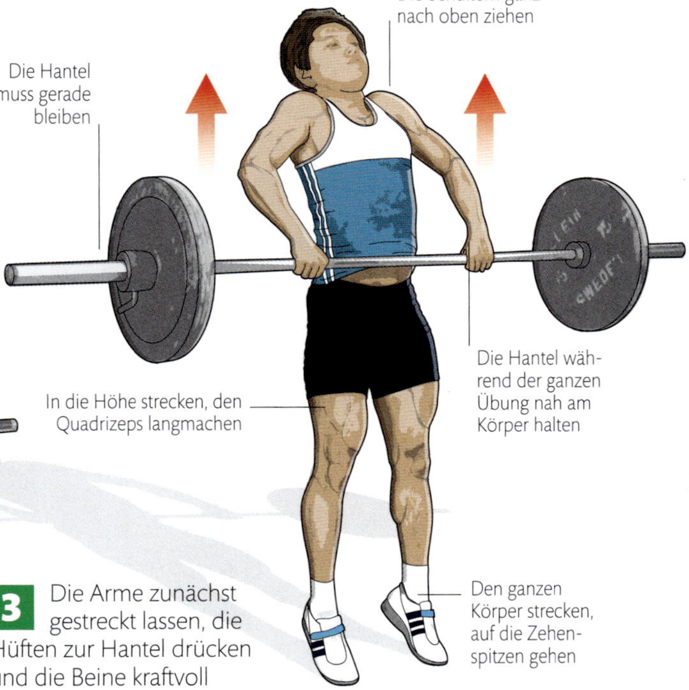
Die Schultern ganz nach oben ziehen
Die Hantel muss gerade bleiben
Die Hantel während der ganzen Übung nah am Körper halten
In die Höhe strecken, den Quadrizeps langmachen
Den ganzen Körper strecken, auf die Zehenspitzen gehen

3 Die Arme zunächst gestreckt lassen, die Hüften zur Hantel drücken und die Beine kraftvoll strecken, um dem Gewicht Schwung zu verleihen.

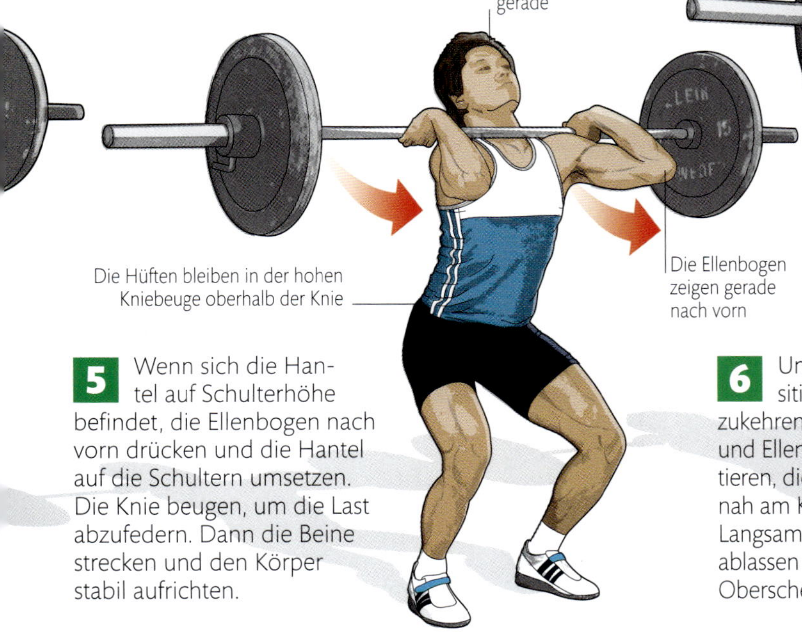
Der Blick geht nach oben, der Rücken ist gerade
Die Hüften bleiben in der hohen Kniebeuge oberhalb der Knie
Die Ellenbogen zeigen gerade nach vorn

5 Wenn sich die Hantel auf Schulterhöhe befindet, die Ellenbogen nach vorn drücken und die Hantel auf die Schultern umsetzen. Die Knie beugen, um die Last abzufedern. Dann die Beine strecken und den Körper stabil aufrichten.

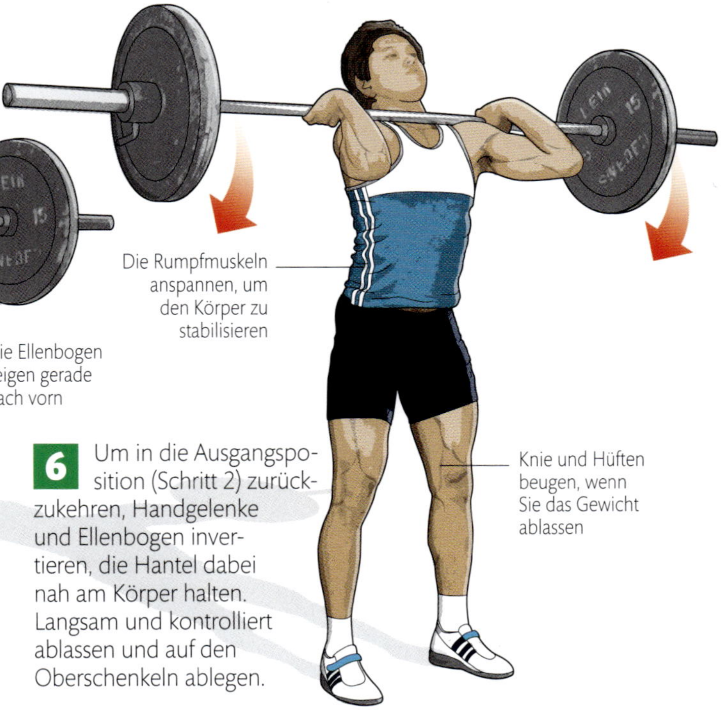
Die Rumpfmuskeln anspannen, um den Körper zu stabilisieren
Knie und Hüften beugen, wenn Sie das Gewicht ablassen

6 Um in die Ausgangsposition (Schritt 2) zurückzukehren, Handgelenke und Ellenbogen invertieren, die Hantel dabei nah am Körper halten. Langsam und kontrolliert ablassen und auf den Oberschenkeln ablegen.

STANDREISSEN AUS DEM HANG

ZIELMUSKELN

■ Quadrizeps	■ Gesäßmuskeln
■ Schenkelbeuger	■ Brustmuskeln
■ Zweiköpfiger Wadenmuskel	■ Deltamuskeln
■ Schollenmuskel	■ Trizeps

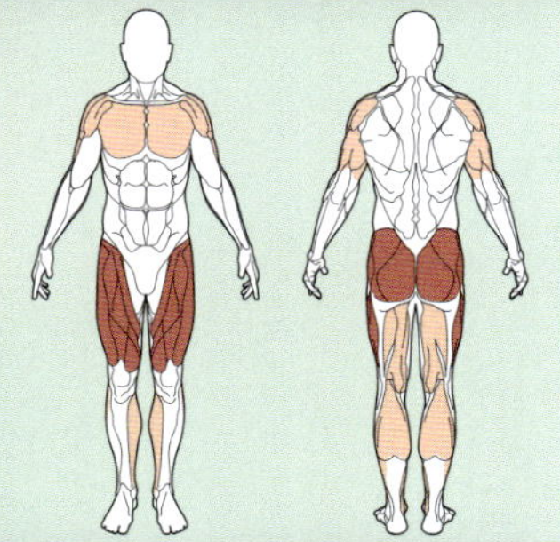

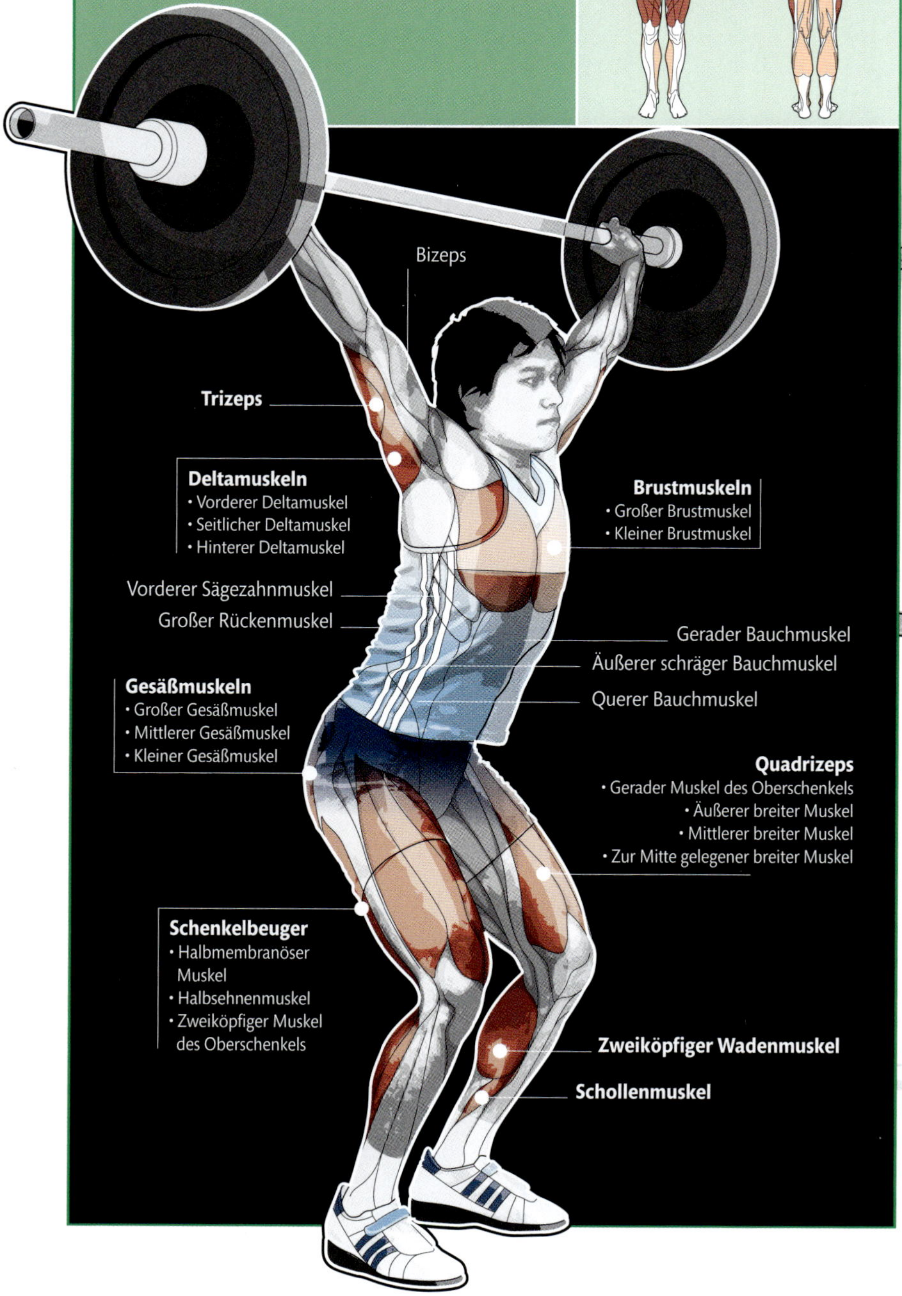

Diese explosive Bewegung erfordert eine gute Technik, fördert aber allgemein Kraft und eine athletische Figur.

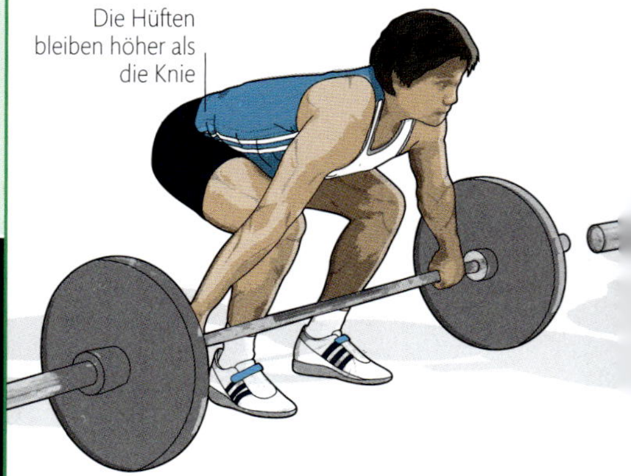

1 In die Hocke gehen, die Füße stehen hüftbreit unter der Hantel. Die Hantel wie beim Standreißen (s. S. 184) greifen. Der Kopf blickt geradeaus und leicht nach unten. Die Arme sind gestreckt, der Rücken ist gerade.

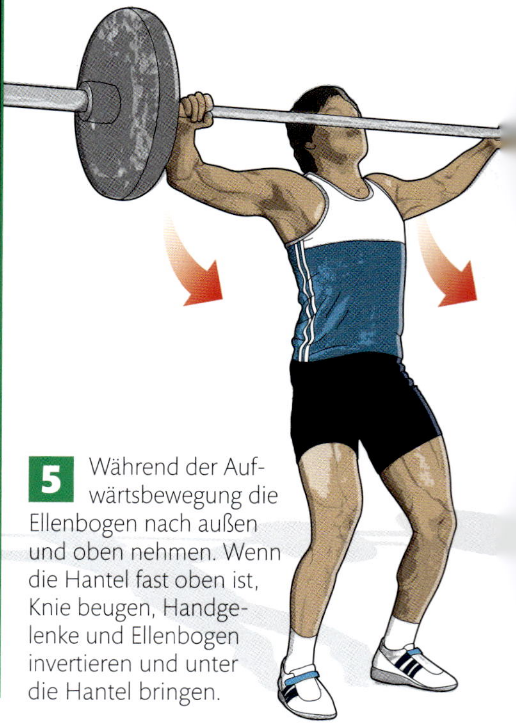

5 Während der Aufwärtsbewegung die Ellenbogen nach außen und oben nehmen. Wenn die Hantel fast oben ist, Knie beugen, Handgelenke und Ellenbogen invertieren und unter die Hantel bringen.

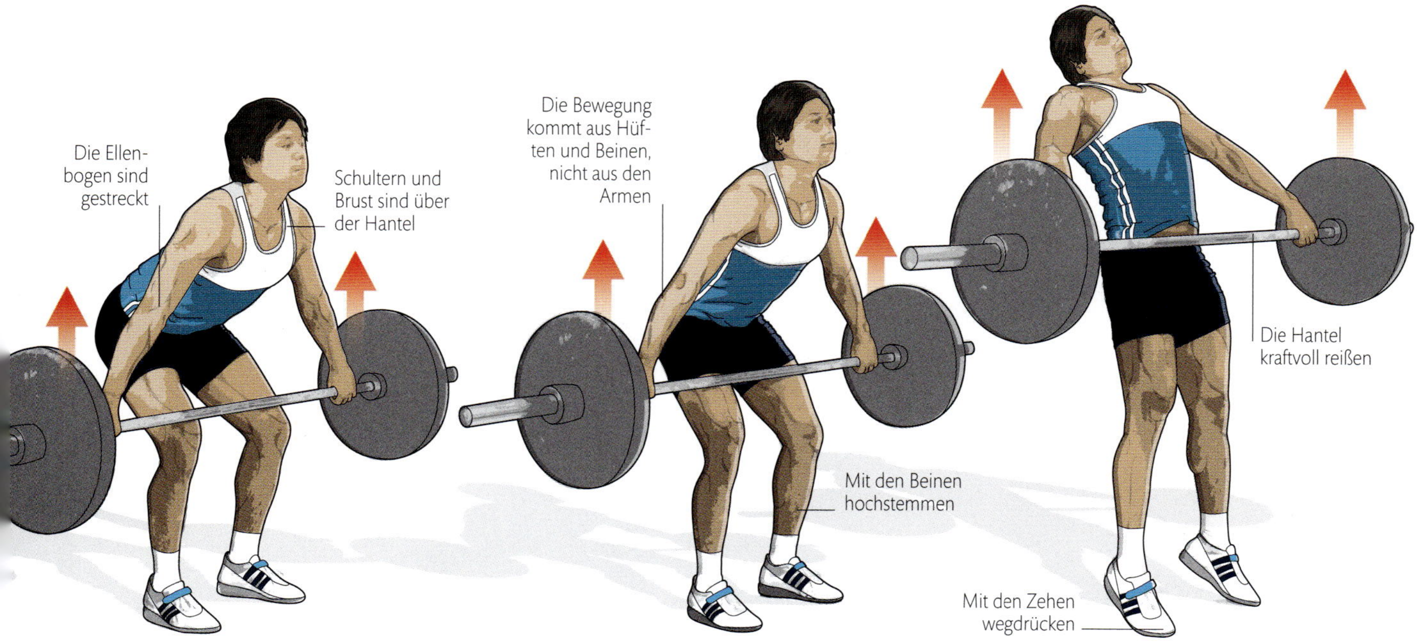
Die Ellenbogen sind gestreckt
Schultern und Brust sind über der Hantel
Die Bewegung kommt aus Hüften und Beinen, nicht aus den Armen
Mit den Beinen hochstemmen
Die Hantel kraftvoll reißen
Mit den Zehen wegdrücken

2 Die Hantel bis knapp über die leicht gebeugten Knie heben und auf den Oberschenkeln ruhen lassen. Dies ist der »Hang«, die Ausgangsposition.

3 Die explosive Bewegung eröffnen: die Hüften in Richtung Hantel drücken, die Beine strecken und die Schultern hochziehen.

4 Mit aller Kraft weiter nach oben streben, Hüfte, Knie und Knöchel strecken und die Schultern kräftig nach oben ziehen, um das Gewicht in Schwung zu versetzen.

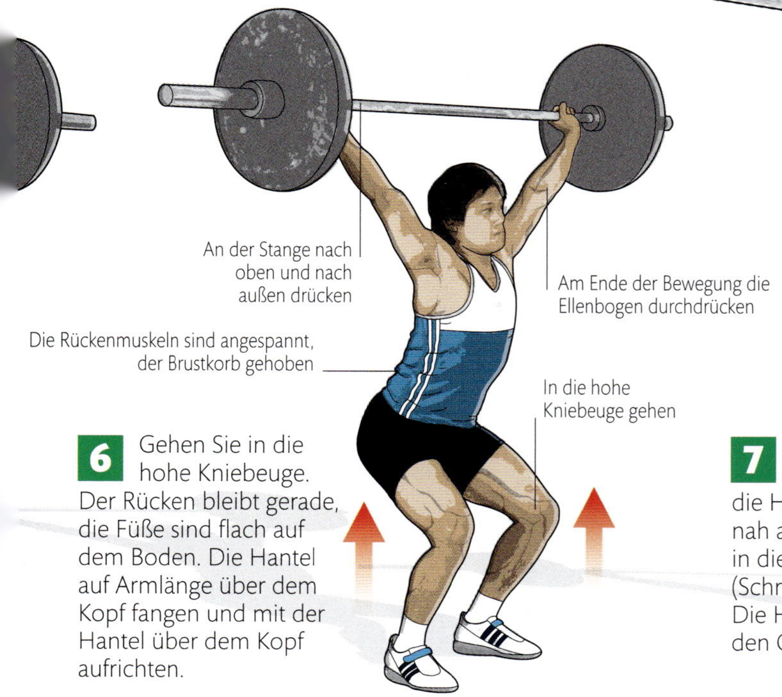
An der Stange nach oben und nach außen drücken
Am Ende der Bewegung die Ellenbogen durchdrücken
Die Rückenmuskeln sind angespannt, der Brustkorb gehoben
In die hohe Kniebeuge gehen

6 Gehen Sie in die hohe Kniebeuge. Der Rücken bleibt gerade, die Füße sind flach auf dem Boden. Die Hantel auf Armlänge über dem Kopf fangen und mit der Hantel über dem Kopf aufrichten.

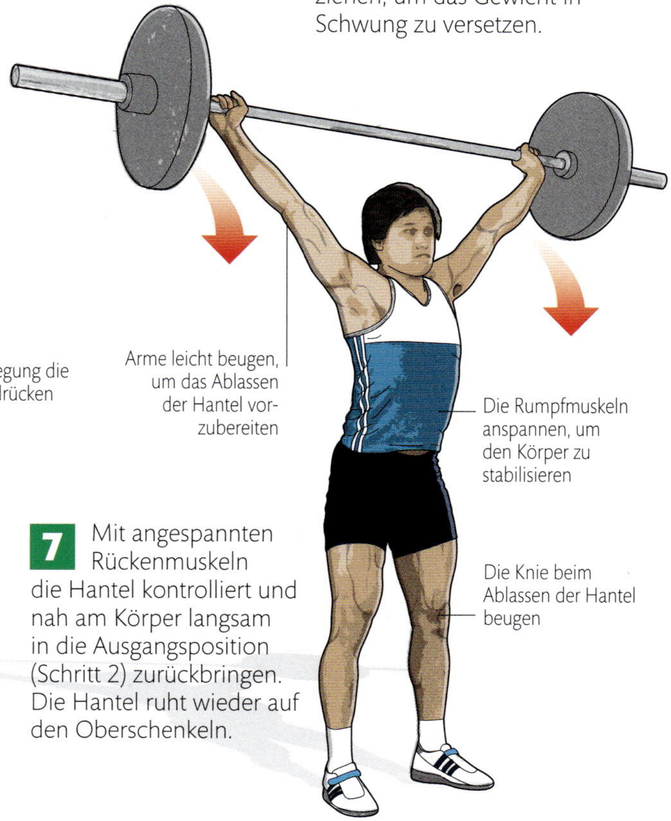
Arme leicht beugen, um das Ablassen der Hantel vorzubereiten
Die Rumpfmuskeln anspannen, um den Körper zu stabilisieren
Die Knie beim Ablassen der Hantel beugen

7 Mit angespannten Rückenmuskeln die Hantel kontrolliert und nah am Körper langsam in die Ausgangsposition (Schritt 2) zurückbringen. Die Hantel ruht wieder auf den Oberschenkeln.

KNIEBEUGE MIT UMSETZEN

ZIELMUSKELN

■ Quadrizeps	■ Schollenmuskel
■ Schenkelbeuger	■ Gesäßmuskeln
■ Zweiköpfiger Wadenmuskel	■ Brustmuskeln
	■ Deltamuskeln

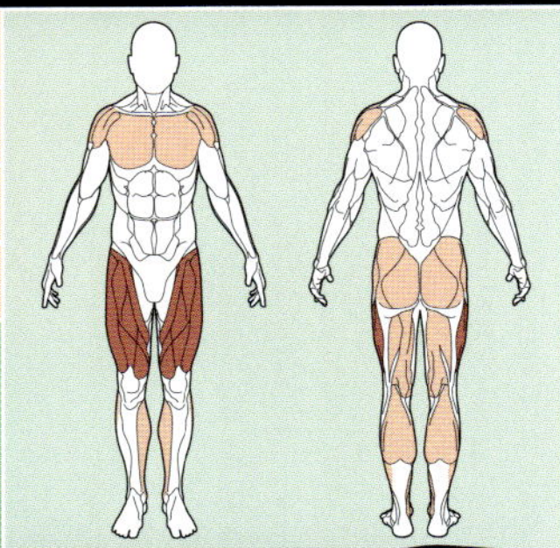

Bei dieser fließenden und explosiven Bewegung geht man in einer tiefen Kniebeuge unter das Gewicht. Diese Übung trainiert dynamische Kraft.

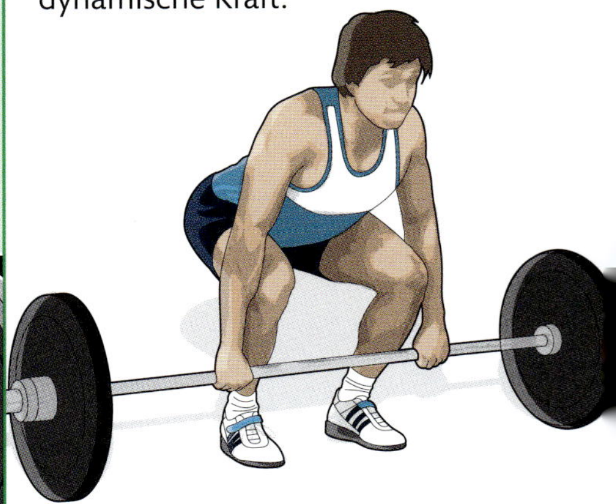

1 Die Füße stehen hüftbreit unter der Hantel. Der Rücken ist gerade und der Kopf blickt nach vorn. Die Hantel schulterbreit halten.

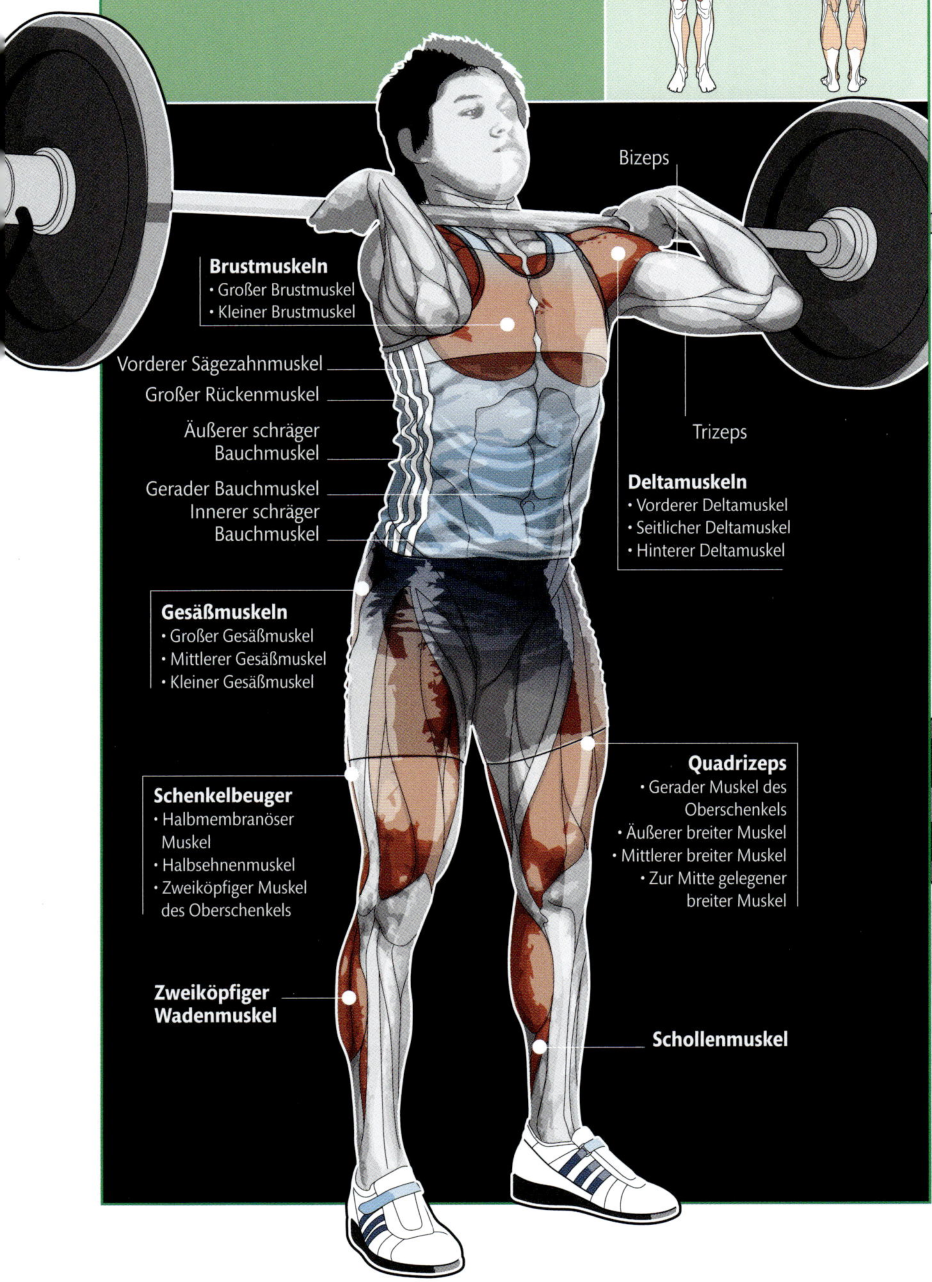

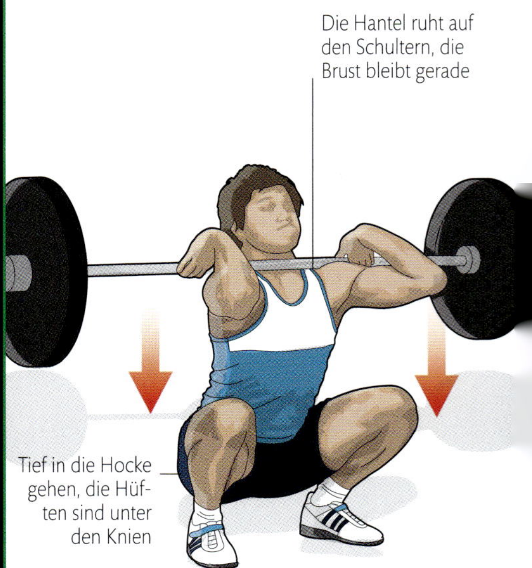

4 Tief in die Hocke gehen. Der Oberkörper bleibt aufrecht, Knie und Füße bilden eine gerade Linie, die Ellenbogen bleiben oben.

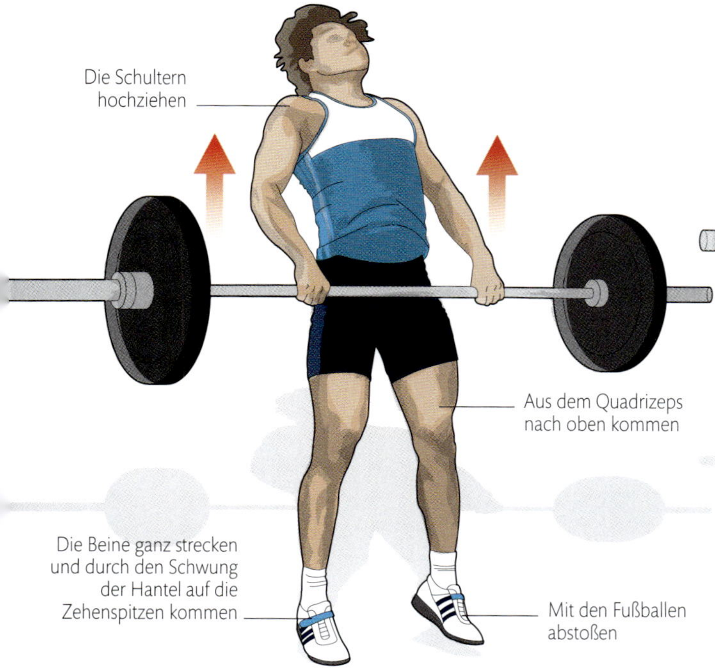
Die Schultern hochziehen
Aus dem Quadrizeps nach oben kommen
Die Beine ganz strecken und durch den Schwung der Hantel auf die Zehenspitzen kommen
Mit den Fußballen abstoßen

2 Mit den Beinen explosiv hochdrücken, kräftig an der Hantel reißen und diese nah am Körper halten. Wenn sie die Knie passiert, die Hüften nach vorn drücken.

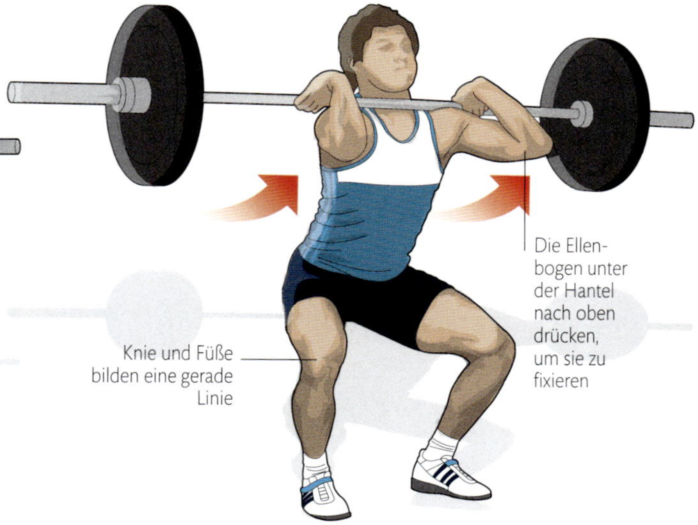
Die Ellen-bogen unter der Hantel nach oben drücken, um sie zu fixieren
Knie und Füße bilden eine gerade Linie

3 In die Hocke gehen und die Hantel auf das Schlüsselbein umsetzen. Die Schultern bleiben hochgezogen, Knie und Füße bilden eine gerade Linie.

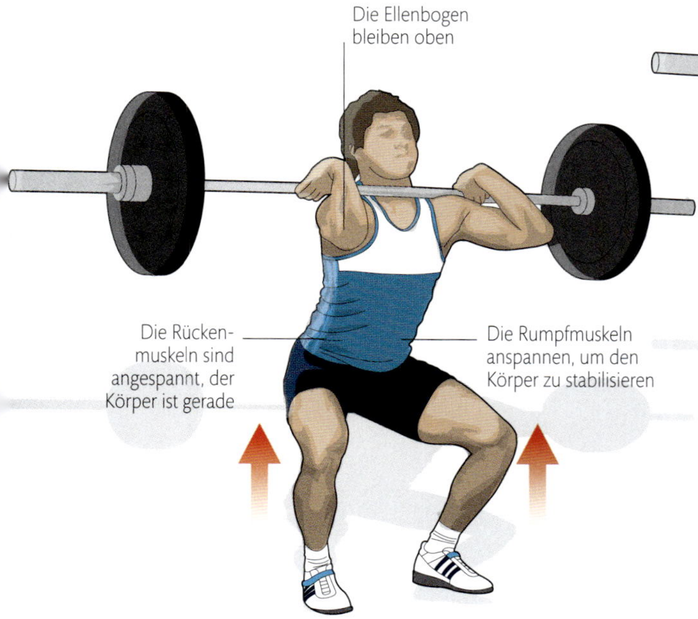
Die Ellenbogen bleiben oben
Die Rücken-muskeln sind angespannt, der Körper ist gerade
Die Rumpfmuskeln anspannen, um den Körper zu stabilisieren

5 Aus der tiefen Hocke aufrichten. Erst den Po heben und dann kraftvoll die Beine strecken, während der Brustkorb gehoben bleibt.

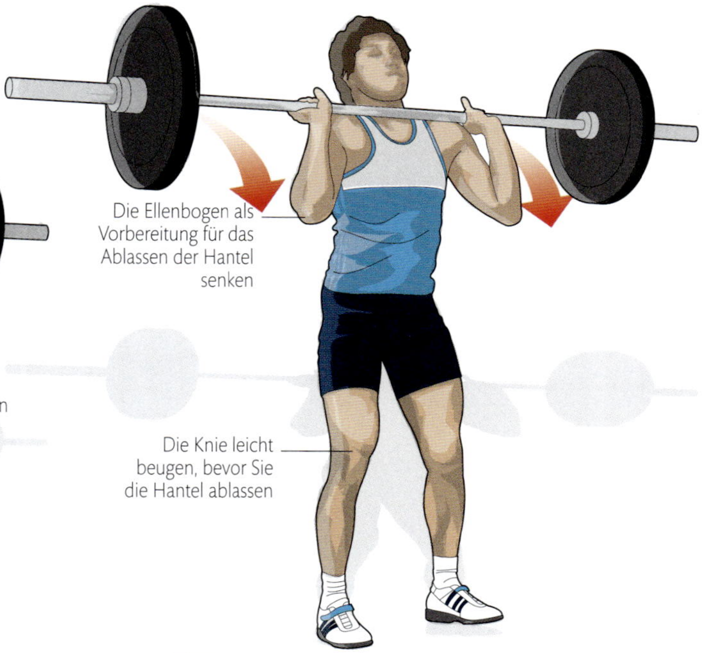
Die Ellenbogen als Vorbereitung für das Ablassen der Hantel senken
Die Knie leicht beugen, bevor Sie die Hantel ablassen

6 Die Hantel langsam und kontrolliert ablassen, bis sie auf Ihren Oberschenkeln ruht. Der Rücken bleibt gerade. Dann die Hantel zurück auf den Boden in die Ausgangsposition bringen.

SCHWERE FRONTKNIEBEUGE

ZIELMUSKELN

- Quadrizeps
- Schenkelbeuger
- Gesäßmuskeln
- Zweiköpfiger Wadenmuskel
- Schollenmuskel
- Brustmuskeln
- Deltamuskeln

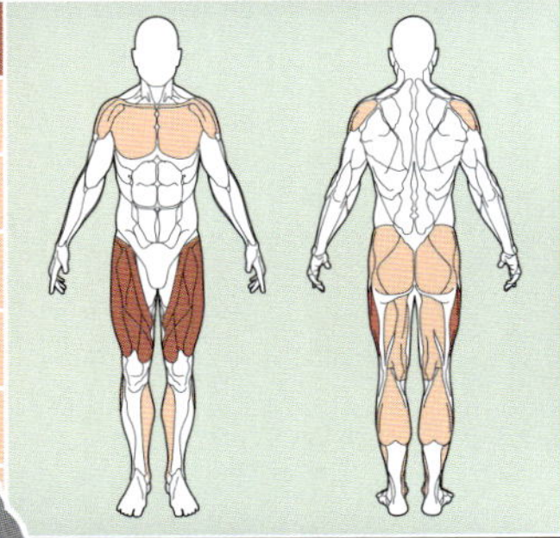

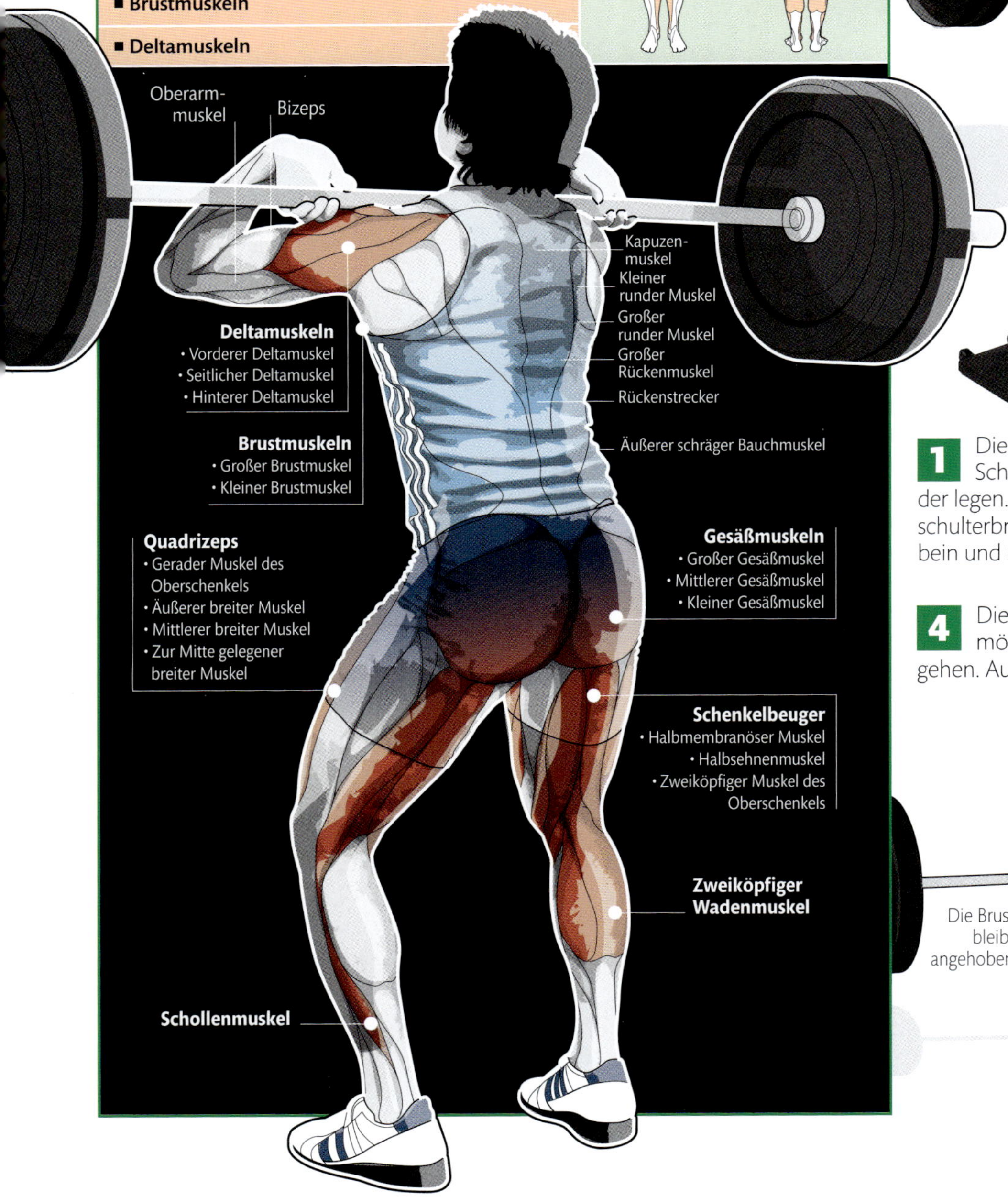

Diese Übung trainiert die reine Kraft und ist für alle Sportarten von Vorteil, bei denen dynamische Sprünge oder Stoßbewegungen eine Rolle spielen.

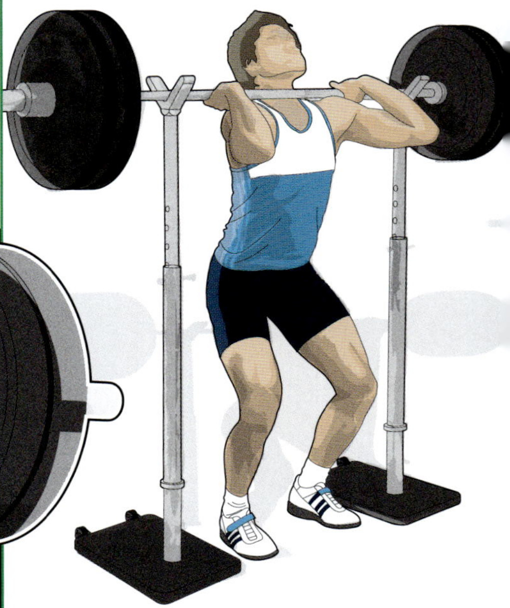

1 Die Langhantel knapp unter Schulterhöhe in einen Ständer legen. Die Hantel etwas mehr als schulterbreit greifen und auf Schlüsselbein und Schultern ablegen.

4 Die Ellenbogen oben lassen und möglichst langsam in die Hocke gehen. Auf eine korrekte Haltung achten.

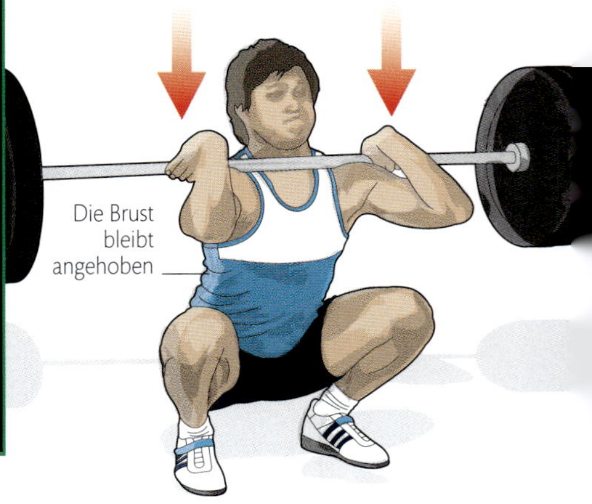

VORSICHT!

Lassen Sie sich bei Kniebeugen mit schweren Gewichten unbedingt von einem kompetenten Trainingspartner helfen, die Hantel aus dem Ständer zu nehmen und wieder zurückzulegen. Langsam nach unten kommen und am tiefsten Punkt nicht nachfedern. Der Rücken bleibt stets angespannt und gerade.

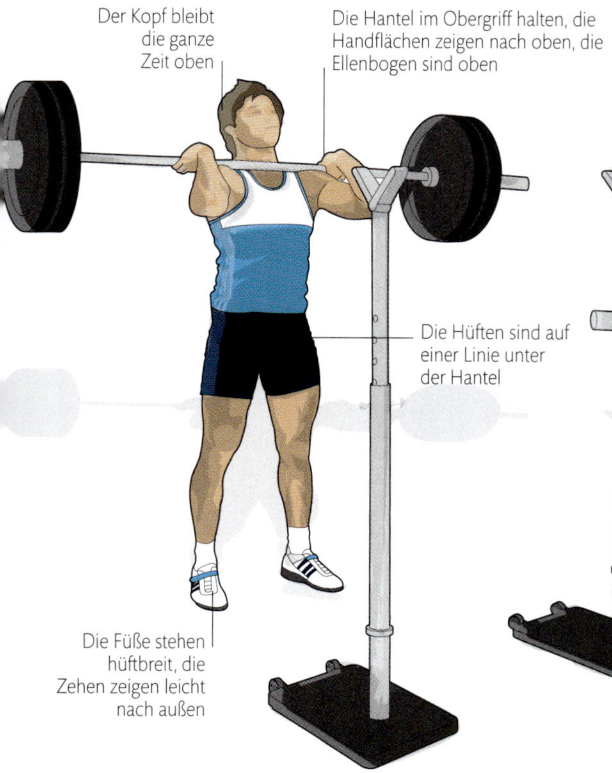
Der Kopf bleibt die ganze Zeit oben
Die Hantel im Obergriff halten, die Handflächen zeigen nach oben, die Ellenbogen sind oben
Die Hüften sind auf einer Linie unter der Hantel
Die Füße stehen hüftbreit, die Zehen zeigen leicht nach außen

2 Das Gewicht aus dem Ständer heben, den Körper aufrichten und mehrere Schritte zurücktreten.

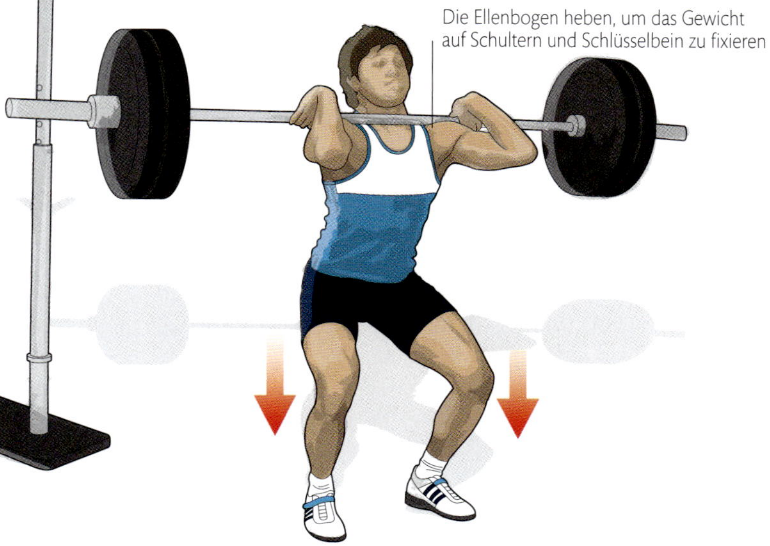
Die Ellenbogen heben, um das Gewicht auf Schultern und Schlüsselbein zu fixieren

3 Hüften und Knie beugen. Der Rücken bleibt gerade und angespannt, die Knie sind auf einer Linie mit den Füßen.

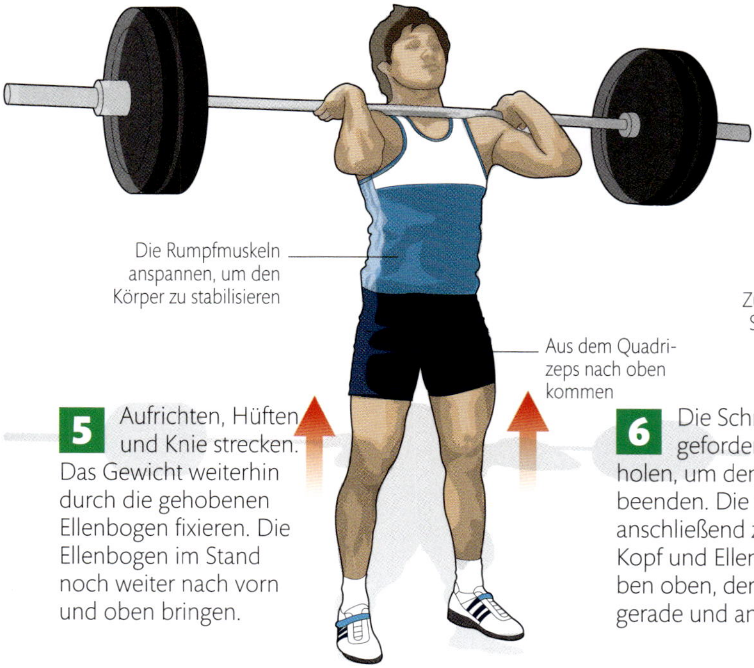
Die Rumpfmuskeln anspannen, um den Körper zu stabilisieren
Aus dem Quadrizeps nach oben kommen

5 Aufrichten, Hüften und Knie strecken. Das Gewicht weiterhin durch die gehobenen Ellenbogen fixieren. Die Ellenbogen im Stand noch weiter nach vorn und oben bringen.

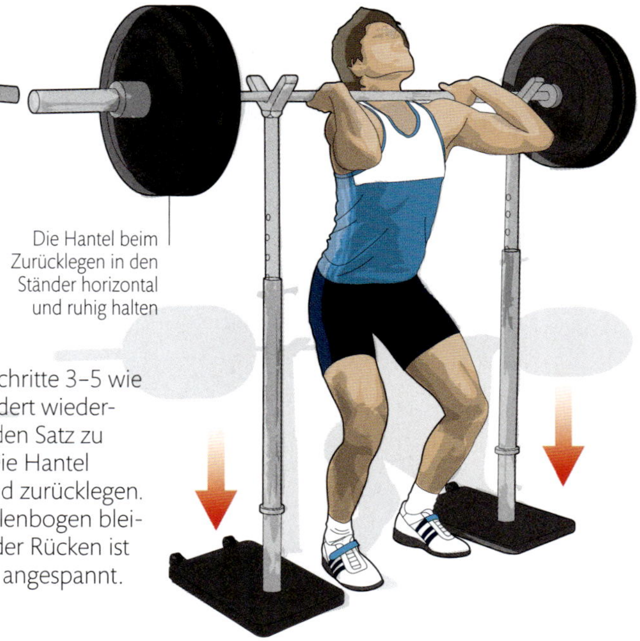
Die Hantel beim Zurücklegen in den Ständer horizontal und ruhig halten

6 Die Schritte 3–5 wie gefordert wiederholen, um den Satz zu beenden. Die Hantel anschließend zurücklegen. Kopf und Ellenbogen bleiben oben, der Rücken ist gerade und angespannt.

KNIEBEUGE MIT LANGHANTEL ÜBER KOPF

ZIELMUSKELN	
■ Quadrizeps	■ Zweiköpfiger Wadenmuskel
■ Schenkelbeuger	■ Schollenmuskel
	■ Gesäßmuskeln
	■ Trizeps
	■ Deltamuskeln

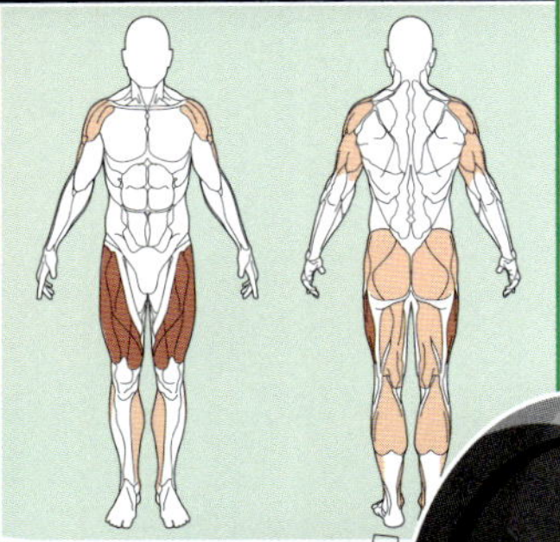

Die Kniebeuge mit Langhantel über Kopf entwickelt Kraft, Gleichgewicht und Beweglichkeit in Beinen, Oberkörper und Schultergürtel. Das macht sie zu einem hervorragenden Konditionstraining für viele Sportarten.

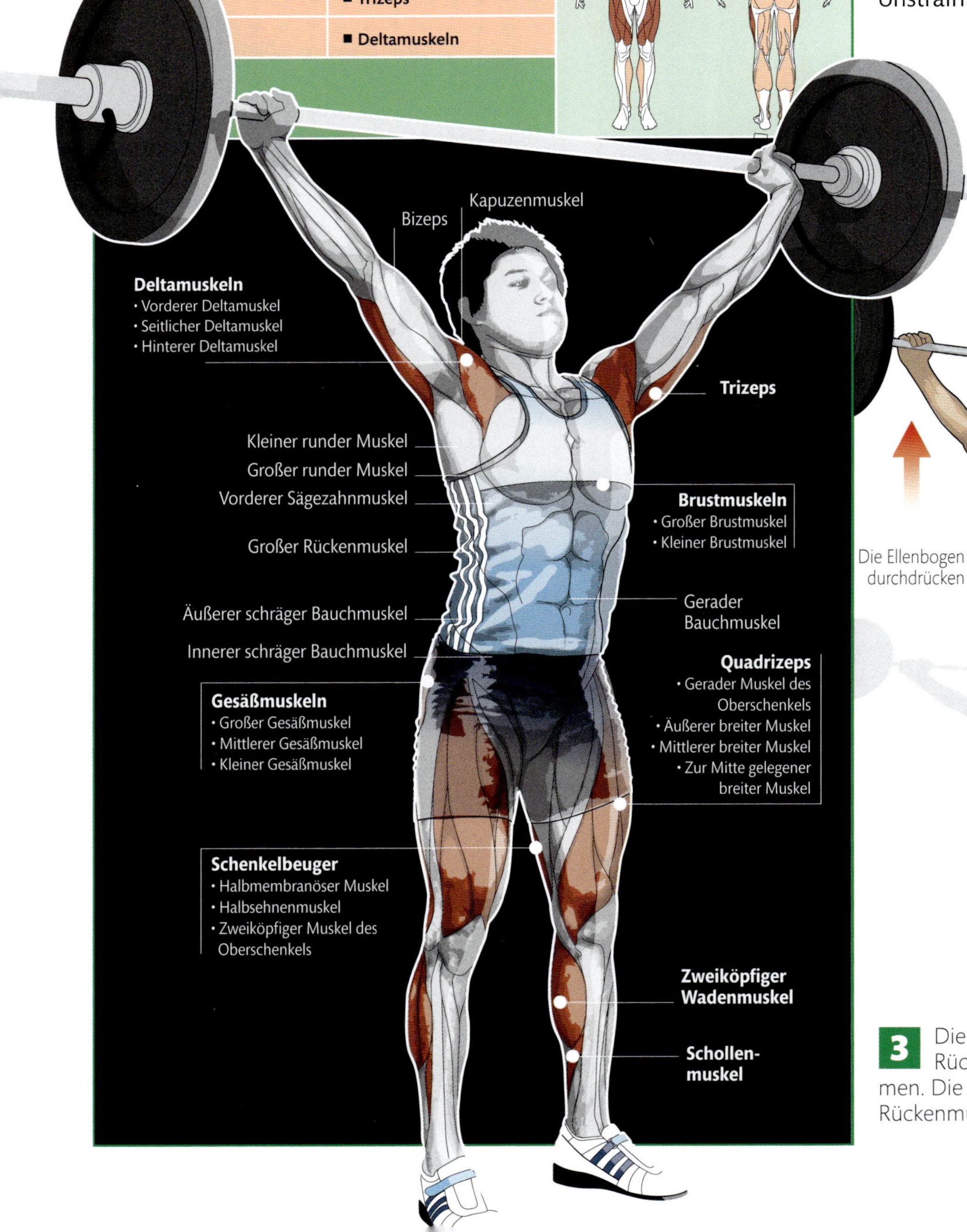

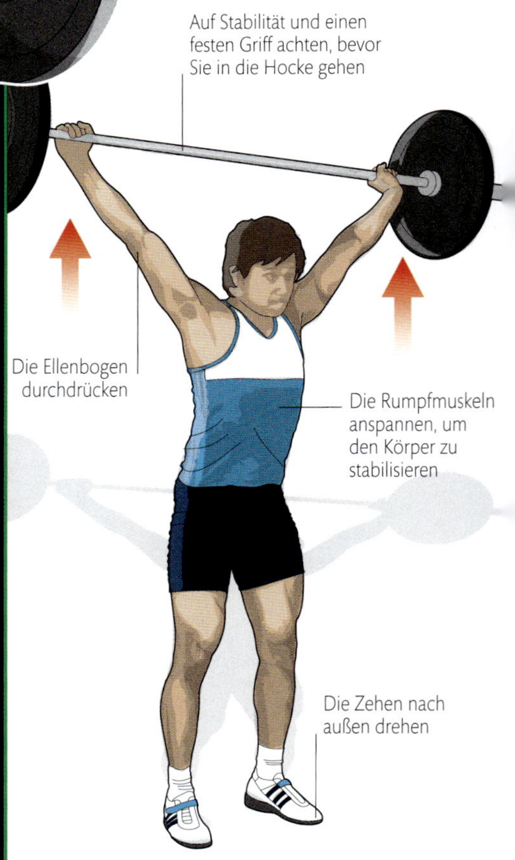

3 Die Langhantel vom oberen Rücken in Armlänge hochstemmen. Die Ellenbogen durchdrücken, die Rückenmuskeln stets anspannen.

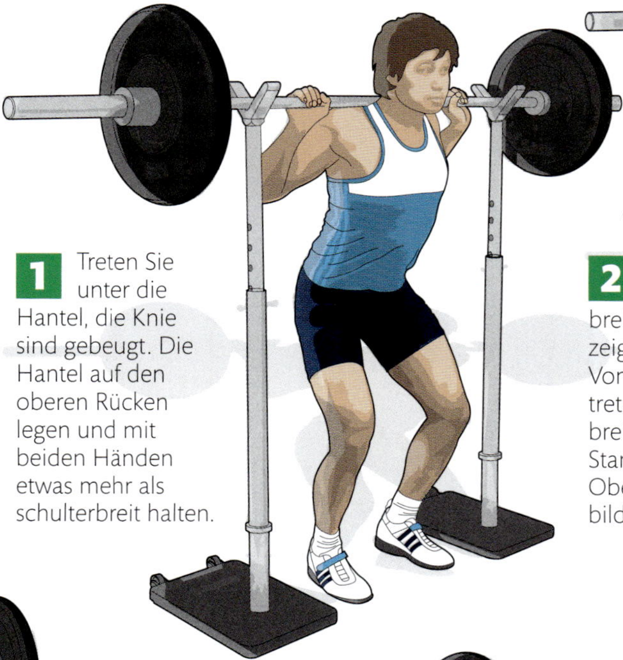

1 Treten Sie unter die Hantel, die Knie sind gebeugt. Die Hantel auf den oberen Rücken legen und mit beiden Händen etwas mehr als schulterbreit halten.

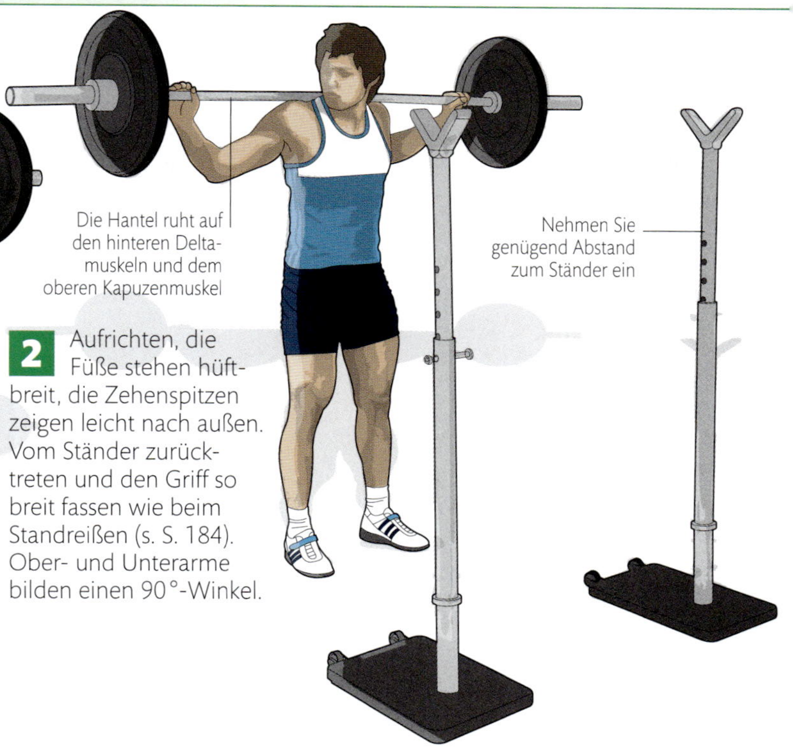

Die Hantel ruht auf den hinteren Deltamuskeln und dem oberen Kapuzenmuskel
Nehmen Sie genügend Abstand zum Ständer ein

2 Aufrichten, die Füße stehen hüftbreit, die Zehenspitzen zeigen leicht nach außen. Vom Ständer zurücktreten und den Griff so breit fassen wie beim Standreißen (s. S. 184). Ober- und Unterarme bilden einen 90°-Winkel.

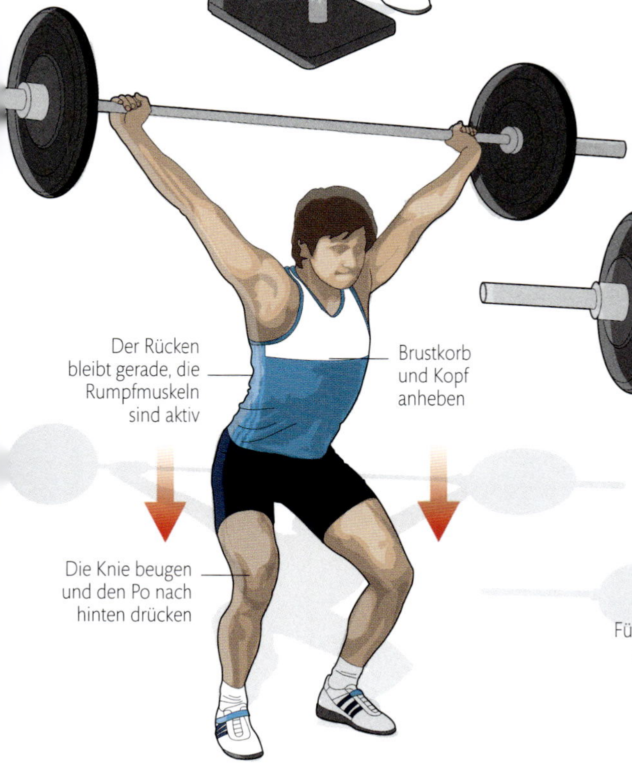

Der Rücken bleibt gerade, die Rumpfmuskeln sind aktiv
Brustkorb und Kopf anheben
Die Knie beugen und den Po nach hinten drücken

4 Die Rückenmuskeln bleiben angespannt. Hüften und Knie beugen und in eine tiefe Hocke gehen. Die Fersen dabei nach unten pressen

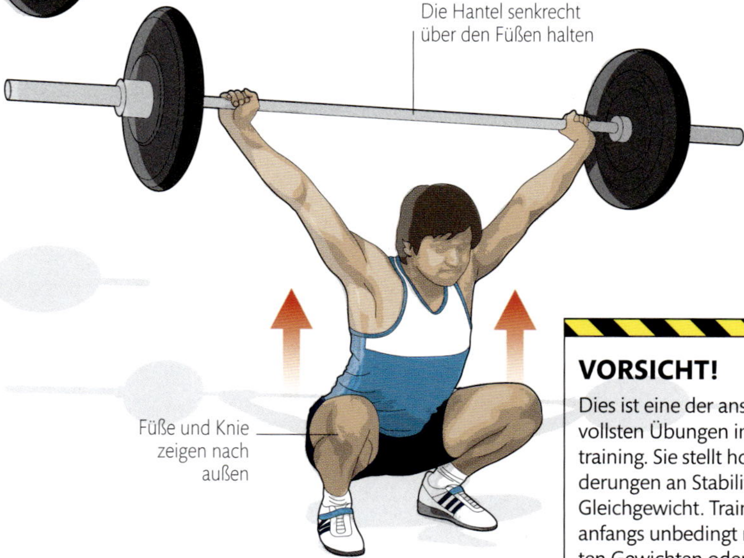

Die Hantel senkrecht über den Füßen halten
Füße und Knie zeigen nach außen

5 Aus der tiefen Hocke hochkommen, indem Sie Hüften und Knie strecken und in die Ausgangsposition (Schritt 3) zurückkehren. Den Satz beenden und die Hantel wieder in den Ständer legen.

VORSICHT!

Dies ist eine der anspruchsvollsten Übungen im Krafttraining. Sie stellt hohe Anforderungen an Stabilität und Gleichgewicht. Trainieren Sie anfangs unbedingt mit leichten Gewichten oder allein mit der Stange, um Ihre Technik zu perfektionieren, und sorgen Sie dafür, dass Ihnen immer ein erfahrener Gewichtheber zur Seite steht.

STOSSEN IM AUSFALLSCHRITT

ZIELMUSKELN

■ Schenkelbeuger	■ Trizeps
■ Quadrizeps	■ Zweiköpfiger Wadenmuskel
■ Gesäßmuskeln	■ Schollenmuskel
■ Deltamuskeln	

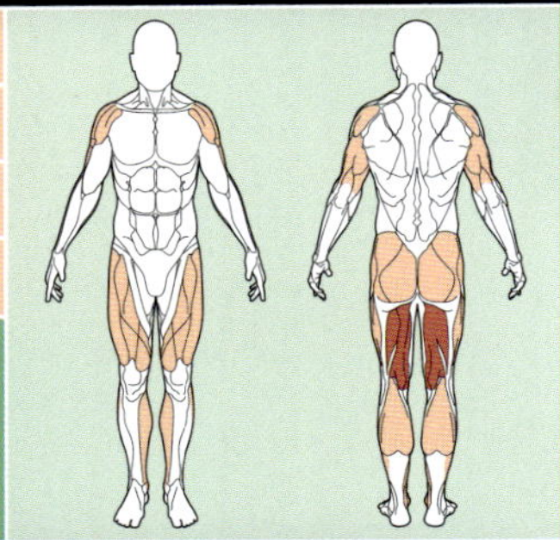

Das Stoßen im Ausfallschritt ist eine Kompaktübung, die den ganzen Körper kräftigt, aber auch Stabilität und Gleichgewicht fördert.

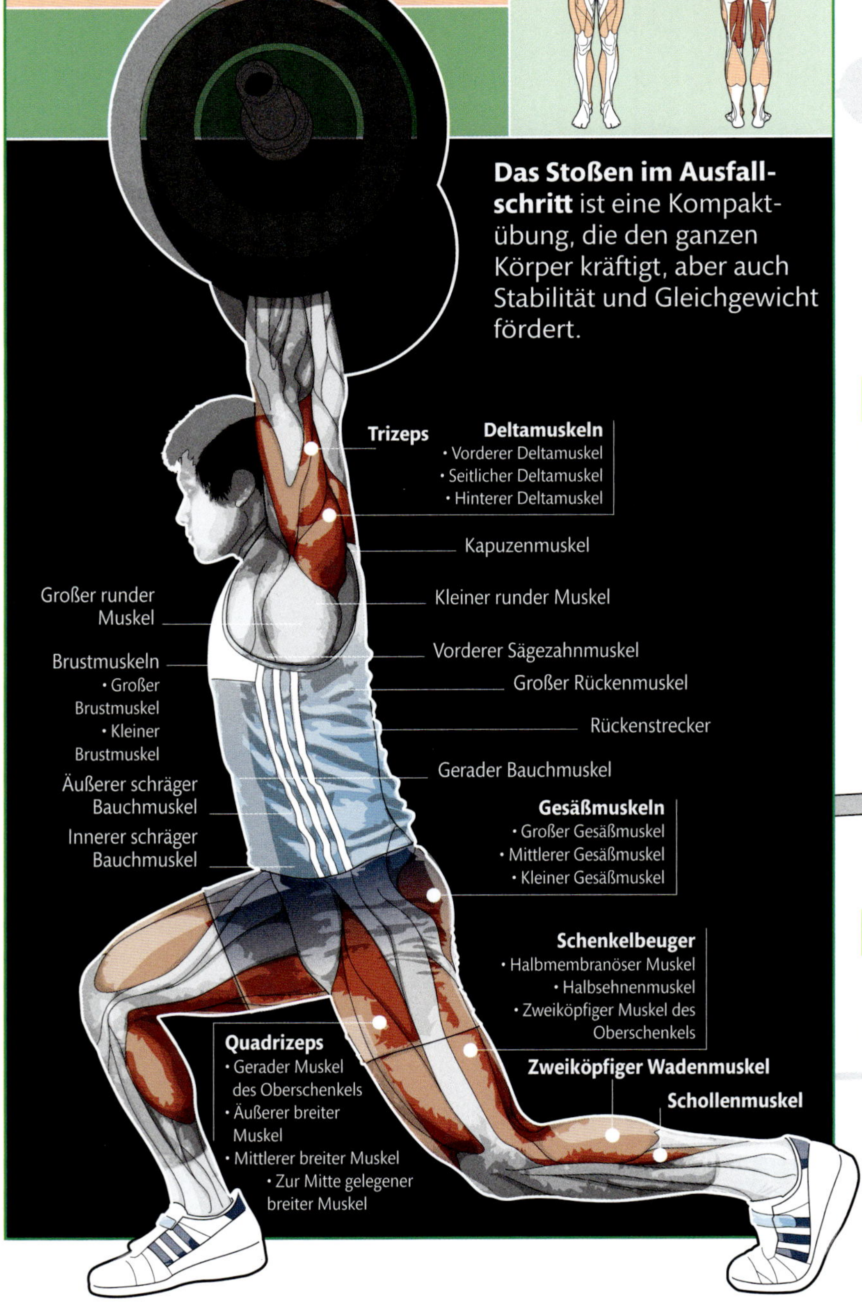

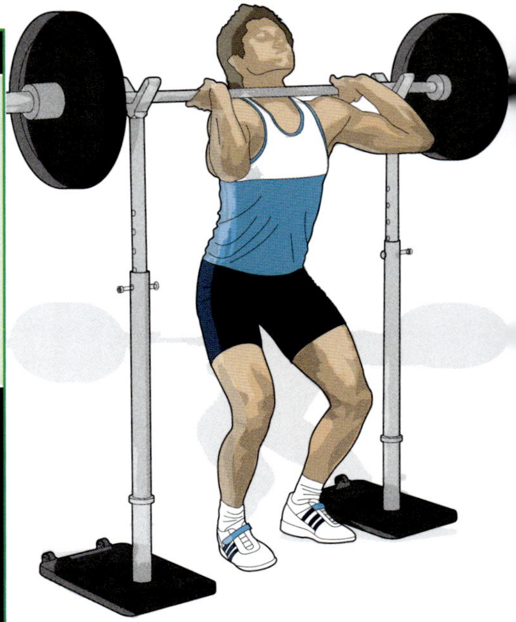

1 Die Hantel liegt knapp unter Schulterhöhe im Ständer. Die Hantel auf die Schultern legen, die Ellenbogen bleiben oben.

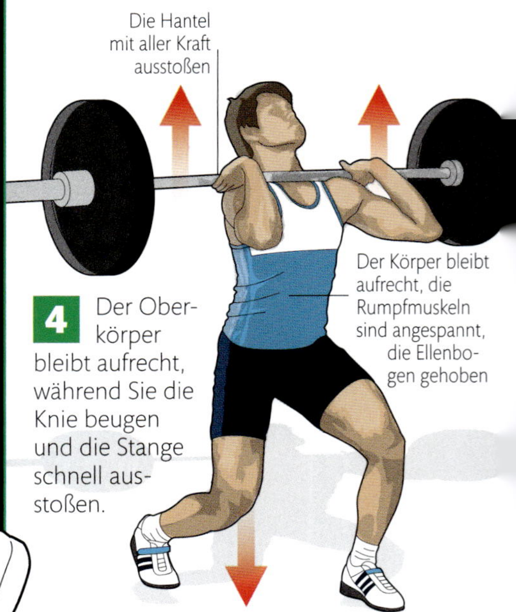
Die Hantel mit aller Kraft ausstoßen
Der Körper bleibt aufrecht, die Rumpfmuskeln sind angespannt, die Ellenbogen gehoben

4 Der Oberkörper bleibt aufrecht, während Sie die Knie beugen und die Stange schnell ausstoßen.

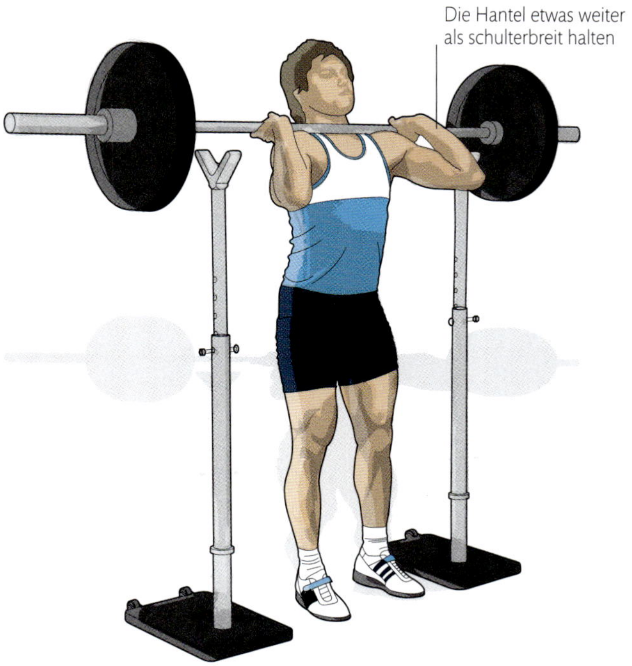
Die Hantel etwas weiter als schulterbreit halten

2 Richten Sie sich mit der Hantel auf den Schultern auf und treten Sie mehrere Schritte zurück.

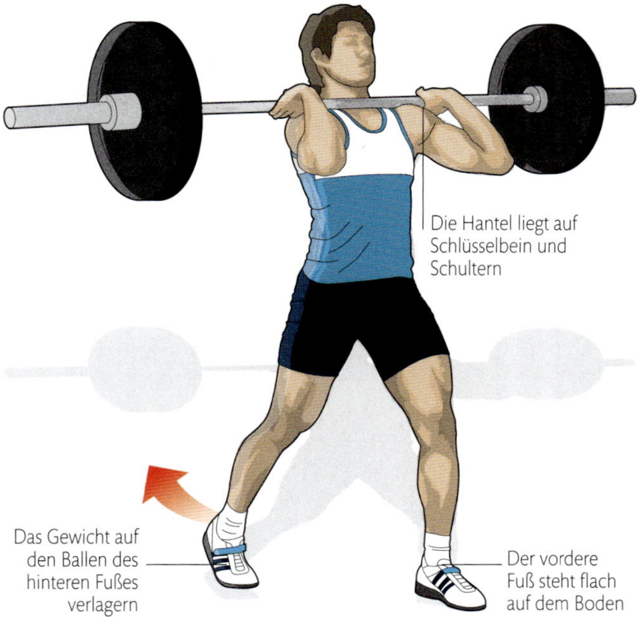
Die Hantel liegt auf Schlüsselbein und Schultern
Das Gewicht auf den Ballen des hinteren Fußes verlagern
Der vordere Fuß steht flach auf dem Boden

3 Eine aufrechte Haltung einnehmen, die Füße stehen hüftbreit. Die Ellenbogen bleiben oben, der Rücken ist gerade und angespannt. Einen großen Schritt nach vorn machen, um die Ausgangsposition für das Stoßen einzunehmen.

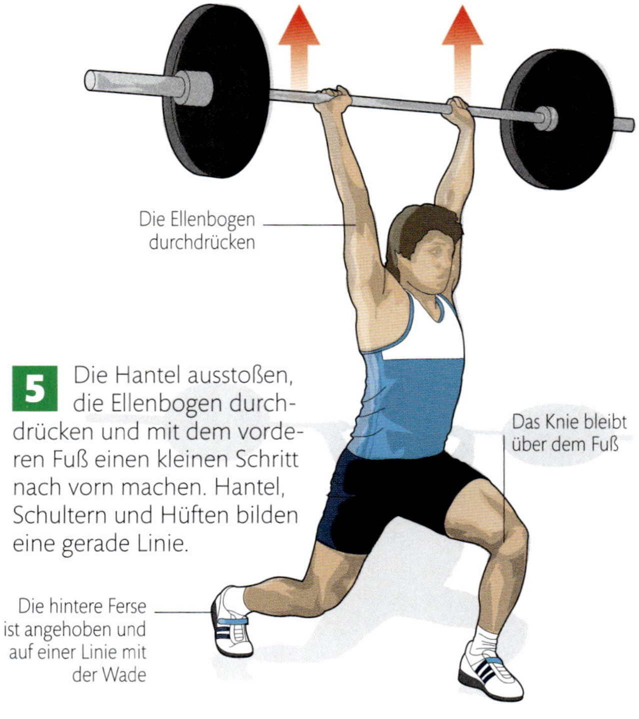
Die Ellenbogen durchdrücken
Das Knie bleibt über dem Fuß
Die hintere Ferse ist angehoben und auf einer Linie mit der Wade

5 Die Hantel ausstoßen, die Ellenbogen durchdrücken und mit dem vorderen Fuß einen kleinen Schritt nach vorn machen. Hantel, Schultern und Hüften bilden eine gerade Linie.

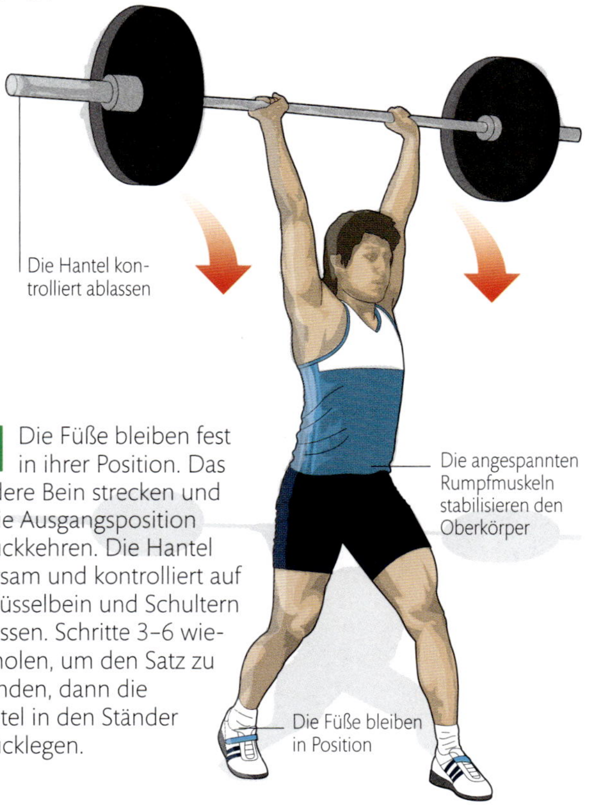
Die Hantel kontrolliert ablassen
Die angespannten Rumpfmuskeln stabilisieren den Oberkörper
Die Füße bleiben in Position

6 Die Füße bleiben fest in ihrer Position. Das vordere Bein strecken und in die Ausgangsposition zurückkehren. Die Hantel langsam und kontrolliert auf Schlüsselbein und Schultern ablassen. Schritte 3–6 wiederholen, um den Satz zu beenden, dann die Hantel in den Ständer zurücklegen.

KLASSISCHES REISSEN

ZIELMUSKELN

■ Quadrizeps	■ Trizeps
■ Schenkelbeuger	■ Zweiköpfiger Wadenmuskel
■ Gesäßmuskeln	
■ Deltamuskeln	■ Schollenmuskel

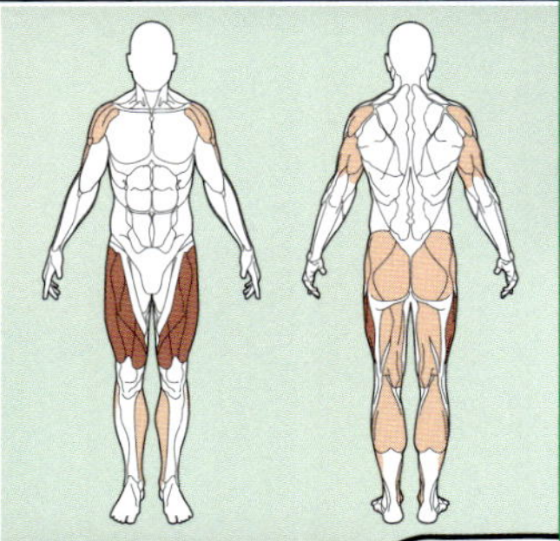

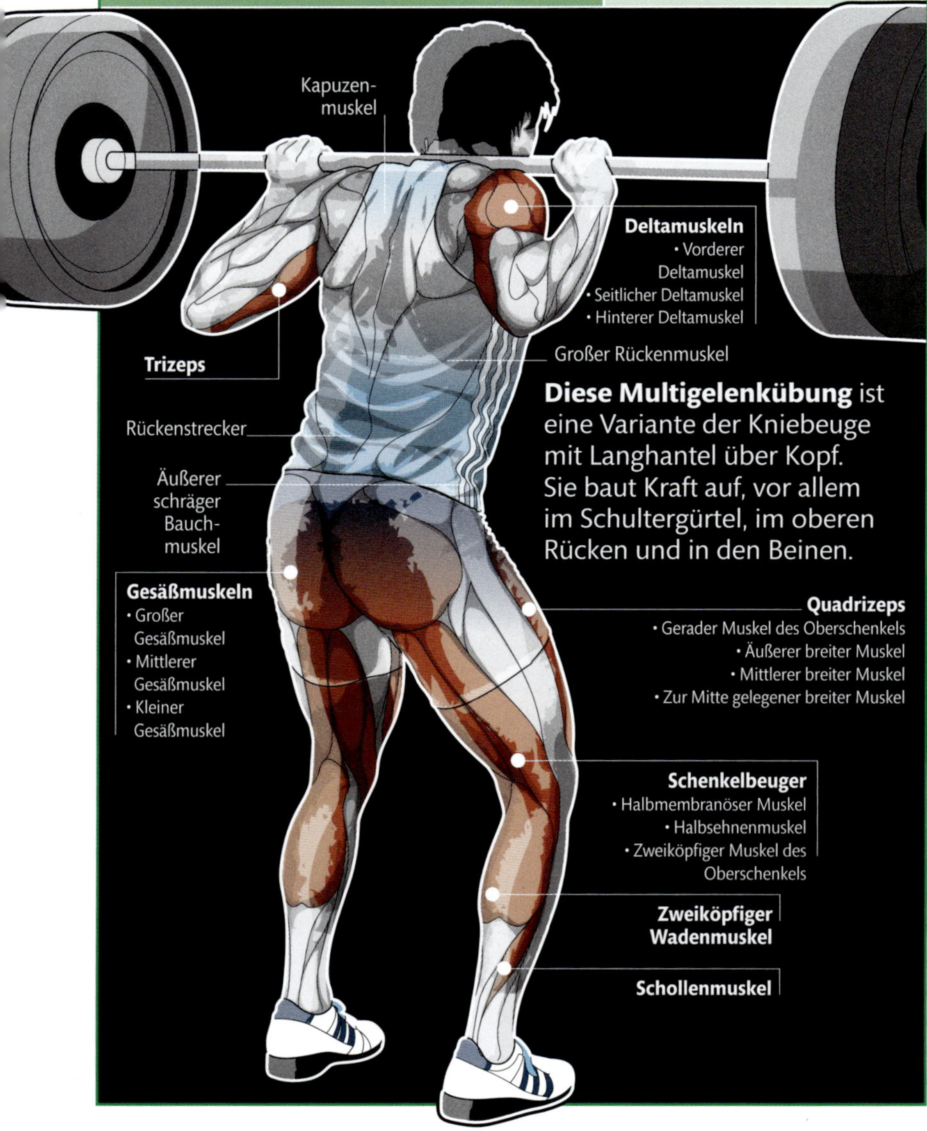

Diese Multigelenkübung ist eine Variante der Kniebeuge mit Langhantel über Kopf. Sie baut Kraft auf, vor allem im Schultergürtel, im oberen Rücken und in den Beinen.

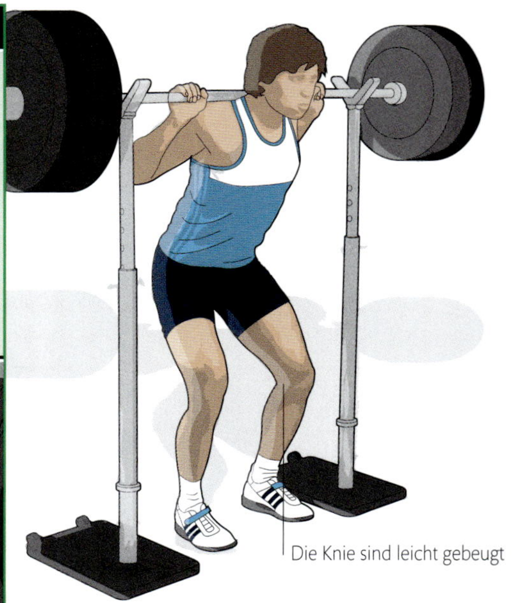

1 Die Hantel liegt knapp unter Schulterhöhe im Ständer. Die Hantel über den oberen Rücken legen.

4 Tief in der Hocke bleiben. Der Körper ist aufrecht, der Rücken flach, der Rumpf ist aktiv, der Kopf blickt geradeaus und befindet sich vor der Hantel.

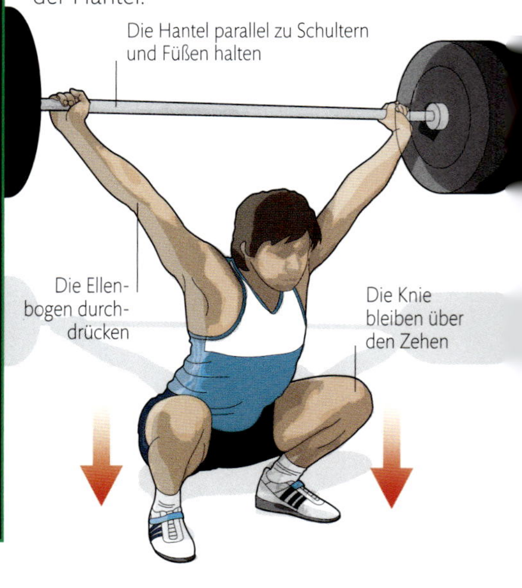

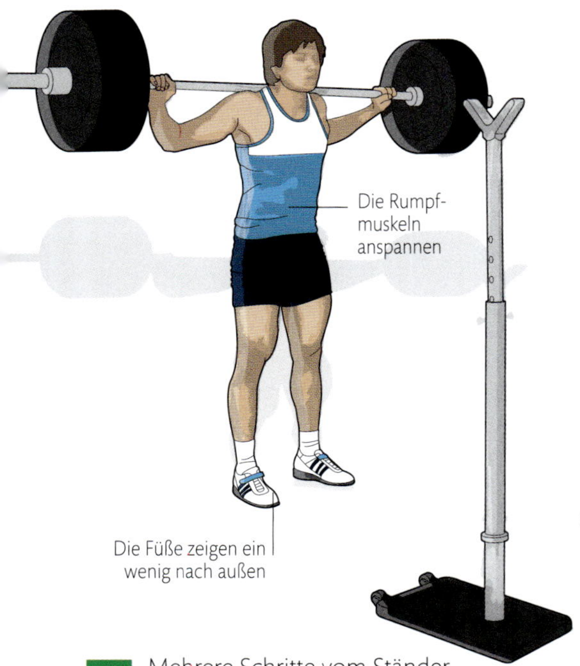
Die Rumpf-
muskeln
anspannen
Die Füße zeigen ein
wenig nach außen

2 Mehrere Schritte vom Ständer zurücktreten, die Füße stehen hüftbreit. Die Hantel wie beim Reißen halten (s. S. 184). Dazu die Hände vorsichtig nach außen gleiten lassen.

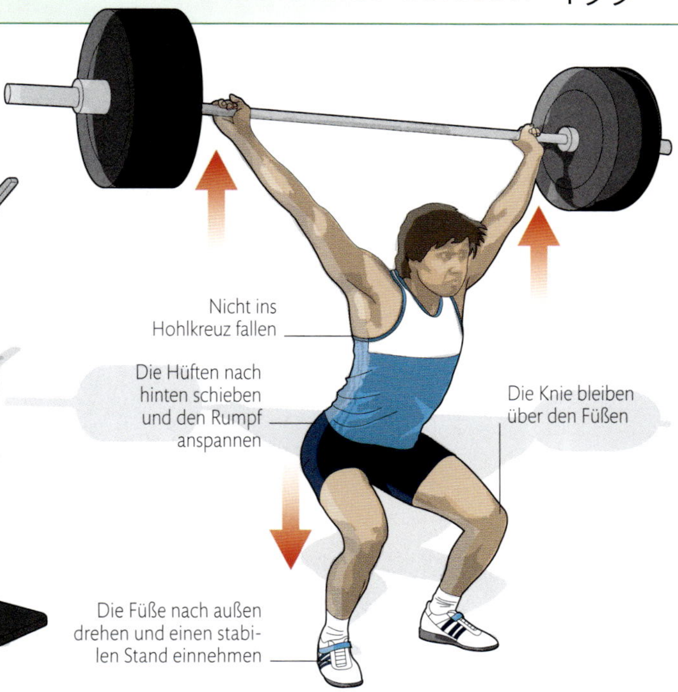
Nicht ins
Hohlkreuz fallen
Die Hüften nach
hinten schieben
und den Rumpf
anspannen
Die Knie bleiben
über den Füßen
Die Füße nach außen
drehen und einen stabi-
len Stand einnehmen

3 Die Hantel über den Kopf stoßen und gleichzeitig tief in die Hocke gehen. Die Hantel mit gestreckten Armen fangen.

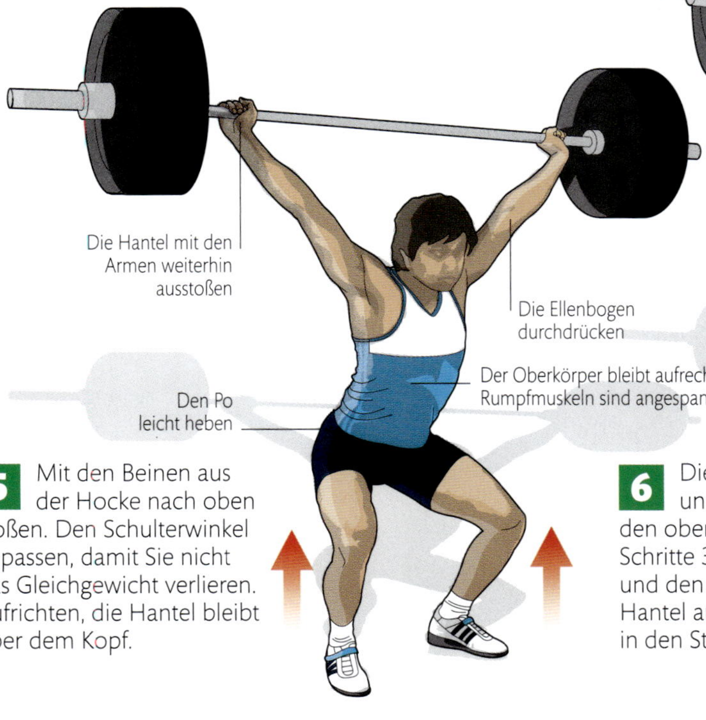
Die Hantel mit den
Armen weiterhin
ausstoßen
Die Ellenbogen
durchdrücken
Der Oberkörper bleibt aufrecht, die
Rumpfmuskeln sind angespannt
Den Po
leicht heben

5 Mit den Beinen aus der Hocke nach oben stoßen. Den Schulterwinkel anpassen, damit Sie nicht das Gleichgewicht verlieren. Aufrichten, die Hantel bleibt über dem Kopf.

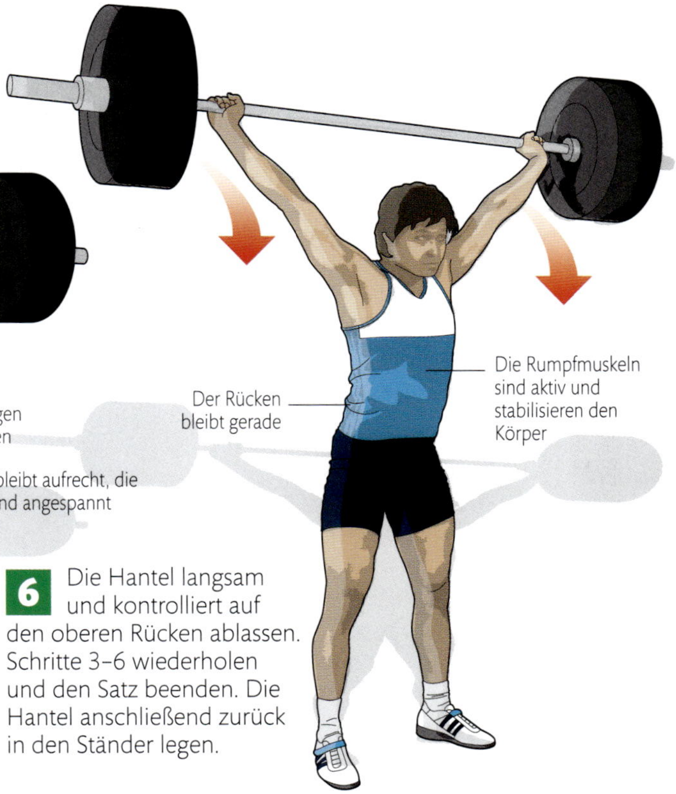
Der Rücken
bleibt gerade
Die Rumpfmuskeln
sind aktiv und
stabilisieren den
Körper

6 Die Hantel langsam und kontrolliert auf den oberen Rücken ablassen. Schritte 3–6 wiederholen und den Satz beenden. Die Hantel anschließend zurück in den Ständer legen.

REISSEN IM AUSFALLSCHRITT

ZIELMUSKELN

- Quadrizeps
- Schenkelbeuger
- Gesäßmuskeln
- Deltamuskeln

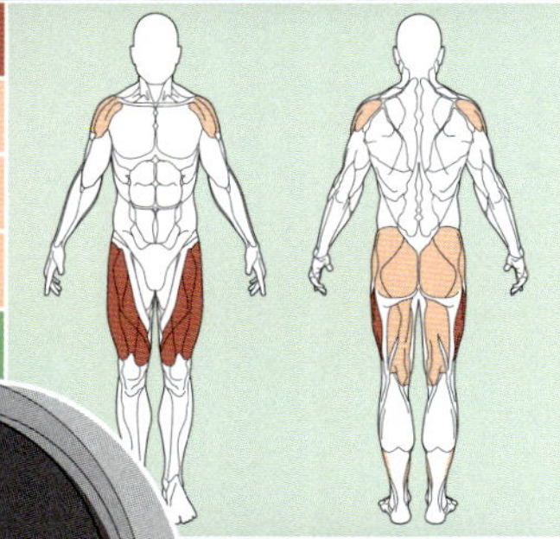

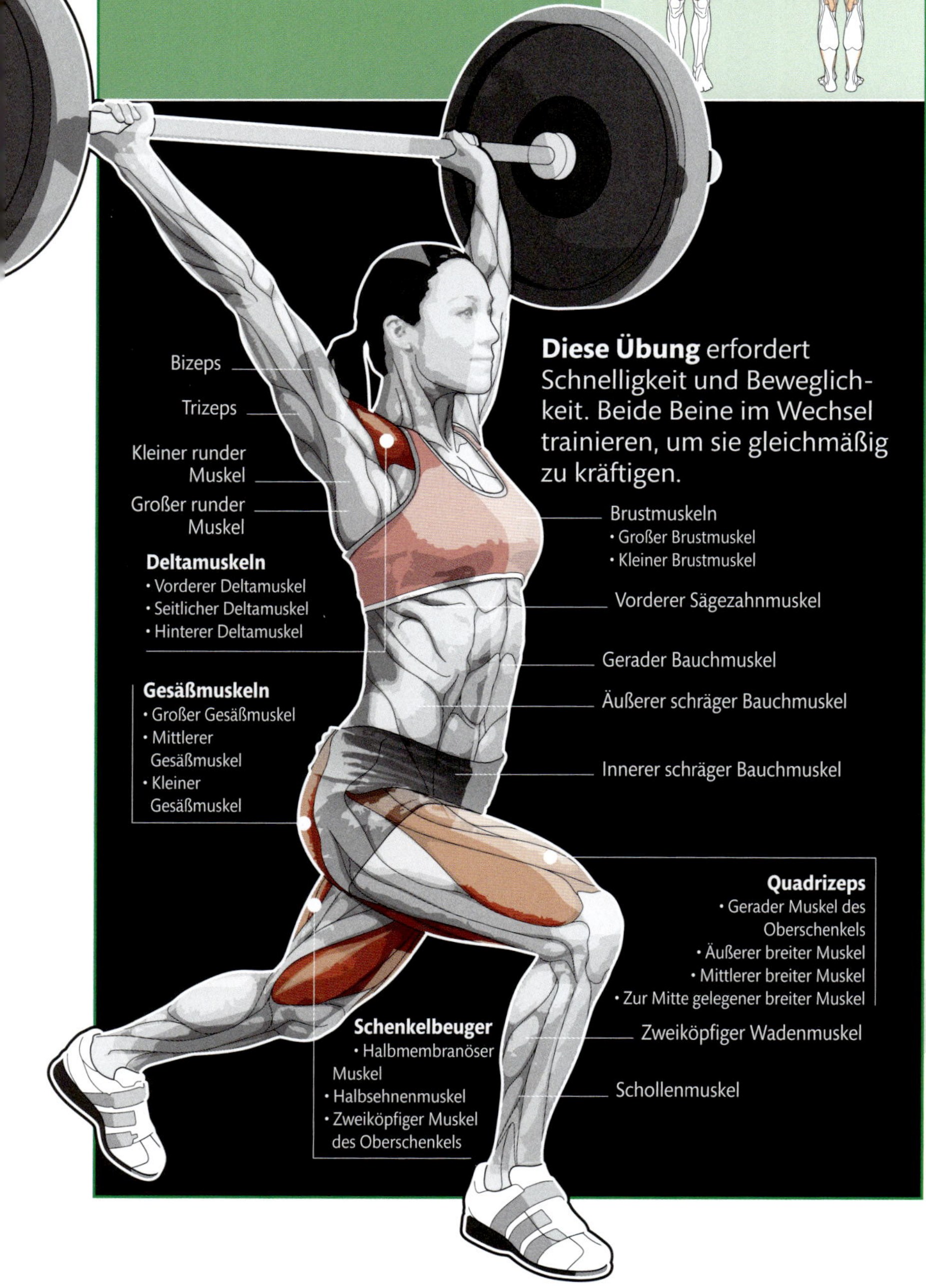

Diese Übung erfordert Schnelligkeit und Beweglichkeit. Beide Beine im Wechsel trainieren, um sie gleichmäßig zu kräftigen.

1 Die Füße stehen hüftbreit unter der Hantel. Die Hantel im Obergriff mehr als schulterbreit halten, die Hüften sind höher als die Knie.

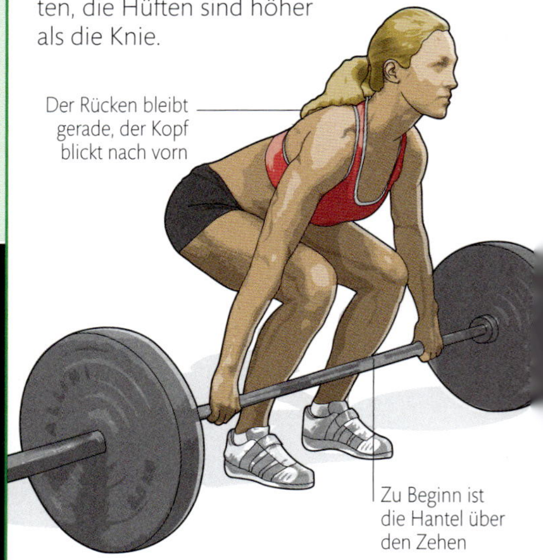

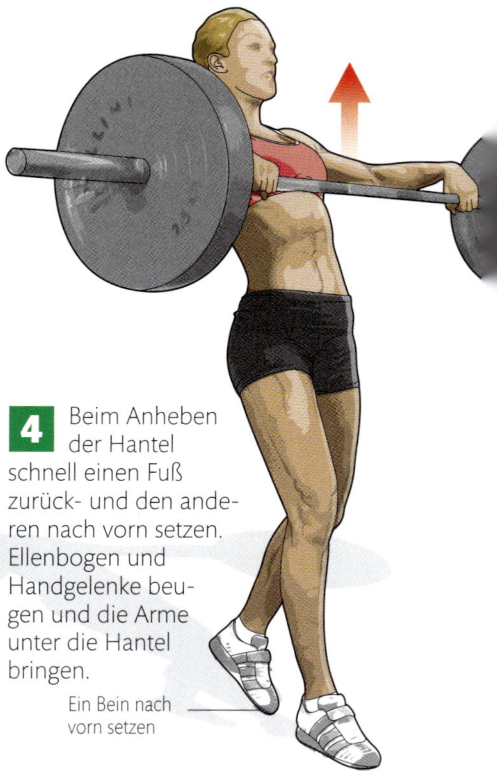

4 Beim Anheben der Hantel schnell einen Fuß zurück- und den anderen nach vorn setzen. Ellenbogen und Handgelenke beugen und die Arme unter die Hantel bringen.

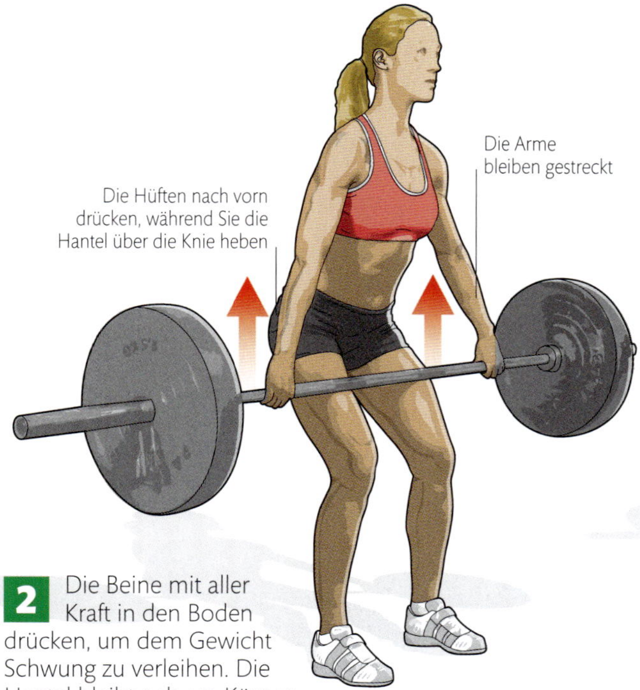
Die Arme
bleiben gestreckt
Die Hüften nach vorn
drücken, während Sie die
Hantel über die Knie heben

2 Die Beine mit aller Kraft in den Boden drücken, um dem Gewicht Schwung zu verleihen. Die Hantel bleibt nah am Körper, der Rücken ist gerade.

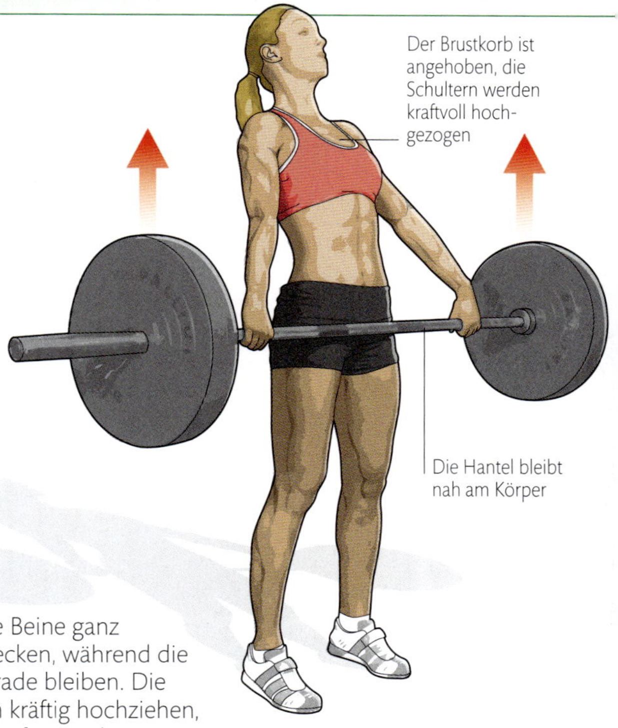
Der Brustkorb ist
angehoben, die
Schultern werden
kraftvoll hoch-
gezogen
Die Hantel bleibt
nah am Körper

3 Die Beine ganz strecken, während die Arme gerade bleiben. Die Schultern kräftig hochziehen, um den Aufwärtsschwung der Hantel zu unterstützen.

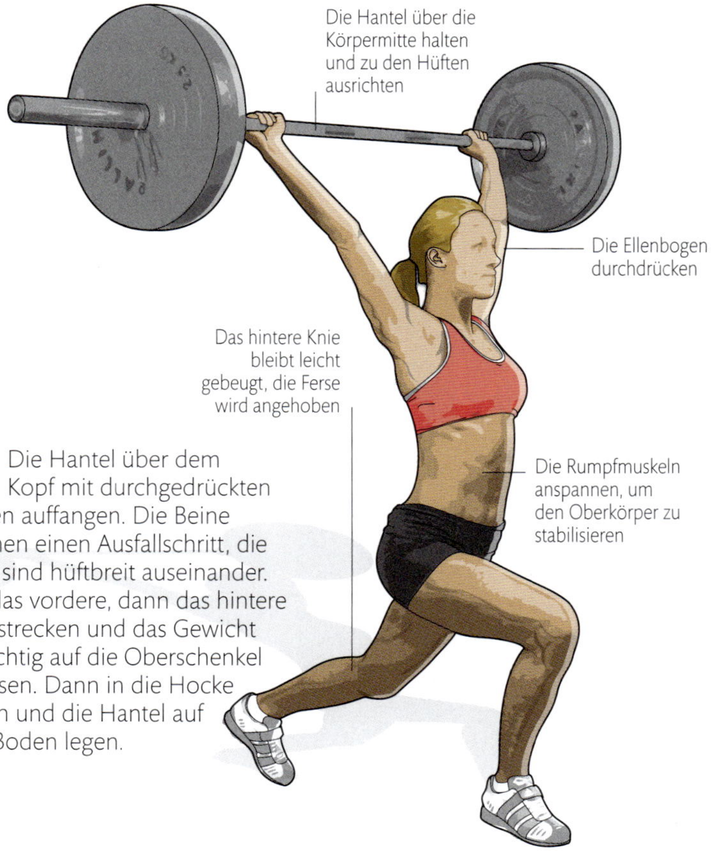
Die Hantel über die
Körpermitte halten
und zu den Hüften
ausrichten
Die Ellenbogen
durchdrücken
Das hintere Knie
bleibt leicht
gebeugt, die Ferse
wird angehoben
Die Rumpfmuskeln
anspannen, um
den Oberkörper zu
stabilisieren

5 Die Hantel über dem Kopf mit durchgedrückten Armen auffangen. Die Beine machen einen Ausfallschritt, die Füße sind hüftbreit auseinander. Erst das vordere, dann das hintere Bein strecken und das Gewicht vorsichtig auf die Oberschenkel ablassen. Dann in die Hocke gehen und die Hantel auf den Boden legen.

VORSICHT!

Wie immer beim Gewichtheben sollte die Übung auf einer Gewichthebeplattform mit großen 2,5- oder 5-kg-Gewichtscheiben ausgeführt werden. Es besteht nämlich immer das Risiko, dass Sie die Hantel fallen lassen. In diesem Fall müssen Sie Ihren Körper schnell aus der Gefahrenzone bringen können. Versuchen Sie, die Hantel gut festzuhalten, bis sie wieder den Boden berührt. Erst dann loslassen und warten, bis sie ruhig auf der Gewichtplattform liegt, bevor Sie die Übung wiederholen. Bleiben Sie stets innerhalb Ihrer Möglichkeiten und perfektionieren Sie die Übung erst mit leichten Gewichten.

FRONTDRÜCKEN MIT BEINUNTERSTÜTZUNG

ZIELMUSKELN

■ Trizeps	■ Schenkelbeuger
■ Deltamuskeln	■ Zweiköpfiger Wadenmuskel
■ Quadrizeps	
■ Gesäßmuskeln	■ Schollenmuskel

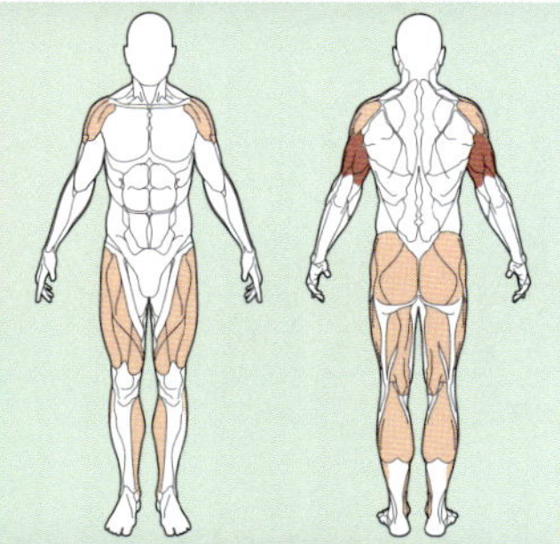

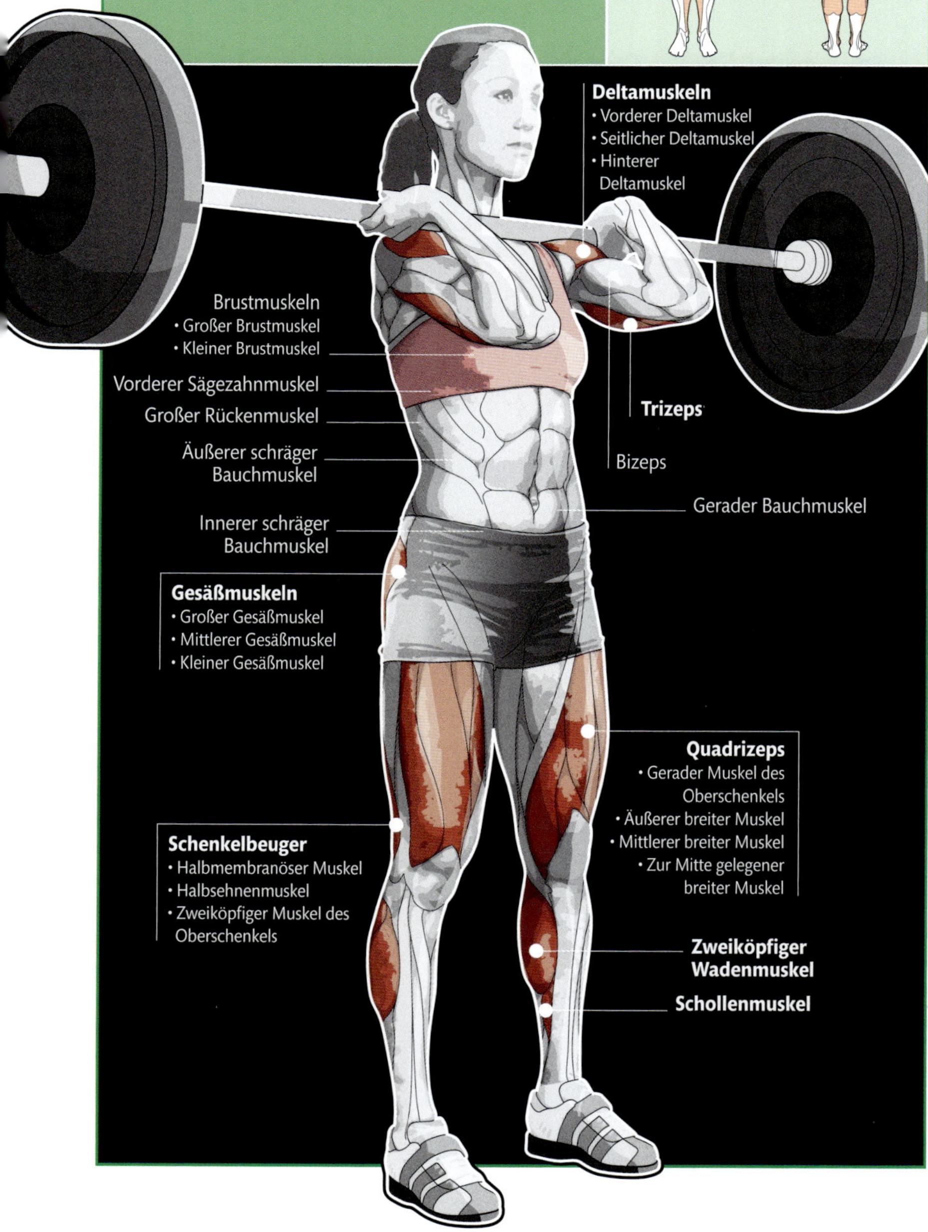

Das ist eine gute Aufwärmübung mit leichten Gewichten. Erhöht man das Gewicht, baut sie allgemein Kraft auf.

1 In die Hocke gehen, die Füße stehen hüftbreit unter der Hantel. Die Hüften sind höher als die Knie, der Rücken ist gerade, die Schultern sind über der Hantel.

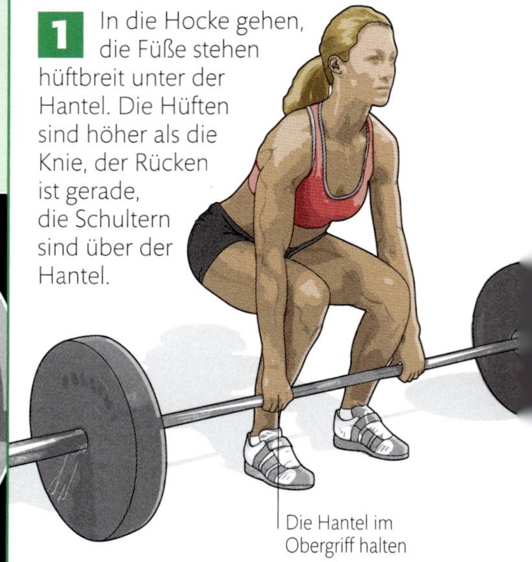

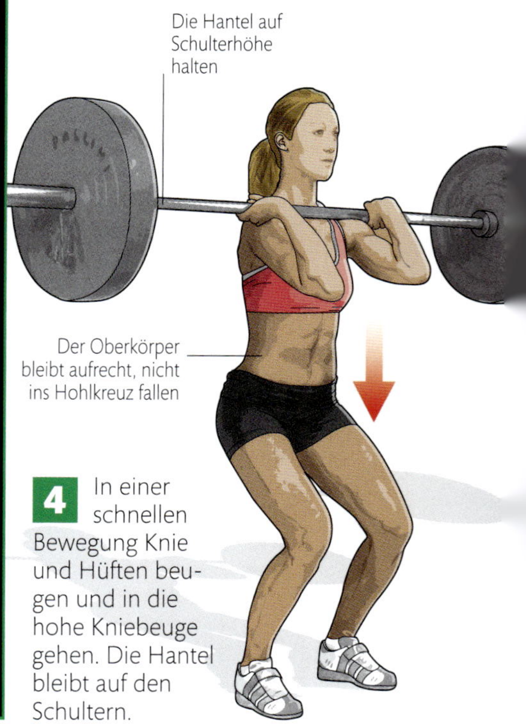

4 In einer schnellen Bewegung Knie und Hüften beugen und in die hohe Kniebeuge gehen. Die Hantel bleibt auf den Schultern.

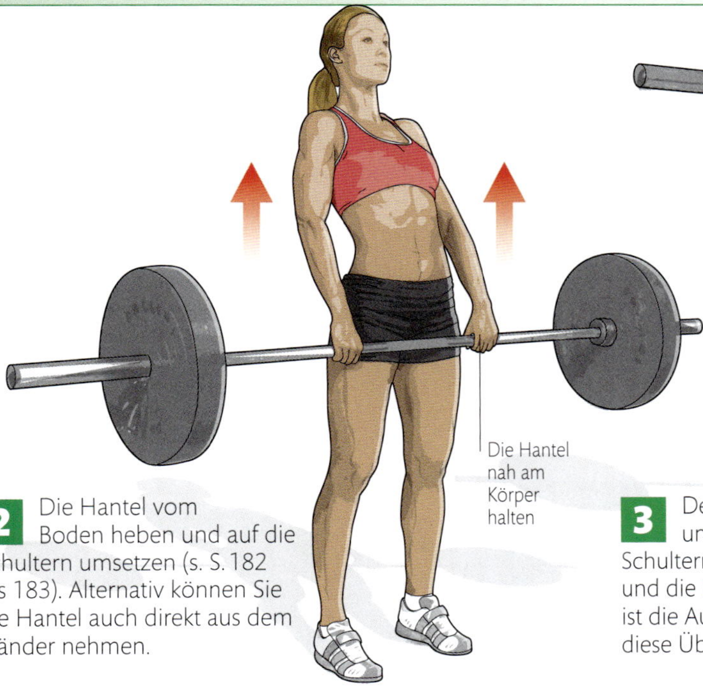
Die Hantel nah am Körper halten

2 Die Hantel vom Boden heben und auf die Schultern umsetzen (s. S. 182 bis 183). Alternativ können Sie die Hantel auch direkt aus dem Ständer nehmen.

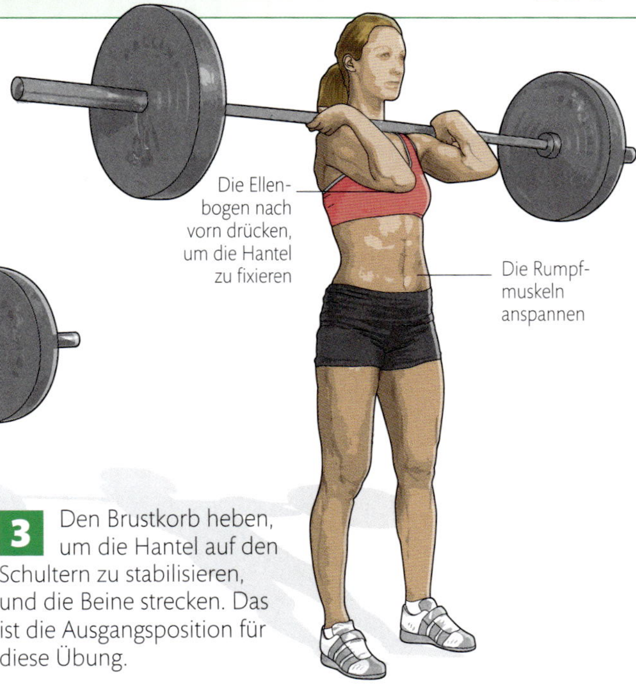
Die Ellenbogen nach vorn drücken, um die Hantel zu fixieren
Die Rumpfmuskeln anspannen

3 Den Brustkorb heben, um die Hantel auf den Schultern zu stabilisieren, und die Beine strecken. Das ist die Ausgangsposition für diese Übung.

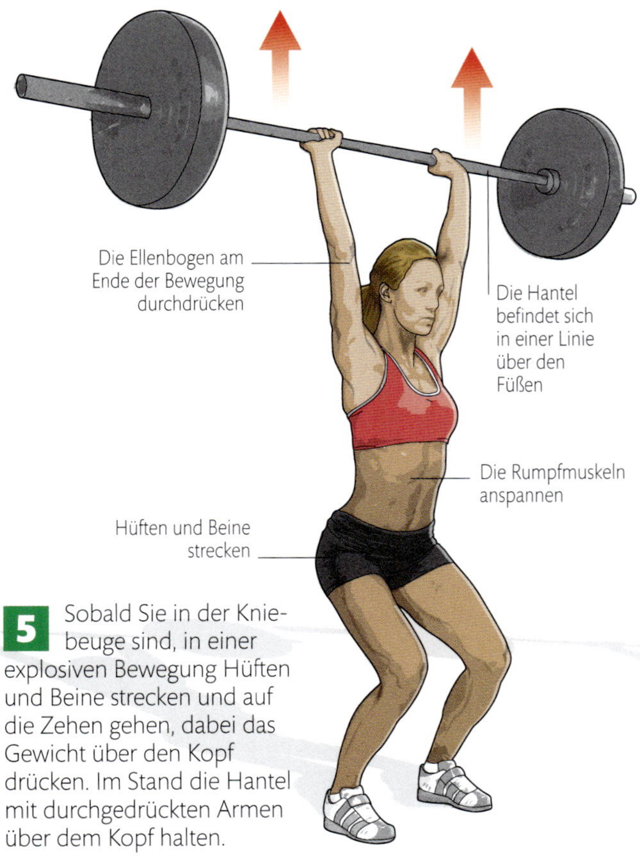
Die Ellenbogen am Ende der Bewegung durchdrücken
Die Hantel befindet sich in einer Linie über den Füßen
Die Rumpfmuskeln anspannen
Hüften und Beine strecken

5 Sobald Sie in der Kniebeuge sind, in einer explosiven Bewegung Hüften und Beine strecken und auf die Zehen gehen, dabei das Gewicht über den Kopf drücken. Im Stand die Hantel mit durchgedrückten Armen über dem Kopf halten.

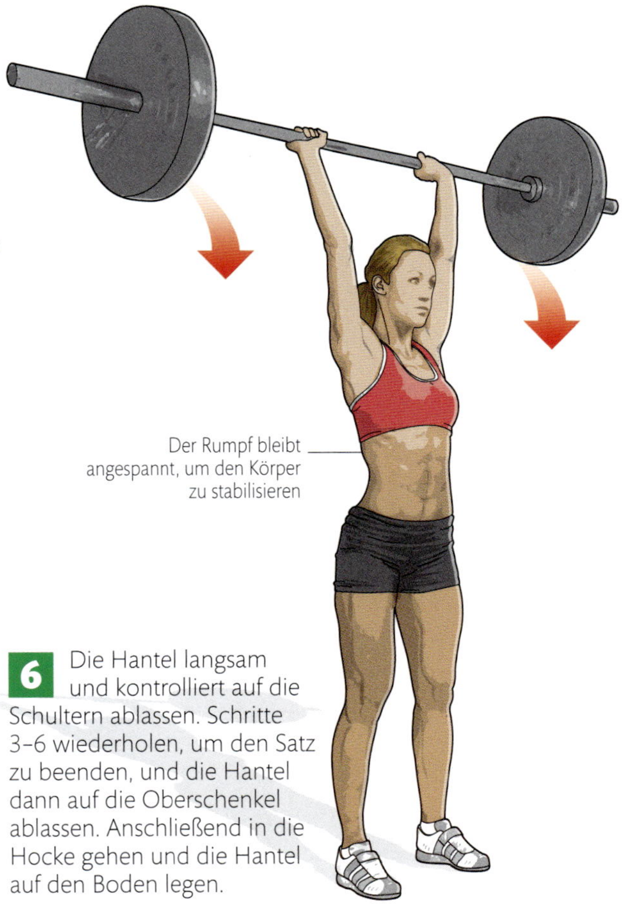
Der Rumpf bleibt angespannt, um den Körper zu stabilisieren

6 Die Hantel langsam und kontrolliert auf die Schultern ablassen. Schritte 3–6 wiederholen, um den Satz zu beenden, und die Hantel dann auf die Oberschenkel ablassen. Anschließend in die Hocke gehen und die Hantel auf den Boden legen.

FRONTHEBEN MIT KUGELHANTEL

ZIELMUSKELN

- Quadrizeps
- Gesäßmuskeln
- Kapuzenmuskel
- Deltamuskeln
- Bizeps
- Rückenstrecker
- Zweiköpfiger Wadenmuskel
- Schenkelbeuger
- Schollenmuskel

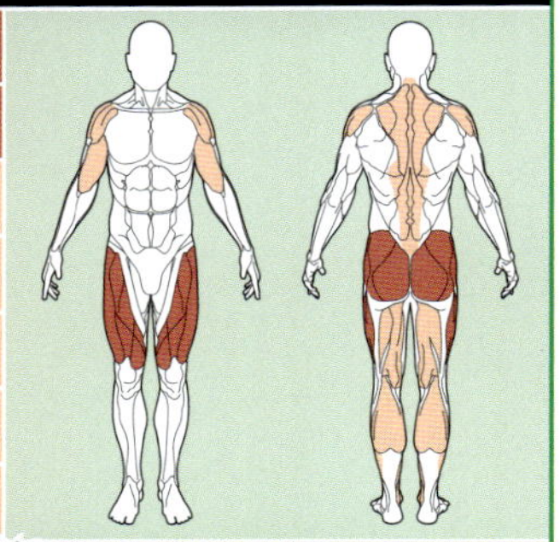

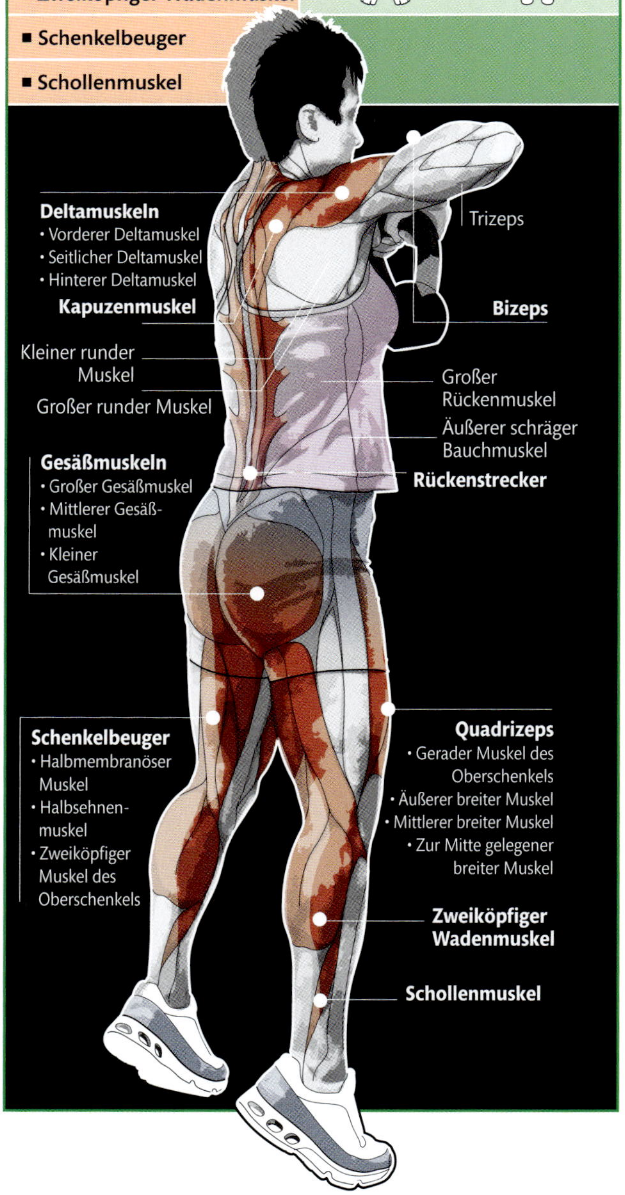

Diese Ganzkörperübung ist ein ausgezeichnetes Training für explosive Bewegungsabläufe, die beim Sprinten, Springen, Boxen und bei Karate vorkommen.

1 Mit geradem Rücken in die Hocke gehen. Die Schultern sind vor der Kugelhantel, die Füße schulterbreit auseinander, die Hüften sind höher als die Knie.

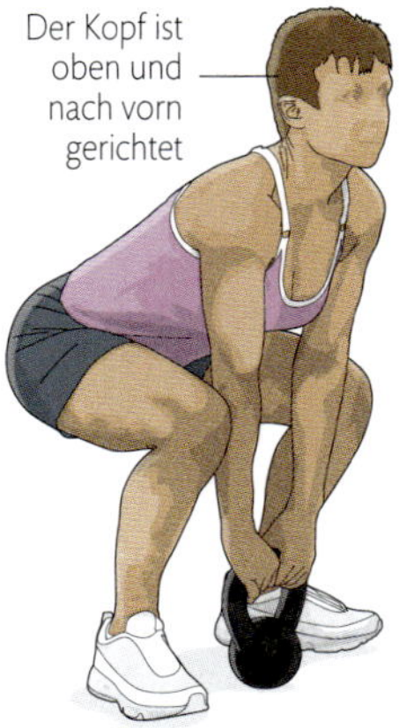
Der Kopf ist oben und nach vorn gerichtet

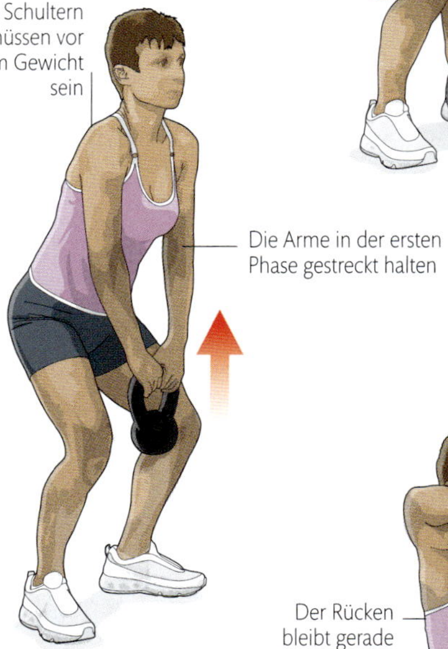
Die Schultern müssen vor dem Gewicht sein
Die Arme in der ersten Phase gestreckt halten

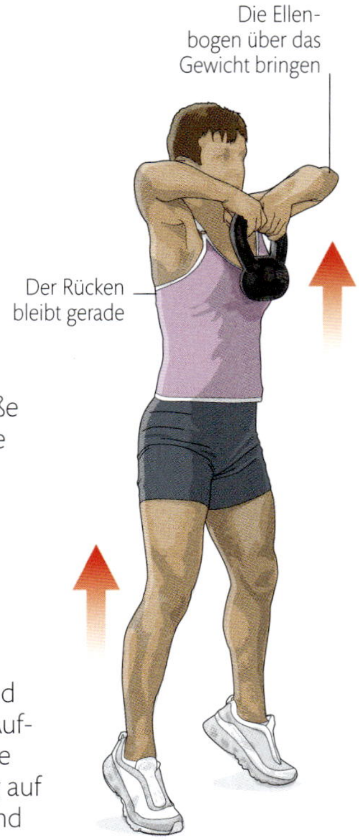
Die Ellenbogen über das Gewicht bringen
Der Rücken bleibt gerade

2 Die Bewegung beginnen, indem Sie die Füße in den Boden stoßen und die Hüften nach oben und vorn drücken.

3 Mit der Kraft der Beine den Körper strecken und die Hantel in einer einzigen Aufwärtsbewegung auf Brusthöhe bringen. Durch den Schwung auf die Zehenspitzen kommen und wieder in die Hocke gehen.

STRECKSPRUNG MIT LANGHANTEL

ZIELMUSKELN

- Quadrizeps
- Schenkelbeuger
- Gesäßmuskeln
- Zweiköpfiger Wadenmuskel
- Schollenmuskel

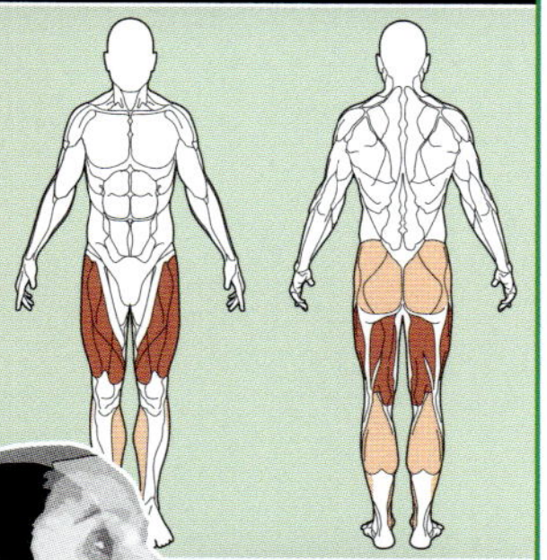

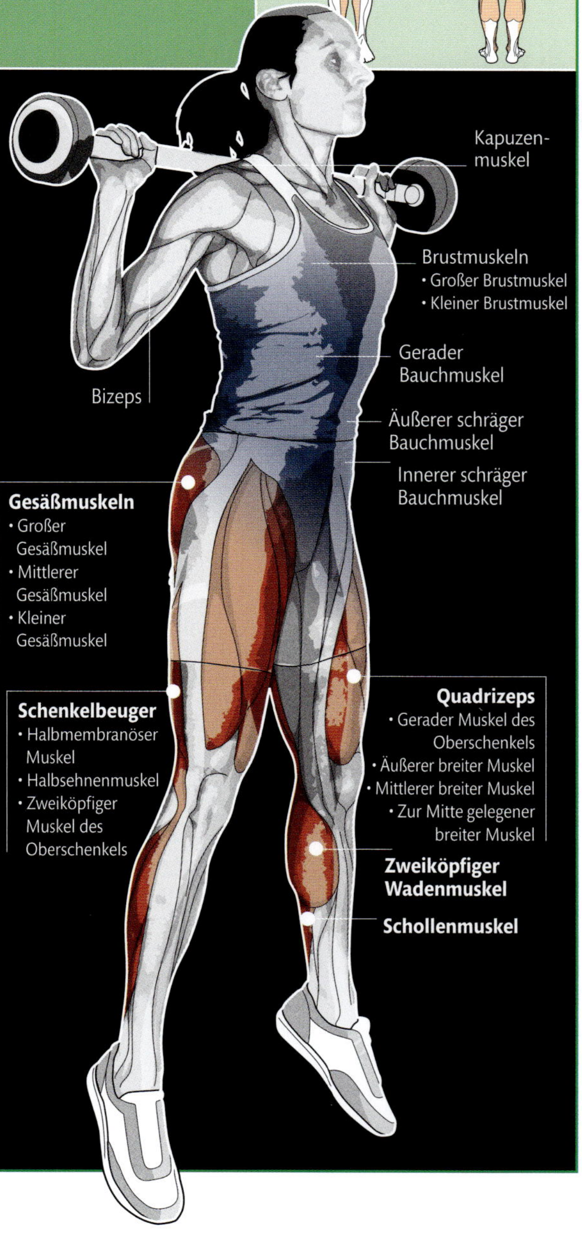

Bei diesem explosiven Sprung aus der Hockstellung werden Beinkraft und Gleichgewicht trainiert. Üben Sie den fließenden Bewegungsablauf zunächst ohne oder nur mit leichten Gewichten.

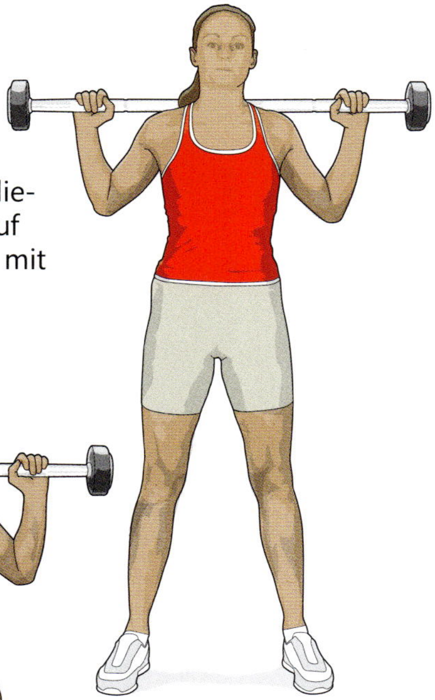

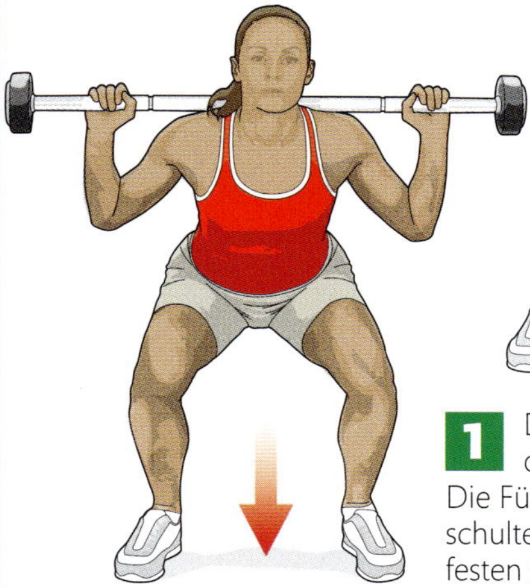

1 Die Langhantel auf dem oberen Rücken halten. Die Füße stehen etwas mehr als schulterbreit und haben einen festen Stand.

2 Knie beugen und die Hüften zurückschieben, sodass Sie in der hohen Kniebeuge sind. Der Brustkorb bleibt gehoben, der Blick geht nach vorn.

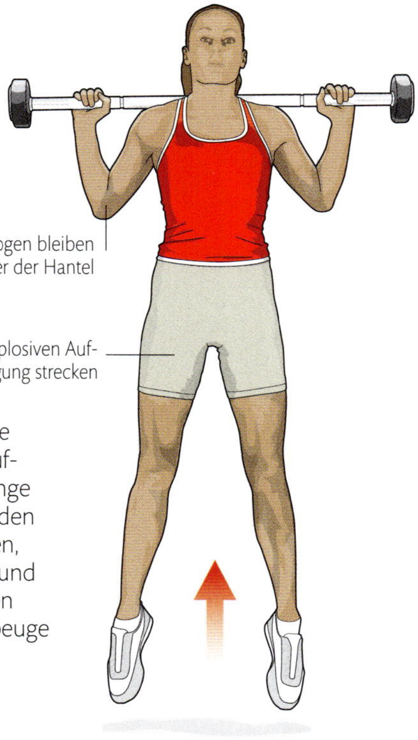

3 Mit der Kraft der Beine in einer explosiven Aufwärtsbewegung in voller Länge strecken und dabei vom Boden lösen. Die Landung abfangen, indem Sie die Knie beugen und die Hüften leicht nach hinten schieben. In die hohe Kniebeuge (Schritt 2) zurückkehren.

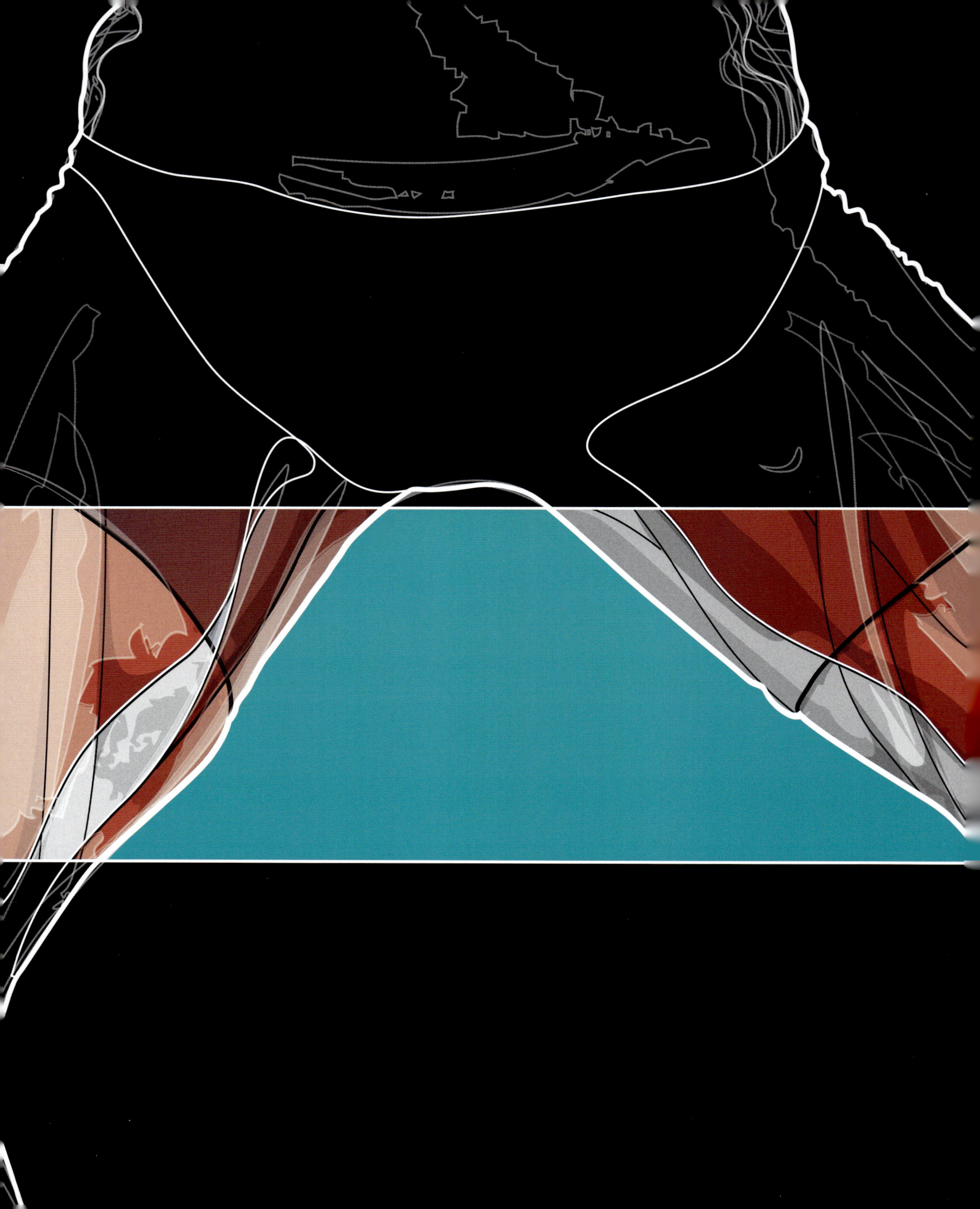

10

DEHNÜBUNGEN

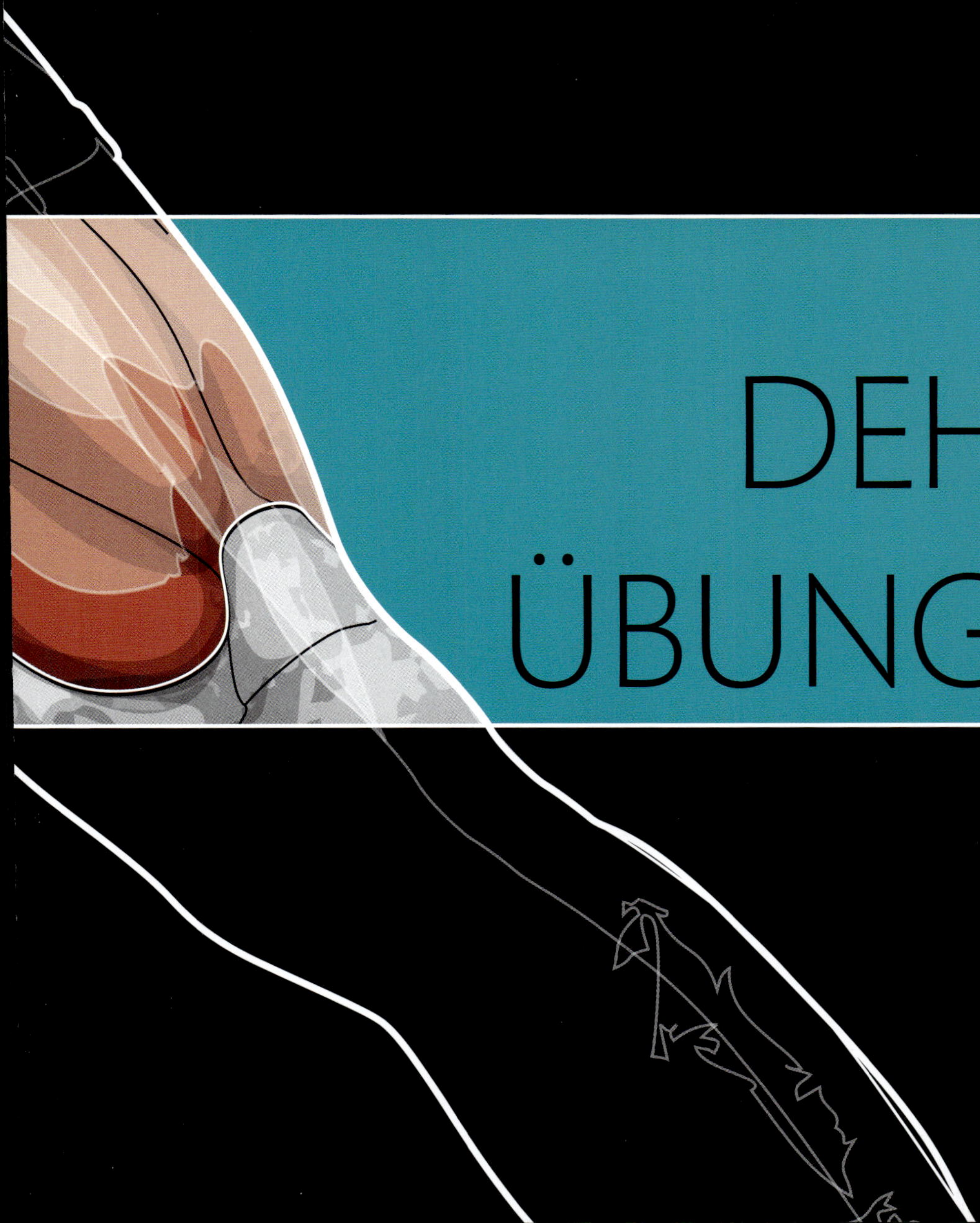

BIZEPS

Diese einfache Dehnübung ist vor allem für Turner und Schwimmer nützlich. Langsam und kontrolliert bewegen, um Verletzungen zu vermeiden.

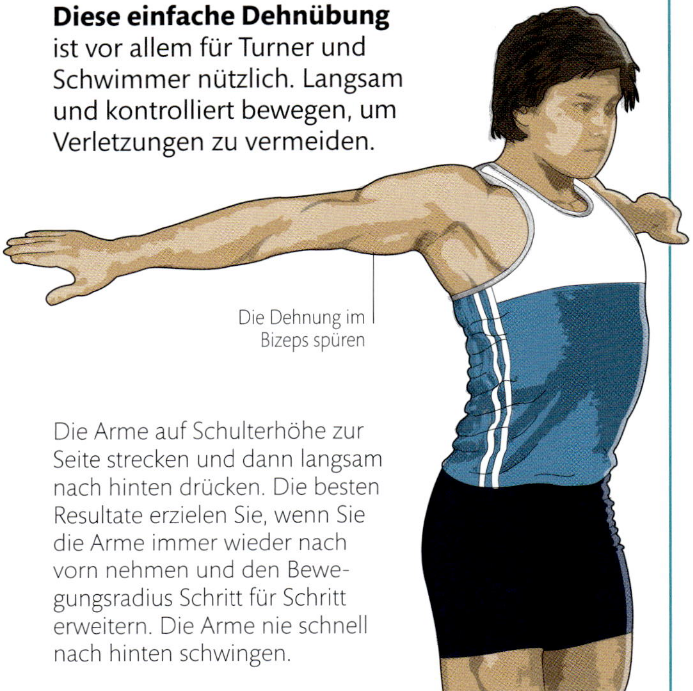
Die Dehnung im Bizeps spüren

Die Arme auf Schulterhöhe zur Seite strecken und dann langsam nach hinten drücken. Die besten Resultate erzielen Sie, wenn Sie die Arme immer wieder nach vorn nehmen und den Bewegungsradius Schritt für Schritt erweitern. Die Arme nie schnell nach hinten schwingen.

OBERER RÜCKEN

Diese leichte Dehnübung macht die Muskeln im oberen Rücken beweglicher. Sie ist für viele Sportarten geeignet, vor allem für Wurfsportarten.

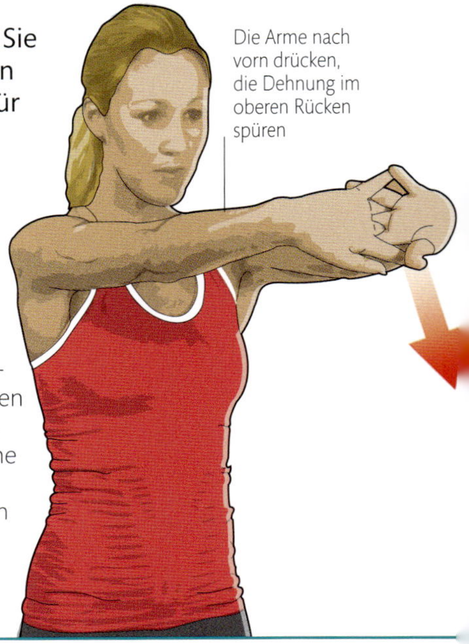
Die Arme nach vorn drücken, die Dehnung im oberen Rücken spüren

Die Finger so verschränken, dass die Handflächen vom Körper wegzeigen. Die Hände auf Brusthöhe bringen und die Arme strecken. Die Ellenbogen durchstrecken und die Schultern nach vorn schieben.

SCHULTER

Diese einfache und effektive Übung dehnt vor allem die Muskeln um die Schultergelenke. Sie ist besonders für Gewichtheber und für all jene geeignet, die Wurfsportarten praktizieren.

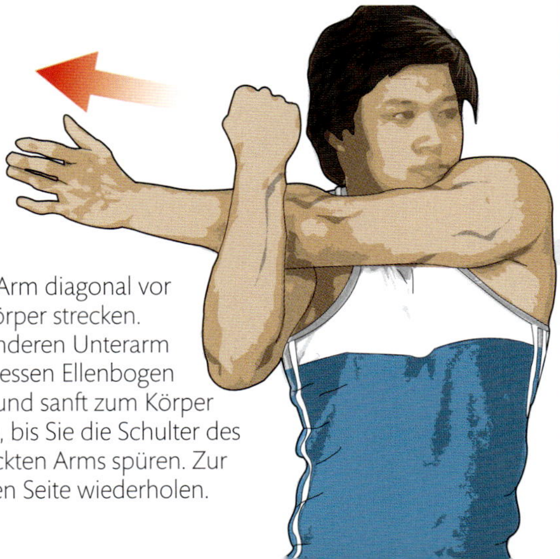

Einen Arm diagonal vor den Körper strecken. Den anderen Unterarm über dessen Ellenbogen legen und sanft zum Körper ziehen, bis Sie die Schulter des gestreckten Arms spüren. Zur anderen Seite wiederholen.

RÜCKENSTRECKER

Diese Dehnung zielt auf die Muskeln des Rückenstreckers, die parallel zur Wirbelsäule verlaufen.

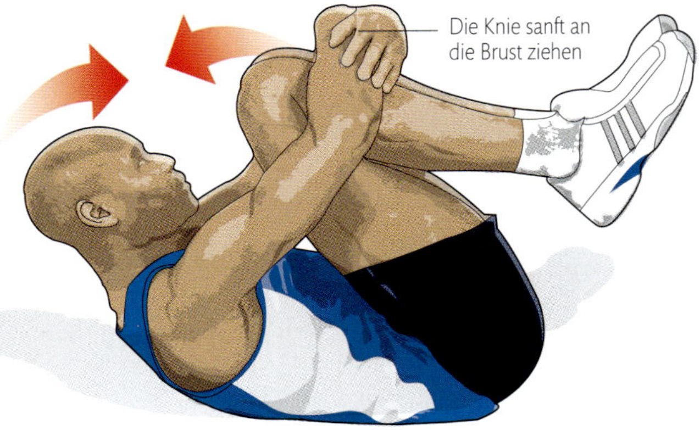
Die Knie sanft an die Brust ziehen

Legen Sie sich mit dem Rücken auf eine Matte. Die Knie an die Brust ziehen und mit den Armen umfassen. Sanft an den Körper ziehen, bis Sie die Dehnung im Rücken spüren.

RÜCKEN

Diese Übung dehnt vor allem den großen Rückenmuskel – eine gute Dehnung für Gewichtheber, Ruderer und Leichtathleten.

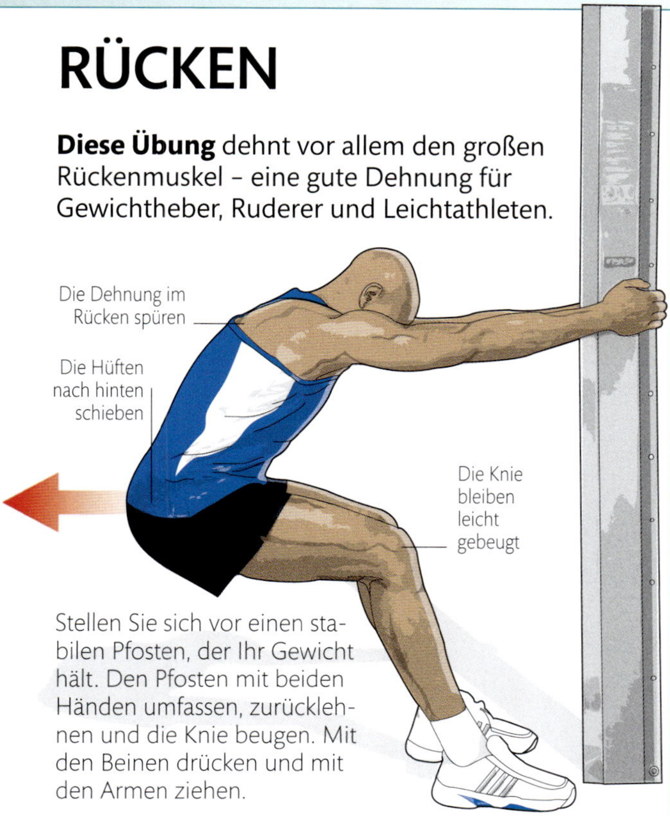
Die Dehnung im Rücken spüren
Die Hüften nach hinten schieben
Die Knie bleiben leicht gebeugt

Stellen Sie sich vor einen stabilen Pfosten, der Ihr Gewicht hält. Den Pfosten mit beiden Händen umfassen, zurücklehnen und die Knie beugen. Mit den Beinen drücken und mit den Armen ziehen.

ILIOTIBIALBAND 1

Das Iliotibialband ist ein Band aus Bindegewebe, das an der Außenseite des Oberschenkels verläuft. Läufer, Wanderer, Turner und Tänzer sollten diese Dehnübung regelmäßig ausführen, um schmerzhaften Entzündungen im Bereich oberhalb des Knies vorzubeugen.

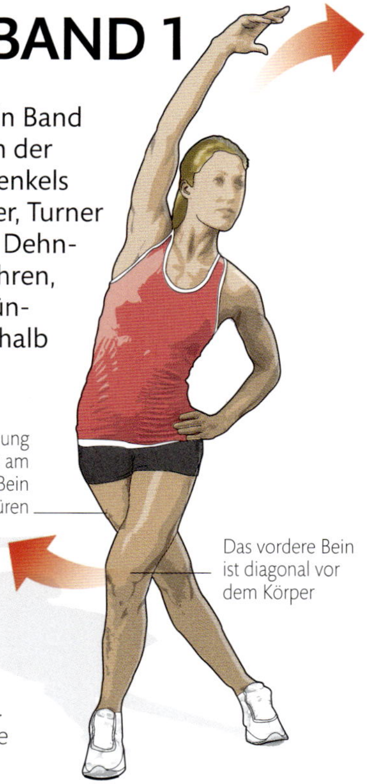
Die Dehnung außen am hinteren Bein spüren
Das vordere Bein ist diagonal vor dem Körper

Aufrecht stehen, die Füße sind hüftbreit auseinander. Ein Bein diagonal vor das andere setzen, dabei den gegenüberliegenden Arm über den Kopf strecken, um das Gleichgewicht zu halten. Die Übung zur anderen Seite wiederholen.

BRUST

Diese Dehnübung bearbeitet die Brustmuskeln im Oberkörper. Sie löst Verspannungen, fördert die Beweglichkeit und ist besonders bei Wurfsportarten sinnvoll.

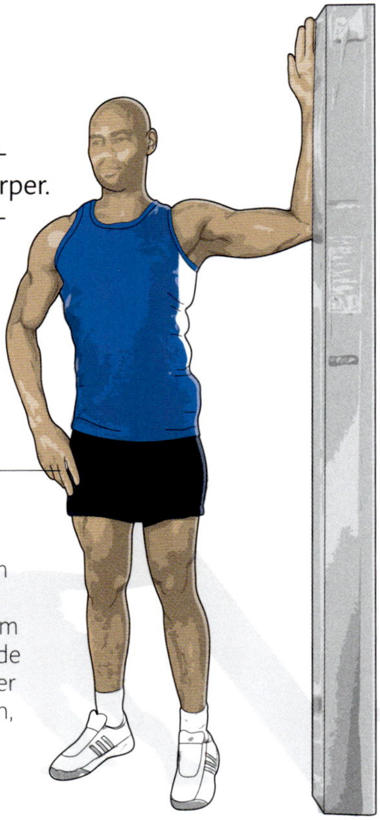
Die freie Hand ruht auf der Hüfte

Stellen Sie sich seitlich neben einen stabilen Pfosten. Mit einem Arm so an dessen Rückseite abstützen, dass Oberarm und Schulter eine gerade Linie bilden. Den Körper sanft nach vorn bringen, bis Sie die Dehnung in der Brust spüren.

ILIOTIBIALBAND 2

Diese Variante im Sitzen ist anspruchsvoller als die Iliotibialbanddehnung im Stehen, weil das Hüftgelenk beweglicher sein muss, um sie korrekt ausführen zu können.

Setzen Sie sich mit gestreckten Beinen auf den Boden. Ein Bein beugen und den Fuß außen neben dem gestreckten Bein aufstellen. Den Arm auf der Seite mit dem gebeugten Knie aufstützen und mit der freien Hand sanft am Knie ziehen, bis Sie die Dehnung im Iliotibialband spüren.

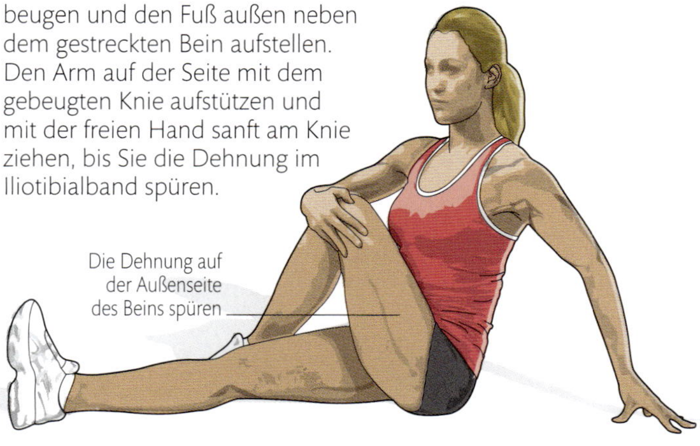
Die Dehnung auf der Außenseite des Beins spüren

QUADRIZEPS IN 3 SCHRITTEN

Diese Übung dehnt den Quadrizeps auf der Oberschenkelvorderseite und verbessert die Beweglichkeit des Kniegelenks. Die einfache Übung ist nach jeder Art von Beinarbeit sinnvoll.

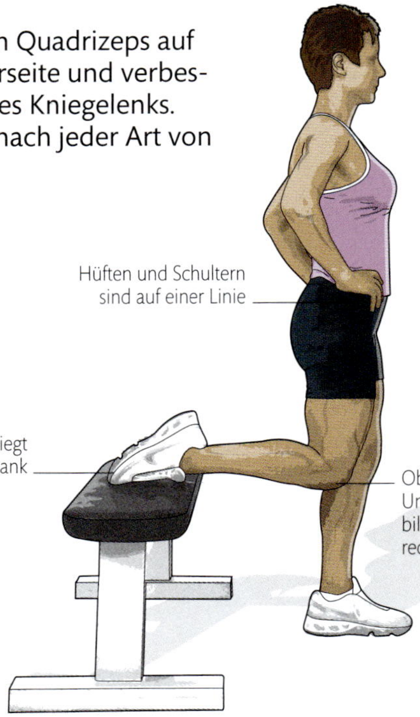

1 Stellen Sie sich mit dem Rücken vor eine Bank. Ein Knie beugen und den Fußrücken auf die Bank legen. Der Körper bleibt aufrecht, der Kopf gerade.

2 Das Standbein langsam beugen und so weit nach unten kommen, bis Sie die Dehnung im anderen Oberschenkel spüren.

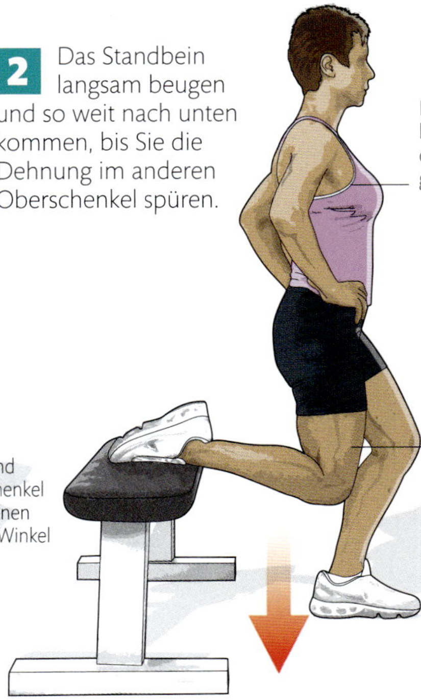

SCHENKELBEUGER 1

Wird das Knie in häufigen Wiederholungen gebeugt wie beim Laufen oder Radfahren, kann das den Schenkelbeuger verkürzen. Diese Dehnübung wirkt dem entgegen.

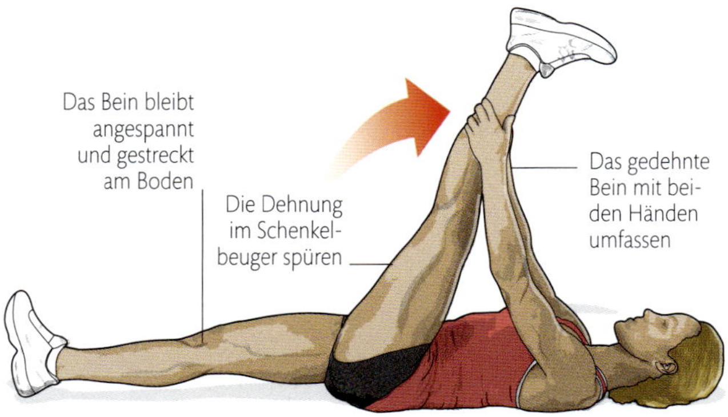

Legen Sie sich mit gestreckten Beinen auf den Rücken. Die Beine im Wechsel heben. Das Knie ist gestreckt, die Zehen werden zum Körper gezogen. Wenn Sie sehr gelenkig sind, können Sie die Dehnung vertiefen, indem das Bein ein wenig heranziehen.

SCHENKELBEUGER 2

Das ist eine leichte allgemeine Dehnübung für die Schenkelbeuger. Sie löst auch Verspannungen im unteren Rücken. Langsam dehnen und nicht mit Schwung arbeiten.

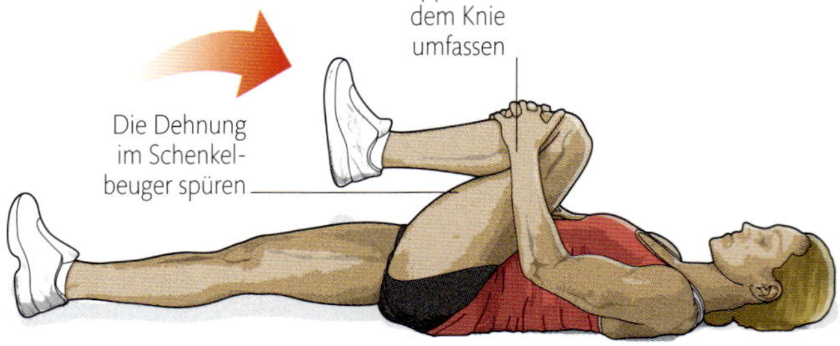

Legen Sie sich mit gestreckten Beinen auf den Rücken. Ein Knie beugen, mit beiden Händen umfassen und sanft an die Brust ziehen, bis Sie die Dehnung im Oberschenkel spüren. Den Kopf nicht anheben.

3 Das Standbein strecken und in die Ausgangsposition zurückkehren. Die Übung mit dem anderen Bein wiederholen.

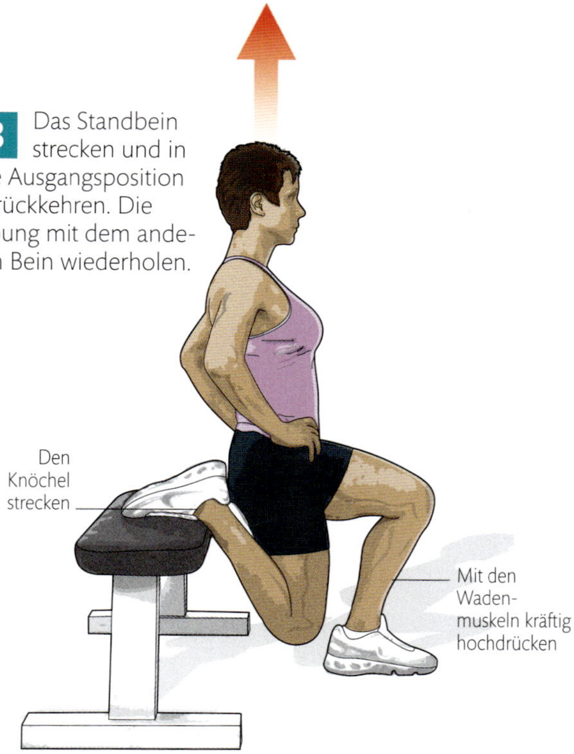
Den Knöchel strecken
Mit den Waden-muskeln kräftig hochdrücken

QUADRIZEPS 1

Wenn Sie die großen Muskeln auf der Oberschenkelvorderseite dehnen, beugen Sie Verletzungen vor und lindern Muskelkater. Man kann die Beine einzeln oder beide gleichzeitig dehnen.

Legen Sie sich bäuchlings auf eine Matte und beugen Sie ein Knie. Mit der Hand derselben Seite den Knöchel umfassen und sanft zum Körper ziehen, bis Sie die Dehnung im Quadrizeps spüren.

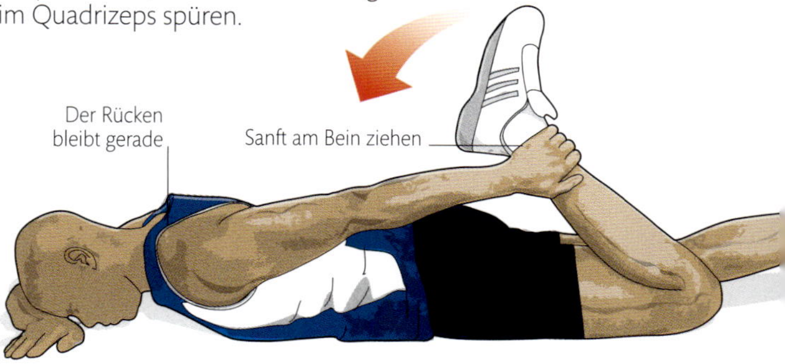
Der Rücken bleibt gerade
Sanft am Bein ziehen

SCHENKELBEUGER 3

Für diese Übung brauchen Sie nur wenig Platz, und sie lässt sich überall durchführen.

Einen Fuß nach vorn setzen und das Standbein beugen. Das vordere Bein bleibt gestreckt, beide Füße stehen flach auf dem Boden. Das Becken leicht vorkippen. Die Position mehrere Sekunden halten und die Übung anschließend mit dem anderen Bein wiederholen.

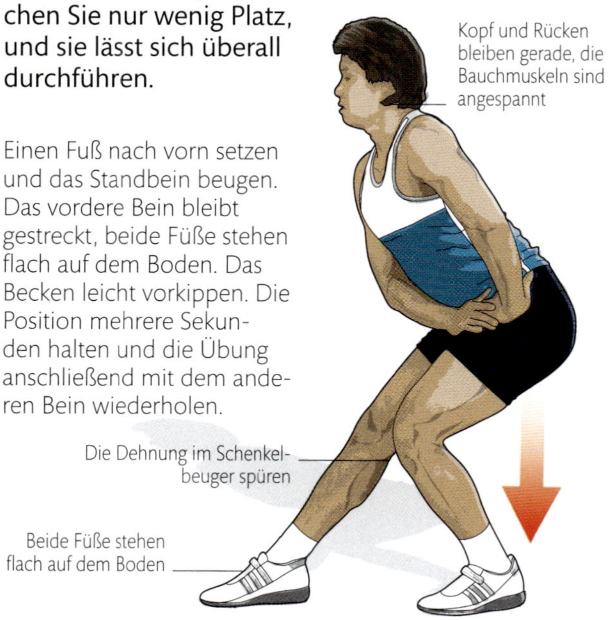
Kopf und Rücken bleiben gerade, die Bauchmuskeln sind angespannt
Die Dehnung im Schenkel-beuger spüren
Beide Füße stehen flach auf dem Boden

QUADRIZEPS 2

Diese anspruchsvolle Dehnübung fördert die Beweglichkeit der Hüften. Sie dehnt außerdem die Adduktoren auf den Schenkelinnenseiten.

Setzen Sie sich aufrecht hin. Die Fußsohlen berühren sich. Halten Sie die Füße mit den Händen zusammen.

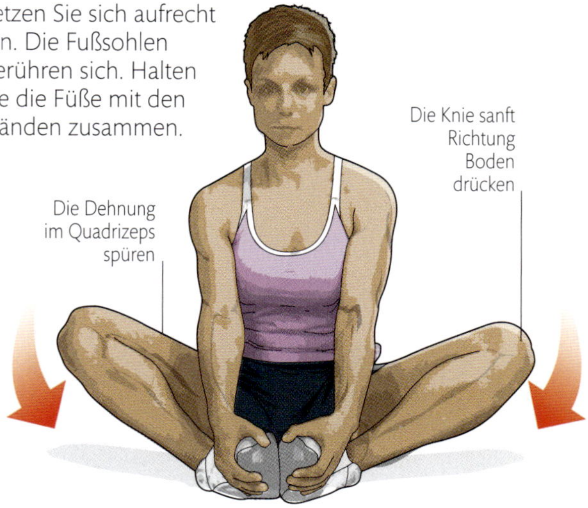
Die Knie sanft Richtung Boden drücken
Die Dehnung im Quadrizeps spüren

ADDUKTOREN 1

Das Dehnen der Adduktoren oder Leistenmuskeln sorgt für eine bewegliche Hüfte und ist für viele Sportarten unverzichtbar.

Aufrecht stehen, die Hände auf die Hüften legen. Ein Bein so beugen, dass das Knie nicht über den Fuß hinausragt. Das andere Bein zur Seite strecken, der Fuß steht flach auf dem Boden. Sanft von einer Seite zur anderen schaukeln.

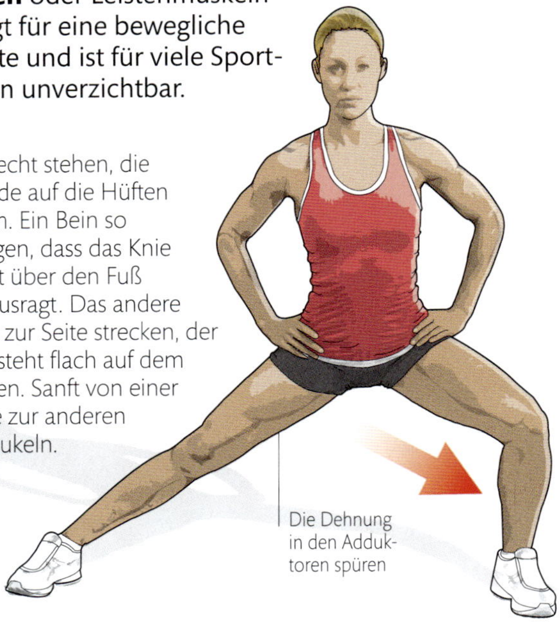

ADDUKTOREN 2

Diese anspruchsvollere Dehnübung erfordert mehr Beweglichkeit, um in die gestreckte Position zu kommen: Sie ist ideal für Turner und Hürdenläufer.

Mit beiden Beinen in die Hocke gehen, dann ein Bein zur Seite strecken und mit der Ferse aufstellen. Noch weiter nach unten kommen, um die Adduktoren zu dehnen, dabei aber nicht mit Schwung arbeiten.

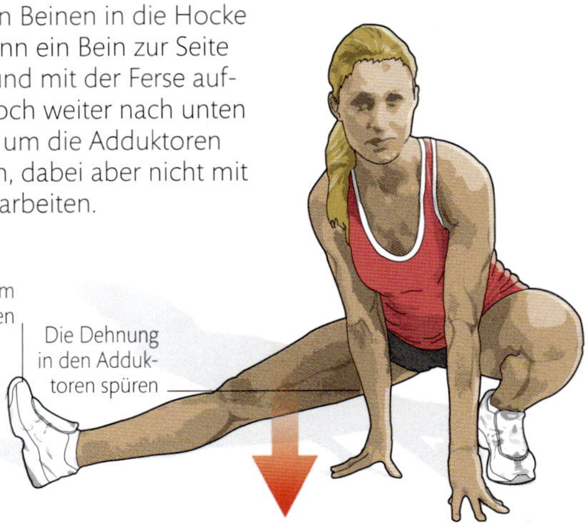

SCHENKELBEUGER IN 2 SCHRITTEN

Verspannte Gesäßmuskeln führen oft zu Schmerzen im unteren Rücken. Diese anspruchsvolle Übung dehnt die Gesäßmuskeln, die Muskeln im unteren Rücken und die Schenkelbeuger.

1 Setzen Sie sich auf den Boden, ein Bein ist nach vorn gestreckt, das andere hinter dem Körper angewinkelt. Hüften und Schultern bleiben übereinander.

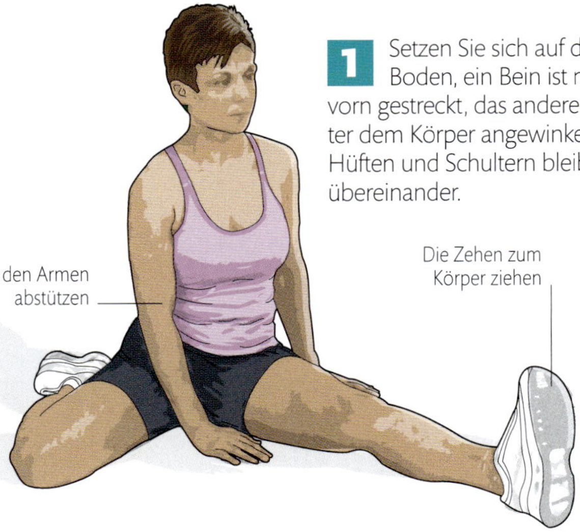

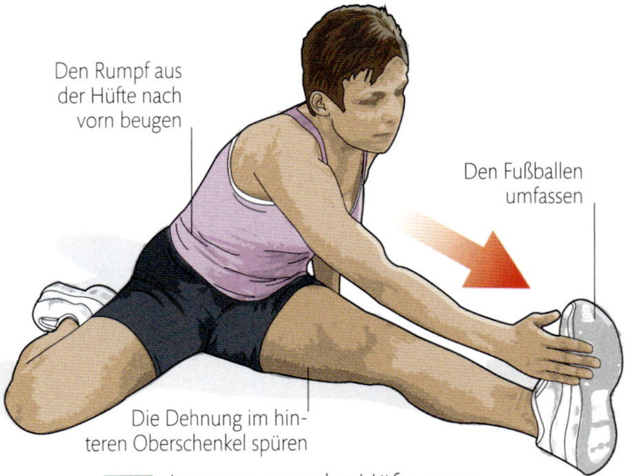

2 Langsam aus der Hüfte zum gestreckten Bein vorbeugen. Wenn Sie den Fuß fassen können, dürfen Sie ihn sanft zu sich hinziehen, um die Dehnung zu vertiefen.

WADE 1

Verspannte Wadenmuskeln sind ein Verletzungsrisiko bei Sportarten mit explosiven Bewegungsabläufen wie Sprinten. Diese einfache Dehnübung ist Pflicht für jeden Läufer.

Aufrecht stehen, einen großen Schritt nach vorn machen, die Füße stehen hüftbreit. Das vordere Bein beugen, das Knie bleibt über dem Fuß.

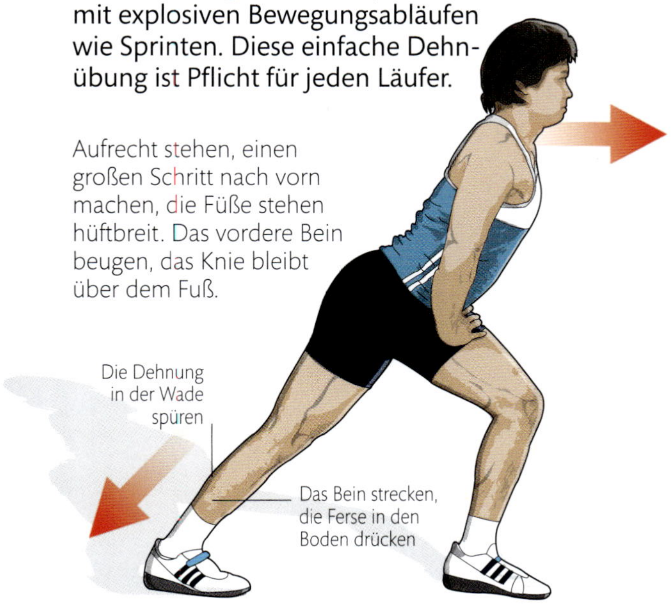
Die Dehnung in der Wade spüren
Das Bein strecken, die Ferse in den Boden drücken

WADE 2

Bei dieser anspruchsvolleren Übung werden der zweiköpfige Wadenmuskel und der tiefere Schollenmuskel gedehnt.

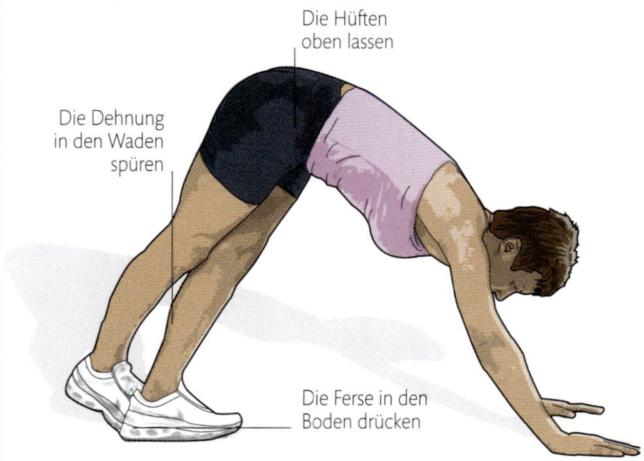
Die Hüften oben lassen
Die Dehnung in den Waden spüren
Die Ferse in den Boden drücken

Den Oberkörper aus der Hüfte heraus vorbeugen, die Beine sind gestreckt. Den rechten Fuß hinter den linken Knöchel bringen. Beide Beine strecken, die linke Ferse in den Boden drücken. Die Übung zur anderen Seite wiederholen.

AUSFALLSCHRITT

Das ist eine sehr effektive Übung, die die gesamte Hüftregion beweglicher macht.

1 Stellen Sie sich hin, die Füße sind hüftbreit auseinander, Schultern, Hüften und Füße bilden eine Linie.

2 Einen großen Schritt nach vorn machen, der Oberkörper bleibt aufrecht. Ober- und Unterschenkel bilden einen rechten Winkel.

3 Das Spielbein vom Boden abstoßen. Der Oberkörper bleibt aufrecht, der Kopf gerade.

4 Jetzt ist das Spielbein Standbein und umgekehrt. Der Oberkörper bleibt stets gerade.

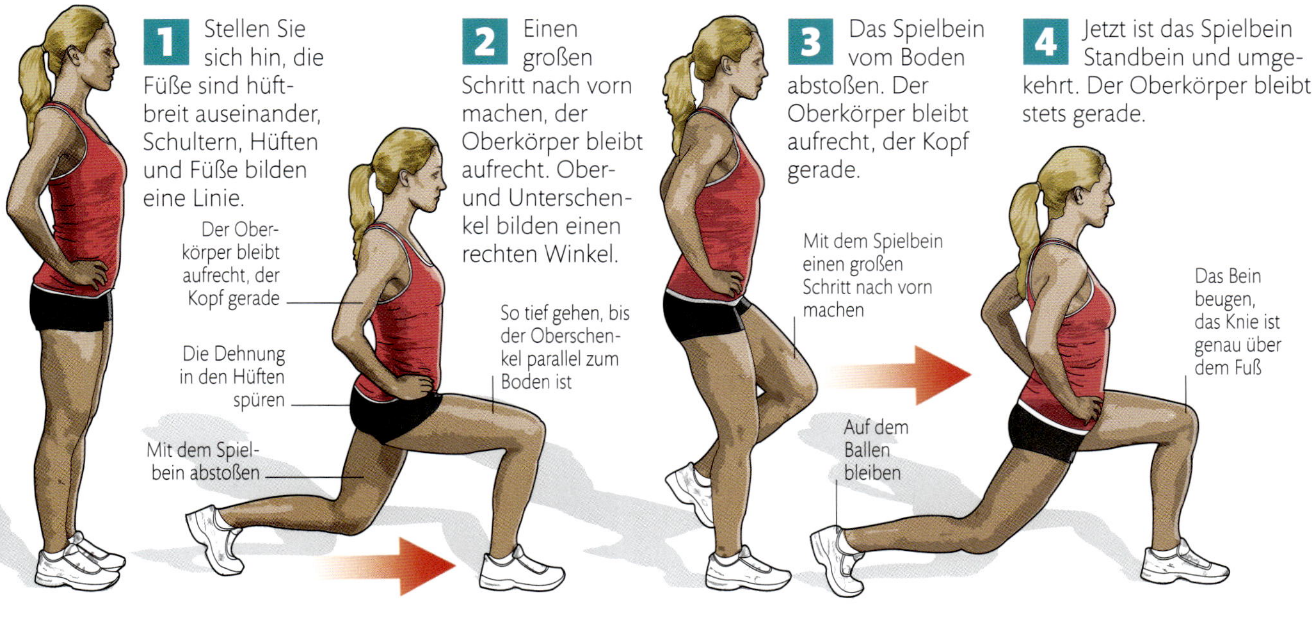
Der Oberkörper bleibt aufrecht, der Kopf gerade
Die Dehnung in den Hüften spüren
Mit dem Spielbein abstoßen
So tief gehen, bis der Oberschenkel parallel zum Boden ist
Mit dem Spielbein einen großen Schritt nach vorn machen
Auf dem Ballen bleiben
Das Bein beugen, das Knie ist genau über dem Fuß

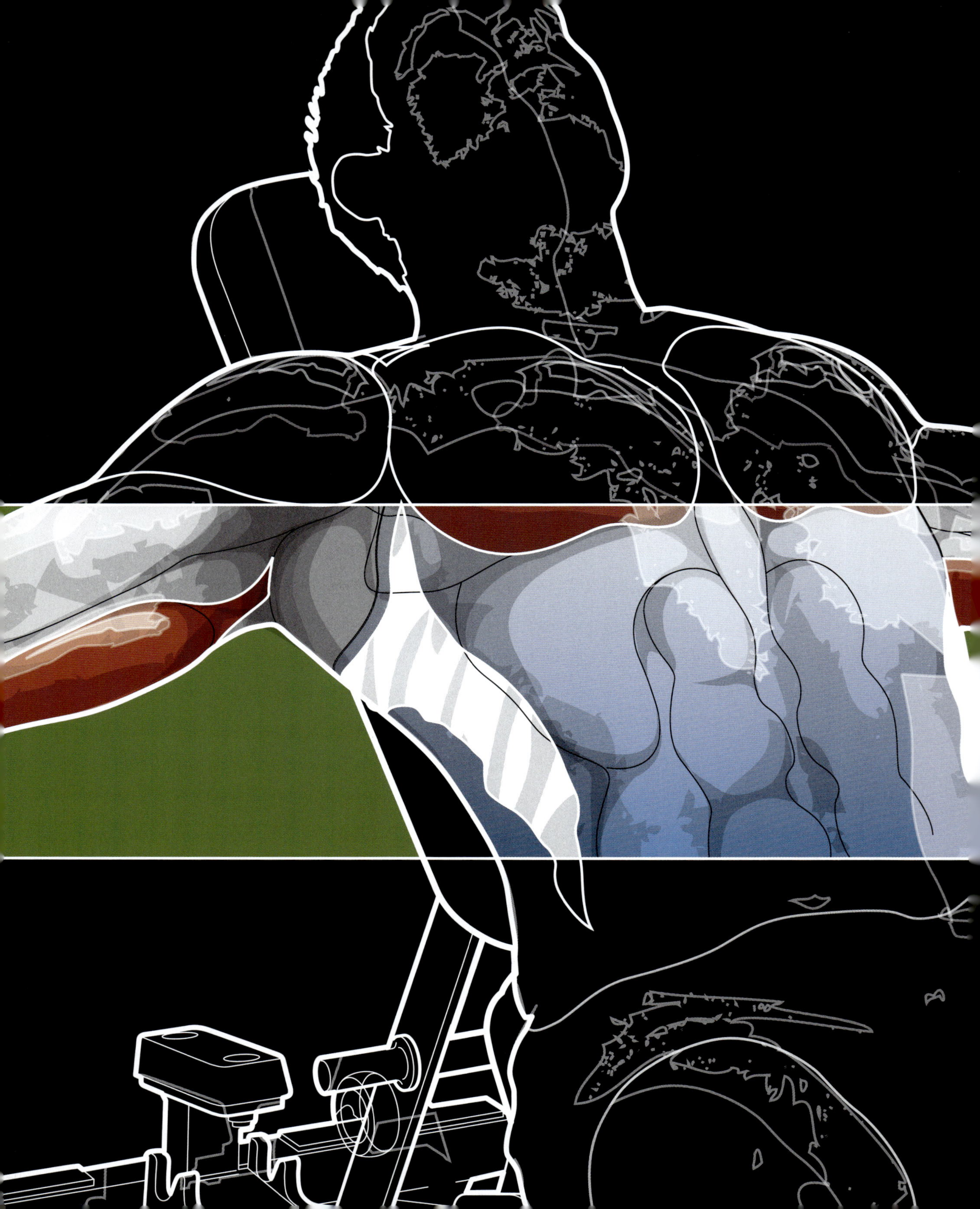

11

TRAININGS-PROGRAMME

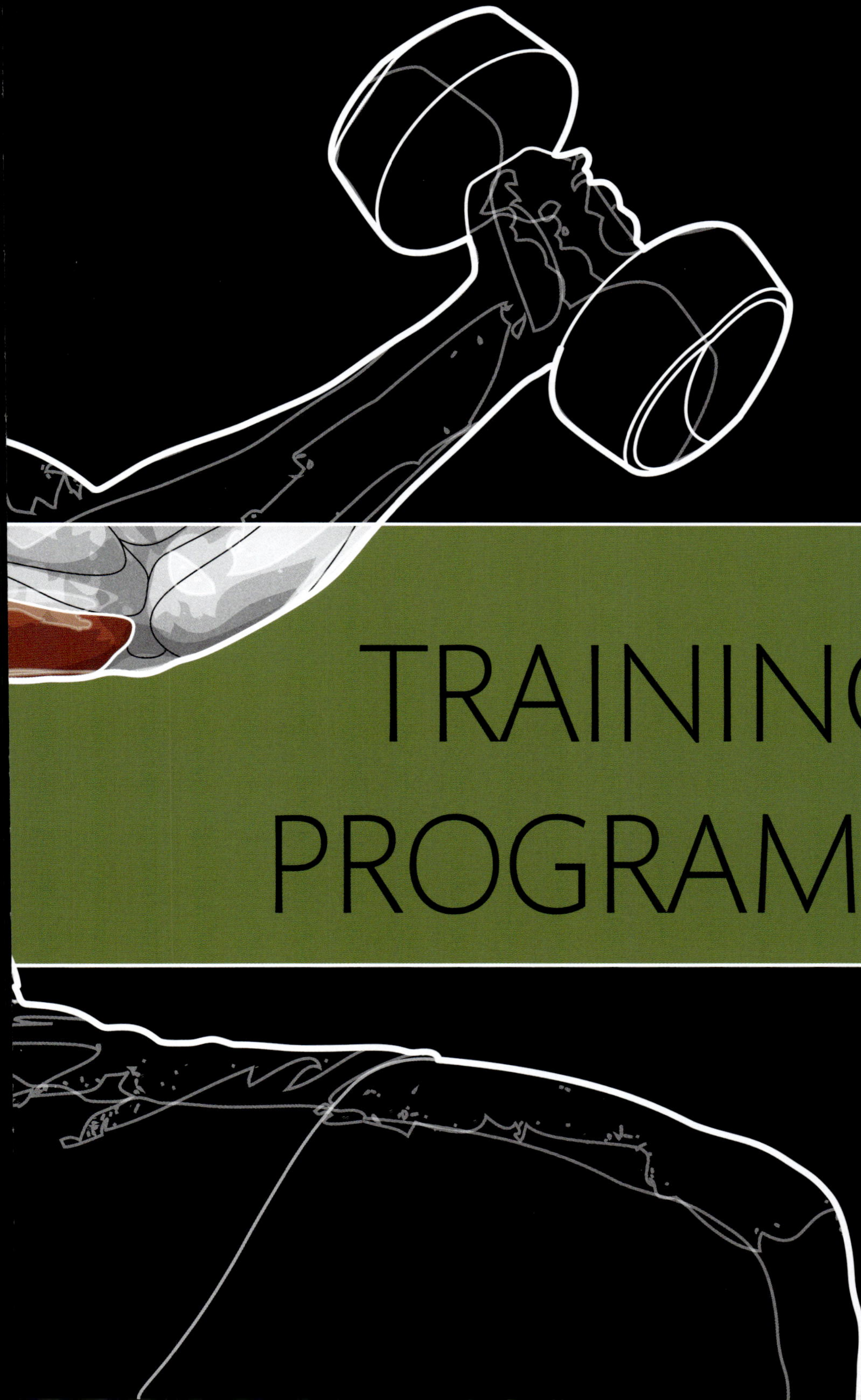

EINLEITUNG

Die Trainingsprogramme in diesem Buch sind so aufgebaut, dass die Workouts möglichst effektiv sind, und zwar unabhängig von Geschlecht, Alter, Trainingserfahrung, Fitnesslevel oder Ihrer individuellen Zielsetzung. Die praxiserprobten Programme decken drei große Ziele des Widerstandstrainings ab – Kraft, Muskelaufbau und Bodybuilding. Dafür gibt es jeweils Programme für Anfänger und für Fortgeschrittene. Wenige, gezielte Übungen sorgen dafür, dass jede Trainingseinheit höchstens 30–40 Minuten dauert. So besteht nicht die Gefahr eines über das gesunde Maß hinausgehenden Trainings.

VORSICHT!

Trainieren Sie nicht mehr, als das Programm vorschlägt, denn das kann zu Verletzungen führen. Besprechen Sie jedes der Programme vorab mit einem qualifizierten Arzt (s. auch S. 256).

F: Was kann ich von den Programmen erwarten?
A: Die Programme helfen Ihnen, das Training so zu gestalten, dass Sie Ihre Ziele erreichen können: Sie sind spezifisch (s. auch S. 33) und sorgen auf diese Weise für bestmögliche Ergebnisse.

Die Basisprogramme bestehen aus Übungen mit freien Gewichten, aus solchen, bei denen man mit dem eigenen Körpergewicht trainiert, und aus Widerstandsübungen an Maschinen. Alle Programme sind relativ kurz. Die Zeiten, in denen ein Workout aus Dutzenden merkwürdiger Übungen bestand, sind vorbei. Sportwissenschaftler haben erkannt, dass einfache, funktionale Programme mit spezifischen Trainingszielen, die zwei bis drei Mal pro Woche absolviert werden, viel effektiver (und weniger zeitaufwendig) sind.

Wann immer es ging, wurden die Programme möglichst funktional gestaltet (s. S. 43). Das bedeutet, dass die Übungen auch alltagstauglich und damit nützlich für Bewegungen zu Hause, am Arbeitsplatz und auf dem Sportplatz sind. Es werden also nicht nur einzelne Muskeln isoliert trainiert. Zusammengefasst kann man sagen, dass die Übungen natürliche Bewegungsabläufe widerspiegeln und dadurch für schnellere, bessere Ergebnisse sorgen.

GRUNDPRINZIPIEN

Egal, welches Programm Sie absolvieren, folgende Grundprinzipien treffen immer zu:

- **ÜBERLASTUNG:** Das Training sollte Ihre Muskeln stärker beanspruchen. als Sie das im Alltag gewohnt sind.
- **ERHOLUNG:** Erholung ist ein unverzichtbarer Bestandteil eines jeden Trainings. Nur in den Ruhephasen kann sich der Körper anpassen und kräftigen. Anschließend darf er in der nächsten Trainingseinheit erneut überlastet werden.
- **FORTSCHRITT:** Ihr Körper passt sich den an ihn gestellten Anforderungen an. Wenn Sie diese nicht steigern, machen Sie auch keine Fortschritte mehr. Deshalb müssen Sie die Anzahl der Sätze und Wiederholungen sowie die Gewichte (oder eine Kombination der drei Faktoren) Schritt für Schritt vorsichtig erhöhen, um kontinuierlich Fortschritte zu machen (s. auch S. 33).

F: Worin unterscheidet sich das Training mit freien Gewichten von dem mit dem eigenen Körpergewicht und dem an Widerstandsmaschinen?
A: Freie Gewichte sind am funktionalsten, da man damit Bewegungen ausführt, die den alltäglichen Bewegungsabläufen ähneln. Es gibt keine Hilfestellung wie beim Training an der Maschine, dafür sind die Bewegungen auch weniger gleichförmig. Da der Körper nicht durch Maschinen gestützt wird, muss er neben den ohnehin trainierten Muskeln weitere, kleinere Muskeln anspannen, um sich zu stabilisieren. Das macht die Workouts effektiver.

Auch das Training mit dem eigenen Körpergewicht ist sehr funktional und effektiv. Darüber hinaus hat es den Vorteil, dass man dafür so gut wie keine Ausrüstung benötigt. Andererseits ist es natürlich durch das eigene Körpergewicht begrenzt. Aber das heißt noch lange nicht, dass Übungen mit dem eigenen Körpergewicht einfacher sind als andere Trainingsmethoden.

Maschinen haben in der Regel Polster, die den Körper stützen. Die meisten Übungen lassen sich im Sitzen ausführen, die Muskeln werden also isolierter trainiert. Für Anfänger kann das sehr nützlich sein, auch für alle, die ganz spezifische Muskeln trainieren wollen. Trotzdem wurden die Übungen an Maschinen, die in unseren Programmen vorkommen, unter dem Gesichtspunkt der größtmöglichen Funktionalität ausgewählt.

F: Warum muss ich mich vorher aufwärmen und anschließend abkühlen?
A: Das Aufwärmen ist unerlässlich, weil es den Körper auf das Workout vorbereitet. Dadurch wird das Verletzungsri-

siko gesenkt. Außerdem maximiert es das Lern- und Verbesserungspotenzial. Auch das Abkühlen ist wichtig, da es den Körper kontrolliert in den Ruhezustand zurückbringt. Das Aufwärmen und Abkühlen also niemals ausfallen lassen, denn sonst riskiert man Verletzungen und verspannte, schmerzende Muskeln.

- Ein gutes Aufwärmtraining besteht aus zehn Minuten Seilspringen, Joggen oder Training auf dem Crosstrainer. Darauf folgen zehn Minuten Beweglichkeitsübungen (s. S. 46–47). Wer will, kann die Aufwärmübungen noch genauer an die eigenen Ziele anpassen. In diesem Fall lässt man sich am besten von einem ausgebildeten Fitnesstrainer beraten.
- Das Abkühlen besteht aus fünf bis zehn Minuten langsamen Joggens oder Gehens. Dadurch sinken Körpertemperatur und Puls, und die Muskeln schleusen Abfallprodukte wie Milchsäure aus.
- Daran schließen sich weitere fünf bis zehn Minuten mit Dehnübungen an. Sie entspannen die Muskelfasern, sorgen dafür, dass sie sich neu ausrichten und ihre normale Länge und ihren gewohnten Bewegungsradius zurückerhalten (s. S. 208–213).

F: Sind die Trainingsergebnisse individuell verschieden?

A: Ja, jeder Mensch ist anders, und es gibt unterschiedliche Faktoren, die die individuellen Fortschritte beeinflussen:

- **Alter:** Darunter versteht man das Lebensalter, aber auch die emotionale und biologische Reife sowie die bereits bestehende Trainingserfahrung – das sogenannte »Trainingsalter«.
- **Geschlecht:** Männer und Frauen unterscheiden sich körperlich voneinander und haben unterschiedliche Fähigkeiten.
- **Veranlagung:** Es gibt angeborene, genetisch bestimmte Unterschiede.
- **Fitness:** Sie setzt sich aus zwei Faktoren zusammen – aus der Veranlagung und der Trainingserfahrung.
- **Lebensstil:** Auch der Umgang mit dem eigenen Körper zwischen den Trainingseinheiten hat einen Einfluss auf die sportliche Entwicklung (s. auch S. 17).

SO LESEN SIE DIE TABELLEN

Folgende Fachbegriffe sollten Sie kennen, um die Tabellen richtig zu verstehen:

- **SÄTZE:** Eine Gruppe von Wiederholungen, zum Beispiel zwei Sätze à fünf Wiederholungen.
- **WIEDERHOLUNGEN:** Die Male, die ein Gewicht gehoben werden sollte.
- **GEWICHT:** Das zu hebende Gewicht, ausgedrückt in RM (maximalen Wiederholungen): 1 RM bezeichnet das Gewicht, das Sie maximal einmal heben können, 12 RM ein Gewicht, das Sie zwölfmal heben können, bis der Muskel erschöpft ist.
- **MUSKELERSCHÖPFUNG:** Der Punkt, an dem Sie keine weitere Wiederholung einer Übung eines Satzes schaffen.
- **PROGRAMMDAUER:** Jedes Programm enthält Angaben dazu, wie viele Wochen es absolviert werden sollte. Diesen Zeitraum sollten Sie nicht überschreiten.
- **TRAININGSFREQUENZ:** Das ist die Anzahl der empfohlenen Trainingseinheiten oder Workouts pro Woche sowie die Ruhetage, die Sie dazwischen einhalten sollten.
- **ERHOLUNGSZEIT:** Die in Sekunden oder Minuten gemessene Ruhezeit zwischen den einzelnen Übungen
- **SPLIT-TRAINING:** Diese Angaben beziehen sich auf zweigeteilte Programme. Sie geben an, welcher der mit A und B bezeichneten Teile des Split-Trainings an welchen Wochentagen absolviert werden sollte. Die Teile werden in zweiwöchentlichem Wechsel ausgeführt.

F: Wie lange muss ich ein bestimmtes Programm absolvieren?

A: Jedes Programm ist auf einen ganz bestimmten Zeitraum hin angelegt (6–14 Wochen). Bitte richten Sie sich danach. Absolvieren Sie ein Programm länger als angegeben, passt sich Ihr Körper an, und die Ergebnisse sind niedriger als erwartet – es kann sogar sein, dass Sie Rückschritte machen und wieder an Kraft verlieren.

» Die vorgestellten Programme unterstützen Sie beim Erreichen Ihrer individuellen Trainingsziele. Das bringt bestmögliche Ergebnisse. «

FUNKTIONALITÄTSTABELLE

Übungen lassen sich nach dem Grad ihrer Funktionalität einteilen. Funktionale Übungen sind solche, die alltägliche Bewegungen enthalten – wiederholte Zug-, Druck, Hebe- und Aufstehbewegungen, wie wir sie alltäglich ausführen. Dabei werden mehrere Muskeln gleichzeitig und nicht ein einzelner isoliert trainiert.

F: Was zeigt die Tabelle?

A: Die Tabelle unten sowie die auf den Seiten 220–221 enthalten alle Übungen aus dem Buch mit Seitenangabe und bewerten sie nach ihrer Funktionalität. Ganz rechts stehen die funktionalsten Übungen – jene, bei denen mehrere Muskeln gleichzeitig trainiert werden. Ganz links befinden sich die Übungen, die nur einen Muskel isoliert trainieren. Wie

ÜBUNGSGRUPPE	ISOLIERT	
BEINE	■ **Beinbeugen an der Maschine** (S. 80–81) ■ **Beinbeugen am Kabelzug** (S. 81, Variante) ■ **Beinstrecken an der Maschine** (S. 80–81) ■ **Beinabduktion** (S. 82–83) ■ **Beinadduktion** (S. 82–83)	■ **Beinpressen (45°)** (S. 78–79) ■ **Beinpressen einbeinig (45°)** (S. 79, Variante) ■ **Wadenheben an der Maschine** (S. 84, Variante)
RÜCKEN		■ **Rückenzug** (S. 93) ■ **Rudern im Sitzen am Kabelzug** (S. 96–97) ■ **Rückenstrecken** (S. 104–105) ■ **Rudern in Bauchlage** (S. 106–107) ■ **Rückenzug mit gestreckten Armen** (S. 106–107)
BRUST	■ **Kabelzug-Crossover** (S. 116–117) ■ **Kabelzug-Crossover unten** (S. 116, Variante) ■ **Kabelzug-Crossover in der Mitte** (S. 116, Variante) ■ **Fliegende Bewegung an der Maschine** (S. 118–119)	■ **Fliegende Bewegung auf der Schrägbank** (S. 114–115) ■ **Fliegende Bewegung auf der flachen Bank** (S. 114, Variante) ■ **Bankdrücken an der Maschine** (S. 118–119) ■ **Liegestütze mit Ball** (S. 120, Variante)

Sie sehen, liegen viele Übungen in der Mitte zwischen diesen beiden Extremen.

Die funktionalsten Übungen sind am effektivsten für ein generelles Krafttraining, während die isolierten Übungen sinnvoll sind, um eine bestimmte Muskelschwäche auszugleichen oder um aus ästhetischen Gründen einzelne Muskeln aufzubauen, wie das beim Bodybuilding der Fall ist.

Alle Programme enthalten sowohl funktionale als auch isolierte Übungen.

Aus Gründen der Übersichtlichkeit wurden alle Übungen nach sechs Körperbereichen gegliedert. Die Übungen für Gewichtheber sind separat aufgelistet. Da sie viele Muskeln gleichzeitig trainieren, befinden sie sich am rechten Ende der Skala und zählen zu den funktionalsten Übungen.

FUNKTIONAL >

■ **Bulgarische Kniebeuge mit Langhantel** (S. 70) ■ **Bulgarische Kniebeuge mit Kurzhanteln** (S. 71) ■ **Treppensteigen mit Langhantel** (S. 76, Variante) ■ **Wadenheben** (S. 84) ■ **Kreuzheben mit gestreckten Beinen** (S. 85) ■ **Rumänisches Kreuzheben** (S. 88–89) ■ **Rumänisches Kreuzheben am Power Rack** (S. 88, Variante)	■ **Sumoringer-Kniebeuge** (S. 64, Variante) ■ **Hackenschmidt-Kniebeuge** (S. 67)	■ **Kniebeuge mit Langhantel hinter dem Kopf** (S. 64–65) ■ **Frontkniebeuge** (S. 66) ■ **Einbeinige Kniebeuge mit Kurzhanteln** (S. 68) ■ **Einbeinige Kniebeuge mit Langhantel über Kopf** (S. 69) ■ **Ausfallschritt mit Langhantel** (S. 72–73) ■ **Ausfallschritt nach vorn** (S. 74) ■ **Ausfallschritt zur Seite** (S. 75) ■ **Kreuzheben mit Langhantel** (S. 86–87)
■ **Rudern im Stehen am Kabelzug** (S. 98–99) ■ **Rudern mit einem Arm** (S. 98–99) ■ **Überzug mit Langhantel** (S. 102–103) ■ **Überzug mit SZ-Langhantel** (S. 102, Variante) ■ **Überzug mit Kurzhanteln** (S. 102, Variante) ■ **Rumpfbeuge mit Langhantel** (S. 104–105)		■ **Klimmzug mit Hilfestellung** (S. 92) ■ **Klimmzug** (S. 94–95) ■ **Klimmzug mit variiertem Griff** (S. 94, Variante) ■ **Rudern vorgebeugt** (S. 100–101)
■ **Bankdrücken mit Langhantel** (S. 110–111) ■ **Bankdrücken mit Kurzhanteln** (S. 110–111) ■ **Schrägbankdrücken mit Langhantel** (S. 112) ■ **Schrägbankdrücken mit Kurzhanteln** (S. 113)		■ **Liegestütze** (S. 120) ■ **Liegestütze auf Ständern** (S. 121) ■ **Liegestütze mit erhöhten Beinen** (S. 121, Variante)

ÜBUNGSGRUPPE	ISOLIERT
SCHULTERN	■ **Seitheben in Bauchlage** (S. 132, Variante) ■ **Außenrotatorentraining vertikal** (S. 134–135) ■ **Außenrotatorentraining vertikal in Bauchlage** (S. 135, Variante) ■ **Schulterheben mit Kurzhanteln** (S. 128) ■ **Schulterheben aus dem Hang** (S. 129) ■ **Frontheben mit Kurzhanteln** (S. 130) ■ **Seitheben mit Kurzhanteln** (S. 131) ■ **Seitheben nach hinten** (S. 132–133) ■ **Schulterpressen an der Maschine** (S. 125, Variante)
ARME	■ **Armbeuge mit Kurzhantel auf der Schrägbank** (S. 152–153) ■ **Konzentrations-Armbeuge** (S. 152–153) ■ **Armbeuge am Bizeps-Curlpult** (S. 154–155) ■ **Handgelenkbeugen** (S. 158–159) ■ **Handgelenkstrecken** (S. 158–159) ■ **Trizepsstrecken mit Kurzhantel** (S. 142) ■ **Trizeps-Kickback** (S. 144–145) ■ **Trizepsdrücken** (S. 148–149) ■ **Trizepsstrecken über Kopf** (S. 148–149) ■ **Armbeuge mit Langhantel** (S. 150–151) ■ **Hammergriff-Armbeuge** (S. 150–151) ■ **Armbeuge am Kabelzug** (S. 154–155) ■ **Armbeuge im Obergriff am Kabelzug** (S. 156–157) ■ **Trizepsstrecken mit Langhantel** (S. 143) ■ **Trizepsstrecken im Liegen** (S. 144–145)
BAUCH UND RUMPF	■ **Bauchpressen** (S. 162) ■ **Bauchpressen** (S. 162, Variante 1) ■ **Bauchpressen mit erhöhten Beinen** (S. 166–167) ■ **Bauchpressen mit erhöhten Beinen und Rumpfdrehung** (S. 167, Variante) ■ **Bauchpressen mit Ball** (S. 166–167) ■ **Bauchpressen schräg** (S. 165) ■ **Bauchpressen schräg mit Ball** (S. 168) ■ **Liegestütze mit Ball** (S. 169) ■ **Klappmesser mit Ball** (S. 170) ■ **Rückenstrecken mit Ball** (S. 171) ■ **Seitbeuge auf der römischen Liege** (S. 172–173) ■ **Bauchpressen mit Rumpfdrehung** (S. 162, Variante 2) ■ **Rumpfbeuge** (S. 163) ■ **Rumpfbeuge** (S. 163, Variante 2)
GEWICHTHEBEN	

FUNKTIONAL

■ **Rudern aufrecht** (S. 126–127) ■ **Rudern aufrecht mit Kurzhanteln** (S. 126, Variante) ■ **Rudern aufrecht am Kabelzug** (S. 126, Variante) ■ **Außenrotatorentraining mit Kurzhantel** (S. 135) ■ **Innenrotatorentraining** (S. 136–137)	■ **Außenrotatorentraining horizontal** (S. 136–137) ■ **Frontdrücken im Sitzen** (S. 124, Variante)	■ **Frontdrücken** (S. 124) ■ **Schulterpressen mit Kurzhanteln** (S. 125)
■ **Bankdip** (S. 140) ■ **Bankdrücken im engen Griff** (S. 146–147) ■ **Bankdrücken mit Langhantel im engen Griff** (S. 146, Variante)		■ **Barrendip** (S. 141) ■ **Liegestütze im engen Griff** (S. 146, Variante)
■ **Unterarmstütz vorwärts** (S. 174) ■ **Unterarmstütz vorwärts** (S. 174, Variante) ■ **Unterarmstütz seitwärts** (S. 175) ■ **Beinstrecken auf der Bank** (S. 176–177)	■ **Seitbeuge** (S. 172–173)	■ **Einarmiges Kreuzheben** (S. 176–177) ■ **Holzhacken** (S. 178–179) ■ **Holzhacken am Kabelzug mit Stange** (S. 179, Variante)
	■ **Frontheben mit Kugelhantel** (S. 204)	■ **Standumsetzen** (S. 182–183) ■ **Standreißen** (S. 184–185) ■ **Standumsetzen aus dem Hang** (S. 186–187) ■ **Standreißen aus dem Hang** (S. 188–189) ■ **Kniebeuge mit Umsetzen** (S. 190–191) ■ **Schwere Frontkniebeuge** (S. 192–193) ■ **Kniebeuge mit Langhantel über Kopf** (S. 194–195) ■ **Stoßen im Ausfallschritt** (S. 196–197) ■ **Klassisches Reißen** (S. 198–199) ■ **Reißen im Ausfallschritt** (S. 200–201) ■ **Frontdrücken mit Beinunterstützung** (S. 202–203) ■ **Strecksprung mit Langhantel** (S. 205)

MUSKELAUSDAUER

Grundlegendes Krafttraining sorgt dafür, dass wir den Alltag bewältigen, ohne übermäßig erschöpft zu sein oder uns zu verletzen. Dazu gehören wiederholte Zug-, Drück- und Hebebewegungen sowie häufiges Aufstehen und Treppensteigen.

F: Was werde ich erreichen?
A: Die Programme unterstützen Sie bei der Entwicklung von Kraftausdauer – der Fähigkeit, ein relativ leichtes Gewicht viele Male in einem bestimmten Radius zu bewegen.

F: Was enthalten die Tabellen?
A: Die Tabellen enthalten drei verschiedene Programme für Widerstandstraining, das an Maschinen, mit dem eigenen Körpergewicht oder mit freien Gewichten durchgeführt wird. Entscheiden Sie sich, entsprechend Ihren Vorlieben, Ihrer Trainingserfahrung oder der Ihnen zur Verfügung stehenden Ausrüstung, für eines davon. Während einer Trainingseinheit sollten Sie nur ein Programm absolvieren und nicht Übungen verschiedener Programme mischen.

F: Wie lese ich die Tabellen?
A: Absolvieren Sie das jeweilige Trainingsprogramm von oben nach unten. Sie beginnen mit dem Aufwärmtraining. Zu jeder Übung ist angegeben, auf welcher Seite sie Schritt für Schritt erklärt wird. Den Spalten rechts davon entnehmen Sie die geforderte Anzahl der Sätze bzw. Wiederholungen und das zu verwendende Gewicht. Darunter steht das Programm zum Abkühlen. Das Gewicht wird für Übungen an der Maschine und beim Training mit freien Gewichten mit Ihrer persönlichen RM (max. Wiederholung) angegeben. Beim Training mit dem eigenen Körpergewicht dagegen wiederholen Sie die Übungen, bis Sie kurz vor der muskulären Erschöpfung (ME) stehen. Die ungefähre Programmdauer, die Trainingsfrequenz und die Erholungszeiten zwischen den einzelnen Sätzen entnehmen Sie der letzten Zeile der Tabelle.

F: Wie mache ich Fortschritte?
A: Zentral beim Widerstandstraining sind Überlastung und Progression. Sobald Sie einen Satz leicht bewältigen, erhöhen Sie das Gewicht um 1–2 kg (Oberkörper) bzw. um 2–4 kg (Unterkörper). Sie können auch eine Wiederholung hinzufügen, bis maximal 20. Alternativ lässt sich die Erholungszeit um je fünf Sekunden reduzieren. Zwischen den Übungen allerdings mindestens 30 Sekunden pausieren! Am Ende der sechsten Woche messen Sie Ihre Fortschritte und entscheiden, ob Sie mit einem anderen Programm fortfahren.

AN DER MASCHINE

Aufwärmtraining mit Beweglichkeitsübungen (S. 46–47) 10 Min.

ÜBUNG	SEITE	SÄTZE	WH.	GEWICHT (RM)
Bankdrücken an der Maschine	118	2–3	12+	12
Rudern im Sitzen oder **Fliegende Bewegung**	96 118	2–3 2–3	12+ 12+	12 12
Rudern aufrecht	126	2–3	12+	12
Rückenzug	93	2–3	12+	12
Beinpressen (45°)	78	2–3	12+	12
Wadenheben	84	2–3	12+	12

ABKÜHLEN

Abkühlen mit Joggen usw. 5 Min.

Dehnübungen (S. 208–213) 15 Min.

- **DAUER DES PROGRAMMS**
  6 Wochen
- **TRAININGSFREQUENZ**
  3 Workouts pro Woche, dazwischen 1–2 Tage Pause
- **ERHOLUNGSZEIT**
  30 Sek.–1 Min. zwischen den Übungen

PROGRAMM FÜR ANFÄNGER

MIT DEM EIGENEN KÖRPERGEWICHT

Aufwärmtraining mit Beweglichkeitsübungen (S. 46–47) 10 Min.

ÜBUNG	SEITE	SÄTZE	GEWICHT
Liegestütze	120	2-3	ME*
Klimmzug oder **Klimmzug mit Hilfestellung**	94 92	2-3	ME*
Kniebeuge	58	2-3	ME*
Verkehrtes Bauchpressen	164	2-3	ME*
Unterarmstütz vorwärts	174	2-3	ME*
Unterarmstütz seitwärts	175	2-3	ME*
Rumpfbeuge	163	2-3	ME*

*ME – Muskuläre Erschöpfung

ABKÜHLEN

Abkühlen mit Joggen usw. 5 Min.

Dehnübungen (S. 208–213) 15 Min.

- **DAUER DES PROGRAMMS**
  6 Wochen
- **TRAININGSFREQUENZ**
  3 Workouts pro Woche, dazwischen 1–2 Tage Pause
- **ERHOLUNGSZEIT**
  30 Sek.–1 Min. zwischen den Übungen

MIT FREIEN GEWICHTEN

Aufwärmtraining mit Beweglichkeitsübungen (S. 46–47) 10 Min.

ÜBUNG	SEITE	SÄTZE	WH.	GEWICHT (RM)
Kniebeuge mit Langhantel hinter dem Kopf	64	2-3	12+	12
Bankdrücken mit Kurzhanteln	110	2-3	12+	12
Klimmzug (weiter Griff)	94 (*Var.*)	2-3	12+	12
Schulterpressen mit Kurzhanteln	125	2-3	12+	12
Rudern mit einem Arm	98	2-3	12+	12
Kreuzheben mit Langhantel	86	2-3	12+	12

ABKÜHLEN

Abkühlen mit Joggen usw. 5 Min.

Dehnübungen (S. 208–213) 15 Min.

- **DAUER DES PROGRAMMS**
  6 Wochen
- **TRAININGSFREQUENZ**
  3 Workouts pro Woche, dazwischen 1–2 Tage Pause
- **ERHOLUNGSZEIT**
  30 Sek.–1 Min. zwischen den Übungen

MUSKELDEFINITION

Viele, die mit Krafttraining beginnen, wünschen sich eine bessere Figur. Damit meinen sie mehr und besser definierte Muskeln. Diese erzielt man, indem man Muskeln auf-, aber auch Fett abbaut. Was vorher aussah wie ein Golfball unter einer Steppdecke, ist anschließend ein Fußball unter einem Laken. Eine Top-Strandfigur ist das Ziel dieser Trainingsprogramme.

F: Was enthalten die Tabellen?

A: Die Tabellen enthalten drei Programme: grundlegendes Routinetraining, das an der Maschine, mit dem eigenen Körpergewicht oder mit freien Gewichten (s. S. 224–227) ausgeführt wird. Weiterhin werden zwei Split-Trainings (s. S. 228–229) vorgestellt, bei denen Sie Ihr Training auf verschiedene Tage und Übungstypen aufsplitten.

F: Wie lese ich die Tabellen?

A: Absolvieren Sie das jeweilige Trainingsprogramm von oben nach unten, und zwar nach dem Aufwärmtraining. Die Seitenangabe neben jeder Übung gibt an, wo diese detailliert erklärt wird. Den nächsten Spalten entnehmen Sie die jeweilige Anzahl der Sätze und Wiederholungen sowie das zu verwendende Gewicht. Anschließend folgt das Abkühlen. Das Gewicht ist bei Übungen an der Maschine und beim Training mit freien Gewichten mit Ihrer persönlichen RM (max. Wiederholung) angegeben. Beim Training mit dem eigenen Körpergewicht dagegen wiederholen Sie die Übungen bis kurz vor der Muskelerschöpfung (ME). Die ungefähre Programmdauer, Trainingsfrequenz und die Erholungszeiten zwischen den einzelnen Sätzen finden Sie ganz unten in der Tabelle.

F: Wie stelle ich die Übungen mit freien Gewichten zusammen?

A: Das Programm mit freien Gewichten teilt die Übungen nach Körperregionen ein, beginnend mit der Brust bis zum Bizeps. Sie können diese selbst zu einem Programm zusammenstellen, indem Sie je Körperregion eine Übung aussuchen und die angegebene Anzahl Sätze und Wiederholungen ausführen. Die Dauer des Programms, die Trainingsfrequenz und die Erholungszeiten sind am Ende angegeben. Sie können die Übungen bei jedem Workout neu zusammenstellen. Denken Sie aber immer an das Aufwärmen und Abkühlen.

F: Was ist ein Split-Training?

A: Bei einem Split-Training können Sie das Trainingsprogramm auf mehrere Tage aufteilen. An Tag 1 nehmen Sie sich beispielsweise Brust, Schulter und Arme vor, an Tag 2 dann Rücken und Beine, während sich Brust, Schulter und Arme erholen. Auf den Seiten 228–229 finden Sie zwei Programme mit Split-Training.

F: Wie mache ich das Split-Training (Variante 1)?

A: Dieses Programm umfasst zwei Tage. Die einzelnen Übungsteile sind genauso aufgelistet wie bei den anderen Programmen, aber die Trainings- und Ruhetage einer Woche sind über einen Zeitraum von zwei Wochen hinweg angegeben, in dem ein Wechsel stattfindet. Die Buchstaben A oder B geben an, mit welchen Körperregionen gearbeitet wird. Haben Sie zwei Wochen lang wie angegeben trainiert, wiederholen Sie einfach alle Übungen über die gesamte Dauer des Programms hinweg noch einmal.

F: Wie mache ich das Split-Training (Variante 2)?

A: Die Variante 2 ist ein Programm, das sich in funktionale und isolierte Übungen gliedert. Funktionale Übungen trainieren mehrere Muskeln gleichzeitig, isolierte Übungen beanspruchen nur einen einzigen Muskel. Dieses Programm sorgt also für angemessene Erholungszeiten, indem verschiedene Körperregionen abwechselnd trainiert werden. Die einzelnen Bestandteile sind aufgelistet wie bei Variante 1: An welchen Wochentagen Sie trainieren bzw. pausieren, ist für einen Zeitraum von zwei Wochen im Kasten unten aufgeführt. Die Buchstaben A und B geben an, welche Körperregionen trainiert werden und wann Sie ein funktionales und wann ein isoliertes Training absolvieren. Nach den zwei Wochen wiederholen Sie einfach das gesamte Programm.

F: Welche Fortschritte kann ich erwarten?

A: Die Programme dienen dazu, Ihre Muskelmasse zu erhöhen und den Körperfettanteil zu senken.

F: Sind die muskelaufbauenden Übungen funktional?

A: Soweit möglich, ja. Meist ist es besser, Übungen zu machen, die die funktionale Leistung des Körpers verbessern und das Risiko für muskuläre Asymmetrien und Haltungsschäden senken. Je isolierter, also gezielter eine Übung einen bestimmten Muskel trainiert, desto weniger funktional ist sie. Übungen an Maschinen sind per se weniger funktional als andere Formen des Widerstandstrainings. Im Vergleich dazu sind Kompakt- und Multigelenkübungen deutlich funktionaler. Trotzdem wurden mehrere isolierte Übungen in die Programme aufgenommen – solange man es damit nicht übertreibt, ist auch nichts gegen sie einzuwenden.

PROGRAMME FÜR ANFÄNGER

AN DER MASCHINE

Aufwärmtraining mit Beweglichkeitsübungen (S. 46–47) 10 Min.

ÜBUNG	SEITE	SÄTZE	WH.	GEWICHT (RM)
Bankdrücken an der Maschine oder **Fliegende Bewegung***	118	3-6	6-12	12
Rudern im Sitzen am Kabelzug	96	3-6	6-12	12
Schulterpressen oder **Rudern im Stehen***	125 98-99	3-6 3-6	6-12 6-12	12 12
Rückenzug	93	3-6	6-12	12
Beinstrecken an der Maschine oder **Beinpressen (45°)***	80 78	3-6	6-12	12
Wadenheben	84	3-6	6-12	12
Armbeuge am Kabelzug oder **Armbeuge im Obergriff***	154 156	3-6	6-12	12
Trizepsdrücken	148	3-6	6-12	12

Nach jedem Workout wechseln*

ABKÜHLEN

Abkühlen mit Joggen usw. 5 Min.

Dehnübungen (S. 208–213) 15 Min.

- **DAUER DES PROGRAMMS**
  6–8 Wochen
- **TRAININGSFREQUENZ**
  3 Workouts pro Woche, dazwischen 2 Tage Pause
- **ERHOLUNGSZEIT**
  30 Sek.–1,5 Min. zwischen den Übungen

MIT DEM EIGENEN KÖRPERGEWICHT

Aufwärmtraining mit Beweglichkeitsübungen (S. 46–47) 10 Min.

ÜBUNG	SEITE	SÄTZE	GEWICHT
Liegestütze	120	3-6	ME*
Klimmzug oder **Klimmzug mit Hilfestellung**	94 92	3-6 3-6	ME* ME*
Kniebeuge	58	3-6	ME*
Barrendip	141	3-6	NMF*
Verkehrtes Bauchpressen	164	3-6	NMF*
Unterarmstütz vorwärts	174	3-6	ME*
Unterarmstütz seitwärts	175	3-6	ME*
Rumpfbeuge	163	3-6	ME*

*ME – Muskuläre Erschöpfung

ABKÜHLEN

Abkühlen mit Joggen usw. 5 Min.

Dehnübungen (S. 208–213) 15 Min.

- **DAUER DES PROGRAMMS**
  6–8 Wochen
- **TRAININGSFREQUENZ**
  3 Workouts pro Woche, dazwischen 2 Tage Pause
- **ERHOLUNGSZEIT**
  30 Sek.–1,5 Min. zwischen den Übungen

FORTSETZUNG

PROGRAMME FÜR ANFÄNGER (FORTSETZUNG)

MIT FREIEN GEWICHTEN (SELBST ZU KOMBINIEREN)

Aufwärmtraining mit Beweglichkeitsübungen (S. 46–47) 10 Min.

ÜBUNG	SEITE	SÄTZE	WH.	GEWICHT (RM)
BRUST (EINE ÜBUNG AUSWÄHLEN)				
Bankdrücken mit Kurzhanteln	110	3-6	6-12	12-14
Bankdrücken mit Langhantel	110	3-6	6-12	12-14
Fliegende Bewegung auf der flachen Bank (Variante)	114	3-6	6-12	12-14
Fliegende Bewegung auf der Schrägbank	114	3-6	6-12	12-14
RÜCKEN (EINE ÜBUNG AUSWÄHLEN)				
Rudern mit einem Arm	98	3-6	6-12	12-14
Rudern vorgebeugt	100	3-6	6-12	12-14
Rückenzug	93	3-6	6-12	12-14
Überzug mit Langhantel	102	3-6	6-12	12-14
SCHULTERN (EINE ÜBUNG AUSWÄHLEN)				
Schulterpressen mit Kurzhanteln	125	3-6	6-12	12-14
Frontdrücken	124	3-6	6-12	12-14
Rudern aufrecht (Variante)	126	3-6	6-12	12-14
Jede Form von Schulterheben	130-133	3-6	6-12	12-14

Übungen mit freien Gewichten, selbst zu kombinieren, Fortsetzung

ÜBUNG	SEITE	SÄTZE	WH.	GEWICHT (RM)
BEINE (EINE ÜBUNG AUSWÄHLEN)				
Kniebeuge mit Langhantel hinter dem Kopf	64	3-6	6-12	12-14
Frontkniebeuge	66	3-6	6-12	12-14
Ausfallschritt nach vorn oder **Einbeinige Kniebeuge**	74 68	3-6	6-12	12-14
Treppensteigen mit Langhantel	76	3-6	6-12	12-14
UNTERER RÜCKEN (EINE ÜBUNG AUSWÄHLEN)				
Rumpfbeuge mit Langhantel	104	3-6	6-12	12-14
Rückenstrecken	104	3-6	6-12	12-14
Kreuzheben mit gestreckten Beinen	85	3-6	6-12	12-14
Rückenstrecken mit Ball	171	3-6	6-12	12-14
RUMPF (EINE ÜBUNG AUSWÄHLEN)				
Bauchpressen oder **Rumpfbeuge**	162 163	3-6	6-12	12-14
Unterarmstütz vorwärts	174	3-6	6-12	12-14
Unterarmstütz seitwärts	175	3-6	6-12	12-14
Beinstrecken auf der Bank	176	3-6	6-12	12-14

Übungen mit freien Gewichten, selbst zu kombinieren, Fortsetzung

ÜBUNG	SEITE	SÄTZE	WH.	GEWICHT (RM)
TRIZEPS (EINE ÜBUNG AUSWÄHLEN)				
Trizepsstrecken mit Kurz- oder **mit Langhantel**	142 143	3-6	10-12	12-14
Bankdrücken im engen Griff	146	3-6	10-12	12-14
Trizepsdrücken	148	3-6	10-12	12-14
Bankdip oder **Barrendip**	140 141	3-6	10-12	12-14
BIZEPS (EINE ÜBUNG AUSWÄHLEN)				
Jede Form von Armbeuge	150-157	3-6	10-12	12-14
ABKÜHLEN				
Abkühlen mit Joggen usw. 5 Min.				
Dehnübungen (S. 208-213) 15 Min.				

- **DAUER DES PROGRAMMS**
  8 Wochen
- **TRAININGSFREQUENZ**
  3 Workouts pro Woche, dazwischen 2 Tage Pause
- **ERHOLUNGSZEIT**
  30 Sek.-1,5 Min. zwischen den Übungen

F: Führt jedes Training automatisch zu einem muskulösen Erscheinungsbild?
A: Nein. Die meisten Leute praktizieren eine abgemilderte Form von Bodybuilding, um ihre Figur zu verbessern. Ihr Ziel ist es, Muskelmasse aufzubauen und den Körperfettanteil zu reduzieren. Das führt zu einem muskulösen Erscheinungsbild. Aber Muskeln werden mit jedem Widerstandstraining definiert. Nicht nur fettarme Körper sind muskulös: Auch Sumoringer haben kräftige Muskeln. Weil diese jedoch unter einer dicken Fettschicht verborgen sind, würde man nie auf die Idee kommen, ihr Erscheinungsbild als muskulös zu bezeichnen.

F: Werde ich ein unschöner Muskelprotz?
A: Viele haben Angst, durch das Widerstandstraining übermäßig muskulös zu werden. Doch in Wahrheit haben nur wenige Menschen die Veranlagung, richtig viel Muskelmasse aufzubauen. Insofern dürfte es unwahrscheinlich sein, dass Sie durch die vorliegenden Trainingsprogramme zum Muskelprotz werden. Frauen laufen diesbezüglich noch weniger Gefahr als Männer, da sie weniger Testosteron und andere Hormone haben, die für den Muskelaufbau zuständig sind.

F: Wie verliere ich Körperfett?
A: Das Widerstandstraining erhöht Ihre Muskelmasse und diese regt wiederum den Stoffwechsel an. Das wirkt sich natürlich auch positiv auf Ihren Körperfettanteil aus. Haben Sie mehr Körperfett als gewünscht, kann Widerstandstraining das Problem lösen.

F: Wie kann ich das Workout variieren?
A: Der Vorteil dieses Workouts ist seine Flexibilität. Solange Sie bei jedem Workout jede der genannten Körperregionen trainieren, können Sie die einzelnen Übungen variieren. Auf diese Weise gewöhnen sich Ihre Muskeln nicht zu sehr an einen bestimmten Bewegungsablauf. Das garantiert nicht nur ein funktionales Training, sondern beschleunigt auch den Muskelaufbau.

SPLIT-TRAINING FÜR FORTGESCHRITTENE

SPLIT-TRAINING 1

WORKOUT A – BRUST, SCHULTERN UND ARME

Aufwärmtraining mit Beweglichkeitsübungen (S. 46–47) 10 Min.

ÜBUNG	SEITE	SÄTZE	WH.	GEWICHT (RM)
Bankdrücken mit Kurzhanteln	110	3–6	6–12	12–14
Fliegende Bewegung auf der Schrägbank	114	3–6	6–12	12–14
Schulterpressen mit Kurzhanteln	125	3–6	6–12	12–14
Seitheben nach hinten	132	3–6	6–12	12–14
Rumpfbeuge mit Langhantel	104	3–6	6–12	12–14
Armbeuge mit Langhantel	150	3–6	6–12	12–14
Bankdip oder Barrendip	140 141	3–6	6–12	12–14

ABKÜHLEN

Abkühlen mit Joggen usw. 5 Min.

Dehnübungen (S. 208–213) 15 Min.

WORKOUT B – BEINE UND RÜCKEN

Aufwärmtraining mit Beweglichkeitsübungen (S. 46–47) 10 Min.

ÜBUNG	SEITE	SÄTZE	WH.	GEWICHT (RM)
Kniebeuge mit Langhantel hinter dem Kopf	64	3–6	6–12	12–14
Rückenzug	93	3–6	6–12	12–14
Kreuzheben mit gestreckten Beinen	85	3–6	6–12	12–14
Rudern im Sitzen am Kabelzug	96	3–6	6–12	12–14
Wadenheben	84	3–6	6–12	12–14
Überzug mit Langhantel	102	3–6	10–12	12–14
Rückenstrecken	104	3–6	6–12	12–14

ABKÜHLEN

Abkühlen mit Joggen usw. 5 Min.

Dehnübungen (S. 208–213) 15 Min.

■ **DAUER DES PROGRAMMS**
6–8 Wochen

■ **ERHOLUNGSZEIT**
30 Sek.–1,5 Min. zwischen den Übungen

SO FUNKTIONIERT DAS SPLIT-TRAINING:

WOCHEN-TAG	MO	DI	MI	DO	FR	SA	SO
WOCHE 1,3,5 usw.	A	B	Ruhe	A	B	Ruhe	A
WOCHE 2,4,6 usw.	B	A	Ruhe	B	A	Ruhe	B

SPLIT-TRAINING 2

WORKOUT A – FUNKTIONALITÄTSTRAINING

Aufwärmtraining mit Beweglichkeitsübungen (S. 46–47) 10 Min.

ÜBUNG	SEITE	SÄTZE	WH.	GEWICHT (RM)
Bankdrücken mit Langhantel	110	2	10–12	12–14
Klimmzug	94	2	10–12	12–14
Schulterpressen mit Kurzhanteln	125	2	10–12	12–14
Kniebeuge mit Langhantel hinter dem Kopf	64	2	10–12	12–14
Kreuzheben mit gestreckten Beinen	85	2	10–12	12–14
Jede Form von Rudern im Stehen	126–127	2	10–12	12–14

ABKÜHLEN

Abkühlen mit Joggen usw. 5 Min.

Dehnübungen (S. 208–213) 15 Min.

WORKOUT B – ISOLATIONSTRAINING

Aufwärmtraining mit Beweglichkeitsübungen (S. 46–47) 10 Min.

ÜBUNG	SEITE	SÄTZE	WH.	GEWICHT (RM)
Kabelzug-Crossover	116	2	10–12	12–14
Rückenzug mit gestrecktem Arm	106	2	10–12	12–14
Jede Form von Schulterheben	130–133	2	10–12	12–14
Beinstrecken an der Maschine	80	2	10–12	12–14
Beinbeugen an der Maschine	80	2	10–12	12–14
Schulterheben mit Kurzhanteln	128	2	10–12	12–14
Jede Form von Armbeuge	150–157	2	10–12	12–14
Trizepsdrücken	148	2	10–12	12–14
Wadenheben	84	2	10–12	12–14

ABKÜHLEN

Abkühlen mit Joggen usw. 5 Min.

Dehnübungen (S. 208–213) 15 Min.

■ DAUER DES PROGRAMMS
6–8 Wochen

■ ERHOLUNGSZEIT
30 Sek.–1,5 Min. zwischen den Übungen

SO FUNKTIONIERT DAS SPLIT-TRAINING:

WOCHEN-TAG	MO	DI	MI	DO	FR	SA	SO
WOCHE 1,3,5 usw.	A	B	Ruhe	A	B	Ruhe	A
WOCHE 2,4,6 usw.	B	A	Ruhe	B	A	Ruhe	B

BODYBUILDING

Beim Bodybuilding geht es darum, möglichst viel Muskelmasse aufzubauen. Aber auch der Körperfettanteil soll reduziert werden, damit sich die Muskeln deutlicher unter der Haut abzeichnen. Bodybuilding verbessert das äußere Erscheinungsbild und ist gleichzeitig eine Wettkampfdisziplin. Der berühmteste Bodybuilding-Champion ist der frühere Mister Universum und Mister Olympia, Arnold Schwarzenegger.

F: Was enthalten die Tabellen?

A: Die Programme auf den folgenden Seiten sind ein sehr intensives Bodybuildingtraining in Kurzform. Das Anfängerprogramm bietet eine Auswahl sehr effektiver Übungen, die entweder an der Maschine oder mit freien Gewichten ausgeführt werden. Darauf folgen zwei Split-Trainings für Fortgeschrittene.

F: Wie wende ich das Anfängerprogramm an?

A: Dieses Programm trainiert den ganzen Körper. Absolvieren Sie es, wie in der Tabelle von oben nach unten aufgeführt. Beginnen Sie stets mit dem Aufwärmtraining. Zu jeder Übung ist die Seite angegeben, auf welcher sie Schritt für Schritt erklärt wird. In den Spalten daneben finden Sie die jeweilige Anzahl der Sätze, der Wiederholungen und das zu verwendende Gewicht. Daran schließt sich das Abkühlen an. Das Gewicht ist mit Ihrer persönlichen RM (max. Wiederholung) angegeben. Die ungefähre Programmdauer, die Trainingsfrequenz und die Erholungszeiten zwischen den einzelnen Sätzen finden Sie in der letzten Zeile der Tabelle.

F: Was ist ein Split-Training?

A: Das Split-Training baut auf dem Anfängerprogramm auf S. 231 auf, enthält aber gezieltere, technisch anspruchsvollere Übungen. Sie werden feststellen, dass die Trainingsdauer nicht höher ist. Das Überlasten bestimmter Muskelgruppen stellt hingegen eine anstrengendere Trainingsmethode dar. Bevor Sie mit dem Split-Training beginnen, sollten Sie deshalb erst das Anfängerprogramm absolviert haben.

F: Was leistet das Split-Training 1?

A: Das Split-Training 1 konzentriert sich wie jedes Split-Training auf einzelne Muskelgruppen, greift aber auf isoliertere Übungen zurück. Die einzelnen Programmbestandteile sind aufgelistet wie bei den anderen Programmen, aber die Trainings- und Ruhetage pro Woche sind über einen Zeitraum von zwei Wochen hinweg angegeben. Die Buchstaben A und B geben an, welche Körperregionen trainiert werden. Haben Sie das Programm zwei Wochen lang durchgehalten, wiederholen Sie die Übungen einfach noch einmal für die Dauer des gesamten Programms.

F: Was leistet das Split-Training 2?

A: Das Split-Training 2 ist noch anspruchsvoller als das Split-Training 1, da es mehr funktionale Übungen enthält.

F: Soll ich härter trainieren, um noch mehr Muskeln aufzubauen?

A: Nein. Der Schlüssel zum Erfolg beim Bodybuilding ist ein intelligentes, nicht ein hartes Training. In der Regel tun begeisterte Neueinsteiger eher zu viel als zu wenig.

F: Warum gibt es keine Übungen mit dem eigenen Körpergewicht?

A: Die Bodybuilding-Programme enthalten keine Übungen mit dem eigenen Körpergewicht, weil man den Widerstand dabei nicht erhöhen kann. Das reicht für das Bodybuilding einfach nicht aus.

VORSICHT!

Seien Sie realistisch, was den Muskelzuwachs betrifft. Nur sehr wenige Menschen haben die genetische Veranlagung, richtige Muskelberge aufzubauen. Der Durchschnittsmensch würde ernstlich übertrainieren, wenn er versuchen würde, ein Trainingsprogramm für Profi-Bodybuilder zu befolgen. Selbst wenn er es durchhielte, ohne körperlich zusammenzubrechen, fiele es ihm trotzdem schwer, solche Muskeln zu entwickeln. Das liegt daran, dass sich die Muskeln der meisten Menschen zwischen den sehr häufigen, intensiven Workouts nicht schnell genug erholen, geschweige denn größer werden können.

PROGRAMME FÜR ANFÄNGER

AN DER MASCHINE

Aufwärmtraining mit Beweglichkeitsübungen (S. 46–47) 10 Min.

ÜBUNG	SEITE	SÄTZE	WH.	GEWICHT (RM)
Bankdrücken an der Maschine	118	3–6	6–12	12
Rudern im Sitzen am Kabelzug	96	3–6	6–12	12
Schulterpressen mit Kurzhanteln oder **Rudern aufrecht**	125 127	3–6 3–6	6–12 6–12	12 12
Rückenzug	93	3–6	6–12	12
Beinpressen (45°)	78	3–6	6–12	12
Wadenheben	84	3–6	6–12	12
Armbeuge am Kabelzug	154	3–6	6–12	12
Trizepsdrücken oder **Barrendip mit Hilfestellung**	148 141	3–6 3–6	6–12 6–12	12 12

ABKÜHLEN

Abkühlen mit Joggen usw. 5 Min.

Dehnübungen (S. 208–213) 15 Min.

- **DAUER DES PROGRAMMS**
  6–8 Wochen
- **TRAININGSFREQUENZ**
  2–3 Workouts pro Woche, dazwischen 1–2 Tage Pause
- **ERHOLUNGSZEIT**
  30 Sek.–1,5 Min. zwischen den Übungen

MIT FREIEN GEWICHTEN

Aufwärmtraining mit Beweglichkeitsübungen (S. 46–47) 10 Min.

ÜBUNG	SEITE	SÄTZE	WH.	GEWICHT (RM)
Bankdrücken im engen Griff	146	3–6	6–12	12
Kniebeuge mit Langhantel hinter dem Kopf	64	3–6	6–12	12
Rudern vorgebeugt	100	3–6	6–12	12
Fliegende Bewegung auf der Schrägbank	114	3–6	6–12	12
Klimmzug (im weiten Griff, Variante)	94	3–6	6–12	12
Frontdrücken	124	3–6	6–12	12
Wadenheben	84	3–6	6–12	12
Armbeuge mit Langhantel	150	3–6	6–12	12

ABKÜHLEN

Abkühlen mit Joggen usw. 5 Min.

Dehnübungen (S. 208–213) 15 Min.

- **DAUER DES PROGRAMMS**
  6–8 Wochen
- **TRAININGSFREQUENZ**
  2–3 Workouts pro Woche, dazwischen 1–2 Tage Pause
- **ERHOLUNGSZEIT**
  30 Sek.–1,5 Min. zwischen den Übungen

TRAININGSPROGRAMM 2

SPLIT-TRAINING 1 (FÜR ANFÄNGER)

WORKOUT A: BRUST, SCHULTERN UND ARME

Aufwärmtraining mit Beweglichkeitsübungen (S. 46–47) 10 Min.

ÜBUNG	SEITE	SÄTZE	WH.	GEWICHT (RM)
Bankdrücken an der Maschine	118	3–6	6–12	10–12
Schulterpressen mit Kurzhanteln (Variante)	125	3–6	6–12	10–12
Kabelzug-Crossover	116	3–6	6–12	10–12
Jede Form von Seitheben	131–133	3–6	6–12	10–12
Armbeuge am Bizeps-Curlpult	154	3–6	6–12	10–12
Trizeps-Kickback	144	3–6	6–12	10–12

ABKÜHLEN

Abkühlen mit Joggen usw. 5 Min.

Dehnübungen (S. 208–213) 15 Min.

WORKOUT B: BEINE UND RÜCKEN

Aufwärmtraining mit Beweglichkeitsübungen (S. 46–47) 10 Min.

ÜBUNG	SEITE	SÄTZE	WH.	GEWICHT (RM)
Beinstrecken an der Maschine	80	3–6	6–12	10–12
Rudern im Sitzen am Kabelzug	96	3–6	6–12	10–12
Beinbeugen an der Maschine	80	3–6	6–12	10–12
Überzug mit Kurzhanteln (Variante)	102	3–6	6–12	10–12
Wadenheben	84	3–6	6–12	10–12
Rudern mit einem Arm	98	3–6	6–12	10–12

ABKÜHLEN

Abkühlen mit Joggen usw. 5 Min.

Dehnübungen (S. 208–213) 15 Min.

- **DAUER DES PROGRAMMS**
  6–8 Wochen
- **ERHOLUNGSZEIT**
  30 Sek.–1,5 Min. zwischen den Übungen

SO FUNKTIONIERT DAS SPLIT-TRAINING:

WOCHENTAG	MO	DI	MI	DO	FR	SA	SO
WOCHE 1,3,5 usw.	A	B	Ruhe	A	B	Ruhe	A
WOCHE 2,4,6 usw.	B	A	Ruhe	B	A	Ruhe	B

SPLIT-TRAINING 2 (FÜR FORTGESCHRITTENE)

WORKOUT A: BRUST, SCHULTERN UND ARME

Aufwärmtraining mit Beweglichkeitsübungen (S. 46–47) 10 Min.

ÜBUNG	SEITE	SÄTZE	WH.	GEWICHT (RM)
Bankdrücken mit Langhantel	110	3–6	6–12	10–12
Frontdrücken	124	3–6	6–12	10–12
Fliegende Bewegung auf der Schrägbank	114	3–6	6–12	10–12
Rudern aufrecht	126	3–6	6–12	10–12
Konzentrations-Armbeuge	152	3–6	6–12	10–12
Armbeuge mit Langhantel	150	3–6	6–12	10–12

ABKÜHLEN

Abkühlen mit Joggen usw. 5 Min.

Dehnübungen (S. 208–213) 15 Min.

WORKOUT B: BEINE UND RÜCKEN

Aufwärmtraining mit Beweglichkeitsübungen (S. 46–47) 10 Min.

ÜBUNG	SEITE	SÄTZE	WH.	GEWICHT (RM)
Kniebeuge mit Langhantel hinter dem Kopf	64	3–6	6–12	10–12
Überzug mit Langhantel	102	3–6	6–12	10–12
Rumänisches Kreuzheben	88	3–6	6–12	10–12
Rudern vorgebeugt	100	3–6	6–12	10–12
Wadenheben	84	3–6	6–12	10–12

ABKÜHLEN

Abkühlen mit Joggen usw. 5 Min.

Dehnübungen (S. 208–213) 15 Min.

■ **DAUER DES PROGRAMMS**
6–8 Wochen

■ **ERHOLUNGSZEIT**
30 Sek.–1,5 Min. zwischen den Übungen

SO FUNKTIONIERT DAS SPLIT-TRAINING:

WOCHEN-TAG	MO	DI	MI	DO	FR	SA	SO
WOCHE 1,3,5 usw.	A	B	Ruhe	A	B	Ruhe	A
WOCHE 2,4,6 usw.	B	A	Ruhe	B	A	Ruhe	B

MAXIMALKRAFT

Die folgenden Programme unterstützen Sie dabei, Ihren Körper von Kopf bis Fuß zu kräftigen, sodass Sie jede alltägliche Bewegung bewältigen können, die Ihnen abverlangt wird. Dafür sorgen eine Reihe funktionaler Übungen. Sie bauen auf dem Programm für Kraftausdauer auf den Seiten 222–223 auf und kräftigen Sie insgesamt über einen Zeitraum von 14 Wochen hinweg.

F: Was enthalten die Tabellen?
A: Es stehen zwei Programme zur Auswahl. Das erste ist ein grundlegendes, aber sehr effektives Programm für den ganzen Körper, das zweite ein anspruchsvolleres Split-Training. Beide sind gleichermaßen effektiv in Hinsicht auf den Kraftaufbau. Aber das Split-Training erlaubt Ihnen, bestimmte Muskelgruppen gezielt zu trainieren. Die einzelnen Programmbestandteile sind wie bei den anderen Programmen aufgelistet, aber die Trainings- und Ruhetage pro Woche sind über einen Zeitraum von zwei Wochen hinweg angegeben. Die Buchstaben A oder B geben an, welche Körperregionen trainiert werden. Haben Sie das zweiwöchige Programm durchlaufen, wiederholen Sie die Übungen einfach noch einmal über die gesamte Dauer des Programms.

F: Wie folge ich den Programmen?
A: Beginnen Sie mit einem Gewicht, das Sie sechsmal korrekt heben können und Ihnen ermöglicht, alle Sätze zu komplettieren. Das Ziel des Programms besteht darin, das größtmögliche Gewicht einmal zu heben. Im zweiwöchentlichen Rhythmus nimmt die Anzahl der Wiederholungen ab, dafür erhöhen sich die Gewichte um 1–2,5 kg (Oberkörper) bzw. 2–4 kg (Unterkörper). Versuchen Sie in der letzten, der 14. Woche, das schwerste Gewicht einmal zu heben.

GANZKÖRPER-PROGRAMM

Aufwärmtraining mit Beweglichkeitsübungen (S. 46–47) 10 Min.

ÜBUNG	SEITE	SÄTZE	WH.	GEWICHT (RM)
Bankdrücken mit Kurzhanteln	110	3	6	6
Kniebeuge mit Langhantel hinter dem Kopf	64	3	6	6
Rückenzug	93	3	6	
Frontdrücken	124	3	6	6
Rudern vorgebeugt	100	3	6	6

TRAININGSGEWICHT UND TRAININGSINTENSITÄT

WOCHE	SÄTZE	WH.	GEWICHT (RM)
Wochen 1–2	3	6	6
Wochen 3–4	3	4	4
Wochen 5–6	4	3	3
Wochen 7–8	4	1–2	2

ABKÜHLEN

Abkühlen mit Joggen usw. 5 Min.

Dehnübungen (S. 208–213) 15 Min.

- **DAUER DES PROGRAMMS**
  8 Wochen
- **TRAININGSFREQUENZ**
  3 Workouts pro Woche, dazwischen 2 Tage Pause
- **ERHOLUNGSZEIT**
  2–5 Min. zwischen den Übungen

SPLIT-TRAINING FÜR FORTGESCHRITTENE

WORKOUT A: BRUST, SCHULTERN UND ARME

Aufwärmtraining mit Beweglichkeitsübungen (S. 46–47) 10 Min.

ÜBUNG	SEITE	SÄTZE	WH.	GEWICHT (RM)
Bankdrücken mit Kurzhanteln	110	3	6	6
Schulterheben aus dem Hang	129	3	6	6
Fliegende Bewegung auf der Schrägbank	114	3	6	6
Armbeuge mit Kurzhanteln auf der Schrägbank	152	3	6	6
Trizepsstrecken im Liegen	144	3	6	6

TRAININGSGEWICHT UND TRAININGSINTENSITÄT

WOCHE	SÄTZE	WH.	GEWICHT (RM)
Wochen 1–2	3	6	6
Wochen 3–4	3	4	4
Wochen 5–6	4	3	3
Wochen 7–8	4	1–2	2

ABKÜHLEN

Abkühlen mit Joggen usw. 5 Min.

Dehnübungen (S. 208–213) 15 Min.

WORKOUT B: BEINE UND RÜCKEN

Aufwärmtraining mit Beweglichkeitsübungen (S. 46–47) 10 Min.

ÜBUNG	SEITE	SÄTZE	WH.	GEWICHT (RM)
Rückenzug mit gestreckten Armen	106	3	6	6
Frontkniebeuge	66	3	6	6
Rumpfbeuge mit Langhantel	104	3	6	6
Treppensteigen mit Langhantel	76	3	6	6
Rudern in Bauchlage	106	3	6	6

TRAININGSGEWICHT UND TRAININGSINTENSITÄT

WOCHE	SÄTZE	WH.	GEWICHT (RM)
Wochen 1–2	3	6	6
Wochen 3–4	3	4	4
Wochen 5–6	4	3	3
Wochen 7–8	4	2	2

ABKÜHLEN

Abkühlen mit Joggen usw. 5 Min.

Dehnübungen (S. 208–213) 15 Min.

- **DAUER DES PROGRAMMS**
  8 Wochen
- **ERHOLUNGSZEIT**
  2–5 Min. zwischen den Übungen

SO FUNKTIONIERT DAS SPLIT-TRAINING:

WOCHENTAG	MO	DI	MI	DO	FR	SA	SO
WOCHE 1,3,5 usw.	A	B	Ruhe	A	B	Ruhe	A
WOCHE 2,4,6 usw.	B	A	Ruhe	B	A	Ruhe	B

RUMPFKRAFT

Für viele Menschen ist Rumpfkraft gleichbedeutend mit dem berühmten Waschbrettbauch, aber die Sache ist deutlich komplexer: Im Rumpf gibt es zwei Schichten von Muskeln: die oberflächlichen (wie den geraden Bauchmuskel), die man bei schlanken Menschen deutlich erkennen kann, und die tief liegenden, die nicht sichtbar sind.

F: Was enthalten die Tabellen?
A: Die Tabellen enthalten zwei verschiedene Arten von Training. Die erste trainiert die Rumpfmuskeln isoliert, die zweite ist ein integrierteres, aber ebenso effektives Training. Bei Letzterem haben Sie die Wahl zwischen zwei gleichermaßen effektiven Varianten.

F: Was leistet das isolierte Training?
A: Hier wird der Rumpf fast als separate Region betrachtet und mit bestimmten Übungen gezielt gekräftigt. Beginnen Sie damit, dass Sie von jeder Übung 1–2 Sätze mit je 10 Wiederholungen ausführen. Dann steigern Sie die Wiederholungen um je zweimal bis zu zwei Sätzen mit 50 Wiederholungen – aber nur, wenn Sie die Übungen dann noch korrekt ausführen können. Qualität geht stets vor Quantität.

F: Was leistet das funktionale Training?
A: Viele Coaches, die Profis trainieren, bevorzugen ein integriertes – funktionales – Training, bei dem der Rumpf zusammen mit anderen Bewegungen trainiert wird, um auf entscheidende Schlüsselmomente vorbereitet zu sein. Der starke Rumpf ist also kein Selbstzweck.

F: Für welches Training soll ich mich entscheiden?
A: Das funktionale ist das beste Training. Gewichtheber erzielen ihre phänomenale Rumpfkraft, indem sie funktionale, anspruchsvolle Bewegungen im Stehen ausführen. Doch das bleibt nicht nur Spitzensportlern vorbehalten: Jeder kann lernen, Übungen wie Kniebeugen, Standumsetzen, Reißen und Kreuzheben auszuführen. Das isolierte Training erscheint dagegen auf den ersten Blick weniger nützlich, doch es ist ein gutes Training für eine gute Figur oder für das Bodybuilding, durch das man bestimmte Muskeln isolieren und zum Wachstum anregen will.

ISOLIERTES RUMPFTRAINING

Aufwärmtraining mit Beweglichkeitsübungen (S. 46–47) 10 Min.

ÜBUNG	SEITE	SÄTZE	WH.
Bauchpressen, B. mit Ball Rumpfbeuge	162, 166 163	1–2	10–50
Verkehrtes Bauchpressen	164	1–2	10–50
Bauchpressen schräg	165	1–2	10–50
Klappmesser mit Ball	170	1–2	10–50
Seitbeuge	172	1–2	10–50
Beinstrecken auf der Bank	176	1–2	10–50
Unterarmstütz vorwärts	174	1	ME*
Unterarmstütz seitwärts	175	1	ME*

*ME – Muskuläre Erschöpfung

ABKÜHLEN

Abkühlen mit Joggen usw. 5 Min.

Dehnübungen (S. 208–213) 15 Min.

■ **DAUER DES PROGRAMMS**
4–6 Wochen

■ **TRAININGSFREQUENZ**
2–3 Workouts pro Woche, dazwischen 1–2 Tage Pause

■ **ERHOLUNGSZEIT**
30 Sek.–1 Min. zwischen den Übungen

FUNKTIONALES RUMPFTRAINING

VARIANTE 1

Aufwärmtraining mit Beweglichkeitsübungen (S. 46–47) 10 Min.

ÜBUNG	SEITE	SÄTZE	WH.	GEWICHT (RM)
Standumsetzen	182	2-6	6	6
Rudern im Stehen am Kabelzug	98	2-6	6	6
Bankdrücken mit Langhantel	110	2-6	6	6
Rudern vorgebeugt	100	2-6	6	6
Frontdrücken	124	2-6	6	6
Kniebeuge mit Langhantel über Kopf	194	2-6	6	6
Frontkniebeuge	66	2-6	6	6
Kreuzheben mit Langhantel	86	2-6	6	6

ABKÜHLEN

Abkühlen mit Joggen usw. 5 Min.

Dehnübungen (S. 208–213) 15 Min.

VARIANTE 2

Aufwärmtraining mit Beweglichkeitsübungen (S. 46–47) 10 Min.

ÜBUNG	SEITE	SÄTZE	WH.	GEWICHT (RM)
Standreißen	184	2-6	6	6
Liegestütze auf Ständern	121	2-6	6	6
Rudern mit einem Arm	98	2-6	6	6
Einarmiges Kreuzheben	176	2-6	6	6
Kniebeuge mit Langhantel hinter dem Kopf	64	2-6	6	6
Ausfallschritt mit Langhantel über Kopf	73	2-6	6	6
Kreuzheben mit gestreckten Beinen	85	2-6	6	6

ABKÜHLEN

Abkühlen mit Joggen usw. 5 Min.

Dehnübungen (S. 208–213) 15 Min.

- **DAUER DES PROGRAMMS**
  4-6 Wochen
- **TRAININGSFREQUENZ**
  2-3 Workouts pro Woche, dazwischen 1-2 Tage Pause
- **ERHOLUNGSZEIT**
  2-5 Min. zwischen den Übungen

TRAININGSGEWICHT UND TRAININGSVOLUMEN ERHÖHEN:
Solange die Technik stimmt, können Sie entweder
1–2 kg (Oberkörper)
2–4 kg (Unterkörper)
oder zusätzliche Sätze bis maximal 6 Sätzen hinzufügen

SPORTSPEZIFISCHE ÜBUNGEN

Alle Übungen in diesem Buch sind für sich genommen ein ausgezeichnetes Krafttraining. Viele Übungen eignen sich darüber hinaus auch sehr gut als Training für bestimmte Sportarten. Fast alle Sportler verbringen viel Zeit im Fitnessstudio. Dort verbessern sie ihre Kraft und ihre Kondition, um in ihrer jeweiligen Disziplin Bestleistungen zu erbringen.

F: Was enthalten die Tabellen?
A: Die Übungen, die auf bestimmte Sportarten vorbereiten, wurden zu Übungsgruppen zusammengefasst. Die zu den jeweiligen Gruppen gehörigen Übungen werden mit den zugehörigen Seitenverweisen aufgelistet, damit Sie sie in diesem Buch schnell auffinden können. In den Spalten rechts neben diesen Listen erfahren Sie, wozu die Übungen dienen: welche

ÜBUNGSGRUPPE:
KNIEBEUGEN

Einzelne Übungen
Kniebeuge mit Langhantel hinter dem Kopf (S. 64–65)
Sumoringer-Kniebeuge (S. 64, Variante)
Frontkniebeuge (S. 66)
Hackenschmidt-Kniebeuge (S. 67)
Schwere Frontkniebeuge (S. 192–193)
Kniebeuge mit Langhantel über Kopf (S. 194–195)

F: Was bewirken Kniebeugen?
A: Kniebeugen sind die wichtigste Übung für Oberkörper, Gesäß und Beine. Viele denken, sie trainieren nur die Beine bzw. hauptsächlich den Quadrizeps. Tatsächlich kräftigen sie auch die Fußmuskeln, Knöchelbänder, Wadenmuskeln, Kniebänder, Schenkelbeuger, Abduktoren und Adduktoren, Lenden- und Gesäßmuskeln sowie fast jeden Rumpfmuskel.

ÜBUNGSGRUPPE:
AUSFALLSCHRITTE UND EINBEINIGE KNIEBEUGEN

Einzelne Übungen
Einbeinige Kniebeuge mit Kurzhanteln (S. 68)
Einbeinige Kniebeuge mit Langhantel über Kopf (S. 69)
Bulgarische Kniebeuge mit Langhantel (S. 70)
Bulgarische Kniebeuge mit Kurzhanteln (S. 71)
Ausfallschritt mit Langhantel (S. 72)
Ausfallschritt mit Langhantel über Kopf (S. 73)
Ausfallschritt nach vorn (S. 74)
Ausfallschritt zur Seite (S. 75)
Treppensteigen mit Langhantel (S. 76–77)

F: Was bewirken Ausfallschritte und einbeinige Kniebeugen?
A: Beide Übungen kräftigen das einzelne Bein. Die meisten Sportarten enthalten Bewegungen, bei denen plötzlich das Körpergewicht auf das äußere Bein verlagert wird. Das bremst den Sportler, der dann schnell in die entgegengesetzte Richtung sprinten muss. Das verlangt dem einzelnen Bein sehr viel Kraft ab, was diese Übungen trainieren.

ÜBUNGSGRUPPE:
KREUZHEBEN (MIT GEBEUGTEN BEINEN)

Einzelne Übungen
Kreuzheben mit Langhantel (S. 86–87)
Kreuzheben mit Kurzhanteln (S. 87, Variante)
Einarmiges Kreuzheben (S. 176–177)

F: Was bewirkt Kreuzheben (mit gebeugten Beinen)?
A: Das Kreuzheben mit gebeugten Beinen ähnelt der Kniebeuge, nur die Position der Hantel ist eine andere. Da diese vom Boden gehoben wird, unterscheidet sich das Kreuzheben durch die Tiefe der Hocke und den Neigungswinkel des Oberkörpers von der Kniebeuge. Beim Kreuzheben befindet sich die Hantel vor dem Körperschwerpunkt.

Muskeln sie trainieren, warum sie für bestimmte Sportarten wichtig sind und welche Sportarten von ihnen profitieren.

F: Sind diese Übungen nur für Spitzensportler sinnvoll?
A: Nein, jeder, der seine sportlichen Leistungen verbessern will, kann davon profitieren – das gilt für Anfänger genauso wie für Fortgeschrittene.

F: Warum gibt es Übungen für bestimmte Sportarten?
A: Funktionale Übungen trainieren häufig vorkommende Bewegungen der Gelenke und die Reaktion auf Kräfte, mit denen die Sportler oft konfrontiert werden. Eine wichtige Übung ist das Gewichtheben: Es wird von vielen Spitzensportlern trainiert, die explosive Bewegungen beherrschen müssen. Dazu gehören z. B. Leichtathleten.

F: Warum sind Kniebeugen wichtig?
A: Kniebeugen entwickeln Kraft in den Beinen und bilden damit die Grundlage für alle explosiven Sprung- und Sprintbewegungen. Sie sorgen nicht nur für Kraft, sondern verbessern auch die Haltung. Außerdem gehören sie zu den besten Übungen für Rumpfkraft überhaupt.

Es gibt zahlreiche Varianten. Für welche Sie sich entscheiden, hängt von den Anforderungen Ihrer Sportart ab.

F: Welche Sportarten profitieren von Kniebeugen?
A: Die Liste von Sportarten, die von Kniebeugen profitieren, ist beinahe endlos. Das Trainingsprogramm jedes Sportlers sollte Kniebeugen enthalten. (Eine vollständige Aufzählung aller relevanten Sportarten finden Sie auf den Seiten 246–247.)

F: Warum sind Ausfallschritte und einbeinige Kniebeugen wichtig?
A: Beim Rennen belastet man immer nur ein einzelnes Bein. Kraft und Stabilität im einzelnen Bein sind also unerlässlich. Ein Sportler, der keine Kraft und Stabilität in Knöchel, Knie und Hüftgelenk hat, verletzt sich leicht, ist ineffizient und verschwendet viel unnötige Energie. Wenn Ihre Sportart Bewegungen in alle Richtungen erfordert – und das ist fast immer der Fall –, sollten Sie die Ausfallschritte in verschiedene Richtungen trainieren.

F: Welche Sportarten profitieren von Ausfallschritten und einbeinigen Kniebeugen?
A: Es gibt sehr wenige Sportarten, bei denen die Kraft des einzelnen Beins kaum eine Rolle spielt – das trifft, wenn überhaupt, nur auf Rudern und Kraftdreikampf zu. Für Fußball, Rugby, Basketball und Tennis sind diese Übungen eine hervorragende Vorbereitung. (Eine komplette Auflistung aller relevanten Sportarten finden Sie auf den Seiten 246–247.)

F: Warum ist Kreuzheben (mit gebeugten Beinen) wichtig?
A: Wie die Kniebeuge ist diese Übung für alle Sportler wichtig, vor allem für jene, für die Greif-, Hebe- und Zugbewegungen eine wichtige Rolle spielen.

Varianten wie das einarmige Kreuzheben sind auch hocheffektive Rumpfübungen. Bei den meisten Sportarten ist das Gewicht ungleichmäßig verteilt. Das einarmige Kreuzheben bereitet den Rumpf optimal auf das Heben ungleich verteilter Lasten vor.

F: Welche Sportarten profitieren vom Kreuzheben (mit gebeugten Beinen)?
A: Kreuzheben gehört zum Training von Judokämpfern und Hammerwerfern. Auch Ruderer, die eine hohe Zugkraft entwickeln müssen, und Rugbyspieler, die sich mit Zugbewegungen gegen ihre Gegner zur Wehr setzen müssen, haben dadurch Vorteile. (Eine komplette Auflistung aller relevanten Sportarten finden Sie auf den Seiten 246–247.)

ÜBUNGSGRUPPE:
KREUZHEBEN (MIT GESTRECKTEN BEINEN)

Einzelne Übungen
Kreuzheben mit gestreckten Beinen (S.85)
Rumänisches Kreuzheben (S. 88–89)
Rumpfbeuge mit Langhantel (S. 104–105)

F: Was bewirkt Kreuzheben (mit gestreckten Beinen)?
A: Die Varianten des Kreuzhebens mit gestreckten Beinen (die Rumpfbeuge mit Langhantel ist eine Mischung aus Kniebeuge und Kreuzheben mit gestreckten Beinen) kräftigen die Schenkelbeuger, den unteren Rücken und die Gesäßmuskeln. Sie sind jedoch weniger funktional als die Kniebeuge oder das Kreuzheben mit gebeugten Beinen, eben weil die Knie nicht gebeugt werden.

ÜBUNGSGRUPPE:
ZUGBEWEGUNGEN UND KLIMMZÜGE

Einzelne Übungen
Klimmzug mit Hilfestellung (S. 92)
Rückenzug (S. 93)
Rückenzug im weiten Griff (S. 93, Variante)
Klimmzug (S. 94–95)
Rudern in Bauchlage (S. 106–107)

F: Was bewirken Zugbewegungen und Klimmzüge?
A: Zugbewegungen und Klimmzüge sind fantastische Übungen, um die Zugmuskeln in Armen und Rücken zu kräftigen und die Griffkraft zu steigern.

ÜBUNGSGRUPPE:
RUDERN IM SITZEN AM KABELZUG

Einzelne Übungen
Rudern im Sitzen am Kabelzug (S. 96–97)
Rudern im Stehen am Kabelzug (S. 98–99)
Rudern in Bauchlage (S. 106–107)

F: Was bewirkt Rudern im Sitzen am Kabelzug?
A: Diese Übungen trainieren den Oberkörper, vor allem den Rücken und die Griffkraft.

ÜBUNGSGRUPPE:
RUDERN IM STEHEN

Einzelne Übungen
Rudern im Stehen am Kabelzug (S. 98–99)
Rudern mit einem Arm (S. 98–99)
Rudern vorgebeugt (S. 100–101)
Rudern aufrecht (S. 126–127)
Rudern aufrecht mit Kurzhanteln (S. 126, Variante)

F: Was bewirkt Rudern im Stehen?
A: Die stehende Variante des Ruderns beansprucht und trainiert die Kopplung der Zugbewegung im Oberkörper mit dem Unterkörper über den Rumpf. Das Rudern im Stehen trainiert außerdem Griffkraft.

F: Warum ist Kreuzheben (mit gestreckten Beinen) wichtig?
A: Das Hauptziel des Kreuzhebens (mit gestreckten Beinen) besteht darin, die Schenkelbeuger zu kräftigen und somit Knieverletzungen vorzubeugen, für die vor allem Sportlerinnen sehr anfällig sind. Bodybuilder greifen auf das Kreuzheben mit gestreckten Beinen zurück, um die Schenkelbeuger aus ästhetischen Gründen zu entwickeln.

F: Welche Sportarten profitieren vom Kreuzheben (mit gestreckten Beinen)?
A: Abgesehen von Bodybuildern, die die Übung aus ästhetischen Gründen absolvieren, wird das Kreuzheben mit gestreckten Beinen von Kampfsportlern, Judokämpfern und Hammerwerfern trainiert, da sie kräftige Schenkelbeuger und stabile Knie benötigen. (Eine komplette Auflistung aller relevanten Sportarten finden Sie auf den Seiten 246–247.)

F: Warum sind Zugbewegungen und Klimmzüge wichtig?
A: Obwohl es sich dabei um nicht sehr sportspezifische Übungen handelt (nur wenige Sportarten verlangen, dass man sein eigenes Körpergewicht zieht), spielen sie eine Rolle für Kletterer und Turner, da sie in diesen Bereichen Kraft aufbauen müssen. Ansonsten helfen sie Sportlern, die viel Brusttraining machen, muskuläre Asymmetrien auszugleichen.

F: Welche Sportarten profitieren von Zugbewegungen und Klimmzügen?
A: Vor allem Kletterer und Turner, die ihr eigenes Körpergewicht heben müssen, ziehen Nutzen aus Zugbewegungen und Klimmzügen. Die Übungen sind auch für jene Sportarten sinnvoll, bei denen man gut greifen und ziehen können muss. Dazu zählen Hammerwerfen, Ringen, aber auch Judo, Rudern und Rugby. Viele weitere Sportarten profitieren im Rahmen eines Konditionstrainings ebenfalls davon. (Eine komplette Auflistung aller relevanten Sportarten finden Sie auf den Seiten 246–247.)

F: Warum ist Rudern im Sitzen am Kabelzug wichtig?
A: Jeder Sportler profitiert von einem kräftigen Rücken und Oberkörper, vor allem im Hinblick auf Zugbewegungen.

F: Welche Sportarten profitieren von Rudern im Sitzen am Kabelzug?
A: Am meisten haben natürlich Ruderer davon. Wie bei den Zugbewegungen und Klimmzügen sind die Übungen bei allen Sportarten sinnvoll, bei denen Greif- und Zugbewegungen zum Einsatz kommen. Dazu zählen Hammerwerfen, Ringen, Judo und Rugby. Die Kopplung der Zugbewegungen im Oberkörper mit dem Unterkörper durch den Rumpf muss jedoch separat trainiert werden. (Eine komplette Auflistung aller relevanten Sportarten finden Sie auf den Seiten 246–247.)

F: Warum ist Rudern im Stehen wichtig?
A: Bei vielen Sportarten versuchen Sportler, etwas im Stehen zu heben oder zu ziehen. Das Rudern im Stehen bereitet sehr gut darauf vor.

Das Rudern mit einem Arm ist sogar noch nützlicher, wenn es ausgeführt wird, ohne das Knie und die Hand abzustützen. Im Alltag muss der Körper schließlich auch ohne Stütze auskommen.

F: Welche Sportarten profitieren von Rudern im Stehen?
A: Viele Sportarten profitieren von dem generellen Kraftzuwachs, den das Rudern im Stehen bringt, vor allem solche mit Zug- und Hebebewegungen, die im Stehen ausgeführt werden. Dazu zählen Hammerwerfen, Judo, Kampfsportarten, Rudern und Rugby. Für ein allgemeines Krafttraining ist Rudern im Stehen immer sinnvoll. (Eine komplette Auflistung aller relevanten Sportarten finden Sie auf den Seiten 246–247.)

ÜBUNGSGRUPPE:
ZUGBEWEGUNGEN MIT GESTRECKTEN ARMEN

Einzelne Übungen
Überzug mit Langhantel (S. 102–103)
Überzug mit SZ-Hantel (S. 102, Variante)
Überzug mit Kurzhantel (S. 102, Variante)
Rückenzug mit gestreckten Armen (S. 106–107)

F: Was bewirken Zugbewegungen mit gestreckten Armen?
A: Diese Übungen kräftigen die Muskeln, die aktiv sind, wenn der Arm von einer Position über dem Kopf durch die Sagittalebene nach unten (also vom Kopf zum Becken) gebracht wird.

ÜBUNGSGRUPPE:
DRUCKBEWEGUNGEN: DIE BRUST

Einzelne Übungen
Bankdrücken mit Langhantel (S. 110–111)
Bankdrücken mit Kurzhanteln (S. 110–111)
Schrägbankdrücken mit Langhantel (S. 112)
Schrägbankdrücken mit Kurzhanteln (S. 113)
Liegestütze (S. 120)
Liegestütze mit Ball (S. 120, Variante)
Liegestütze auf Ständern (S. 121)
Bankdrücken im engen Griff (S. 146, Variante)
Liegestütze im engen Griff (S. 146, Variante)

F: Was bewirken Druckbewegungen?
A: Druckbewegungen aus einer liegenden Haltung heraus wie das stets beliebte Bankdrücken kräftigen Brust, Schultern und Trizeps.

ÜBUNGSGRUPPE:
SCHULTERPRESSEN/DRÜCKEN ÜBER DEN KOPF

Einzelne Übungen
Frontdrücken (S. 124)
Schulterpressen mit Kurzhanteln (S. 125)
Frontdrücken mit Beinunterstützung (S. 202)

F: Was bewirkt Schulterpressen/Drücken über den Kopf?
A: Das Drücken über den Kopf ähnelt dem Bankdrücken, aber der Winkel in der Schulter ist anders. Diese Übungen sind hervorragend geeignet, um Kraft für das Heben von Gewichten über den Kopf zu entwickeln. Außerdem kräftigen sie generell die Schultern und sorgen für Stabilität. Man sollte die Übungen im Stehen ausführen – die Varianten im Sitzen sind für Bodybuilder.

F: Warum sind Zugbewegungen mit gestreckten Armen wichtig?
A: Armtraining ist wichtig für Sportarten, bei denen Kraft über einen gestreckten Arm übertragen wird. Außerdem schützen solche Übungen vor Verletzungen.

F: Welche Sportarten profitieren von Zugbewegungen mit gestreckten Armen?
A: Sportarten, die Zugbewegungen mit gestreckten Armen enthalten, sind Schwimmen (Delfinschlag und Kraulen) und unter Umständen Tennis (beim Aufschlag). Sie alle erfordern jedoch noch komplexere Armbewegungen, die mit weiteren Übungen trainiert werden müssen. (Eine komplette Auflistung aller relevanten Sportarten finden Sie auf den Seiten 246–247.)

F: Warum sind Druckbewegungen wichtig?
A: Kraftvolle Druckbewegungen sind bei Sportarten wichtig, bei denen man sich mit einem oder beiden Armen beispielsweise vom Boden abstoßen oder gegen einen Gegner zur Wehr setzen muss.

F: Welche Sportarten profitieren von Druckbewegungen?
A: Das sind Ringen, Kampfsportarten, Fußball (Torwart) und Rugby, die alle kraftvolle Druckbewegungen erfordern, aber auch für Boxen, Kugelstoßen und jede andere Sportart, die kräftige Schultern und Stabilität voraussetzt, sind solche Übungen sinnvoll. Außerdem beugen sie Verletzungen vor. (Eine komplette Auflistung aller relevanten Sportarten finden Sie auf den Seiten 246–247.)

F: Warum ist Schulterpressen/Drücken über den Kopf wichtig?
A: Werden diese Übungen im Stehen ausgeführt, wird der gesamte Körper von Kopf bis Fuß trainiert. Anders als bei den Druckbewegungen (oben) kann das Gewicht in einer explosiven Bewegung über den Kopf gedrückt werden. Übungen wie das Frontdrücken mit Beinunterstützung sind eine explosive Variante von Drückbewegungen über den Kopf, die beinahe jeden einzelnen Muskel beanspruchen, auch in Beinen, Rumpf, Schultern und Armen.

F: Welche Sportarten profitieren von Schulterpressen/Drücken über den Kopf?
A: Das ist bei den meisten Sportarten der Fall, und zwar im Rahmen eines Konditionstrainings. Das Punchen und Kugelstoßen profitieren am meisten. (Eine komplette Auflistung aller relevanten Sportarten finden Sie auf den Seiten 246–247.)

ÜBUNGSGRUPPE:
ROTATORENTRAINING

Einzelne Übungen
Außenrotatorentraining mit Kurzhantel (S. 134–135)
Innenrotatorentraining (S. 136–137)
Außenrotatorentraining horizontal (S. 136–137)

F: Was bewirkt Rotatorentraining?
A: Die Schultergelenke sind sehr beweglich, aber deshalb auch besonders anfällig für Verletzungen, vor allem in der Rotatorenmanschette. Das ist jene Muskelgruppe, die das Kugelgelenk zusammenhält und für alle Schulterbewegungen wie die Innen- und Außenrotation verantwortlich ist.

ÜBUNGSGRUPPE:
HOLZHACKEN AM KABELZUG

Einzelne Übungen
Holzhacken (S. 178)
Holzhacken mit Stange am Kabelzug (S. 179, Variante)

F: Was bewirkt Holzhacken am Kabelzug?
A: Diese Übungen entwickeln explosive Drehkraft und Kraft. Umgekehrt helfen sie, Drehkräften zu widerstehen. Der Kabelzug ist für derartige Übungen sehr gut geeignet und sollte für fast jede Drehübung verwendet werden.

ÜBUNGSGRUPPE:
GEWICHTHEBEN

Einzelne Übungen
Standumsetzen (S. 182–183)
Standreißen (S. 184–185)
Standumsetzen aus dem Hang (186–187)
Standreißen aus dem Hang (S. 188–189)
Kniebeuge mit Umsetzen (S. 200–201)
Frontheben mit Kugelhantel (S. 204)

F: Was bewirkt Gewichtheben?
A: Gewichtheben bringt Maximalkraft – und die ist oft der Schlüssel zum sportlichen Erfolg. Das Gewichtheben erfordert eine explosive, kraftvolle Aufwärtsbewegung, bei der Knöchel, Knie und Hüftgelenke gleichzeitig gestreckt werden.

ÜBUNGSGRUPPE:
STRECKSPRUNG
Strecksprung mit Langhantel (S. 205)

F: Was bewirkt der Strecksprung?
A: Der Strecksprung bietet mehr oder weniger dieselben Vorteile wie das Gewichtheben, nur dass man keine komplizierte Technik erlernen muss.

F: Warum ist Rotatorentraining wichtig?
A: Für überzeugende sportliche Leistungen ist es unerlässlich, die Schultermuskeln zu kräftigen. Außerdem beugt es Verletzungen vor. Viele Trainer und Physiotherapeuten verordnen deshalb Rotatorentraining. Aber auch andere funktionale Übungen mit freien Gewichten wie das Reißen (S. 184–185, 188–189, 198–199, 200–201) kräftigen die Rotatorenmanschette.

F: Welche Sportarten profitieren vom Rotatorentraining?
A: Fast alle Sportarten, bei denen das Schultergelenk beansprucht wird, weil diese Übungen Verletzungen vorbeugen. Selbst wenn andere Schulterübungen zum Einsatz kommen, ist Rotatorentraining eine gute Ergänzung. Am unmittelbarsten profitieren Ringer und Anhänger von Schlagsportarten. (Eine komplette Auflistung aller relevanten Sportarten finden Sie auf den Seiten 246–247.)

F: Warum ist Holzhacken am Kabelzug wichtig?
A: Es gibt nur wenige Sportarten, für die keine Drehkraft benötigt wird. Deshalb sind solche Übungen ein fester Bestandteil der meisten Trainingsprogramme. Wenn es um explosive Drehkraft geht, kann das Holzhacken mit einer explosiven Drehbewegung ausgeführt werden. Kommt es eher auf Stabilität und Widerstandskraft an, trainiert man so, dass sich nur die Arme bewegen. Beine und Rumpf rühren sich nicht von der Stelle.

F: Welche Sportarten profitieren vom Holzhacken am Kabelzug?
A: Beinahe jeder Sport enthält Bewegungen in der Transversalebene (Drehungen um die eigene Längsachse). Golf, Boxen, Baseball, Kugelstoßen und Schlagsportarten kommen gar nicht ohne aus. Nur für Sportarten mit wenigen Drehbewegungen wie Kraftdreikampf ist das Holzhacken wenig geeignet. Doch selbst beim Laufen müssen die Sportler Drehkräften widerstehen. (Eine komplette Auflistung aller relevanten Sportarten finden Sie auf den Seiten 246–247.)

F: Warum ist Gewichtheben wichtig?
A: Viele Bewegungen im Sport wie das Springen und Sprinten beruhen auf einem gleichzeitigen Strecken von Knöcheln, Knien und Hüftgelenken. Nicht nur das Heben ist wichtiger Bestandteil dieser Übungen, sondern auch das Fangen, wenn die Hantel abgebremst wird. Bei vielen Sportarten müssen Bewegungen abgebremst werden, z.B. bei Richtungswechseln oder beim Landen nach Sprüngen.

F: Welche Sportarten profitieren vom Gewichtheben?
A: Natürlich profitieren Gewichtheber von diesen Übungen, aber auch Anhänger jeder anderen Sportart, bei der Geschwindigkeit, Kraft, Stabilität, Gleichgewicht und Kontrolle gefragt sind. Schon allein beim Gewichtheben schnell in den Ausfallschritt oder in die Hocke gehen zu können wirkt sich positiv auf das Tempo der Füße und die Beweglichkeit aus. (Eine komplette Auflistung aller relevanten Sportarten finden Sie auf den Seiten 246–247.)

F: Warum ist der Strecksprung wichtig?
A: Die obigen Übungen zum Gewichtheben sind sehr wichtig, aber auch nicht leicht zu erlernen. Viele Sportler brauchen so lange, um die richtige Technik zu beherrschen, dass sie gar nicht dazu kommen, mit ausreichend schweren Gewichten zu trainieren. Der Strecksprung mit Langhantel ist einfacher auszuführen und bietet fast dieselben Vorteile, denn auch hier müssen Knöchel, Knie und Hüftgelenke gleichzeitig gestreckt werden.

F: Welche Sportarten profitieren vom Strecksprung?
A: Wie beim Gewichtheben ist der Strecksprung für jede Sportart sinnvoll, die Geschwindigkeit, Kraft, Stabilität, Gleichgewicht und Kontrolle erfordert. (Eine komplette Auflistung aller relevanten Sportarten finden Sie auf den Seiten 246–247.)

SPORTSPEZIFISCHER ÜBUNGSÜBERBLICK

Der Begriff »sportspezifisch« gilt für die Übungen, die den Bewegungsablauf einer bestimmten Sportart trainieren. Man kann die einzelnen Sportarten nach typischen Bewegungsabläufen einteilen und diese gezielt trainieren, um das allgemeine Leistungsniveau zu verbessern.

F: Was enthält die Tabelle?

A: Die Tabelle entstand, nachdem die Bewegungsabläufe der aufgeführten Sportarten analysiert und die Übungsgruppen in diesem Buch nach ihrer Relevanz für bestimmte Sportarten gegliedert wurden: Ein schwarzes Quadrat bedeutet »sehr relevant«, ein leeres Quadrat »teilweise oder generell relevant«

Legende
In den Spalten rechts finden Sie die Übungsgruppen von den Seiten 238–245. In den Zeilen unten stehen die Sportarten, für die sie relevant sind.
■ Sehr relevant
□ Teilweise/generell relevant

	Kniebeugen	Ausfallschritte und einbeinige Kniebeugen	Kreuzheben (mit gebeugten Beinen)	Kreuzheben (mit gestreckten Beinen)	Zugbewegungen und Klimmzüge	Rudern im Sitzen am Kabelzug	Rudern im Stehen	Zugbewegungen mit gestreckten Armen	Druckbewegungen: Brust	Schulterpressen/Drücken über den Kopf	Rotatorentraining	Holzhacken am Kabelzug	Gewichtheben	Strecksprung
American/Canadian Football	■	■	□	□	□	□	■		□	■	□	□	■	■
Australian Football	■	■	□	□	□	□	■		□	□	□	□	■	■
Badminton	□	■			□	□	□	□		□	■	□	□	□
Baseball / Softball	■	■			□	□	□			□	■	■	■	■
Basketball	■	■		□	□	□	□			■	□	□	■	■
Boxen	■	■			□	□	□		■	■	□	■	■	■
Cricket	■	■			□	□	□	□			■	■	■	■
Eishockey	■	■										■	□	□
Eislaufen	□	□										□	□	□
Fechten	■	■			□	□	□		■	■		■	■	■
Fußball	■	■		□								□	■	■
Gewichtheben	■	■	■	□	□		□			■	□		■	■
Gaelic Football	■	■			□	□	■		□	□	□	□	■	■
Golf	□	□			□	□	□				□	■	□	□
Hammerwerfen	■	□	■	■	□	□	■			□	□	■	■	□
Hockey	■	■		□								■	■	■
Hürdenlaufen	□	■										□	□	□
Hurling	■	■			□	□	□			□	□	■	■	■
Judo	■	■	■	■	□	□	■		□	□	□	■	■	■
Kayak			□		□	■	■	□			□	■		
Kampfsportarten	■	■	■	■	□	□	■		■	■	■	■	■	■
Kanufahren			□		□	■	■	□			□	■		
Klettern	□	□	□		■	□	□				□	□		
Kugelstoßen & Diskuswerfen	■	■	□	□	□	□	□		■	■	■	■	■	□

und kein Quadrat bedeutet »keinerlei Relevanz«. Für Squash sind Kniebeugen beispielsweise nur teilweise/generell relevant, während Ausfallschritte und einbeinige Kniebeugen sehr relevant sind. Obwohl es durchaus sinnvoll ist, die Kraft in beiden Beinen zu stärken (daher die generelle Relevanz), ist es wichtiger, die Kraft im einzelnen Bein zu trainieren, wegen der explosiven Bewegungen in viele Richtungen, die man beim Squashspielen macht, wenn man den Ball verfolgt. Kniebeugen sind relevant für Sportarten, bei denen beide Beine gleichzeitig belastet werden, wie Skifahren und Windsurfen. Doch auch beim Fußball spielen sie eine Rolle, z. B. wenn ein Fußballspieler springt, um einen Kopfball zu machen.

Legende
In den Spalten rechts finden Sie die Übungsgruppen von den Seiten 238–245. In den Zeilen unten stehen die Sportarten, für die sie relevant sind.
■ Sehr relevant
□ Teilweise/generell relevant

	Kniebeugen	Ausfallschritte und einbeinige Kniebeugen	Kreuzheben (mit gebeugten Beinen)	Kreuzheben (mit gestreckten Beinen)	Zugbewegungen und Klimmzüge	Rudern im Sitzen am Kabelzug	Rudern im Stehen	Zugbewegungen mit gestreckten Armen	Druckbewegungen: Brust	Schulterpressen/Drücken über den Kopf	Rotatorentraining	Holzhacken am Kabelzug	Gewichtheben	Strecksprung
Kraftdreikampf	■		■	■	□	□	□		■	□	□		□	□
Laufen	■	■		□								□	■	■
Marathonlaufen	■	■	□									□	□	□
Netzball	□	■								□	□	□	□	□
Querfeldeinlauf	■	■			□	□	□					■	■	■
Radfahren	■	□	□										■	■
Ringen	■	■	■		□	□	■		■	□	■	■	■	■
Rugby League	■	■	□	□	□	□	■		■	□	□	□	■	■
Rugby Union	■	■	■	□	□	□	■		■	■	□	□	■	■
Schwimmen	□	□		□	□	□	□	□		□	■	□	■	■
Skifahren	■	□										□	□	□
Squash	□	■											□	□
Speerwurf	■	■			□	□	□	□		□	■	■	■	■
Sprinten	■	■		□								□	■	■
Surfen	■	■										□	□	□
Tennis	■	■			□	□	□	□		□	■	■	■	■
Tischtennis		■									■	■		
Turnen	■	□	□		■	□	□	□		□		□	■	■
Volleyball	■	■			□	□	□	□		□		□	■	■
Wasserpolo	□				□	□	□	□		□	■	□	□	□
Wasserski	■			□	□	□	■					□		
Weitsprung	■	■		□								□	■	■
Windsurfen	■		□		□	□	□					□		
Volleyball	■	■			□	□	□	□		□	■	□	■	■

GLOSSAR

%1 RM Das Gewicht, mit dem trainiert wird, ausgedrückt als Prozentsatz von *1RM* (einer maximalen Wiederholung oder »Repetition Maximum«).

1 RM (eine maximale Wiederholung, von engl. »One Repetition Maximum«) Das Maximalgewicht, das Sie einmal heben können.

Abduktor Ein Muskel, der Gliedmaßen vom Körper wegzieht.

Abkühlen Die Phase nach dem Training, bestehend aus langsamem Joggen, Gehen und dem Dehnen der wichtigsten Muskelgruppen. Dadurch wird der Körper wieder kontrolliert in den Zustand vor dem Training zurückgebracht.

Achillessehne Eine lange *Sehne* im Körper, die den Wadenmuskel mit dem Fersenbein verbindet.

Adduktor Ein Muskel, der Gliedmaßen zum Körper hinzieht.

Aerob Ein von Sauerstoff abhängiger Prozess. Zu einem aeroben *Stoffwechsel* kommt es bei ausdauernden Übungen mit niedriger Intensität, zum Beispiel beim Dauerlauf oder Schwimmen.

Anaerob Ein von Sauerstoff unabhängiger Prozess. Zu einem anaeroben *Stoffwechsel* kommt es bei sehr intensiven, kurzen Übungen, zum Beispiel beim Gewichtheben und Sprinten.

Antagonistische Muskeln Muskeln, die als Gegenspieler angelegt sind, um ein Gelenk zu beugen und zu strecken.

Aufwärmtraining Eine Reihe von nicht sehr intensiven Übungen, die den Körper auf das *Workout* vorbereiten und in Maßen Herz, Lunge und Muskeln stimulieren.

Band Feste Bindegewebsstränge, die die Knochen an den Gelenken miteinander verbinden.

Bizeps Jeder Muskel, der über zwei *Muskelköpfe* verfügt. Der Begriff wird jedoch meist als Abkürzung für den zweiköpfigen Muskel des Oberarms verwendet.

Blutzuckerspiegel Die Konzentration des Blutzuckers oder der Glukose im Blut.

BMI (Körpermasseindex oder engl. »Body Mass Index«) Maßzahl für die Bewertung des Körpergewichts eines Menschen, die sich aus der jeweiligen Körpergröße und dem Körpergewicht errechnet. Für den Durchschnittsmenschen ist sie ein guter Richtwert, bei Profisportlern mit extrem viel Muskelmasse ist der BMI allerdings nur begrenzt aussagekräftig.

Dynamische Übung Jede Übung, bei der sich die Gelenke und Muskeln bewegen.

Erschöpfungstraining Training, bei dem man so viele *Wiederholungen* einer bestimmten Übung ausführt, bis man das Gewicht nicht mehr ohne fremde Hilfe heben kann.

Fette Eine Gruppe organischer Verbindungen. Dazu zählen tierische Fette wie Butter und Speck, aber auch pflanzliche Fette aus Samen und Keimen. Fette sind eine wichtige Energiequelle und spielen eine große Rolle beim Stoffwechsel.

Freie Gewichte Gewichte wie *Langhanteln, Kurzhanteln* oder *Kugelhanteln*, die nicht mit einem Metallkabel oder einer Maschine verbunden sind.

Gerader Rücken Als gerader Rücken gilt eine gute, gerade Haltung, bei der die natürliche Krümmung der Wirbelsäule erhalten bleibt.

GI (Glykämischer Index) Eine Maßangabe für die Auswirkungen von *Kohlenhydraten* auf den *Blutzuckerspiegel*, auf einer Skala von 0–100. Lebensmittel mit einem hohen glykämischen Index werden schnell verstoffwechselt und setzen gleich nach dem Verdauen Energie frei. Lebensmittel mit einem niedrigen GI schließen die Nahrung langsamer auf und geben die Energie über einen längeren Zeitraum hinweg an den Körper ab.

Glatte Muskulatur Muskulatur in den Wänden der inneren Hohlorgane, die sich nicht willentlich beeinflussen lässt.

Glukose Ein Einfachzucker, den die Körperzellen als primäre Energiequelle benutzen.

Glykogen Ein *Kohlenhydrat*, das in den Muskeln und in der Leber vorkommt und beim Krafttraining Energie liefert. Glykogen besteht aus Glukoseketten. Jede *Glukose*, die nicht sofort verbraucht wird, wird als Glykogen gespeichert.

Grundenergiebedarf Die Menge an *Kalorien*, die der Körper im Alltag verbraucht.

Grundumsatz Das Minimum an Energie (in *Kalorien*), das der Körper für die Aufrechterhaltung seiner Funktionen benötigt. Der Grundumsatz macht etwa zwei Drittel des täglichen Gesamtenergieverbrauchs aus.

Herzmuskulatur Muskulatur in der Herzwand, die nicht willentlich gesteuert werden kann.

Homöostase Die Selbstregulation des Körpers, die für gleich bleibende, stabile Bedingungen sorgt.

Hypertrophie Die Größenzunahme eines Gewebes oder einer Zelle, insbesondere das Muskelwachstum.

Iliotibialband Eine Gruppe von Bindegewebsfasern, die an der Außenseite des Oberschenkels verlaufen und das Bein beim Laufen stabilisieren.

Intervalltraining Eine Trainingsform, bei der man kurz mit maximaler Intensität trainiert und sich anschließend ausruht oder weniger anstrengende Übungen absolviert wie Walking oder Joggen.

Isometrisches Training Statisches Krafttraining, bei dem die Muskeln zwar beansprucht, aber nicht stark zusammengezogen werden, beispielsweise, indem man Druck auf einen unbeweglichen Gegenstand ausübt.

Isotonisches Training Eine Trainingsform, bei der die Muskeln gegen ständigen Widerstand arbeiten. Die Muskeln ziehen sich zusammen, aber der Widerstand bleibt derselbe.

Kabelzug Maschine für Widerstandstraining mit verschiedenem Zubehör (Griffe, Stange, Bügel, Seil), das über ein Metallkabel mit Gewichten verbunden ist. Die Kraft, die das Gewicht hebt, wird mit einem Flaschenzugsystem übertragen. An diesen Maschinen lassen sich zahlreiche Übungen absolvieren, bei denen der Widerstand über den gesamten Bewegungsradius gleich bleibt.

Kalorie Eine Maßeinheit für Energie, die man zu sich nimmt oder verbraucht.

Knochendichte Das Verhältnis der Knochensubstanz zu einem bestimmten Knochenvolumen.

Kohlenhydrate Eine Gruppe organischer Verbindungen, zu denen beispielsweise Zucker, Stärke und Zellulose zählen. Kohlenhydrate sind ein wichtiger Bestandteil jeder Ernährung und die häufigste Energiequelle für Lebewesen.

Konditionstraining Ein Übungsprogramm, das die sportlichen Leistungen steigern oder auf einen Wettkampf vorbereiten soll.

Körperfettanteil Das Gewicht des Körperfetts als Prozentsatz des Körpergewichts.

Kraftdreikampf Ein Sport, bei dem man eine möglichst schwere Langhantel heben muss. Er besteht aus drei Disziplinen – der Kniebeuge, dem Bankdrücken und dem Kreuzheben.

Krafttraining Eine Form des *Widerstandstrainings*, mit dem die *Skelettmuskeln* gekräftigt werden sollen.

Kreatin Eine chemische Verbindung, die vom Körper hergestellt oder über die Nahrung (hauptsächlich über Fleisch) zugeführt wird. Sie bewirkt, dass das Muskelgewebe mit Energie versorgt wird und diese in den Muskeln gespeichert werden kann.

Kugelhantel Ein Eisengewicht in Form einer Kugel mit Griff.

Kurzhantel Ein *freies* Gewicht, bestehend aus einer kurzen Stange mit Gewichten an beiden Enden. Es kann mit einer Hand gehoben werden.

Langhantel Ein *freies Gewicht*, das aus einer Stange (normalerweise aus Metall) und Gewichten an beiden Enden besteht. Die Stange ist so lang, dass man sie mindestens schulterbreit halten kann. Die Gewichte können fest an der Stange fixiert sein, oder aber es sind Gewichtsscheiben, die mit Feder-, Stellringen oder Schraubverschlüssen an der Stange befestigt werden.

Metabolismus s. Stoffwechsel

Milchsäure Ein Abfallprodukt der *anaeroben* Atmung. Es sammelt sich bei intensivem Training in den Muskeln und verursacht Muskelkater.

Mineralstoffe Anorganische Substanzen, die für die Aufrechterhaltung der Körperfunktionen wichtig sind und mit der Nahrung aufgenommen werden müssen.

Muskelkopf Ursprung und Ansatz eines Muskels.

Nahrungsergänzungsmittel Tabletten, Tropfen oder Pulver, die Nährstoffe enthalten.

Neuronale Anpassung Die Anpassung des Nervensystems als Reaktion auf das *Krafttraining*. Eine erhöhte neuronale Aktivität in den Muskeln kann zu einem enormen Kraftzuwachs führen, ohne dass die Muskeln ihre Größe verändern, vor allem zu Anfang eines Trainingsprogramms.

Olympisches Gewichtheben Sport, bei dem man eine möglichst schwere Langhantel dynamisch heben muss. Dafür gibt es zwei verschiedene Bewegungen – das *Umsetzen und Stoßen* und das *Reißen*.

Periodisierung Ein Trainingsprinzip, bei dem man abwechselnd mit verschiedenen Gewichten und Intensitäten trainiert, und zwar so, dass man für einen bestimmten Wettkampf optimal vorbereitet ist. Dieses Trainingsprinzip wird von Profisportlern angewendet, die sich auf wichtige Wettkämpfe oder die Spielsaison vorbereiten.

Proteine Neben *Fetten* und *Kohlenhydraten* einer der drei wichtigsten Nährstoffe, die den Körper mit Energie versorgen. Proteine werden für das Wachstum und für die Reparatur der Muskeln benötigt.

Quadrizeps Jeder vierköpfige Muskel, aber in der Regel ist der große Muskel in den Oberschenkeln gemeint.

Reduktionstraining Eine Form des Krafttrainings, bei dem man eine bestimmte Übung bis zur Muskelerschöpfung ausführt, das Gewicht anschließend reduziert und damit wiederum bis zur Erschöpfung trainiert.

Reißen Eine Form des Gewichthebens. Das Reißen und das *Umsetzen und Stoßen* bilden die beiden Disziplinen des *Olympischen Gewichthebens*. Beim Reißen wird eine Langhantel in einer einzigen Bewegung vom Boden (oder von einer Plattform) gehoben und über den Kopf gestreckt.

Rotatorenmanschette Die vier Muskeln Obergrätenmuskel, Untergrätenmuskel, kleiner runder Muskel und Unterschulterblattmuskel sowie die mit ihnen verbundenen *Sehnen*, die den Oberarmknochen im Schultergelenk halten und es dem Arm ermöglichen zu rotieren. Verletzungen der Rotatorenmanschette sind bei vielen Wurfsportarten weit verbreitet.

Satz Eine bestimmte Anzahl von *Wiederholungen*.

Satzpause Die Pause zwischen zwei *Sätzen* einer Übung, die den Muskeln erlaubt, sich zu erholen.

Schnellkraft Die Kraft, die zu einem bestimmten Moment produziert wird – eine Kombination aus Kraft und Geschwindigkeit.

Schultergürtel Die drei Knochen, die die Arme mit dem Rumpf verbinden. An ihnen setzen viele Muskeln an, die Bewegungen in Schultern und Ellenbogen ermöglichen.

Sehne Bindegewebe, das Muskeln mit Knochen verbindet und somit die Kraft der sich zusammenziehenden Muskeln auf die Knochen überträgt.

Skelettmuskulatur Quergestreifte Muskulatur, die mit dem Skelett verbunden ist und sich willentlich beeinflussen lässt. Das Zusammenziehen der Skelettmuskulatur erlaubt es, den Körper kontrolliert zu bewegen.

Split-Training Eine Trainingsform, bei der man sich in einem *Workout* auf eine bestimmte Körperregion, zum Bespiel auf den Oberkörper, konzentriert und sich im nächsten Workout um eine andere Körperregion, zum Beispiel um die Beine, kümmert, anstatt jedes Mal den ganzen Körper zu trainieren.

Spotter Trainingspartner, der den Sportler beim Gewichtheben psychologisch und körperlich unterstützt – also eingreift, wenn man ein bestimmtes Gewicht nicht heben kann.

Statische Übung Eine Übung, bei der man in eine Belastungssituation geht und die Position bis zum Übungsende unverändert beibehält.

Stoffwechsel (Metabolismus) Die Summe aller chemischen Prozesse im Körper. Dazu gehört der Anabolismus (der Aufbau von körpereigenen Bestandteilen) und der Katabolismus (der Abbau von Stoffwechselprodukten).

Supersatz Eine Trainingsform, bei der man zwei Übungen direkt nacheinander ausführt, ohne dazwischen eine Pause einzulegen.

Trainingsroutine Ein Übungs- und Ernährungsprogramm, mit dem ein bestimmtes Ergebnis erzielt werden soll.

Trizeps Jeder Muskel mit drei *Muskelköpfen*, normalerweise aber der dreiköpfige Muskel auf der Rückseite des Oberarms, der den Ellenbogen streckt.

Überlastungstraining Eine Trainingsform, bei der das Gewicht bei einer bestimmten Übung stets weiter erhöht wird. Das dient dazu, die gewünschte Anpassungsreaktion des Körpers auf das Training hervorzurufen.

Umsetzen und Stoßen Eine Gewichthebeübung in zwei Teilen. Sie und das *Reißen* bilden die *olympische Disziplin* Gewichtheben. Dabei muss eine Langhantel auf Schulterhöhe gehoben und dann mit gestreckten Armen über den Kopf gedrückt werden.

Vitamine Alle chemischen Verbindungen, die der Körper in kleinen Mengen für ein gesundes Wachstum und eine gesunde Entwicklung benötigt. Die meisten Vitamine kann der Körper nicht selbst herstellen, sie müssen also über die Nahrung zugeführt werden.

Vorermüdungstraining Eine Trainingsform, bei der man den Zielmuskel erst isoliert vorermüdet, bevor man ihn mit einer Kompaktübung richtig trainiert.

Wechselgriff Bei diesem Griff wird die Hantel von einer Hand im Ober- und von der anderen im Untergriff gehalten. Das verhindert, dass die Hantel hin und her rollt, und ist beim Training mit sehr schweren Gewichten zu empfehlen, vor allem beim Kreuzheben.

Widerstandstraining Jedes Training, bei dem die Muskeln gegen einen Widerstand arbeiten. Dieser Widerstand kann ein Gewicht, ein Gummiband oder das eigene Körpergewicht sein.

Wiederholungen (Wh.) Der komplette Bewegungsablauf einer Übung von Anfang bis Ende, einschließlich der Rückkehr in die Ausgangsposition.

Workout Trainingseinheit

Zirkeltraining Mehrere Übungen, die nacheinander in einer festgelegten Anzahl von *Wiederholungen* ausgeführt werden. Zwischen den Übungen und den verschiedenen Durchgängen des Zirkeltrainings liegen festgelegte Erholungspausen.

REGISTER

D

E

F

G

H

I

K

L

M

N

O

P

Q

T

U

V

W

Z

DANK

ÜBER DIE AUTOREN

Len Williams ist internationaler Schiedsrichter für Gewichtheben und ein erfahrener Trainer des britischen Gewichtheberverbands *British Weight Lifters' Association*. Er lehrt an Colleges und Universitäten und leitet dort das Training. Unter anderem gehört Len Williams dem Stab an, der die Olympischen Sommerspiele 2012 in London vorbereitet.

Derek Groves ist professioneller Sporttrainer und Coach des britischen Gewichtheberverbands *British Weight Lifters' Association*. Darüber hinaus ist er als Gewichthebetrainer für den saudi-arabischen Behindertensportverband tätig. Er verfügt über mehr als 30 Jahre Erfahrung im Krafttraining und als Trainer von Ausnahmesportlern. Er ist Mitglied des Internationalen Paralympischen Komitees (IPC).

Glen Thurgood ist Profitrainer der *British Weight Lifters' Association* und leitet das Kraft- und Konditionstraining beim Northampton Town Football Club. Er hat über zehn Jahre Erfahrung als Profisportler und Coach und hat Rugby-, Fußball- und Baseballmannschaften an Universitäten, in der Profiliga und in der Nationalliga trainiert.

DANK DES VERLAGS

Dorling Kindersley möchte Jillian Burr, Joanna Edwards, Michael Duffy, Conor Kilgallon und Phil Gamble danken.

Cobalt id dankt den folgenden Personen und Organisationen für ihre großzügige Unterstützung bei der Arbeit an diesem Buch:

Chris Chea, Caroline Pearce, William Smith, Michelle Grey, Sam Bias Ferrar, Sean Newton und Anouska Hipperson – dafür, dass sie so elegant und professionell Modell gestanden haben.

Anouska und Roscoe Hipperson, Matt, Jon und allen anderen im fantastischen Team des Fit Club, Wymondham in Norfolk – dafür, dass sie uns Zugang zu ihrem perfekt ausgestatteten Studio gewährt haben, aber auch für ihre freundliche Hilfe und Unterstützung während des Fotoshootings. Darüber hinaus danken wir Jackie Waite und ihrem Team des Woking Leisure Centre & Pool in the Park sowie Karen Pearce und ihrem Team von Fenner's Fitness Suite an der University of Cambridge.

Dank gebührt auch allen Illustratoren, die so hart an diesem Projekt gearbeitet haben: Mark Walker, Mike Garland, Darren R. Awuah, Debajyoti Dutta, Richard Tibbitts (Antbits Illustration), Jon Rogers und Phil Gamble. Und natürlich Patricia Hymans für die Registererstellung.

BILDNACHWEIS

Umschlag: *Vorderseite:* Corbis: Larry Williams; DK Images: Oliver Burston (Illustration). *Rückseite:* Getty Images: Peter Dazeley; iStockphoto.com: Svetlana Gucalo

ÜBER DIE BRITISH WEIGHT LIFTER'S ASSOCIATION (BWLA)

Der britische Gewichtheberverband wurde vor 100 Jahren gegründet. Während er sich heute hauptsächlich auf die olympische Disziplin des Gewichthebens in Großbritannien konzentriert, bleibt das Training mit Gewichten nach wie vor ein wichtiges Aufgabengebiet – nicht zuletzt, um die Leistungen in anderen Sportarten zu verbessern. Da der Verband die Zielsetzung verfolgt, das Gewichtheben sowie das Training mit Gewichten weiterzuentwickeln, hat er sich stets dem Thema Ausbildung gewidmet. Ende der 1940er-Jahre erbrachte der erste professionelle Coach des Verbands, Al Murray, die Pionierleistung, das Widerstandstraining auf andere Sportarten anzuwenden. Dabei arbeitete er erfolgreich mit gefeierten Trainern wie Bert Kinnear (Schwimmen) und Geoff Dyson (Leichtathletik) zusammen. Außerdem nutzte er die damals neuesten, durch Forschungsergebnisse gestützten Erkenntnisse russischer Trainer. Erfahrene Coaches, die er mit ausgebildet hatte, trugen dazu bei, dass Gewichtheben und Gewichttraining immer mehr Verbreitung fanden. Für die BWLA arbeiten viele ausgezeichnete Trainer mit sportwissenschaftlichem Hintergrund, die sowohl in der Praxis als auch im Unterricht über unschätzbare Erfahrung verfügen.

SICHERHEITSHINWEIS

Bei allen sportlichen und körperlichen Aktivitäten besteht ein gewisses Verletzungsrisiko. Bitte erkundigen Sie sich bereits im Vorfeld, ob Sie an Beschwerden oder Erkrankungen leiden, die gegen Krafttraining, Widerstandstraining oder Gewichtheben sprechen.

Der Verlag und die Autoren dieses Buchs sind fest davon überzeugt, dass Krafttraining und Gewichtheben sichere Sportarten sind – vorausgesetzt, sie werden korrekt ausgeführt. Auch die hier im Buch beschriebenen Übungen stellen keinerlei Gesundheitsrisiko dar, wenn sie unter Aufsicht korrekt ausgeführt werden und der Trainingswiderstand schrittweise erhöht wird. Trotzdem sollte man sich sorgfältig davon überzeugen, dass das gewählte Fitnessstudio vertrauenswürdig ist – sowohl was sein Personal als auch was Ausstattung und Hygiene anbelangt. Die Trainer sollten alle über eine angemessene Berufshaftpflichtversicherung verfügen und aktuelle Qualifikationen vorweisen können. Achten Sie auch darauf, dass sie Mitglied in anerkannten Sportverbänden sind.

Obwohl sich Sportwissenschaftler stets um eine Optimierung der Trainingsprogramme bemühen, muss man hinsichtlich der verwendeten Gewichte und anderer Variablen nur einige wenige Grundsätze beherzigen: Verschiedene Übungen in unterschiedlicher Kombination und Reihenfolge, mit unterschiedlichem Trainingsvolumen und unterschiedlicher Trainingsintensität bringen sicherlich Erfolg. Wie effektiv ein Programm wirklich ist, ist individuell verschieden und hängt nicht zuletzt auch davon ab, in welchen Zeiträumen es variiert wird: Ein guter Trainer begleitet seinen Schützling kontinuierlich und variiert das Programm, sobald die Leistung nachlässt. Wird für andere Sportarten als für das Olympische Gewichtheben trainiert, sollte der Krafttrainer eng mit dem Coach der jeweiligen Sportart zusammenarbeiten.

Neueste Forschungsergebnisse belegen, dass Gewichtheben und Gewichttraining auch für Kinder gut geeignet ist – selbstverständlich setzt dies voraus, dass sie dabei sorgfältig beaufsichtigt werden.

Der Verlag und die Autoren übernehmen keinerlei Haftung für Personenverletzungen oder Sachschäden, die durch das Ausführen der in diesem Buch gezeigten Übungen entstanden sind.